Dr. Flora Peschek-Böhmer/Gisela Schreiber

Heilsteine
von Amethyst bis Zirkon

Die wichtigsten Steine mit ihren
heiltherapeutischen Wirkungen und Anwendungen

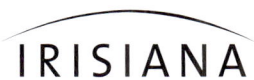

IRISIANA

Inhalt

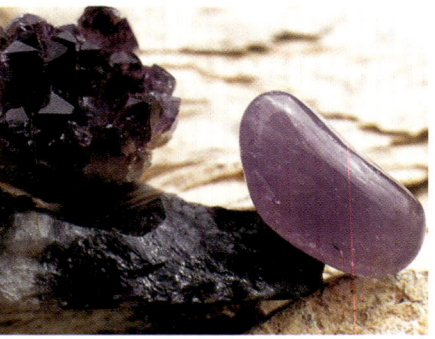

Der Amethyst gehört zu den Kristallquarzen.

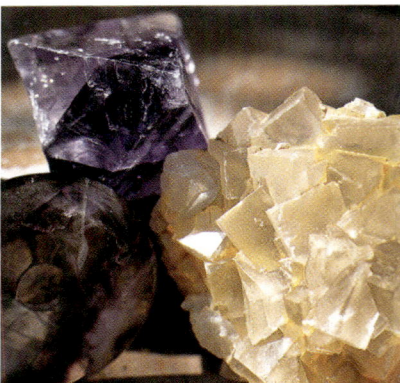

Der Fluorit ist als Druse, Handschmeichler, Trommel- und Schmuckstein im Handel.

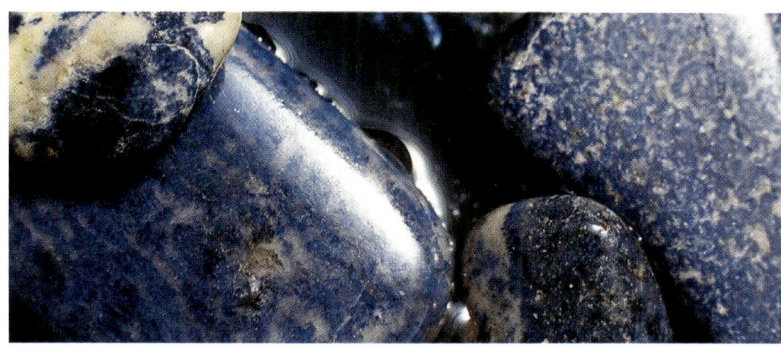

Ein Lapislazuli ist an seiner kräftig blauen Farbe zu erkennen.

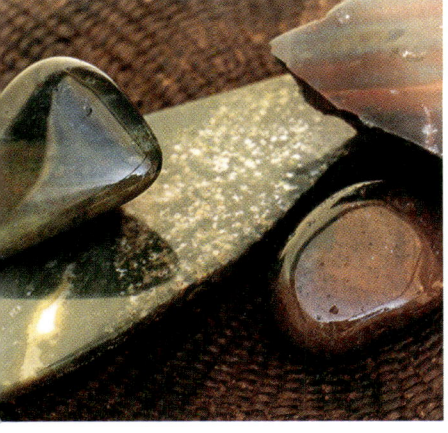

Der Heliotrop sollte in der Steintherapie poliert verwendet werden.

Die **Heilkraft** der Steine

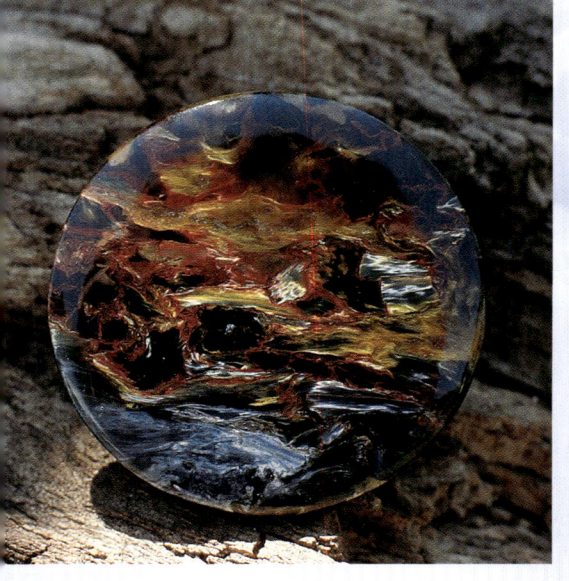

Steine gibt es in allen Farbschattierungen und mit unterschiedlichsten Kristallstrukturen. Dabei können Edelsteine heilende Wirkung auf den Menschen haben. Lernen Sie die Steine und ihre Kräfte kennen und nutzen.

Heilsteine in Mythologie und Geschichte

Allen Gesteinen ist eines gemeinsam: Sie haben ihren Ursprung in dem heißen Magma, mit dem das Innere der Erde ausgefüllt ist. Durch Abkühlung und Verschiebungen der Erdoberfläche entstehen im Laufe von Jahrtausenden Gesteine, Felsen und hohe Gebirge. Durch die permanenten Umwandlungsprozesse können die verschiedenartigsten Steine wachsen: aus Staub, Sand, chemischen Urstoffen und unsichtbar im Wasser aufgelösten Säuren.

Von Anbeginn der Menschheitsgeschichte haben Edelsteine eine Faszination auf den Menschen ausgeübt. Edelsteine als Heilsteine zu verwenden ist keine neue oder alternative Heilmethode. Die Steinheilkunde ist mehrere tausend Jahre alt. Zeugnisse von der Verwendung von Steinen zur Heilung von Krankheiten und zur Vertreibung böser Geister lassen sich in fast allen antiken Kulturen finden. Schamanen und Medizinmänner nutzten die Kraft der Kristalle als Hilfsmittel für Zeremonien und Rituale. Dieses jahrtausendealte Wissen wurde bis in unsere Zeit überliefert.

Die ältesten Berichte gehen in das vierte Jahrtausend v. Chr. zurück. Sie stammen von den Sumerern und den Aufzeichnungen der altindischen Veden. In den Veden wird der Name der Naturmedizin Ayurveda überliefert. Er kommt aus dem Sanskrit und bedeutet Wissen des Lebens (ayur = Leben, veda = Wissen). Ayurveda enthält detaillierte Anleitungen zur Herstellung von Elixieren, Pulvern und Pasten aus Edelsteinen. Indische Ärzte legten farbige Edelsteine auf die schmerzenden Körperstellen ihrer Patienten und unterstützten die Heilkraft der Steine zusätzlich durch die Wärme der Sonne. Nachdem dieses Wissen fast in Vergessenheit geraten war, wird es mittlerweile wieder im Rahmen der medizinischen Ausbildung an indischen Universitäten gelehrt.

Auch das erste Medizinbuch Chinas, vor 5000 Jahren von Shen Nung – dem Roten Kaiser – niedergeschrieben, enthält ausführliche Beschreibungen, wie sich einzelne Edelsteine auf die Funktionsweise des menschlichen Organismus auswirken.

Wie der Mensch einen Stein zertrümmern, dessen Farbe mit Säuren verändern oder Kristalle in Flüssigkeit wachsen lassen kann, können einzelne Edelsteine als Heilsteine den Menschen beeinflussen.

Heilsteine in Antike und Mittelalter

Jede der alten Hochkulturen kannte die heilende Wirkung wertvoller Steine. Ob in Lederbeuteln am Körper getragen wie bei den Sumerern, als Talisman und Amulett verwendet oder zu Pulver und Elixieren verarbeitet – in der Naturheilkunde sollten die Steine böse Kräfte, Krankhei-

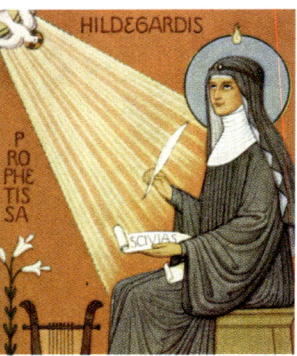

Die große Mystikerin des Mittelalters, Hildegard von Bingen, hat sich mit der Kraft der Steine intensiv befasst.

Hildegard von Bingen verwendete viele der wichtigsten Schutz- und Heilsteine, denen in der Heiligen Schrift himmlische Kräfte bescheinigt werden.

ten und Unglück abwehren und ihren Träger stärken. Der griechische Philosoph Aristoteles berichtete von der Wirkung der Heilsteine. Die Römer trugen bearbeitete Steine gegen Krankheit und Schicksalsschläge. In Ägypten wurden Amulette aus Amethyst, Hämatit, Jaspis, Karneol oder Lapislazuli getragen. Oft wurden die Steine in Form eines Skarabäus geschnitzt, dem Sinnbild der Schöpfung, und den Toten mit ins Grab gelegt, um sie gegen die Dämonen des Jenseits zu wappnen.

Steine wurden fast überall gegen ähnliche Leiden eingesetzt, die rituellen Zeremonien aber waren in jeder Kultur unterschiedlich. Berühmte griechische, römische und arabische Ärzte und Gelehrte beschrieben ihre Kräfte und nutzten sie als wesentliche Bestandteile für ihre Medikamente. Sie wurden pulverisiert, geröstet, chemischen Reaktionen unterworfen oder mit Sirup und Pflanzenmus vermischt.

Nachdem die Steinheilkunde in der Antike eine Blütezeit erlebt hatte, wurde dieses Wissen im Abendland erst im Mittelalter neu belebt. Isidor von Sevilla, Konrad von Megenberg, Albertus Magnus und der Benediktiner Marbod, Bischof von Rennes, berichteten über die Kraft der Steine. Marbods kleines Steinbuch »Liber lapidum seu de gemmis« gab einen Überblick über 60 Edelsteine und deren überlieferte Heilwirkung. Das Büchlein war für die damalige Zeit ein Bestseller: Es wurde in vier Sprachen übersetzt und von 1511 bis 1799 14-mal aufgelegt.

Die »Physika« der Hildegard von Bingen

Ein umfassenderes Werk zum Heilen mit Edelsteinen erschien im 12. Jahrhundert: die »Physika« der Hildegard von Bingen (1098 – 1179). Die Äbtissin und Mystikerin entwickelt darin eine völlig neue Art, mit Steinen zu heilen, was neben der Ernährungskunde ein Grundpfeiler ihrer Medizin ist. Das Werk Hildegards von Bingen zeichnet sich durch die Betrachtung des ganzen Menschen, seiner körperlichen und seelischen Gebrechen aus unter Einbeziehung von Umwelteinflüssen. Mondphasen, schlechte Ernährung und schädliche Gewohnheiten fließen in die Wahl der Behandlungsmethode genauso ein wie die spezifische Konstitution und die psychische Verfassung der Patienten. Auch die Mittel der Heilung sind vielfältig: Die Umstellung der Lebensweise und die äußerliche wie innerliche Behandlung mit Kräutern, Pasten, Pulvern und Essenzen müssen sorgfältig aufeinander abgestimmt werden. Heilsteine werden äußerlich aufgelegt und energetisch aufgeladen. Zur inneren Anwendung gehört das Lutschen der Steine und die Einnahme von Getränken aus pulverisierten Mineralien oder verschiedener Edelsteinessenzen.

Die Steine in der Bibel

Für die Bedeutung von Edelsteinen finden sich auch in der Bibel an vielen Stellen Belege. Edelsteine gelten in der Bibel als Symbole des Gesunden und Göttlichen. Die zwölf Stämme Israels finden ihre Entsprechung in zwölf genau festgelegten Edelsteinen am Brustschild des Hohepriesters, angeordnet in vier Reihen zu je drei Steinen. Sie sollen nach späterer Überlieferung wundersame Kräfte besessen haben.

Das Himmlische Jerusalem der Johannes-Offenbarung, die Vision des endzeitlichen Gottesreiches, ist aus Edelsteinen gebaut: »Die Grundsteine der Stadtmauer sind mit edlen Steinen aller Art geschmückt; der erste Grundstein ist ein Jaspis, der zweite ein Saphir, der dritte ein Chalcedon, der vierte ein Smaragd, der fünfte ein Sardonyx, der sechste ein Sarder, der siebte ein Chrysolith, der achte ein Beryll, der neunte ein Topas, der zehnte ein Chrysopras, der elfte ein Hyazinth, der zwölfte ein Amethyst. Die zwölf Tore sind zwölf Perlen ... Die Straße der Stadt ist aus reinem Gold ...« (Die Offenbarung des Johannes, 21, 19 – 21)

Die heilige Zahl Zwölf war das Zeichen höchster Vollkommenheit und Harmonie. Die Kräfte der Steine waren direkt von der göttlichen Macht abgeleitet. Den zwölf Mauern Jerusalems, den zwölf Aposteln und den zwölf Tierkreiszeichen wurden bestimmte Steine mit besonderen Eigenschaften zugeordnet.

Edelsteine wie Granat, Hyazinth, Saphir, Rubin, Topas, Smaragd, Fluorit, Lapislazuli, Karneol, Bergkristall, Nephrit und Chrysolith konnten zu Paracelsus' Zeit in den Apotheken gekauft werden.

Die Lehren des Paracelsus in der Neuzeit

Zu Beginn der Neuzeit beschäftigte sich vor allem der berühmte Arzt Theophrastus Bombastus von Hohenheim, besser bekannt als Paracelsus, intensiv mit der Wirkung von Mineralien. In seiner Schrift »Über die Mineralien« differenziert er zwischen der chemischen Zusammensetzung und den feinstofflichen Kräften, die den Steinen innewohnen. Nach seiner Lehre sorgen die pulverisierten chemischen Substanzen für die Heilung von Gebrechen, während die feinstoffliche Wirkung die Ursache beseitigt und vor Wiedererkrankung schützt.

»Heilen kann nur einer. Es ist der unfassbare, kundige und unbegrenzt starke Heilmeister in uns. Er ist imstande, alles zu kurieren. Wenn ein Mensch krank wird, dann nur deshalb, weil der innere Heilmeister durch ein falsches Leben geschwächt und behindert wurde. Wenn ich heilen will, kann ich nichts anderes tun, als ihm zu Kräften zu verhelfen.« (Paracelsus)

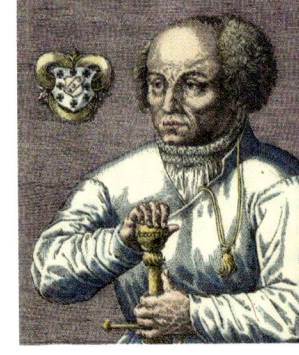

Die naturwissenschaftlichen Schriften in deutscher Sprache von Paracelsus (1493 – 1541) waren bahnbrechend für die Zukunft der Medizin.

Schicksalssteine

Nicht immer haben wertvolle Steine ihren Trägern Gesundheit und Glück gebracht. Vor allem unter Diamanten gibt es Schicksalssteine, deren Geschichte vom Leid ihrer Besitzer geprägt ist. So wie der Diamant das Licht in allen Farben des Spektrums reflektiert, spiegelt er unter Umständen auch die menschlichen Leidenschaften und Schwächen.

Steine gibt es in allen Farben, mit den unterschiedlichsten Kristallstrukturen – und mit heilenden Kräften. Denn Steine sind, ebenso wie der Mensch auch, Teile des Gesamtsystems Natur.

Der Hope-Diamant

Um kaum einen Stein ranken sich so viele düstere Geschichten. Der Legende zufolge schmückte der ursprünglich 112 Karat schwere saphirblaue Diamant eine Statue der indischen Göttin Sita und diente ihr als Auge. Als er von einem brahmanischen Priester gestohlen wurde, soll die Göttin derart zornig gewesen sein, dass sie den Diamanten mit einem Fluch belegte: Unglück sollte jeden Menschen treffen, der es wagte, den Stein zu tragen. 1642 gelangte er auf mysteriöse Weise über Jean Baptiste Tavernier von Indien nach Europa und wurde in Herzform geschliffen. Tavernier verkaufte den Diamanten, der jetzt nur noch 67 Karat besaß, an Toquet und wurde danach in Indien von wilden Tieren zerfleischt. Toquet starb elend in der Bastille. Danach war der Stein im Besitz des französischen Königs Ludwig XIV. Es heißt, er trug ihn nur ein Mal und verstarb darauf an Pocken. Ludwig XV. soll den Stein angeblich nicht angerührt haben. Ludwig XVI. und seine Gattin Marie Antoinette aber konnten dem Reiz des Steins nicht widerstehen. Sie wurden auf der Guillotine enthauptet. Während der Französischen Revolution wurde der Stein aus der königlichen Schatzkammer gestohlen und tauchte erst 1830 bei einem Londoner Händler wieder auf. Allerdings war er nochmals (in die heutige Form) geschliffen worden. Es blieben lediglich 44 Karat übrig. Die Mitglieder der britischen Bankierfamilie Hope waren die Einzigen, die das Schicksal verhältnismäßig milde traf: Die Frau des zweiten Lord Hope brannte mit einem anderen Mann durch. Und obwohl der gehörnte Ehemann den Stein verkaufte, starben beide verarmt eines natürlichen Todes. Danach besaß ein russischer Fürst den Diamanten und schenkte ihn seiner Geliebten aus den Folies-Bergère. Er erschoss sie aus Eifersucht und wurde selbst ermordet. Weitere Besitzer verloren nahe Angehörige durch Gift, bei Autounfällen und unter anderen tragischen Umständen und kamen später oft ebenso gewaltsam ums Leben. Seit 1958 liegt der Hope-Diamant als Dauerleihgabe in der Smithsonian Institution in Washington.

Der Pitt- oder Regent-Diamant

Ein Sklave fand den 410 Karat schweren Edelstein 1701 in den Diamant-minen von Parteal in Südindien. Er sollte ihm zur Flucht verhelfen, doch ein Matrose erschlug den Sklaven heimtückisch. Ein Händler verkaufte ihn an den Engländer William Pitt. Dieser ließ den Stein zu einem Brillanten von 140,5 Karat schleifen. Nachdem er ihn 1717 an den Duc d'Orléans veräußert hatte, hängte er sich auf. Umgeschliffen wurde der Diamant 1722 Bestandteil der französischen Krönungskrone von Ludwig XIV. Später ließ Napoleon I. seinen Degenknauf mit dem Stein schmücken. 1887 wurde der Regent-Diamant im Louvre deponiert, wo er sich noch heute befindet.

Der gelbe Tiffany-Diamant

Dieser Edelstein ist einer der größten und faszinierendsten gelben Diamanten der Welt. Der Stein wurde 1877 in der Kimberleymine in Südafrika gefunden. Er besaß ein Gewicht von 287,42 Karat. Seinen Namen verdankt er Charles Lewis Tiffany, Eigentümer des New Yorker Schmuckhauses, der ihn 1878 erwarb. Tiffany ließ ihn umschleifen auf 128,54 Karat und 90 Facetten. Zu sehen ist der edle Stein heute im ersten Stock des Tiffany-Verkaufshauses in der 5th Avenue in New York City.

Für einige Momente einer PR-Aktion für den Film »Frühstück bei Tiffany« schmückte der Tiffany-Diamant den Hals der Schauspielerin Audrey Hepburn.

Der berühmte Hope-Diamant weiß düstere Geschichten zu erzählen.

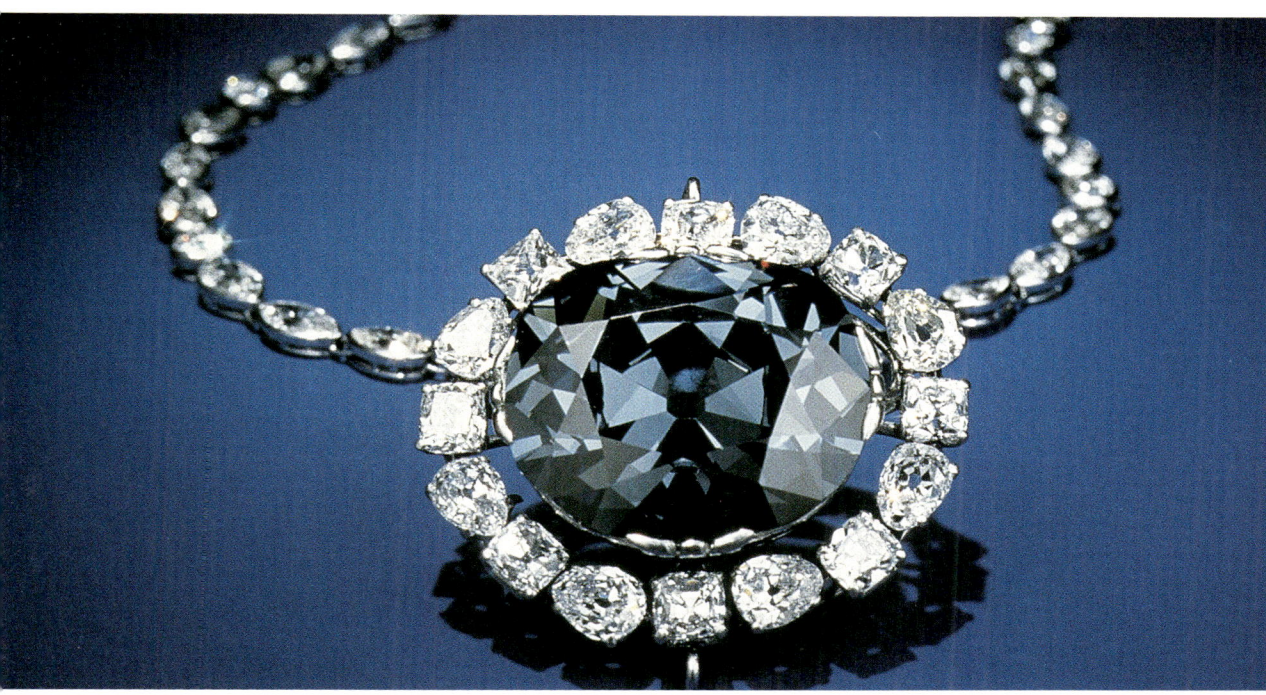

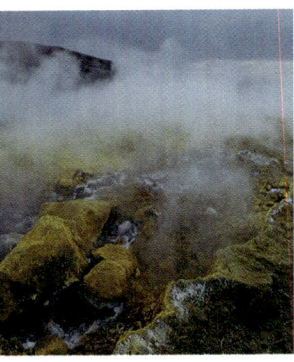

Die harte Kruste unseres Planeten besteht aus mehreren tektonischen Platten.

Wie Steine entstehen

Vor Millionen von Jahren entstand das Universum aus dem Zusammenspiel von Materie, Energie, Rotation und Gravitation. Auch die Erde war nach heutiger Auffassung der Forscher zunächst nicht mehr als ein Staubnebel, der sich durch die Wirkung großer Anziehungskräfte immer mehr verdichtete. Unzählige kleine Teilchen aus Staub und Gas klumpten durch Rotationsbewegungen zusammen und bildeten die Keime der heutigen Planeten.

Aus der tiefen Glut der Erde

Kleinere Materiepartikel, aber auch größere Gesteins- und Metallbrocken, die sich im Gravitationsbereich befanden, wurden mit hohen Fallgeschwindigkeiten von dem wachsenden Zentrum angezogen. Je mehr Masse dazukam, desto weiter verdichtete sich das ganze Gebilde. Durch die großen Fallgeschwindigkeiten erhöhte sich die Temperatur der gesamten Masse – es entstand ein riesiger Feuerball aus flüssiger Glut. Über endlose Zeiträume kühlte der Ball ab, es entstand die Oberfläche unseres Planeten – eine feste Schale, die das im Innern weiterglühende Feuer umschließt. Der Kern, das brodelnde Magma, garantiert der Erde bis heute die wärmende Mitte voller Energie. Im Magma sind alle Stoffe enthalten, aus denen Kristalle und Steine geformt sind. Alle Substanzen, die wir auf der Erdoberfläche finden können, existieren dort in flüssigem Zustand. Erst wenn sie an die Oberfläche steigen und abkühlen, gehen sie neue Verbindungen ein und bringen dadurch den Reichtum an unterschiedlichsten Gesteinsformationen hervor.

Die zu Stein erkaltete Erdkruste ist zwar ziemlich dick – unter den Ozeanen ca. fünf und unter den Kontinenten sogar 30 bis 100 Kilometer –, im Vergleich zu den etwa 12 756 Kilometern Durchmesser der Erde ist das aber nur eine relativ dünne Haut. Unter der Kruste wird es immer heißer, je mehr man sich dem Erdkern nähert. Dass wir uns nicht auf einem vollständig zu Stein erstarrten Planeten befinden, wird uns dann bewusst, wenn wir mit Erdbeben oder Vulkanausbrüchen konfrontiert werden. Geschmolzenes Gestein in Form von zähflüssiger, glühender Lava dringt an die Erdoberfläche, erkaltet und erzeugt so die typischen Krater der Vulkane. Im Falle von Vulkanausbrüchen sind Brüche und dünne Stellen in der Erdkruste – z. B. an den Plattengrenzen – dafür verantwortlich, dass das heiße Magma die Erdkruste mit gewaltigem Druck aufbricht.

Dort, wo die Platten aneinander stoßen, entstehen Spalten oder riesige Aufwerfungen, die sich im Laufe der Zeit zu Gebirgen auftürmen.

Primärgestein – die Glut kühlt aus

♦ **Magmatite** Der erste Schritt bei der Entstehung von Steinen vollzieht sich immer durch die Abkühlung von heißem Magma. Deshalb nennt man die so entstandenen Bildungen auch Primärgestein oder Magmatite. Beim Erkalten des Magmas bilden sich Kristalle, die während der Abkühlungsphase wachsen. Die Zusammensetzung des Magmas ist aber nicht an jeder Stelle gleich. Dies ist bereits eine Ursache für die ganz unterschiedlichen Gesteins- oder Mineralienstrukturen. Zusätzlich können aus der gleichen Grundmasse verschiedene Formen gebildet werden. Bestehen die Kristalle aus lediglich einem Grundstoff, nennt man sie Mineralien; haben sie sich aus mehreren Stoffen gebildet, spricht man von Gestein. Ihre Größe ist im Wesentlichen abhängig von der Geschwindigkeit und Dauer des Erstarrungsprozesses.

Eine besondere Form der Vulkanite ist der Obsidian: Er entsteht, wenn heiße Lava extrem schnell abgekühlt wird, z. B. durch das Einströmen in kaltes Wasser.

♦ **Vulkanite** Das aus dem Vulkan an die Erdoberfläche tretende Magma erkaltet relativ schnell; es bildet sich zähflüssige Lava. Wenn die Lava an die Oberfläche steigt und erstarrt, kristallisieren darin Steine aus, so genannte Vulkanite. Da der Abkühlungsprozess verhältnismäßig rasch abläuft, sind die meisten vulkanischen Steine nicht besonders groß. Sie haben keine Zeit, zu großen Kristallen heranzuwachsen. Heilende Vulkanite sind Porphyrit und Jaspis. Bilden sich beim Erkalten des Magmas keine Kristalle, so entsteht der Obsidian, das vulkanische Glas.

♦ **Plutonite** Mehr Zeit zum Abkühlen bleibt den Steinen, die sich direkt im Erdinneren bilden. Sie werden Plutonite genannt. Bilden sich die Gesteine und Mineralien im flüssigen Magma, sinken die schwereren in die tieferen Schichten, während die leichteren aufsteigen. Das erklärt die Funde bestimmter Mineralien und Gesteine in einzelnen Erdschichten. Durch die Bewegungen der tektonischen Platten gelangen einige der tief im Erdinnern entstandenen Steine irgendwann an die Oberfläche. Nicht alle Plutonite kristallisieren direkt im flüssigen Magma aus. Einige Formen entstehen durch Gase und heiße Dämpfe. Dringen sie mit hohem Druck in Spalten und Poren des bereits auskristallisierten Gesteins ein, lösen sie dort einige Stoffe wieder heraus und gehen mit ihnen eine neue chemische Verbindung ein. Das geschieht auch, wenn Gase zu Wasser kondensiert sind, was bei hohem Druck ab einer Temperatur von 375 °C möglich ist. Hier haben Steine wie z. B. Achat, Amethyst, Bergkristall, Chalzedon oder Rauchquarz genug Raum und Zeit, um durch langsame Abkühlung zu ihrer vollen Pracht zu reifen. Heilende Plutonite sind z. B. Aventurin, Olivin, Rosenquarz und Zirkon. Im Wasser entstandene Heilsteine sind z. B. Amazonit, Aragonit, Fluorit, Kunzit und Mondstein.

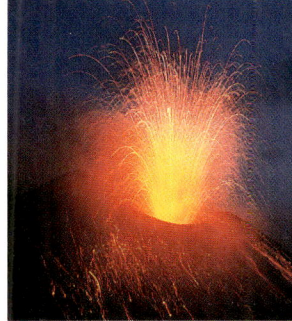

Der Grundstoff für sämtliche Gesteins- und Mineralienbildungen ist das Magma, das alle dafür nötigen Substanzen enthält.

Sekundärgestein – von der Natur geschliffen

Die Verwitterung von Felsen und Gebirge schreitet langsam, aber unaufhaltsam voran, und abgelöste Felsbrocken, Steine oder Kies stürzen in Geröilllawinen zu Tal. Durch das Rutschen, Rollen und Fließen werden die oberen Gesteinsschichten abgeschliffen und zerkleinert. Sand, Schlamm und im Wasser gelöste Mineralstoffe werden ausgeschwemmt und lagern sich in tieferen Gesteinsschichten, Flussbetten, Seen oder am Meeresgrund ab. Dieser Bodensatz (lat.: sedimentum) bildet neue Verbindungen; gelöste Bestandteile scheiden sich in Form neuer Minerale aus. Die abgelagerten Schichten verdichten sich schließlich zu dem nach seiner Entstehung benannten Sedimentgestein.

Das Grundprinzip der sekundären Bildung ist einfach zusammenzufassen: Bestehende Gesteine werden durch Umwelteinflüsse zerstört, die jeweiligen Bestandteile in alle Winde zerstreut und an anderen Orten zu etwas Neuem zusammengesetzt. Als heilend gelten vor allem die Sedimente Calcit und Pyrit.

Tertiärgestein – Umwandlung unter Druck

Die dritte Entwicklungsstufe – die Bildung von Tertiärgestein – ist eine weitere Umwandlung der beiden vorhergehenden Entstehungsformen. Durch die ständige Bewegung mächtiger Gesteinsmassen entstehen immer wieder Bereiche, die großem Druck ausgesetzt sind. Gesteinsschichten riesiger Gebirge werden zusammengepresst oder wandern zurück in die Tiefe. Wenn zwei tektonische Platten aufeinander treffen, wird ein Teil nach oben, der größere Teil aber nach unten gedrückt. Dort wirken höhere Temperaturen und größerer Druck auf die Gesteine ein als in den höher gelegenen Schichten. Viele chemische Verbindungen und weiche Gefüge halten den neuen Bedingungen nicht stand und reagieren darauf, indem sie andere Strukturen bilden, die z. B. weniger Platz benötigen. Kristalle ordnen sich parallel zueinander an, benachbarte Mineralien verbinden sich. Andere werden komplett zerstört oder verschmelzen durch die steigende Hitze.

So entstehen neue Steine, die oft härter und widerstandsfähiger sind als die Ausgangssubstanzen: Aus relativ weichem Kalkstein z. B. entsteht harter Marmor. Diese Gesteinsumwandlung heißt Metamorphose; die neu gebildeten Steine sind Metamorphite.

Gelangen metamorphe Gesteine so weit in die Tiefe, dass sie schmelzen, entstehen neue Magmen. Auf diese Weise ist der Kreislauf der Gesteine geschlossen.

Die zweite Stufe der Gesteinsbildung beginnt, wenn die Primärgesteine an die Oberfläche gelangen. Dort sind sie Wind und Wetter ausgesetzt. Wasser spült Mineralstoffe aus, Frost sprengt sie auseinander.

Steine erkennen und unterscheiden

Dem Laien fallen bei der Betrachtung von Heilsteinen deren Farbigkeit und Leuchtkraft ins Auge. Neben dem Glanz und der Lichtdurchlässigkeit sind dies ihre offensichtlichen Unterscheidungsmerkmale.
Der Kenner achtet bei der Bestimmung auf die Kristallform, den Härtegrad und die Bearbeitung des Steins. Dafür gibt es Richtlinien. Steine zu erkennen und zuzuordnen lässt sich ohne weiteres erlernen.

Farben und Leuchtkraft

Das beeindruckendste Merkmal ist die Farbe eines Edelsteins. Sie ist oft der entscheidende Auslöser, warum ein Stein seinen Betrachter besonders anspricht. Die Farbe wird in den meisten Fällen von der chemischen Zusammensetzung des Steins bestimmt und steht deshalb in einem direkten Zusammenhang mit seiner Heilkraft. Was wir als unterschiedliche Farben wahrnehmen, entsteht durch Brechung, Beugung, Reflexion und Absorption von Lichtstrahlen. Diese physikalischen Phänomene werden durch die Zusammensetzung und Form der betrachteten Substanzen hervorgerufen.
Eigenfarbige Steine haben farbgebende Elemente in ihrer chemischen Struktur. Meistens treten sie nur in einer einzigen Farbe auf, die sehr beständig ist. Beispiele dafür sind Malachit, Pyrit, Türkis und Hämatit. Um die Eigenfarbe eines Edelsteins herauszufinden, kann man sich an der Strichfarbe orientieren. Mit der Kante des Minerals wird ein Strich auf der rauen Rückseite eines Porzellantäfelchens gezogen. Ein farbiger pulvriger Strich sollte sich abzeichnen. Ist der Stein allerdings so hart, dass er auf Glas »schreibt«, muss er zuerst pulverisiert und dann auf das Porzellan gerieben werden. Entsteht auch dann kein Strich, handelt es sich um ein fremdgefärbtes Mineral.
Bei fremdgefärbten Mineralien entsteht die Farbe durch chemische Zusätze zu der Grundform. Unterschiedliche Beimengungen, Pigmente, Mineraleinschlüsse oder Fremdatome sind oft nur mit einem sehr geringen Anteil im reinen Mineral vorhanden. Trotzdem bestimmen sie die Farbe. Ein Edelstein kann in verschiedenen Farben existieren, je nach den Beimengungen, die er enthält, z. B. Chrom, Eisen, Kobalt, Mangan, Nickel oder Silizium. Deshalb ist es sehr schwer, einen Stein nur aufgrund seiner Farbe zu identifizieren. Je nach Zusammensetzung können gleiche Elemente für unterschiedliche Farben verantwortlich sein; so färbt z. B.

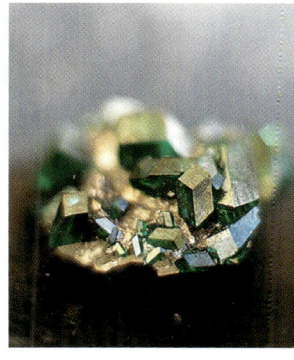

Der seltene Dioptas ist ein Kupfermineral und erhält dadurch seine leuchtend grüne Farbe.

Die meisten Fundorte von Edelsteinen wurden zufällig entdeckt. Allerdings gehört viel geologische Erfahrung dazu, in Gesteinsstrukturen Edelsteinadern oder -nester zu finden.

Chrom den Rubin und den Spinell rot, während es beim Smaragd für die grüne Farbe verantwortlich ist. Sehr viele Farbvarianten gibt es bei Turmalin, Jaspis, Apatit und Beryll. Weil sich mit der Farbe auch die Eigenschaften ändern, heißt z. B. der Beryll in der roten Variante Bixbit, in der blauen Aquamarin und in der grünen Smaragd.

Eine Sonderform der Farbentstehung ist die Veränderung der chemischen Zusammensetzung durch Strahlung. Heute werden deshalb oft künstliche Färbungen durch Bestrahlung hergestellt. So kann man Diamanten in allen Farbnuancen von Blau über Grün, Gelb und Braun erhalten, wenn man sie der Strahlung eines Kernreaktors aussetzt. Aus Bergkristall entsteht bei starker Strahlung Rauchquarz. Da diese Verfahren nicht mit der natürlichen Entstehung zu vergleichen sind, sollte beachtet werden, dass durch die Manipulation auch die Heilkraft der Steine verändert oder gar zunichte gemacht wird.

Unter Einwirkung von natürlicher radioaktiver Strahlung aus dem Erdmantel werden Farbwechsel bewirkt – ähnlich wie die Belichtung eines Films durch Lichtstrahlen.

Innere Risse, Mineraladern und Einschlüsse führen zu einer charakteristischen Lichtbrechung. Ähnlich wie ein Prisma das Licht in alle Farben des Farbspektrums bricht, entstehen durch Form und Anordnung der Kristalle farbige Lichtreflexe oder Lichtspiele. Der Labradorit z. B. kristallisiert in Lamellenform, daher irisiert das einfallende Licht in allen Farben. Wird das Licht durch winzige Mineraladern gebrochen, so kann es – wie beim Sternsaphir oder Sternrubin – zu einer sichtbaren Sternbildung im Stein kommen. Der Opal erhält seine funkelnden Farben durch mikroskopisch feine Wassertropfen, die unter der Oberfläche eingeschlossen sind.

Feine Einschlüsse von Gasen lassen Steine schimmern, wie beispielsweise den Regenbogen-Obsidian. Einige Steine besitzen eigene Leuchtkraft. Durch Erwärmung oder Bestrahlung mit ultraviolettem Licht aktiviert, senden sie eigene farbige Lichtstrahlen aus. Diese Eigenschaft wird Luminiszens genannt und gilt als wichtiges Merkmal für die Mineralbestimmung.

Die sieben Kristallformen

Ein Kristall besteht aus einer dreidimensionalen Anordnung von Atomteilchen, dem Kristallgitter. Jede Art von Edelstein hat ihre eigene chemische Kristallisationsformel, die die Form des Kristalls bestimmt. Die äußeren Formen reflektieren im Aufbau ihrer Winkel die innere Anordnung der Atome. Selbst wenn es durch die Entstehungsbedingungen zu Verzerrungen und Verschiebungen kommt und der Kristall nicht in seiner reinen Form ausgebildet wird – die Winkel bleiben konstant. Sieben Grundformen können die Steine annehmen:

- ◆ kubisch (Würfelform)
- ◆ triagonal (dreiseitige Form)
- ◆ hexagonal (sechsseitige Form)
- ◆ tetragonal (quadratische oder vierseitige Form)
- ◆ rhombisch (Rautenform)
- ◆ monoklin (einfach geneigte Form) und
- ◆ triklin (dreifach geneigte Form).

Manche Steine bilden keine Kristalle aus und sind daher gestaltlos (amorph). Dazu zählen Edelsteine, die aus organischen Substanzen entstanden sind, wie Perlen, Bernsteine oder Korallen, aber auch der Opal und der Obsidian. Gleichgültig wie groß ein Edelstein ist oder welche Farbe er hat, die Kristallstruktur einer Steinsorte ist immer identisch. So haben z. B. roter, brauner, gelber und grüner Jaspis dieselbe, eine trigonale Kristallstruktur.

Kristalle galten durch ihre bizarre Regelmäßigkeit von alters her als Inbegriff geometrischer Schönheit. Der Begriff Kristall stammt von dem griechischen krystallos (Eis).

Die Geometrie der Steine

Alle Steine lassen sich einem der sieben Kristallsysteme zuordnen, ausgenommen die amorphen Steine, die sich aus organischen Substanzen gebildet haben.

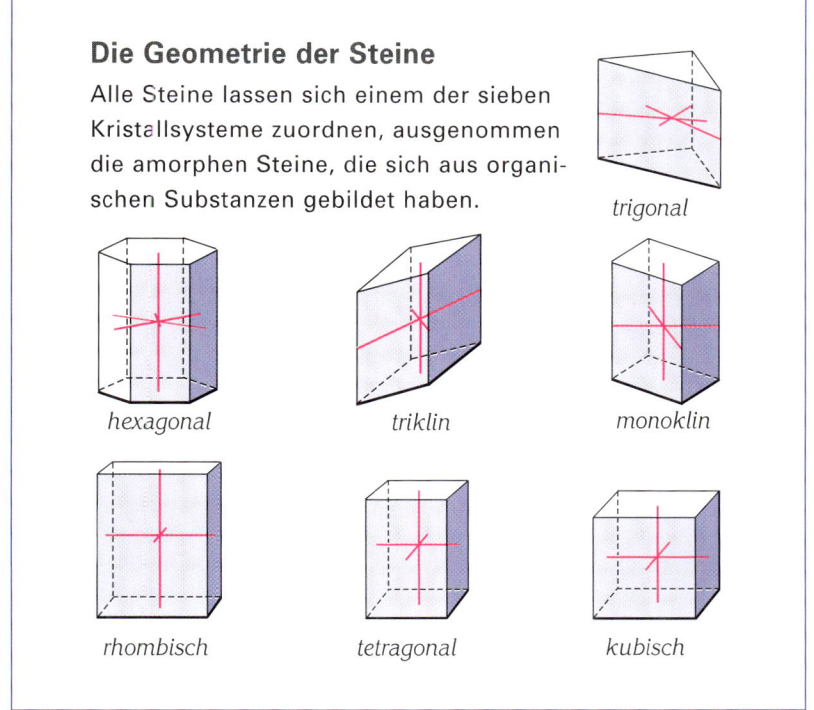

trigonal

hexagonal

triklin

monoklin

rhombisch

tetragonal

kubisch

Die verschiedenen Härtegrade

Einige Steine kann man mit der bloßen Hand zerbröckeln, andere weder mit hartem Glas noch mit dem Messer einritzen.

Die Steine unterscheiden sich ganz wesentlich in ihrer Härte. Jeder Edelstein definiert sich dadurch, dass er einen weicheren Stein ritzen kann und selbst von einem härteren geritzt wird. Die Härtegrade werden seit fast 200 Jahren nach der Skala des österreichischen Mineralogieprofessors Friedrich Mohs bestimmt. Ihre Werte reichen von sehr weich (Grad 1) bis sehr hart (Grad 10). Der härteste Stein ist der Diamant, zu den weichsten gehören Gips und Speckstein, auch Talk genannt.

Lichtdurchlässigkeit und Lichtbrechung

Die Transparenz der Mineralien unterscheidet sich erheblich innerhalb der einzelnen Farben. Bei allen Schattierungen gibt es klare, halbdurchlässige und matte Steine. Klar und durchsichtig sind Bergkristall und Topas. Sie enthalten alle Farben und besitzen große Heilkraft.

Die Härtegrade der Steine (nach Professor Mohs)		
Härtegrad	Prüfmöglichkeit	Steine
1	Mit Fingernagel einzuritzen	Gips, Talk
2	Noch mit Fingernagel zu ritzen	Gips, Steinsalz
3	Mit Messer oder Münze zu ritzen	Calcit
4	Mit Messer oder Glas einzuritzen	Fluorit (Flussspat)
5	Mit Messer einzuritzen	Apatit
6	Mit Glas oder Stahlstift einzuritzen	Orthoklas (Feldspat)
7	Ritzt selbst Glas	Quarz
8	Ritzt selbst Quarz und Glas	Topas
9	Ritzt selbst Topas und Glas, wird vom Diamanten geritzt	Korund (blau = Saphir, rot = Rubin)
10	Kann nicht geritzt werden, ritzt alle Edelsteine	Diamant

Die Transparenz der Steine

Je nach Kristallform oder Schliff können helle, durchsichtige Steine das weiße Licht brechen und alle Farben des Regenbogens erzeugen. Aber die Transparenz des Minerals ist nicht immer gleich. Nur kleinste Beimengungen oder Einschlüsse können den Kristall trüben, dann ist er nur noch durchscheinend. Genauso wie unterschiedliche Begleitsubstanzen die Färbung verändern, gibt es bei gleichen Mineralien auch verschiedene Abstufungen der Lichtdurchlässigkeit. Sie reichen von durchsichtig bis undurchsichtig (opak). Auch die Größe der Kristalle beeinflusst ihre Transparenz.

Der Glanz der Steine

Grundsätzlich werden drei Kategorien von Glanz unterschieden: Man nennt sie metallisch, halbmetallisch und nichtmetallisch glänzend. Diese Bezeichnungen sind bisweilen irreführend, denn auch matte Mineralien zählen zu den nichtmetallisch glänzenden. Zu den metallisch glänzenden Steinen gehören beispielsweise undurchsichtige und stark erzhaltige Mineralien mit starker Lichtreflexion wie Pyrit. Die höchste Stufe von nichtmetallischem Glanz erreichen durchsichtige Mineralien mit einem hohen Brechungsvermögen – dieser Glanz wird als Diamantglanz bezeichnet –, danach folgt Glasglanz und Fettglanz bis hin zu den mattglänzenden Steinen.

Der Schliff

Die Bearbeitung von Schmuck- und Edelsteinen wurde früher im Wesentlichen von Indern und Ägyptern angewendet, um Farbe und Glanz der wertvollen Objekte zu intensivieren. Verschiedene Formen des Schliffs haben sich seitdem entwickelt, vom einfachen Treppenschliff bis hin zu aufwändigen, vielflächigen Bearbeitungen. Seit dem 17. Jahrhundert ist der Brillantschliff bekannt, der den Diamanten zum Brillanten werden lässt. Durch den Schliff entstehen symmetrisch angeordnete glatte Flächen sowie Facetten und Spitzen. Sie sorgen in dem bearbeiteten Stein für Lichtbrechung oder Lichtbündelung, welche die Farbintensität steigern. In durchsichtigen Steinen wird dadurch das Schimmern des gesamten Farbspektrums ermöglicht. So entsteht das »Feuer« des Edelsteins.

Undurchsichtige Steine werden meist zu gewölbten Formen mit glatter Oberfläche geschliffen. In der Fachsprache sagt man, sie werden zu Ca-

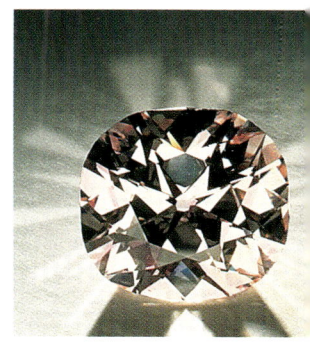

Erst der Schliff gibt dem Diamanten seine Einzigartigkeit und seinen Wert, wie hier dem Agra-Diamanten.

Mineralien haben unterschiedliche Transparenz und Arten von Glanz. Durch die Schlifftechniken werden Lichtbrechung und -bündelung so gesteigert, dass der Stein sein »Feuer« erhält.

Nicht nur für die Ästhetik ist die Form und Bearbeitungsart des Steins entscheidend. Auch seine Heilkraft kann sich dadurch stark unterscheiden.

bochons »gemugelt«. Man spricht auch von Cabochonschliff. Steine weicherer Härtegrade gibt es nur in gemugelten Formen, sie lassen sich kaum anders schleifen. Deshalb werden sie zu Trommelsteinen, Kugeln oder Ovalen für Ketten, Broschen oder Ringe verarbeitet. Beachten Sie bei der Auswahl, dass die Form und Bearbeitungsart Auswirkungen auf die Heilkraft haben können.

Der Wert von Edelsteinen ist messbar. Bezeichnet wird er mit Karat, gemessen in Gramm (ein Karat = 0,2 Gramm). Um als wertvoll zu gelten, muss ein Stein einige Voraussetzungen erfüllen. Ausschlaggebend sind u. a. seine Größe und das Fehlen von Einschlüssen. Gesteigert wird der Wert auch durch die Reinheit des Minerals und ein seltenes Vorkommen. Nicht zuletzt entscheidet der Bearbeitungsaufwand über die Vollkommenheit eines echten Edelsteins. Dazu sind der Schliff und die Fassung von Bedeutung.

Die Edelsteinformen

Es gibt drei verschiedene Kategorien, denen die Steinformen zugeordnet werden, je nachdem, ob sie eine einfache, eine aufwändige oder gar keine Bearbeitung erfahren haben. Generell haben Heilsteine immer einen ästhetischen Charakter, der sie für den Besitzer wertvoll macht. Schließlich sind es Edel- oder Halbedelsteine, die als Schmuckstücke gehandelt werden. Steinkauf ist daher auch Vertrauenssache. Wenden Sie sich an einen gut sortierten Juwelier oder Mineralienhändler, der Sie gut beraten kann. Heilsteine wirken langsam. Für ihre natürliche Kraft ist Zeit kein Faktor – ebenso wenig wie Glauben. Es ist also unerheblich, ob der Träger eines Heilsteins an die Wirkung glaubt oder nicht. Der Stein wird den Körper beeinflussen. Sensible Menschen werden dies allerdings schneller und deutlicher erfahren.

Rohsteine – der Zauber der Ursprünglichkeit

Rohsteine sind immer etwas Besonderes. Aus dem gewachsenen Stein herausgebrochen, werden sie in ihrem Naturzustand belassen. Sie zeichnen sich ebenso durch ihre Ursprünglichkeit aus wie durch ihre außergewöhnliche Ästhetik und Heilkraft.

Da sie nicht bearbeitet wurden, fließt in ihnen noch die ungebändigte Energie. Rohsteine besitzen deshalb die stärkste Heilkraft. Am besten eignen sie sich zum Auflegen.

◆ In den gewachsenen Kristallspitzen eines Steins konzentriert sich des-

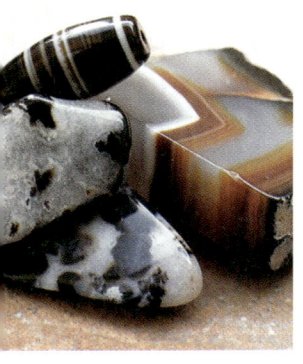

Aus einem Rohstein, wie dem Sardonyx, werden Schmucksteine und Handschmeichler hergestellt.

sen gesamte Energie. Sie eignen sich daher gut zum Pendeln, was allerdings nur von einem erfahrenen Therapeuten durchgeführt werden sollte.

♦ Drusen sind kleine Löcher oder Höhlen in natürlich gewachsenen Steinen. In ihnen sammelt sich die Energie. Man nutzt sie als Aufbewahrungsort zum Aufladen einzelner Steine.

♦ Kristallkonglomerate oder -gruppen haben Spitzen, die in verschiedene Richtungen weisen. Sie streuen ihre Energie breit aus und stellen einen Energieausgleich in Räumen her oder harmonisieren ihr Umfeld. Man kann sie auch zum Aufladen anderer Steine benutzen.

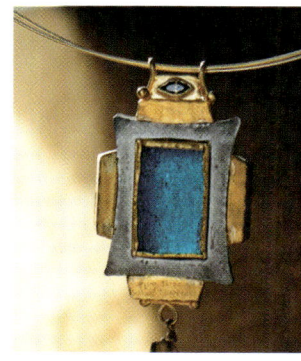

Besonderen Wert erhält ein Stein, wenn er in Gold gefasst zu einem Schmuckstück wird.

Trommelsteine – die sanften Berührer

Trommelsteine haben ihren Namen von ihrer Bearbeitungsweise. Als Rohsteine gibt man sie zusammen mit Wasser und Sand in eine Trommel, in der sie bewegt werden. Dadurch werden die Kanten und Spitzen abgeschliffen, und man erhält einen gerundeten Stein mit glatter Oberfläche. Er findet Verwendung als Handschmeichler und entfaltet aufgrund seiner starken Schwingungen eine starke Heilwirkung. Der Trommelstein eignet sich bestens zum Auflegen oder Aufkleben. In der Natur finden Sie runde Kieselsteine in Flussbetten; sie sind durch Wasser, Sand und das Schleifen auf dem Boden abgerundet und glatt.

Die abgerundeten Steine eignen sich ideal zum Auflegen. Aufgeladen kommt ihre ganze Kraft bei Heilungsprozessen zum Einsatz. Wer täglich mit ihnen als Handschmeichler spielt, überträgt durch die Innenfläche der Hand ihre Energie auf den ganzen Körper. Flache Trommelsteine können Sie unter das Kopfkissen legen oder auf schmerzende Stellen kleben. Auch auf dem Pullover wirken die Steine. Nehmen Sie sie immer wieder einmal in die Hand, und berühren Sie sie.

Schmucksteine – Heilung durch die Kraft der Schönheit

Bei Schmuckstücken mit unterschiedlichen Steinen kann sich deren Kraft gegenseitig negativ oder positiv beeinflussen. Auch die Metallfassung wirkt sich auf die Energie aus. Die Heilwirkung wird durch die Fassung erhöht. Das gilt bei einer Goldfassung für alle Steine; Silber verstärkt die Schwingungsintensität von Türkis und Korallen. Einzelne Steine sollten daher – vor allem, um sie stets bei sich tragen zu können – als Schmuckstücke gefasst sein. Mehrere Steine lassen sich gut an einer Kette, einem Armband oder einem Schlüsselbund verbinden. Sie können sich so mit Hilfe eines erfahrenen Steintherapeuten eine ganz individuelle Heil- oder Chakrakette zusammenstellen.

Es gibt drei Steinformen: Rohsteine, die die optimale Heilkraft besitzen, Trommelsteine, die meist als Handschmeichler zum Einsatz kommen, und Schmucksteine, die als Schmuckstücke getragen werden.

Tierkreiszeichen
und Heilsteine

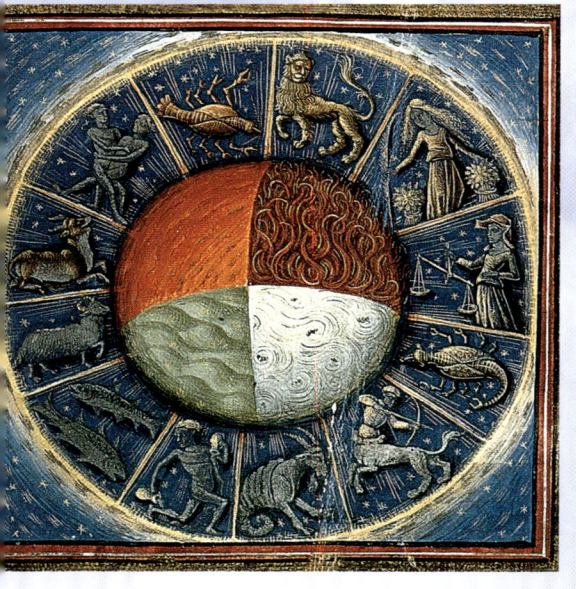

Die Magie der Edelsteine ist
eng mit der Astrologie ver-
knüpft. Edelsteine sind nach
astrologischer Lehre Vermittler zwischen dem Makro-
kosmos und dem Mikrokos-
mos eines jeden Menschen.
Finden Sie den Stein, der zu
Ihrem Sternzeichen passt.

Die Magie zwischen Stern und Stein

Seit jeher, in allen Kulturen, sucht der Mensch einen Bezug zu den Sternen. Und er versucht, ihren Einfluss auf den Lauf seines Lebens zu ergründen. Nach der Lehre der Astrologie hat das Tierkreiszeichen, in dem der Mensch geboren wurde, großen Einfluss – auf sein Leben, seinen Charakter, seine Seele und auf seine Gesundheit. Jedem Zeichen sind bestimmte charakterliche Eigenheiten zugeordnet – ebenso gewisse Körperregionen mit ihren Stärken bzw. Anfälligkeiten. Vor allem dann, wenn Beschwerden immer wiederkehren, sollten Sie den entsprechenden Heilstein nicht nur aufgrund der Symptome auswählen, sondern einen Stein verwenden, der die Stärken Ihres Persönlichkeitstyps unterstützt und Ihre Schwächen ausgleicht.

Der Steinbock (22. Dezember bis 20. Januar)

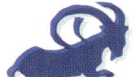

Kein Aktenberg ist ihm zu hoch, keine Karriereleiter zu steil. Der Steinbock will aus eigener Kraft an die Spitze. In diesem Sternzeichen vereinen sich Zielstrebigkeit und Zähigkeit. Steinböcke sind Realisten durch und durch. Wo andere darüber nachdenken, was sie sich von einer Gehaltserhöhung alles leisten könnten, hat der Steinbock das Geld schon längst verdient und optimal angelegt. Er hält an Traditionen fest. Auch muss in seinem Leben alles korrekt verlaufen. Doch weil er das Leben so ernst nimmt, geht ihm manchmal fast die Lebensfreude verloren, und er stellt berufliche Pflichten und die Einhaltung von Konventionen über zwischenmenschliche Beziehungen. Dabei ist er zu tiefen und leidenschaftlichen Gefühlen fähig und als Partner ein ausgesprochen zuverlässiger Begleiter durchs Leben. Doch bevor er sich wirklich hingeben kann und seinen Gefühlen nachgibt, prüft er lange, ob sein Vertrauen und seine Zuneigung auch den Richtigen treffen.

Pflichterfüllung ist für den Steinbock-Geborenen mehr als nur ein leeres Wort. Er wird alles daran setzen, die ihm gestellten Aufgaben pünktlich und nach bestem Wissen und Können zu erfüllen.

Die Hauptsteine für den Steinbock

♦ **Der Onyx** verhilft den im Zeichen des Steinbocks Geborenen zu Weisheit und Gelassenheit. Er hilft ihnen, beim Streben nach immer höheren Zielen auch einmal innezuhalten und sich den schönen Dingen des Lebens zuzuwenden. Der Onyx stärkt das Verantwortungsbewusstsein und lässt den Steinbock frühzeitig Konflikte erkennen.

♦ **Der Malachit** kann dem Steinbock-Menschen helfen, seine tief im Unterbewussten verborgenen Gefühle, Träume und Wünsche zu erkennen. Lässt er seinem unterdrückten Gefühlsleben etwas mehr Raum, werden sich seine Erfolge und seine Zufriedenheit steigern.

◆ **Der Turmalin** in seiner dunkelgrünen Variante verhilft dem Steinbock zu schnellerem Wohlstand und zu leichterer Anerkennung. Er erinnert ihn daran, dass er dies durch harte Arbeit und großen Einsatz verdient hat. Der Turmalin hält Hochmut und Arroganz vom Steinbock ab.

◆ **Der Achat** erzeugt beim Steinbock Gefühle der Gelöstheit und Geborgenheit. Er ist ein wichtiger Heilstein für alle, die sogar im häuslichen Umfeld schlecht loslassen können. In solchen Fällen fördert der Achat die Fähigkeit zu Hingabe und Vertrauen.

◆ **Die schwarze Perle** macht den Steinbock gelassen gegenüber schmerzlichen Erfahrungen und lässt ihn erkennen, dass auch in ihnen wichtige Wege zu Wachstum und Reife liegen. Mit der schwarzen Perle entdeckt der Steinbock die Schönheit und Tiefe seines Wesens.

◆ **Der Moosachat** ist der Glücksstein des Steinbocks und sorgt vor allem für Glück in der Liebe. Er unterstützt die Kommunikation mit Freunden und Kollegen und fördert ein ausgeglichenes Verhältnis zur Natur.

Gemütsschwankungen und starke Emotionen machen den Steinbock unsicher und gehemmt. Das verbirgt er gern und wirkt dann unbeholfen oder hart und abweisend.

Die wichtigsten Nebensteine für Steinböcke

◆ **Der Bergkristall** verhilft dem Steinbock-Geborenen zu Klarheit und Reinheit des Geistes. Dadurch fällt es ihm leichter, seine eigenen Grenzen zu sprengen und sich nicht nur an seine Aufgaben und Pflichten zu klammern, sondern heiterem Leben etwas Raum zu lassen.

◆ **Der Diamant** stärkt die Konzentrationsfähigkeit der Steinbock-Menschen. Er lässt sie unbeirrbar ihren Weg gehen. Doch die Klarheit des Diamanten zeigt ihnen auch die Wege zur Schönheit, zur Kunst und zur Musik – und hilft ihnen, Pflicht und Verantwortungsbewusstsein in den Hintergrund zu drängen und sich dem vollendeten Genuss hinzugeben.

◆ **Der Jaspis** fördert die Beständigkeit und Zuversicht der Steinbock-Geborenen. Aber er ermahnt sie, dass es außer dem beruflichen Aufstieg und der Pflichterfüllung noch andere Dinge gibt.

◆ **Der Obsidian** unterstützt den Steinbock in der Verfolgung seiner Ziele. Er macht ihn unempfindlich für negative Strahlungen und Schwingungen, die seine Lebenskraft beschränken könnten. Emotionale Probleme und Schwankungen bei der Einsicht über die Einheit von Kosmos und Mikrokosmos gleicht er aus und sorgt für Stabilität.

◆ **Der Rauchquarz** verhilft den Steinbock-Geborenen, nicht zu fest am Materiellen zu haften, und lässt sie weicher und verständnisvoller mit Mitmenschen umgehen, die anders empfinden.

◆ **Der Saphir** erhöht die Wirkung des Rauchquarzes. Der Steinbock-Mensch erkennt die Flüchtigkeit des Augenblicks und lernt, in die höheren spirituellen Ebenen des Geistes vorzudringen und das göttliche Prinzip des Kosmos zu erkennen.

◆ **Der Citrin** stärkt die Aura des Steinbock-Menschen, schenkt ihm Selbstvertrauen und Wärme. Er kann ihm in schweren Zeiten helfen, wenn er an sich selbst zweifelt und glaubt, mit dem Leben nicht mehr zurechtzukommen. Dann gibt er ihm die innere Ruhe und unerschütterliche Sicherheit, weiter an den Sinn seines Lebens zu glauben.

Der Wassermann (21. Januar bis 19. Februar)

Heiter und unbesorgt steht der Wassermann über den Dingen und strebt nach Freiheit und Unabhängigkeit. Wassermann-Menschen lieben die Abwechslung. Für sie ist nur derjenige fortschrittlich, der nach Neuem forscht. Unter dem Einfluss von Wassermann-Menschen werden technische Erneuerungen, Reformen und Revolutionen vorangetrieben. Dafür nehmen Wassermänner in Kauf, dass sie mit ihrem Forscherdrang und der beständigen Suche nach Neuem den eigenen Partner vor den Kopf stoßen – oder sogar vertreiben. Sie lieben stundenlange Diskussionen, sind aufgeschlossen, hilfsbereit und tolerant. Allerdings können sie sich in ihren Idealen und Träumen leicht zu weit von der Wirklichkeit entfernen. Mitunter droht ein böses Erwachen, wenn bei all den vielen Ideen eine Entscheidung nicht mehr möglich scheint. Partner haben es mit einem Wassermann nicht immer leicht. Denn sein Gefühl für die Besonderheit kann zwischenmenschliche Nähe und Hingabe erschweren.

Wird der Wassermann in ein System gepresst, das er nicht freiwillig gewählt hat, ist das für ihn eine physische und psychische Qual. Dagegen wird er sich mit allen Mitteln wehren.

Die wichtigsten Hauptsteine für Wassermänner

◆ **Der Türkis** wirkt ausgleichend und allzu starken Gefühlsschwankungen entgegen. Dadurch kann er gerade beim Wassermann dafür sorgen, dass dessen zu eifrige Suche nach Neuem gedämpft wird und er sich wieder mehr der Realität – und seinem Partner – zuwendet. Denn der Türkis wirkt auch übertriebener Gleichgültigkeit entgegen. Und das ist leider eine der Eigenschaften, unter denen die dem Wassermann nächsten Menschen oft leiden.

◆ **Der Aquamarin** führt den Wassermann zur Einheit mit seinem inneren Wesen. Er vermittelt ihm ein Gefühl der Freiheit und Unbegrenztheit. Mit dem Aquamarin als Unterstützung kann der Wassermann auch Widrigkeiten und Begrenzungen seiner geistigen Freiheit überstehen.

Im privaten Leben darf den Wassermann keine Konvention einbinden. Mit heiterer Souveränität setzt er sich über alle Regeln hinweg.

◆ **Der Labradorit** stärkt die intuitiven Fähigkeiten des Wassermannes und leitet ihn bei der Realisierung seiner Ziele. Er wirkt innerer Unruhe entgegen und macht den Wassermann ausgeglichener. Vor allem der schwarze finnische Labradorit fördert Phantasie und Kreativität. Auch das Erinnerungsvermögen beeinflusst er positiv.

◆ **Der Amazonit** beruhigt und schenkt dem Wassermann Lebensfreude und Vitalität. Er symbolisiert die Öffnung zur Welt und zu den Mitmenschen. Damit ebnet er den Weg zu Freundschaft und Liebe. Der Amazonit gleicht Stimmungsschwankungen aus. Er stärkt das Selbstvertrauen seines Trägers, zu anderen und zu höheren Mächten. Er hilft auch bei der Bewältigung von Trauer und fördert einen ruhigen, gesunden Schlaf.

◆ **Das Falkenauge** symbolisiert die Aufmerksamkeit. Seine Träger beginnen, ihre Mitmenschen und die ganze Welt mit liebevolleren Augen zu sehen. Das Falkenauge verstärkt die Konzentration auf die wesentlichen Dinge und die persönlichen Schwächen. Es schärft den Blick und verleiht lang anhaltende Energie und Frische.

◆ **Der Topas** erleichtert die Selbstverwirklichung. Vor allem der blaue Topas fördert beim Wassermann die kreativen Ideen und gibt ihm das Selbstbewusstsein, seine Entwürfe auch zu realisieren. Alle Topase schenken ihrem Träger Offenheit und eine phantasievolle Tatkraft.

◆ **Der Fluorit** ist Ausdruck des höchsten Aspekts des Verstandes. Er kann den Wassermann-Geborenen das intellektuelle Begreifen der Wahrheit und der kosmischen Konzepte ahnen lassen.

◆ **Der Malachit** führt dem Wassermann-Geborenen vor Augen, was er in seinem Unterbewusstsein ahnt, aber nicht als klare Idee oder Plan formulieren kann. Und er lehrt ihn, an sich zu glauben und die Stimmen seines Körpers besser zu verstehen. Er bremst den Ungestümen.

Die wichtigsten Nebensteine für Wassermänner

◆ **Die Jade** ist einer der ältesten Kultsteine und verbindet den Wassermann mit der Tradition. Sie eröffnet ihm das Verständnis für Überlieferung und uraltes Wissen. Durch ihre beruhigende Wirkung gibt sie dem Wassermann jenen Halt, den er manchmal bei seiner rastlosen Suche nach dem ständig Neuen zu verlieren droht.

◆ **Der Chalzedon** mit seinen sanften Schwingungen und Lichtstrahlen beruhigt und gleicht die Gemütsschwankungen aus. Er hilft, wenn die privaten und beruflichen Anspannungen zu groß werden. Der Chalzedon verhindert Ungeduld und Hast und gibt den Wassermann-Geborenen mehr Gelassenheit.

◆ **Der Diamant** bringt Ordnung in die manchmal wirren Vorstellungen der Wassermann-Geborenen. Er unterstützt den Weg zur Selbsterkenntnis und kann ihnen zu längerem Durchhalten und zu Gefühlsbeständigkeit verhelfen.

◆ **Der Mondstein** verbindet den Wassermann mit den Energien der Natur. Er macht ihn geduldig und verleiht ihm mehr Verständnis für seine Umwelt – und Nachsicht für Menschen, die seinem Tempo und seinem stetigen Wunsch nach Neuem mit Zurückhaltung begegnen.

◆ **Der Opal** unterstützt den Wassermann in seiner reichen Phantasiewelt, stärkt seine Kreativität und hilft ihm, die vielen Ideen zu verwirklichen.

◆ **Der Onyx** zeigt dem Wassermann-Menschen, dass es außerhalb seiner Vorstellungen noch eine Welt gibt, die er erforschen und erleben kann. Die nötige Gelassenheit dazu und die Wege, die der Geist dazu gehen muss, deuten ihm die dichten Schwingungen des Onyx.

◆ **Der Turmalin** ist einer der vollkommensten Steine auf diesem Planeten. Seine Fähigkeit, alle Strahlen des Farbspektrums zu reflektieren, von klarem Weiß bis zum tiefsten Schwarz, fordert den Wassermann heraus, Flüchtigkeit und Oberflächlichkeit zu meiden, und lehrt ihn Ruhe und Beständigkeit.

Die Fische (20. Februar bis 20. März)

Sie sind fast immer liebenswerte Menschen. Die im Zeichen der Fische Geborenen leben in der Welt der Gefühle. Weil sie so feinfühlig sind und sich das aber auf keinen Fall anmerken lassen wollen, versuchen sie oft, Verletzungen in ihrem Innern durch Forschheit und Imponiergehabe zu überdecken. Meist gelingt ihnen das schlecht. Getröstet werden möchte der Fisch aber nicht. Denn nichts ist ihm unangenehmer, als im Mittelpunkt zu stehen. Allerdings werden seine Hilfsbereitschaft und seine freundliche Art oft ausgenutzt. Fische erkennen ganz selbstverständlich, dass Ablehnung, Abwehr und Widerstand leicht überwunden werden können – durch Annahme der Persönlichkeiten, so wie sie sind. Man findet sie daher häufig in therapeutischen und sozialen Berufen. Wenn der Fisch seine eigene Sensibilität anerkennt, wenn er sich der Welt nicht verschließt und seinen eigenen Idealen und Vorstellungen treu bleibt, ist er in der Lage, sich den Zugang zu den tiefsten Geheimnissen des Lebens zu erschließen. Fühlt sich der Fische-Geborene wehrlos und dem harten Leben ausgeliefert, kann es sein, dass er einfach alles mit sich machen lässt und jeder Herausforderung aus dem Weg geht.

Fische haben die Tendenz, sich der Probleme und Sorgen anderer anzunehmen und werden dadurch oft ausgenützt.

Die wichtigsten Hauptsteine für Fische

◆ **Der Amethyst** gibt den Fischen die Kraft, ihr Herz und ihren Geist der Liebe zu öffnen. Er verleiht ihnen die Kreativität, Gefühle auszudrücken und in schöpferische Taten und Gedanken umzusetzen.

◆ **Der Opal** ist ein klassischer Glücksbringer. Er erzeugt Harmonie und Freude am Leben. Die hervorragenden Qualitäten als Meditationsstein kann der empfindsame Fische-Typ deutlich spüren. Außerdem heitert der Opal den Fische-Geborenen bei Melancholie sowie bei unglücklichen Herzensangelegenheiten schnell wieder auf.

◆ **Der blaue Saphir** hilft den Fischen, in die höheren spirituellen Ebenen des Geistes vorzudringen. Das tiefe Blau symbolisiert göttliche Zusammenhänge genauso wie Treue, Hingabe und Freundschaft. Der Saphir unterstützt Kritikfähigkeit und Durchsetzungskraft.

◆ **Der Fluorit** unterstützt die Entwicklung des Verstandes und kann Fische-Geborenen das intellektuelle Begreifen komplexer Wahrheiten ermöglichen. Wenn der Fisch sich in etwas verrannt hat, schafft der Fluorit die nötige Übersicht und Distanz.

◆ **Der Sugilith** verstärkt die Selbstkontrolle. Er verhindert, dass die Fische-Geborenen sich in Tagträumen verlieren. Der Sugilith schützt sie davor, aufgrund ihres Mitgefühls ausgenutzt zu werden. Er hilft ihnen, sich unangenehmen Situationen zu stellen und gibt ihnen Kraft, Standfestigkeit zu bewahren und sich in jeder Situation selbst treu zu bleiben.

Fische sind meist besonders sensibel. Das befähigt sie, atmosphärische Schwingungen zu spüren und die Stimmungen anderer sofort zu erahnen.

Die wichtigsten Nebensteine für Fische

◆ **Der Granat** mit seinem tiefroten Feuer schenkt Antriebskraft, Willenskraft, Erfolg und Glück. Er bestärkt die Fische-Geborenen, sich von ihren Tagträumen loszureißen und reale Taten zu vollbringen.

◆ **Der Achat** schenkt den Fische-Geborenen Ausdauer, Geduld und Wirklichkeitssinn. Unter seinem Einfluss können sie Selbstvertrauen gewinnen und ihre positiven Wesensseiten nutzen.

◆ **Der Diamant** hat auf kein anderes Tierkreiszeichen so viel Einfluss wie auf den zarten und sensiblen Fisch. Die klaren Schwingungen und das helle reine Licht in Verbindung mit seiner durchsichtigen Härte können dem Fische-Geborenen helfen, seine eigene Durchlässigkeit und Empfindsamkeit anzuerkennen.

◆ **Die Jade** fördert und unterstützt die einfühlsamen und liebevoll-sanften Wesenszüge des Fische-Geborenen. Sie schenkt Harmonie und Gelassenheit, hilft dem Fisch, der Weisheit seines Herzens zu vertrauen, und weitet seine Seele für die ganze Schönheit und Fülle des Lebens.

◆ **Der Karneol** hilft, Vergangenes loszulassen und vertrauensvoll mit dem Leben im Einklang zu sein. Er schenkt den Gefühlen der sensiblen Fische-Menschen Dauerhaftigkeit ohne Stillstand.

◆ **Der Rosenquarz** fördert die innere Harmonie der Fische und lehrt sie, mit dem Leben und den Gefühlsschwankungen, denen sie leicht unterworfen sind, besser fertig zu werden. Die Ausstrahlung des Rosenquarzes heilt emotionale Verletzungen und weckt neue Lebensfreude.

◆ **Der Citrin** verhindert, dass Fische-Geborene zu viele Gefühle unausgelebt lassen, was zu Blockaden im Solarplexusbereich führt und unruhig, unzufrieden und reizbar macht.

Der Widder (21. März bis 20. April)

Er möchte der Erste und der Beste sein – und meistens schafft er das auch. Widder sind wie Stehaufmännchen. Sie verlieren nie ihr Ziel aus den Augen, weder im Privat- noch im Berufsleben. Ihren jugendlichen Elan bewahren sie sich meist bis ins hohe Alter. Oft fangen sie noch nach dem Rentenalter ein ganz neues Leben an. Aber nur, wenn sie darin einen vernünftigen Sinn und einen Vorteil sehen. Als starker Willensmensch fühlt sich der Widder allerdings schnell unglücklich, wenn er die Zügel nicht mehr in der Hand hat. Deswegen fällt es ihm auch schwer, sich völlig hinzugeben – es bedeutet für ihn Schwäche und Untätigkeit. Stellt er an sich selbst eine Schwäche fest, wird er leicht launisch und aufbrausend. Damit versucht er, die Unzufriedenheit zu überdecken. So einen launischen Ausbruch muss man einem Widder nicht nachtragen. Denn nachtragend ist auch der Widder nicht. Auch sonst haben Widder viele gute Eigenschaften. Sie zeigen Ausdauer, Großzügigkeit, Gerechtigkeitsgefühl und Offenheit. Mit ihrer offenen Art gehen Widder leicht zu weit: Das, worüber der Widder schallend lacht, ist für den anderen bisweilen eine ungehörige Taktlosigkeit. Wenn der Widder dann bemerkt, was er angerichtet hat, entschuldigt er sich sofort.

Mit viel Schwung setzen sich Widder für reale und greifbare Ziele ein. Dabei sind sie von erstaunlicher Findigkeit.

Die wichtigsten Hauptsteine für Widder

◆ **Der Rubin** hilft dem Widder, wenn ihm gar nichts mehr einfallen will, um seine gewünschten Ziele zu erreichen. Denn der Rubin fördert die innere Einsicht und die Kreativität. Außerdem schenkt er dem Widder die Leidenschaft – beispielsweise im Umgang mit dem Partner –, die der Widder manchmal vermissen lässt, weil er sich innerlich gegen die völlige Hingabe wehrt.

Der Widder ist ein positiver Willens-mensch. Und so lebt er. Beharrlich verfolgt er seine Ziele. Legt man ihm Stolpersteine in den Weg, wird er alle zur Seite rollen.

◆ **Der Granat** fördert das Selbstvertrauen des Widders. Er unterstützt ihn bei seinen positiven Aufgaben. Besonders wichtig ist der Granat für den Widder, weil er ihn vor Verzettelung schützt.

◆ **Der Karneol** hilft dem Widder, vor lauter Plänen und Zielen nicht das Hier und Jetzt zu vergessen. Da der Widder auch gerne genießt, wird er sich, mit Unterstützung des Karneols, die für ihn ganz besonders wichtigen Ruhepausen zwischen seinem rastlosen Streben gönnen.

◆ **Der Jaspis** symbolisiert die Willenskraft des Widders und spendet Energie und Durchsetzungsvermögen. In seiner roten Variante steht er für sexuelle Lust und Empfängnisbereitschaft, aber auch für innere Ruhe und Harmonie. Er stärkt das Selbst und seinen schöpferischen Ausdruck. Der rote Jaspis gleicht zu heftige Gefühle wie Zorn, Eifersucht und Hass aus und festigt einen zu flatterhaften Geist.

◆ **Der Kyanit** verkörpert die Leichtigkeit und ist besonders gut für die Meditation geeignet. Er löst Energieblockaden, indem er gleichzeitig die Lebensenergie aktiviert, beruhigt und Energieströme besser fließen lässt. Kyanit vertreibt negative Gedanken und erzeugt heitere Gelassenheit. Besonders beim Widder fördert er die geistige und spirituelle Entwicklung. Mit seiner Hilfe kann er neue Pläne schmieden.

Die wichtigsten Nebensteine für Widder

◆ **Der Diamant** regt den Widder an, nach höchster Vollendung zu streben. In diesem klaren Licht kann der Widder aber auch seine Schwächen sehen. Das befähigt ihn, sie bewusst zu bekämpfen.

◆ **Der Hämatit** bremst den Widder, wenn er seine Ziele zu hoch steckt, und bringt ihn wieder in Einklang mit der Realität. Er verhilft ihm zur Reinigung und stärkt den Energieaufbau seiner physischen Kräfte.

◆ **Der Amethyst** kann ein guter Ergänzungsstein für den Widder sein. Er lässt ihn – wie auch der Rubin – die Hingabe erlernen und bringt ihn auf den Weg zu seinen inneren spirituellen Werten. Verbunden mit seiner Willenskraft kann sich der Widder zu Verrücktheiten hinreißen lassen, die man ihm wegen seiner realistischen Zielstrebigkeit gar nicht zutraut.

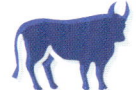

Der Stier (21. April bis 20. Mai)

Eine glückliche Familie, ein Haus im Grünen – das ist für viele Stiere das Größte. Bevor er irgendetwas tut, denkt der Stier gründlich nach. Überstürzte und schnelle Entscheidungen sind nicht seine Sache. Der Stier-Geborene weiß, dass alles in der Natur seine Zeit braucht, um zur höchsten Vollendung zu gelangen. Und so braucht er für sich auch Zeit und Muße, um die Gedanken und Vorstellungen in sich reifen zu lassen. Ist er aber einmal in Fahrt, kommt er mit Ausdauer und Beharrlichkeit immer ans Ziel. Veränderungen und Neuerungen steht der Stier skeptisch gegenüber. Deswegen ist es ihm auch wichtig, materiell abgesichert zu sein. Um ja nie in Not zu kommen, dreht er gern jeden Pfennig zweimal um. Deswegen wird der Stier manchmal für geizig und kleinkariert gehalten. Das stimmt aber ganz und gar nicht. Er ist ein treuer Freund und wird im Notfall sein letztes Hemd ausziehen, um anderen zu helfen. Aber eben nur im Notfall. Im Rampenlicht stehen Stiere nicht besonders gern. Lieber agieren sie in der zweiten Reihe. Nach gründlichem Denken haben sie die passende Lösung parat, und die ist meistens praktischer Natur. Denn Stiere sind handwerklich begabt.

Die wichtigsten Hauptsteine für den Stier

◆ **Der Rhodochrosit** hat eine besonders positive Wirkung auf den Stier, weil er eine positive Lebenseinstellung aufbaut und spontane Gefühlsäußerungen fördert. Beides kommt beim Stier oft zu kurz, wenn er sich zu große Sorgen um finanzielle Dinge und die wirtschaftliche Zukunft macht oder seine Sparsamkeit in Geiz umzuschlagen droht.

◆ **Der Rosenquarz** unterstützt die Liebe zum eigenen Körper und lässt den Stier etwas liebe- und rücksichtsvoller mit sich selbst umgehen. Wenn ihn beruflicher Stress und private Sorgen plagen, kann der Stier vom Rosenquarz Entspannung und Erleichterung bekommen. Das macht seinen Kopf frei für klare Gedanken und neue Überlegungen.

◆ **Der Achat** fördert die erdverbundenen und bedächtigen Seiten des Stiers. Unter dem hilfreichen Schutz des Achats kann der Stier seine Vorstellungen in Ruhe umsetzen. Der Stein befähigt ihn auch, mit seinen Gütern vernünftig und seinen Verhältnissen entsprechend umzugehen.

◆ **Der Chrysokoll** öffnet dem Stier die Augen für die Schönheit der Natur und lässt ihm die Einheit von Himmel und Erde klarer erscheinen. Dadurch werden Schwingungen freigesetzt, die sein ganzes Leben reicher und glücklicher machen. Verspannungen und Beklemmungen werden nicht mehr so hart empfunden.

◆ **Der Aventurin** schenkt dem Stier-Geborenen Geduld und Zufriedenheit des Herzens. Er regt den Stier zum Träumen an. Das kann ihm sehr gut tun, wenn er sich zu viel mit materiellen Dingen beschäftigt.

◆ **Der Zirkon** macht seinem Träger die Vergänglichkeit bewusst, hilft ihm aber auch, über Verluste, Trennungen und Todesfälle besser hinweg-

Für Stier-Menschen ist es wichtig, ein intaktes Familienleben zu haben. Für ihren Partner und für die Kinder sind sie zu allem bereit und schuften sich, wenn nötig, gründlich ab.

zukommen. Er regt die Auseinandersetzung mit der Realität an, bringt den Stier von allzu materialistischem Denken ab und fördert die Träume. Ein Glücksstein für den Stier ist der Zirkon in seiner hellen Variante.

Die wichtigsten Nebensteine für den Stier

◆ **Der Diamant** gibt dem Stier die Einsicht, höhere Werte und Ideale zu erkennen, als die nur auf das persönliche Fortkommen gerichteten.

◆ **Der Malachit** macht es dem Stier leichter, Veränderungen und Neuerungen zu verkraften. Er zeigt ihm, dass im Kosmos alles im stetigen Wandel begriffen ist. Und dass der Mensch, als ein Teil des Kosmos, sich ebenfalls ständig verändert und verändern muss.

◆ **Der Smaragd** schenkt dem oft bedächtigen Stier die Frische und Jugend von Frühlingsgrün. Er verhilft ihm zur Einsicht und beschleunigt seine Überlegungen, weil er die Konzentration des Stiers fördern kann.

◆ **Der Obsidian** in der rotbraunen Variante vermittelt dem Stier das Gefühl, auf festem Boden zu stehen. Das macht es ihm leichter, die Veränderungen und die Wechselläufe des Lebens hinzunehmen.

◆ **Der Citrin** gibt dem Stier das Gefühl von Geborgenheit und Sicherheit, das er so sehr braucht. Und weil der Stier gerne und gut isst, hilft ihm der Citrin bei der nötigen Entgiftung der Körpersäfte, was zugleich zu einer Klärung der Haut führt.

Zwillinge sind mitteilsam und sehr gesellig. Sie finden schnell Kontakt und haben keine Scheu, mit wildfremden Menschen ernste Probleme zu bereden.

Die Zwillinge (21. Mai bis 21. Juli)

Er liebt das Neue, will alles genau wissen und hat für andere immer ein offenes Ohr. Es gibt so vieles, was man erleben, erfahren und lernen kann. Und alles interessiert den Zwilling. Er kann sich gar nicht vorstellen, dass ein Mensch an den Schwierigkeiten und Problemen anderer nicht interessiert sein könnte. Die größte Begabung der Zwillinge ist der Umgang mit der Sprache. Sie können mit Worten ausdrücken, was andere noch nicht einmal in ihren Gedanken klar fassen können. Alle Erlebnisse und Eindrücke müssen und wollen sie sofort in Worten festhalten. Durch ihren scharfen Verstand können sie Probleme und Standpunkte von allen Seiten betrachten und überdenken. Sie lassen sich nicht von festen Denkmustern umklammern. Diese innere Freiheit und die Gedankensprünge können aber auch zu Zwiespältigkeit führen: Selbst wenn sich die Zwillinge vernünftig und realistisch für eine Sache entschieden haben, werfen sie oft plötzlich alles wieder um. Berufliche Erfolge wird der Zwilling in allen Berufen finden, die Kreativität, Aufgeschlossenheit, Flexibilität und Kommunikationsfähigkeit voraussetzen. Da ist der vielseitige Zwilling in seinem Element. Aber auch der Umgang mit jungen Menschen fällt älteren Zwillingen besonders leicht.

Die wichtigsten Hauptsteine für Zwillinge

◆ **Der Bernstein** schenkt dem Zwilling Ruhe bei der rastlosen Suche nach Neuem und bisher Unentdecktem. Seine warmen Strahlen geben ihm die nötige Zuversicht, seine Pläne verwirklichen zu können.

◆ **Der Citrin** hilft dem Zwillinge-Geborenen, die Lichtkraft besser zu empfangen. Dadurch wird ihm die Klärung emotionaler Schwierigkeiten erleichtert. Der Citrin hilft, spirituelle Wahrnehmungen ins reale Leben umzusetzen und erweitert so die Gefühlswelt des Zwillings.

◆ **Der Karneol** ist für den Zwilling ein besonders wirksamer Stein: Er unterstützt die geistige Lebendigkeit des Zwillings. Durch die Erdverbundenheit des Karneols wirkt er gleichzeitig einer möglichen Sprunghaftigkeit entgegen. Der Karneol verschafft dem Zwilling eine sichere Basis, von der aus er seine geistigen Wanderungen unternehmen kann, ohne Gefahr zu laufen, sich auf Irrwege zu begeben.

◆ **Der gelbe Saphir** unterstützt alle guten Vorsätze und Absichten des Zwillinge-Geborenen. Er stärkt seinen Willen und seinen kritischen Verstand. Der Stein erleichtert es ihm, seine Entscheidungen zu treffen und sich dabei frei zu fühlen. Zudem ist der Saphir ein Heilstein für das Nervenkostüm – gegen Stressempfinden, Unruhe und Ängste.

◆ **Der Coelestin** ist ein selten gewordener Kristall von klar-weißer bis wasserblauer Farbe und sorgt für Entspannung und Ausgeglichenheit. Er besänftigt seinen Träger und verhilft zu einem klaren, wachen Geist. Auch gegen das Gefühl der Überforderung wirkt er kraftvoll. Mit seiner Hilfe kann der Zwilling seinen vielen verschiedenen Interessen nachgehen und Terminnot durchstehen, ohne seine gute Laune oder seine diplomatischen Fähigkeiten einzubüßen.

◆ **Der Apophyllit** lindert die innere Unruhe des Zwillinge-Menschen und gibt ihm Gelassenheit – auch in ausweglosen Situationen. So wie man ihn gegen körperliche Lähmungen einsetzen kann, gewährleistet er auch, dass sein Träger niemals vor Angst gelähmt ist.

Die wichtigsten Nebensteine für Zwillinge

◆ **Der Aquamarin** führt den Zwilling zur inneren Einheit mit seinem tiefsten Wesen. Er vermittelt dem weltoffenen und wissbegierigen Zwilling ein Gefühl von Freiheit und Unbegrenztheit. Mit dem Aquamarin als

Der Zwilling ist ein Gemütsmensch: charmant, geistreich, schlagfertig und voller Phantasie. Sein Wissensdurst lässt ihn ständig auf der Suche nach neuen Attraktionen sein.

Unterstützung kann der Zwilling auch Widrigkeiten und Begrenzungen seiner geistigen Freiheit überstehen.

◆ **Der Bergkristall** lässt das Wesen des Zwillings zu höchster Klarheit wachsen und fördert seine Fähigkeit zur inneren Einkehr und zur Meditation.

◆ **Der Chalzedon** in der blauweißen Variation schenkt den Zwillingen innere Gelassenheit. Er macht sie hellhörig für die inneren Stimmen und hellsichtig für die Schönheit der Farben. Er lässt ihre Sprache ruhiger und – noch – präziser werden. Außerdem gewährleistet er, dass der Zwilling seine geistigen Wanderungen unternehmen kann, ohne Gefahr zu laufen, sich auf Irrwege zu begeben.

◆ **Der Moosachat** eröffnet dem Zwilling Einsicht und Verständnis für die verschiedensten Kulturen und Lebensweisen der Menschen. Das macht ihn fähig, für die Verständigung der Völker und ein friedliches Zusammenleben aller Menschen einzutreten.

◆ **Das Tigerauge** motiviert den Zwilling, den Blick nach innen zu richten, und unterstützt seine wache geistige Beweglichkeit.

◆ **Der Türkis** bewahrt den Zwilling vor negativen Einflüssen, die seine Aura leicht stören können. Er kann sie absorbieren und so dem Zwilling seine geistige Reinheit und Frische bewahren.

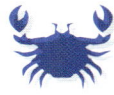

Der Krebs (22. Juni bis 22. Juli)

Der Krebs hat eine sanfte Seele. Er kann sich anderen ganz hingeben und nimmt sich allen wachsenden Lebens an. Deswegen ist ihm die Geborgenheit in der Familie so wichtig.

Sicherheit liegt dem Krebs am Herzen. Aber sein Geld ist allein seine Angelegenheit. Und deswegen plant er seine Zukunft bis ins kleinste Detail. Mit dem Partner, den er nach langem Suchen und genauem Prüfen heiratet, feiert er meist auch die Goldene Hochzeit. Seinen Arbeitsplatz wechselt er nur, wenn er sicher ist, dass am alten kein Karrieresprung in Aussicht und mit Gehaltserhöhungen nicht zu rechnen ist. Der Krebs-Mensch lässt sich stark von seinen Gefühlen leiten. Wen er einmal in sein Herz geschlossen hat, dem ist er unerschütterlich treu. Es fällt ihm schwer, über seine Sorgen und Ängste zu sprechen. Die Folge: Er leidet überdurchschnittlich oft an Magengeschwüren oder Darmbeschwerden. Leidet der Krebs so still vor sich hin, dann zieht er sich zum Trost in eine Phantasiewelt zurück und verliert sich in Tagträumen. Wird er nicht gelobt und aufgebaut, ist er blockiert. Der Krebs kann aber auch unerwartet viel Ehrgeiz entwickeln. So kann er sein Minderwertigkeitsgefühl besiegen, das ihm eine Welt, in der nur materielle Werte und beruflicher Erfolg zählen, überwinden hilft.

Die wichtigsten Hauptsteine für den Krebs

♦ **Der Smaragd** gibt dem Krebs Stabilität und bewahrt ihn vor zu starken Gefühlsschwankungen. In seinem Grün spiegelt sich das Symbol des Lebens. Seine Schwingungen bewahren den Krebs-Geborenen vor negativen Einflüssen und können diese absorbieren.

♦ **Der Mondstein** hilft dem Krebs-Geborenen auf dem Weg zu der Einsicht, dass der Mensch nur durch angestrebte Vollkommenheit dem Ziel näher kommt. Er holt ihn aus den Tagträumen zurück und zeigt ihm den Weg in die Realität.

♦ **Der Aventurin** schenkt dem Krebs-Geborenen Ruhe und Zufriedenheit des Herzens. Wenn in seiner gefühlsbetonten Welt einmal turbulentes Chaos herrscht, kann der grüne Aventurin für Ruhe und Ausgeglichenheit sorgen.

♦ **Der Chalzedon** in seiner weißen, milchig-silbrigen Variante ist der beste Stein für den Krebs, wenn er in seinen Panzer zurückgezogen der Umwelt sein Leiden nicht mitteilen kann und die negativen Schwingungen loswerden muss. Der Krebs findet wieder zur freien Kreativität, kann sich ausdrücken und durchbricht die Blockaden, die sein Panzer ihm aufzwingt.

♦ **Die Jade** gibt dem Krebs-Geborenen die Kraft, auf seine Gefühle zu vertrauen. Ein Jadestein oder eine Jadekugel in der Tasche, als Schmeichelstein immer griffbereit, gibt ihm die Zuversicht und die Sicherheit, auch mit dem schwierigsten Chef zurechtzukommen.

♦ **Der Opal** zeigt dem Krebs, dass seine Emotionen berechtigt sind. Nur kann er das schwer seiner Umwelt vermitteln. Der Opal unterstützt den Krebs in seinem Bestreben nach Harmonie.

♦ **Die Perle** ist mit ihrem Glanz und ihrer ebenmäßigen Form der Inbegriff von natürlicher Schönheit und Vollkommenheit. Sie schenkt dem Krebs Weisheit und Ehrlichkeit, so dass er sich selbst besser vor Schwierigkeiten bewahren kann; sie vermittelt auch Zufriedenheit bis ins hohe Alter und schützt vor Depressionen und Stimmungsschwankungen.

♦ **Der Olivin** nützt dem Krebs bei Stresssymptomen und depressiven Verstimmungen, wenn er zu viel in sich hineingefressen hat. Außerdem bekämpft er erfolgreich Hautprobleme und Stoffwechselstörungen.

♦ **Der Chrysopras** verhilft dem Krebs-Geborenen zu ruhiger Besinnung und harmonischem Gleichgewicht zwischen Unterbewusstsein und Bewusstsein. Er verstärkt das Streben nach Harmonie und unterstützt den Krebs in seiner Fähigkeit, nahe stehende Menschen herzlich und einfühlsam zu begegnen.

Der Krebs-Mensch ist leicht verwundbar. Wenn er angegriffen wird, dann zieht er sich in seinen harten Panzer zurück, statt um sein Recht zu kämpfen.

◆ **Der Chrysokoll** bewirkt größere Gelassenheit und Toleranz und stärkt Intuition und Phantasie des Krebses. Außerdem vermindert er Zorn und Hass, fördert die Sensibilität und öffnet seinem Träger die Augen für die Schönheit des Kosmos. Seine Schwingungen machen das Leben des Krebs-Geborenen reicher.

Die wichtigsten Nebensteine für Krebse

◆ **Der Karneol** mit seiner Erdverbundenheit hilft dem Krebs, die für ihn so schweren Abschiedserlebnisse zu überwinden. Denn er macht ihn offen für den Wandel der Natur. Er macht ihm immer wieder klar, dass es im Kosmos keinen Stillstand gibt.

◆ **Der Rhodochrosit** mit seiner Mischung aus Rosa und Orange gibt dem Selbstbewusstsein des Krebses neue Kraft. Er öffnet ihm die Augen für bestimmte Dinge und Erfahrungen, die er nicht sehen will oder nicht wahrhaben möchte, was schließlich zur Beeinträchtigung des Augenlichts führen kann. Davor bewahrt der Rhodochrosit.

◆ **Der Sodalith** stärkt die Fähigkeit des Geistes. Seine blaue Farbe lässt den Krebs bei seinem Überschwang der Gefühle doch immer einen kühlen Kopf bewahren. Außerdem lockt er den Krebs aus seinem Panzer, wenn er sich dorthin mal wieder zurückgezogen hat.

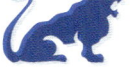

Der Löwe (23. Juli bis 23. August)

Der Löwe lebt gern in dem Gefühl, Mittelpunkt zu sein. Mit seiner Aura der Kraft und des positiven Denkens steckt er seine Umwelt an.

Er ist ehrgeizig, charmant und genießt die Bewunderung. Das Zeichen des Löwen wird von der Sonne bestimmt. Sie bestimmt auch seinen Charakter. Der Löwe ist diskussionsfreudig und entzieht sich keinem Streit. Selbstsicher und voller Kraft weckt er in anderen Menschen Optimismus und Zuversicht. Doch eines kann der selbstständige und unabhängige Löwe nur schwer ertragen: Vorschriften und Anordnungen von Vorgesetzten, die seine Kreativität einschränken. Deshalb findet man in Chefetagen überdurchschnittlich viele Löwen. Dabei bleiben Löwen immer fair und ihren Angestellten gegenüber gerechte Chefs, die viel, aber nie zu viel von ihnen erwarten. Nur der Löwe, der die Symbolik seiner Aufgabe noch nicht erkannt hat, kann von Bewunderung und Bestätigung abhängig werden, skrupellos auf dem Weg nach oben jeden Gegner bekämpfen und nur schwer Mitleid und Verständnis für andere aufbringen. Hierfür verbraucht er so viel physische und psychische Kraft, dass er gefährdet ist, sich zu stark zu verausgaben. Er leidet sehr und liebt es, umhegt und gepflegt zu werden. Denn dann steht er wieder im Mittelpunkt. Weil aber der Löwe charmant und intelligent ist, wird er an sich selbst diese Züge schnell als negativ erkennen und eher die sonnigen Seiten seines Charakters pflegen, um sich gegen die negativen Schwingungen mehr und mehr zu wappnen.

Die wichtigsten Hauptsteine für Löwen

◆ **Der Bergkristall** schenkt dem Löwen die Kraft, das Zentrum seines Wesens zu finden und die guten Schwingungen zu verstärken. So findet er in Zeiten der Unzufriedenheit und der Unausgeglichenheit schnell zu der alten Sicherheit und dem ihm eigenen Optimismus zurück.

◆ **Der Larimar** unterstützt den Löwen bei der Lösung aus alten Denkmustern und öffnet ihm neue Wege für sein Denken und Handeln. Er schützt ihn vor negativen Energien, die seinem Charakter schaden könnten, und sorgt dafür, dass ihm nie die Kraft ausgeht.

◆ **Der Diamant** ist der Stein mit dem klarsten Licht. Die gebündelten Strahlen machen dem gern tonangebenden Löwen bewusst, dass wirkliches Herrschen ein unentwegtes Dienen ist – gleichgültig, ob im Beruf, in der Gesellschaft oder im geistigen Bereich.

◆ **Der Chrysoberyll** steht für große Güte. Er wirkt sich positiv auf die Partnerschaft des Löwen aus, aber auch auf sein Verhältnis zu Untergebenen. Er fördert Nachsicht, Harmonie, motivierendes statt kritisierendes Verhalten, Sanftmut und Verträglichkeit. Der Chrysoberyll gibt dem Löwen den für ihn typischen Optimismus zurück, wenn dieser aufgrund schwieriger Situationen einmal nachlässt.

◆ **Der Topas** in seiner rosa Variante ist der Glücksstein des Löwen. Er gibt ihm Offenheit und Ehrlichkeit und verhilft ihm zu Fairness im Kampf um die beste Position in Beruf oder Gesellschaft. Er hilft ihm, Abstand zu gewinnen und sein Handeln zu überdenken, sich nicht zu verzetteln und nicht in schädlichen Stress zu geraten.

Der Diamant motiviert den Löwen. Er wird unter dem Einfluss dieses Steins die höchsten physischen Schwingungen erreichen.

Die wichtigsten Nebensteine für Löwen

◆ **Der Onyx** muss von reinem Schwarz sein, wenn er dem Löwen helfen soll, seine hochfliegenden Pläne zu verwirklichen. Der Onyx macht seinen Geist wieder frei und flexibel.

◆ **Der goldgelbe Citrin** bringt dem Löwen Entspannung und Ruhe, wenn er sich für die Verwirklichung seiner Ziele zu verausgaben droht. Er weckt im Löwen Verständnis und die nötige Liebe, die ihn davor bewahren, mit seinem Streben nach Bewunderung andere Menschen ins Abseits zu stellen.

◆ **Der Granat** hilft dem Löwen, seine Willenskraft und sein Durchsetzungsvermögen zu stärken. Seine Sexualität wird in die richtige Richtung geleitet, so dass er die Tiefe der Liebe in der schönsten Form erlebt. Diese positive Erfahrung überträgt sich auch auf seine Arbeit.

◆ **Der Peridot** verkörpert einen der schönsten und klarsten Grüntöne. Er wirkt verjüngend und stärkt die allgemeinen Abwehrkräfte des Körpers und die Ausstrahlung seiner optimistischen Aura.

◆ **Der Selenit** mit seinem sanften Perlmuttglanz lehrt den Löwen Zurückhaltung und Bescheidenheit und lässt ihn besonders charmant und liebevoll auf seine Umwelt wirken.

◆ **Das Tigerauge** vermehrt die geistige Flexibilität des Löwen und gewährt ihm den Blick in sein Inneres. So entdeckt er seine Schwächen und lernt, seine Grenzen besser zu erkennen. Er merkt, dass Wohlbefinden und Zufriedenheit nicht nur von äußerlichem Erfolg und Wohlstand abhängen, sondern nur von ihm selbst und seiner geistigen Haltung.

◆ **Der Turmalin** hat besonders viel Kraft. Die parallelen Linien seiner Struktur leiten die elektrischen Strahlen des Lichts weiter, die sofort in positive Energieflüsse umgewandelt werden. Deswegen hilft der Turmalin dem zu eingebildeten Krankheiten neigenden Löwen sofort, wenn er eines seiner vermeintlichen Leiden überbewertet.

Die Jungfrau (24. August bis 23. September)

Jungfrauen wollen ihre Gefühle und den Ablauf ihres Lebens immer in der Hand haben. Das kann dazu führen, dass sie sich nicht hingeben können und sich allzu starren Regeln und Prinzipien unterwerfen.

Jungfrauen sind wahre Freunde. Sie denken viel darüber nach, was für sie und ihre Familie am besten ist. Deswegen liegt ihnen Spontaneität wenig. Sie lieben Ordnung und Systematik – in allen Dingen. Diese Ordnungsliebe lässt sie alles generalstabsmäßig planen, auch in der Liebe. Ihre Ordnungsliebe macht einige Jungfrauen ausgesprochen pingelig. Sie sind außerordentlich pünktlich und verlangen dasselbe auch von anderen. Ihr Pflichtgefühl und ihre Zuverlässigkeit bleiben auch dann nicht auf der Strecke, wenn sie persönlichen Kummer haben. Alles, was sie mit ihren Kenntnissen und ihrem Verstand nicht fassen können, lehnen sie leicht und manchmal auch etwas hochnäsig ab. Dadurch kann ihnen beispielsweise die Welt des Spirituellen verschlossen bleiben. Zu ihrer Umgebung finden sie nicht so schnell Kontakt. Wer allerdings einmal eine Jungfrau zum Freund gewonnen hat, kann sich glücklich schätzen. Denn Jungfrauen sind nicht nur in der Ehe treu. Sie gehen mit ihrem Partner und ihren Freunden durch dick und dünn und setzen sich bedingungslos für sie ein.

Die wichtigsten Hauptsteine für Jungfrauen

◆ **Das Tigerauge** führt aus festgefahrenen Strukturen heraus und erleichtert der Jungfrau den Alltag. Auch das Bedürfnis nach Sicherheit wird durch das Tigerauge abgeschwächt. Es unterstützt die Jungfrau darin, ihre Entscheidungen ohne Rücksicht auf gesellschaftliche Zwänge zu treffen und sich nicht vereinnahmen zu lassen, macht Gefühle bewusster und gibt der Jungfrau den Antrieb, sie ohne Furcht zu offenbaren.

◆ **Der Goldtopas** ist der Schutz- und Weisheitsstein der Mächtigen und verleiht der Jungfrau Mut und Durchhaltevermögen, um ihre Lebenspläne in die Tat umzusetzen. Er sorgt dafür, dass dabei Ehrlichkeit und Fairness gewahrt bleiben. Er ist der Stein der Selbstverwirklichung.

◆ **Der Jaspis** unterstützt die Bescheidenheit und die Zurückhaltung der Jungfrau, stärkt den Sinn für Realität und fördert die Verbundenheit mit der Erde. Der gelbe Stein fördert die Verständnisbereitschaft, der rote schenkt innere Harmonie. Dadurch werden die physischen und psychischen Kräfte der Jungfrau gestärkt.

◆ **Der Citrin** ist der Stein der Selbstsicherheit und der Individualität. Er ist der klassische Schutz- und Glücksstein für alle, die ein festes Lebensziel oder große Pläne haben und einen langen Atem brauchen, um diese umzusetzen. Damit ist er für die Jungfrau ein äußerst passender Begleiter. Er hilft ihr auf ihrem Weg durch Zeiten von Wut oder Frustration und heitert sie wieder auf.

◆ **Der Karneol** unterstützt Hilfsbereitschaft, Idealismus und Gemeinschaftssinn – und spendet die Kraft, die dafür benötigt wird. Die rote Variante symbolisiert Aktivität und schenkt Energie. Der Jungfrau geben alle Karneole die Lebensfreude, die sie manchmal zu verlieren droht; sie verleihen ihr Standfestigkeit und erhalten ihren Mut für immer neue Aufgaben.

◆ **Der Ametrin** fördert innere Reife und führt seinen Träger zu einem selbstbewussteren Lebensstil. Der mehrfarbige Stein, der aus Amethyst und Citrin besteht, regt die Jungfrau zu einem stärkeren Gefühlsleben bzw. zum Ausdruck ihrer Emotionen an. Emotionelle Stauungen und festgefahrene Denkmuster werden sanft gelöst, das spirituelle Wachstum und die Kreativität werden gefördert.

Die wichtigsten Nebensteine für Jungfrauen

◆ **Der Azurit** bringt mit seinem Licht Klarheit und Wahrheit in die Seele. Das hilft den Jungfrauen, sich nicht zu fest an Ordnung und Prinzipien zu klammern und sich romantischen und spirituellen Gedanken hinzugeben.

◆ **Der Hämatit** hilft der Jungfrau, schwere Zeiten, einen großen Verlust,

Schaffen es Jungfrauen, sich nicht in ihre Ordnungsliebe hineinzusteigern und ihre Liebe fürs Detail nicht zu übertreiben, können sie für ihre Umwelt eine große Bereicherung sein.

berufliche Enttäuschungen oder übermäßigen Stress unbeschadet zu überstehen. Sein metallisch-silberschwarzer Glanz lässt sie aus diesen Erfahrungen seelisch und körperlich gestärkt hervorgehen.

◆ **Die Jade** gibt den Jungfrau-Geborenen Vitalität und Gesundheit. Die tiefgrüne Farbe stärkt die Strömungen der Energien zwischen den Zentren und löst die Blockaden der Körpersäfte. So wird das Immunsystem aufgebaut, und verwirrte Gefühle werden wieder geordnet.

◆ **Der Lapislazuli** hilft der Jungfrau, zu große Bescheidenheit und Zurückhaltung zu überwinden. Er symbolisiert Macht und Adel und ist ein Heiler für Geist und Seele. Der Lapislazuli führt die Kraft der Jungfrau nach innen, um die eigene Quelle der Kraft aufzuspüren.

◆ **Der Opal** zeigt der Jungfrau die schillernde Vielfalt des Lebens und eröffnet ihr das Bewusstsein für jene Lebensbereiche, die ihr bisher verschlossen waren. So findet sie zurück zur Spontaneität.

◆ **Der Rubin** lässt die ursprüngliche Quelle der Energie wieder kräftiger sprudeln, wenn es der Jungfrau an Lebenskraft mangelt, und stimuliert mit seinem tiefen Rot die Schwingungen der Energiezentren.

◆ **Der Sodalith** besitzt, weil er unter den blauen Steinen die Kraft des Geistes repräsentiert, sehr dichte Schwingungen und stellt damit die stärkste Verbindung von Geist und Materie her. Er stärkt das Vertrauen der Jungfrau-Geborenen in ihre inneren Erkenntnisse und hilft, sie im alltäglichen Leben zu verwirklichen.

Die Waage (24. September bis 23. Oktober)

Waage-Menschen tragen in sich die ewige Suche nach der besten Form des Zusammenlebens. Sie träumen von einer Partnerschaft, in der es zur vollkommenen Harmonie kommt.

Sie sind Lebenskünstler, die immer auf Ausgleich bedacht sind. Obwohl sie auch Individualisten sind, ist ihr höchstes Bestreben Gerechtigkeit, Schönheit und Einklang. Sie sind nicht sehr entscheidungsfreudig. Aber sie haben die seltene Gabe, rechtzeitig zu erkennen, wohin die Reise geht, und springen schnell auf den richtigen Zug. Auf diese Weise gehen sie vielen Schwierigkeiten aus dem Weg und haben das Gefühl, wie von unsichtbarer Hand sicher geleitet zu werden. Sie neigen sich fast instinktiv zur richtigen Seite. Waage-Geborene hassen es, in einer angespannten, unharmonischen Atmosphäre zu leben. Deswegen sind sie zu vielen Kompromissen bereit. Sie nehmen sogar persönliche Nachteile und Unbequemlichkeiten in Kauf, wenn nur alles ruhig und friedlich ist. Aus dieser Haltung heraus verlieren sich manche Waagen und machen nur noch das, was ihre Mitmenschen möchten. Davor sollte sich die Waage hüten. Die Angst, für kurze Zeit die Zuneigung anderer zu verlieren – sei es im Beruf oder im Privatleben –, lernt die Waage abzuschütteln, wenn sie sich ihres glücklichen Naturells bewusst wird.

Die wichtigsten Hauptsteine für Waagen

◆ **Der Rauchquarz** ist der Schutzstein für die Waage bei ihrem beständigen Versuch, ihr Leben angenehm und konfliktfrei zu gestalten. Durch ihn kann sie Herausforderungen und Probleme konzentriert lösen. Rauchquarz bringt den Waage-Geborenen neue Ideen und erhält ihre Ausgeglichenheit und ein positives Selbstwertgefühl. Ängste, Neurosen und Depressionen treten in den Hintergrund, Neuanfänge werden leichter.

◆ **Die Jade** gibt der Waage Vitalität und Gesundheit. Die tiefgrüne Farbe stärkt die Strömungen der Energien zwischen den Chakren und löst die Blockaden der Körpersäfte. So wird das Immunsystem gestärkt, und Gedanken und Gefühle werden geordnet. Über die innere Harmonie findet die Waage zur äußeren.

◆ **Der Aquamarin** ist für den Waage-Menschen eine wichtige Unterstützung. Er klärt Geist und Seele und verhilft ihm mit seinen Schwingungen zu innerer Freiheit. Dadurch kann die Waage ihre eigenen Wünsche und Vorstellungen vom Leben anderen gegenüber besser vertreten.

◆ **Der Sugilith** fördert die Freiheit, die Selbstbestimmung und die Selbstkontrolle. Mit seiner Hilfe kann der Waage-Mensch vermeiden, sich unterzuordnen. Der Sugilith lehrt die Waage auch, sich mit sich selbst zu befassen und allein sein zu können.

◆ **Der Sternsaphir** unterstützt die guten Vorsätze und Absichten des Waage-Geborenen. Er fördert die Kritikfähigkeit und den klaren Willen, und er macht ruhig. Mit seiner Hilfe wird der Waage-Geborene ohne Opportunismus und Unsicherheit seine Entscheidungen treffen können und sich dabei vollkommen frei fühlen.

◆ **Der Chrysokoll** fördert Gelassenheit und Toleranz. Er beruhigt die Waage-Geborenen bei Stress und lässt Zorn und Hass schnell vergehen, wenn die Harmoniebedürftigkeit der Waage zu viele Emotionen aufgestaut hat. Mit einem Chrysokoll finden Waage-Geborene zu innerem Frieden und besserem Zugang zu ihren positiven Gefühlen.

◆ **Der Turmalin** in Blau sendet die Botschaft des Friedens. Er wirkt ausgleichend auf Seele und Geist und hilft der Waage, Harmonie mit ihren Lebensumständen herzustellen. Er fördert darüber hinaus die Innenschau, so dass der Waage-Mensch sein wahres Wesen und seine Bestimmung leichter erkennen kann. Der blaue Turmalin hilft seinem Träger, die Verantwortung für sein Leben zu übernehmen.

Waage-Geborene sind beneidenswert locker. Auch wenn sich die größten Schwierigkeiten vor ihnen auftürmen, bleiben sie Optimisten.

Die wichtigsten Nebensteine für Waagen

◆ **Der Malachit** verkörpert das tiefe heilende Grün der Natur und die Schönheit der Blumen und Bäume im Ablauf des Jahres. Die Harmonie der Natur, das ungestörte System des Zusammenlebens von Pflanzen und Tieren entspricht dem Gemüt des Waage-Menschen. Der Malachit stimmt ihn freudig und tröstet ihn in Zeiten der Schwermut und Traurigkeit.

◆ **Der Türkis** verbindet in sich die blauen Schwingungen des Himmels mit den grünen der Erde – eine geradezu ideale Verbindung für den Harmonie suchenden Waage-Menschen. Da der Türkis aufbauende und positive Schwingungen aus dem Kosmos speichert und an den Menschen weitergibt, hilft er dem Waage-Menschen auch in schweren Zeiten.

◆ **Der Diamant** in seiner unübertroffenen Reinheit stärkt und verleiht dem Waage-Menschen Einsichten, die ihm lange verborgen waren. So erkennt er die Notwendigkeit der inneren Harmonie und Schönheit des Individuums. Mit Hilfe des Diamanten sieht er die millionenfachen Unterschiede in Mensch, Tier und Pflanze und gleichzeitig seinen Einklang mit allem im großen Kosmos.

◆ **Der Karneol** erhöht die Vitalität und Spannkraft des Waage-Menschen. Er festigt die Aufmerksamkeit für den gegenwärtigen Augenblick. Dadurch kann sich der Waage-Mensch ganz auf die im Moment ablaufenden Ereignisse konzentrieren und produktiver sein.

◆ **Der Kunzit** vermittelt dem Waage-Geborenen inneren Frieden und Sicherheit. Er lässt ihn auch dann beruhigt und sicher sein, wenn er glaubt, eine Entscheidung fällen zu müssen. Mit Hilfe des Kunzits fühlt sich der Waage-Geborene stark und zuversichtlich.

◆ **Der Obsidian** macht dem Waage-Menschen seine unerfüllten Wünsche und Träume klar. Der Stein, der aus dem mit Magma gefüllten Inneren der Erde kommt, vermag mit seinen Schwingungen das Unbewusste bewusst zu machen. Wenn der Waage-Geborene erkennt, dass er im Grunde nicht zufrieden ist, wird er handeln können und so Blockaden im physischen und psychischen Bereich lösen.

Im Unterbewusstsein weiß die Waage genau, dass sie ihr Selbstwertgefühl stärken muss, um den Fluss der Energien nicht zu blockieren.

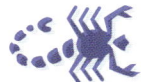

Der Skorpion (24. Oktober bis 22. November)

Er ist konsequent bis zur Erschöpfung, offen und vergisst absolut nichts. Wenn er eine Sache wissen will, bohrt er so lange, bis er alles ganz genau erfahren hat. Und was er beginnt, bringt er auch auf Biegen und Brechen zu Ende. Kritik von außen vertragen Skorpione nicht. Und bei ihrem Elefantengedächtnis werden sie schlecht angebrachte Kritik bestimmt nicht vergessen. Stolz ist der Skorpion auf seinen festen Willen, mit dem er sich überall durchsetzen will. Wenn das nicht auf Anhieb klappt, setzt er auf den Faktor Zeit. Und damit hat er meistens die besten Chancen – dank seines großen Durchhaltevermögens und seiner Konsequenz. Mit seiner Konsequenz kann er sich aber auch in die Enge treiben. Wenn er sich verrennt und erkennen muss, dass er seine Grenzen erreicht hat, kann er in tiefe Depression verfallen. Dann will er seine eigenen Grenzen durchbrechen. Findet er einen Vertrauten, dem gegenüber er auch einmal nachgeben kann und dem er sich nicht ausgeliefert fühlt, dann ist er ein sehr guter Freund und ein liebender Partner. Der Skorpion ist ein fröhlicher Genießer, der Gesellschaft liebt und sich gern in noblen Restaurants verwöhnen lässt. Qualitätsbewusst, wie er ist, mäkelt er schon mal am Essen oder am Wein herum. Er sagt ja schließlich nur die Wahrheit. Dass das Aussprechen der Wahrheit einsam machen kann, vor allem wenn man sie schonungslos ausspricht, davon können die Skorpione ein Lied singen.

Die wichtigsten Hauptsteine für Skorpione

♦ **Der Hämatit** ist ein besonders hilfreicher Stein für den Skorpion-Geborenen. Er schenkt ihm Geduld und Gelassenheit. Und er gibt ihm mit seinen wunderbaren Erdfarben die Möglichkeit, auch mal einen Kompromiss einzugehen und sich fallen zu lassen im Vertrauen auf den Partner – auf den eigenen Willen zu verzichten und sich hinzugeben.

♦ **Die Koralle** in Rot hilft dem Skorpion, sein Leben in vollen Zügen zu genießen. Sie verhilft ihm zu Freude, Energie und Sinnlichkeit und macht ihn unempfindlich gegenüber Neid oder Missgunst. Sie schützt ihn vor seiner Eifersucht und vertreibt seine quälenden Selbstzweifel.

♦ **Der Fluorit** unterstützt die Entwicklung des Verstandes. Er bringt die positiven und die negativen Aspekte des Verstandes in Einklang. Der Fluorit hilft dem Skorpion, seinen Geist, sein Durchhaltevermögen und seinen festen Willen für die Gemeinschaft einzusetzen, und befreit ihn von allen übertriebenen egoistischen Wünschen.

♦ **Der Obsidian** lockert verhärtete Strukturen. Das trifft beim Skorpion-Geborenen nicht nur auf die Psyche zu, sondern auch auf seine oft vorhandenen Verspannungen im Nacken- und Schulterbereich. Die sind bedingt durch seinen eisernen Willen, der es ihm nicht ermöglicht, einmal locker zu lassen und den Dingen und Gedanken freien Lauf zu lassen.

♦ **Der Sarder** ist der Stein der Gerechtigkeit. Er unterstützt den Skorpion in seinem Gerechtigkeitssinn und dämpft den Fanatismus, der die-

Skorpione strahlen Selbstbewusstsein aus, und ihr Selbstvertrauen ist durch kaum etwas zu erschüttern, und wenn, dann höchstens durch eigene Zweifel, wenn sie mal in sich gehen und eigene Fehler feststellen.

sen bisweilen auszuschalten droht. Der Sarder schärft den Verstand, sorgt für Offenheit im Umgang mit Mitmenschen, festigt Freundschaft und Partnerschaft. Egozentriker und Introvertierte bringt er dazu, auf Menschen, die ihnen nahe stehen, einzugehen.

♦ **Der Spinell** in Rot unterstützt die Zielstrebigkeit. Er hilft dem Skorpion, das für ihn richtige Ziel zu erkennen, und gibt ihm die nötige Energie, es zu erreichen. Der Stein baut Ängste ab, die vor großen Veränderungen wie einem Berufswechsel oder einer Scheidung sogar den mutigen, konsequenten Skorpion plagen können. Der Spinell stärkt die Selbstheilungskräfte der Seele.

♦ **Der Turmalin** in Rot hilft dem Skorpion, sich von Plänen und Vorstellungen zu lösen, in die er sich verrannt hat und die trotz seines Durchsetzungsvermögens nicht zu realisieren sind. Mit Hilfe des Turmalins wird der Skorpion-Geborene loslassen können, ohne in Depressionen zu verfallen und sein Selbstvertrauen zu verlieren. Mit rotem Turmalin wird sich der Skorpion anderen Menschen wieder mit größerer Aufmerksamkeit zuwenden und deren Pläne und Vorstellungen respektieren.

♦ **Der Granat** unterstützt den Skorpion, seine emotionalen Kräfte und sein sexuelles Verlangen in eine alles umfassende Liebe zu verwandeln. Die roten Strahlen des Granats bringen ihn in Einklang mit dem Herzen des Partners.

Schwächen wie übertriebene Zielstrebigkeit, mangelndes Erkennen der eigenen Fehler und fehlende Kritikfähigkeit können durch die Steine ausgeglichen werden.

Die wichtigsten Nebensteine für Skorpione

♦ **Der Achat** mit kristallinem Einschluss gibt dem Skorpion die Möglichkeit, die innere Reinheit und Klarheit seines Wesens zu erkennen. Mit Hilfe des Achats bleibt ihm diese innere Reinheit erhalten, und er wird sicheren Halt in allen schwierigen Lebenslagen finden.

♦ **Der Chalzedon** unterstützt den Skorpion in schweren Zeiten. Ist er fast am Boden und alles scheint verloren, kann ihm der Chalzedon neue Zuversicht und Vertrauen in seine Fähigkeiten und Kreativität geben. Ausgestattet mit dieser Zuversicht, werden ihm mit neuem Schwung alle Pläne besser gelingen.

♦ **Die Jade** gibt dem Skorpion Lebensfreude und Zuversicht. Sie ermöglicht ihm, die Schönheiten der Welt zu akzeptieren und kompromisslos anzuerkennen. Dadurch wird er weicher und verständnisvoller und kann das Leben noch mehr genießen. Seine Zufriedenheit strahlt auf seine Umgebung ab.

♦ **Der Malachit** gibt dem Skorpion-Menschen die Fähigkeit, sich seinen Fehlern zu stellen und damit besser umzugehen. Der Malachit weckt sowohl sein Verständnis für sich selbst als auch für andere. Das hilft ihm, auch harte Wahrheiten schonend und taktvoll auszusprechen.

♦ **Der Rubin** unterstützt den Skorpion, seine emotionalen Kräfte und sein sexuelles Verlangen in eine alles umfassende Liebe zu verwandeln. Seine roten Strahlen bringen ihn in Einklang mit dem Herzen des Partners. Der Rubin macht ihn beständig in der Liebe und zeigt ihm, dass er nur so in vollständigen Einklang mit dem Kosmos kommen kann.

Der Schütze (23. November bis 21. Dezember)

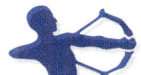

Er hat meistens gute Laune und möchte, dass alle an seiner Lebensfreude teilhaben. Schützen sind die Gute-Laune-Menschen schlechthin. Ihr Wissen um die Freude und den Reichtum der Natur und die Schönheit der Erde möchten sie allen Menschen vermitteln. Mit dieser heiteren und sozialen Grundeinstellung zum Leben ist der Schütze der ideale Vermittler von Wissen. Auch deswegen findet man viele Schützen in sozialen, religiösen und pädagogischen Berufen. Sie können aber auch gute Moderatoren und Journalisten sein. So aufgeschlossen, wie der Schütze ist, so verantwortungsbewusst ist er auch. Da er einen ausgeprägten Gerechtigkeitssinn besitzt, verträgt er es nicht, wenn jemand ungerecht behandelt wird. Dann kann er in die Luft gehen, und seine Ungeduld lässt ihn schnell zornig werden. Doch so ein Gewitter ist bald wieder vorbei, denn zum Glück ist der Schütze überhaupt nicht nachtragend. Auf seiner Suche nach Neuem und Unbekanntem besteht für den Schütze-Geborenen aber die Gefahr, sprunghaft zu werden. Dann wird das einzige Beständige in seinem Leben die ständige Veränderung. Weil er seine eigene Gradlinigkeit für ganz selbstverständlich hält, setzt er dieselben moralischen Wertvorstellungen auch bei anderen voraus.

Der Schütze-Geborene ist überzeugt, dass das Leben unendlich viel an Schönheit für ihn bereithält. Er möchte fremde Länder und Kulturen kennen lernen, will große Abenteuer bestehen.

Die wichtigsten Hauptsteine für Schützen

♦ **Der Lapislazuli** unterstützt den Schützen in der Umsetzung seiner Vorstellung vom Leben und dem Prinzip des freudigen Teilens. Der Lapislazuli wird dem Schützen den Weg weisen, wenn er auf der Suche nach einem Partner ist, mit dem er seine Suche nach Neuem gemeinsam unternehmen kann und den er auch für Abenteuer in der Fremde begeistern kann.

♦ **Der Obsidian** unterstützt den Schützen in der Verfolgung seiner Ziele, auf seinen Reisen und bei seinen Entdeckungen. Der Obsidian macht den Schütze-Geborenen unempfindlich für negative Schwingungen, die seine Lebenskraft einschränken könnten. Emotionale Probleme und Schwankungen gleicht der Obsidian aus und gibt dem Schützen immer seinen Optimismus zurück.

Der Schütze geht offen und heiter auf andere Menschen zu und ist daher beliebt. Doch er sollte darauf achten, dass er nicht hochmütig wird.

◆ **Der Aventurin** unterstützt alle positiven Eigenschaften der im Zeichen des Schützen Geborenen. Er verstärkt die von ihm so stark verströmte innere Heiterkeit und seine ausgeglichenen Schwingungen mit denen der Natur. Das überträgt sich positiv auf seine Umwelt. Die Anerkennung, die ihm entgegengebracht wird, macht ihn selbst stark und zuversichtlich.

◆ **Der Herkimer Diamant** sorgt für klare Träume und stärkt das Selbstwertgefühl. Er steht für Offenheit und die freie Aufnahme neuer Eindrücke. Er schenkt dem Schützen Kraft für neue Abenteuer. Die starken Schwingungen des Kristalls kann man auf bestimmte Wirkungen programmieren, indem man sich auf den Stein konzentriert und die gewünschten Effekte bewusst hineinprojiziert. Entlädt man ihn unter fließendem Wasser, ist die Programmierung wieder aufgehoben.

◆ **Der Sodalith** gibt dem Schütze-Geborenen die Kraft, seinen Standpunkt zu verteidigen und sich selbst treu zu bleiben. Er erweitert die Fähigkeit des Schützen, seine Gedanken auf das Wesentliche zu konzentrieren und somit auch in höhere Ebenen vorzudringen.

◆ **Der Dumortierit** führt zu einem toleranteren Umgang mit den Mitmenschen. Er verkörpert und fördert die aufgeschlossene Grundhaltung des Schützen. Er regt die Intuition seines Trägers an. Mit seiner Hilfe erkennt er leichter die Unstimmigkeiten im eigenen Leben und lernt, sie abzubauen. Der dunkelblaue Stein stärkt die Nachsicht und Geduld, die wir für uns selbst und unsere Mitmenschen brauchen. Er ist der Stein für die liebevolle Akzeptanz.

◆ **Der Apatit** verstärkt mit seinen spirituellen Kräften die Offenheit des Schütze-Geborenen und erhöht bei jedem Träger die Kontaktfreudigkeit. Er hilft gegen Antriebslosigkeit und daraus resultierende Aggressivität. Er lindert die überschießende Wut des Schützen, wenn dieser sich ungerecht behandelt fühlt. Außerdem wirkt er bei Kummer und Ärger. Der Apatit schenkt schnell Ausgeglichenheit und Zufriedenheit, er stärkt das Selbstbewusstsein und vertreibt Hemmungen.

◆ **Der Chalzedon** lenkt den Blick des Schützen auf das Wesentliche und bewahrt ihn davor, allzu ruhelos oder unzuverlässig zu werden.

◆ **Der Spinell** in seiner dunkelblauen Variante steht für Zielstrebigkeit und hilft durch Krisen. Besonders Schützen, die dazu neigen, sich zu schnell ablenken zu lassen, können diesen Stein erfolgreich für sich nutzen.

◆ **Der Zirkon** in Blau hilft dem Schützen, Verluste jeder Art zu überwinden. Er soll den klaren Verstand fördern und sogar Wahnsinn heilen. Der blaue Zirkon regt die Auseinandersetzung mit der Realität an und fördert zudem Träume. Der Schütze kann mit der Hilfe dieses Steins die vielen neuen Eindrücke auf Reisen oder bei sozialen Tätigkeiten besser verarbeiten und wird nicht an Reizüberflutung zu leiden haben.

Die wichtigsten Nebensteine für Schützen

◆ **Der Topas** als fast durchsichtig blaue Varietät ist für den Schützen ein treuer Begleiter auf allen Reisen. Auch in der Ferne und in der Dunkelheit wird er dem Schütze-Menschen den richtigen Weg weisen und ihm Mut und das nötige Durchhaltevermögen verleihen.

◆ **Der Mondstein** erweckt im Schützen neue Quellen der Kreativität und der Phantasie. Aber seine wichtigste Eigenschaft ist seine Erdverbundenheit. Sie gibt dem Schützen mehr Beständigkeit und bewahrt ihn vor Sprunghaftigkeit und Unzuverlässigkeit. Der Mondstein sorgt für die Ausgeglichenheit des Gemüts und für die innere Ruhe.

◆ **Der Amethyst** gibt dem Schützen Vertrauen in den Sinn des Lebens. Wenn er auch mal am Boden ist und Zweifel an seinem Lebensprinzip ihn verunsichern, öffnet der Amethyst ihm wieder die geistigen Fähigkeiten, den wahren Sinn des Lebens zu erkennen. Dann ist er wieder bereit, Botschaften zu empfangen, die ihm höhere Dimensionen des Seins offenbaren.

◆ **Der Opal** ist der schillernde Glücksstein der Schütze-Menschen. Denn in ihm spiegelt sich die Vielfalt des Lebens in allen Regenbogenfarben. Genauso, wie der Schütze von dem Abwechslungsreichtum und der Farbenprächtigkeit des Lebens überzeugt ist, so offenbart ihm der Opal die Vielfalt des spirituellen Lebens.

◆ **Der Rosenquarz** gibt dem Schützen die Sanftheit und die Liebe, die manchmal bei seiner Unstetigkeit und Sprunghaftigkeit etwas zu kurz kommen. Unter dem Einfluss des Rosenquarzes gewinnen Schützen das Gefühl der Sicherheit und Zufriedenheit, wenn sie die Unruhe spüren, zu neuen Ufern aufbrechen zu müssen.

◆ **Der Turmalin** stärkt die zielgerichteten Gedanken und Vorsätze des Schützen. Er unterstützt ihn, den nötigen Wohlstand für seine Reisen zu erreichen. Gleichzeitig lässt er ihn aber auch nicht vergessen, dass nur inneres Wohlbefinden den wirklich glücklichen Menschen ausmacht. Ämter, Rang und gesellschaftliche Anerkennung sind nicht das einzige Ziel der heiteren Schützen.

Schützen laufen Gefahr, Zuneigungsbezeugungen überzubewerten und hochmütig zu werden oder sich gar für unfehlbar zu halten.

Im **Energiefeld** der Steine

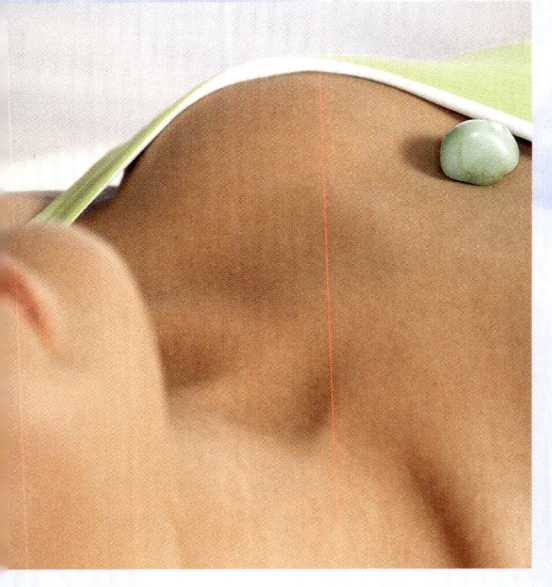

Heilsteine wirken durch ihre Farben und durch ihre Schwingungen. Erleben Sie ihre heilende Wirkung auf unseren Körper, und lernen Sie die Wirkungen der Steine und ihre Farben auf die Chakren, unsere Energiezentren, kennen.

Farben und Energie

Die Farben der Heilsteine sind für jeden Menschen offensichtlich und unmittelbar erfahrbar. Ihre Schwingungen dagegen lassen sich nur erfahren, wenn man sich darauf einlässt und eine Behandlung ausprobiert. Stellen Sie sich alle körperlichen, geistigen und psychischen Prozesse, alle Taten, Gedanken und Gefühle als chemische Reaktionen im Körper vor: Sie verbrauchen Energie bzw. lassen Energie entstehen, es existiert einmal zu viel und einmal zu wenig Energie im Körper. Auch Farben enthalten Energie. Von manchen Farben gehen positive Energien aus, andere haben ausgleichende Wirkung. Mit Hilfe der Farben können Sie also Ihr ganz persönliches Energiedefizit oder Ihren Energieüberschuss ausgleichen. Das ist auch eine Erklärung dafür, warum man in manchen Situationen bestimmte Farben bevorzugt. Die Heilsteine wirken durch ihre Farben auf den Organismus und die Psyche des Menschen ein. Das intensive Farbenspiel der Edelsteine hat beruhigende oder aufmunternde, reinigende oder heilende Kräfte.

Von besonderer Bedeutung für den Menschen sind die Lichtfrequenzen, die von den Steinen ausgehen. Sie haben direkten Einfluss auf die biochemischen Vorgänge im Körper. Außerdem haben sie reflektorische Wirkungen auf die körpereigene Chemie. Steine bestehen aus Kristallen, deren kleinste Einheiten die Atome sind. Diese befinden sich ununterbrochen in Bewegung. Sichtbar ist diese Energieschwingung nicht. Daher erscheint uns ein Stein als festes Gebilde. Seine Energie kann jedoch positiv, negativ oder neutral sein und lässt sich an der Wirkung ablesen: Ebenso wie Sie sich in einer bestimmten Umgebung wohler fühlen als in einer anderen, gibt es auch beim Kontakt mit Steinen Gefühle von positiven und negativen Schwingungen.

Mit Edelsteinen zu meditieren kann auf körperlicher Ebene zu Stabilität und Gesundheit sowie auf psychischer Ebene zu Selbstfindung und innerer Klarheit führen.

Die Wirkung der Farben

Die indischen Ayurveda-Ärzte sind davon überzeugt, dass Organismus und Psyche des Menschen von einer Vielzahl von Faktoren abhängig sind: von seinen Gedanken, seinen nächtlichen Träumen, der Umwelt, seiner Freude oder Unlust bei der Arbeit, seiner Ernährung, von angenehmen und unangenehmen Tönen, von Gerüchen und Farben sowie von den Einflüssen durch Edelsteine und Mineralien. In dieser ganzheitlichen Betrachtungsweise spielen die Farben eine besondere Rolle. Danach haben alle sieben Regenbogenfarben, deren Erscheinung wir aus der materiellen Welt kennen, im inneren Mikrokosmos des Menschen ihre vollkommene Entsprechung. In alten Kulturen bemalten sich die Menschen mit leuchtenden Farben, wenn sie mit den geheimnisvollen Kräften der Seele Kontakt aufnehmen wollten. Dabei hatte jede Farbe eine tiefe Bedeutung. Daran hat sich bis heute nichts geändert, nur dass uns dieses Wissen über die Zusammenhänge meist abhanden gekommen ist. Farben heilen nicht nur die Seele, sondern haben auch Auswirkungen auf den Organismus. Um diese Zusammenhänge zu begreifen, bedarf es zunächst der Kenntnis der verschiedenen Farben und ihrer Eigenschaften.

Farben und ihre Bedeutung und Heilkraft

Farbe	Bedeutung	Heilkraft
Rot	Aktivität, Energie, Durchsetzungskraft, Lebensfreude, Sexualität, Liebe	kreislaufanregend, stoffwechselunterstützend; stärkt Willenskraft, fördert Aktivität
Orange	Vitalität, Vorwärtsstreben, Fruchtbarkeit, Erotik	Ausgleichend und beruhigend; fördert Energieverteilung
Gelb	Optimismus, Heiterkeit, Erfolg, Großzügigkeit, Zufriedenheit, Lebensenergie	Regt alle Organe an, fördert die Energieversorgung, stärkt das Immunsystem; baut Hemmungen und Beziehungsängste ab
Grün	Herzenswärme, Freundschaft, Sympathie, Harmonie, Ruhe, Einfühlungsvermögen, Erneuerung	Harmonisiert, fördert Entgiftung und Regeneration; intensiviert Gefühle, führt langfristig zu innerem Frieden, stärkt Lebenswillen
Blau	Treue, Loyalität, Offenheit, Freiheit (Hellblau); Verantwortung, Respekt (Dunkelblau)	Beruhigt, aktiviert die Verdauung und die Bewegung der Körperflüssigkeiten; entspannt, hilft bei Angst und Mutlosigkeit
Violett	Erkenntnis, Spiritualität, Wandlung, Hingabe, Frieden, Zusammenhalt	Reguliert Atmung und Sauerstoffaufnahme, fördert Verdauung; inspiriert, hilft bei Trauer, fördert Gelassenheit
Schwarz	Distanz, Verborgenheit, Unwissenheit, Würde, Eleganz, Sicherheit	Löst Energieblockaden und Verspannungen, befreit von Schmerzen; bietet Selbstschutz
Weiß	Reinheit, Ehrlichkeit, Klarheit, Unschuld, Wahrheit, Vollkommenheit, Unvergänglichkeit	Stärkt bei allen Mangelerscheinungen und Schwäche, führt Energie zu, fördert Selbsterkenntnis

Die Steine und Farben der Chakren

Durch die Erfahrungen der Akupunktur oder der Fußreflexzonenmassage weiß man: Über kleinste Punkte an ganz bestimmten Körperstellen lassen sich einzelne Organe beeinflussen. Nichts anderes macht die Steinheilkunde. Auf besonders intensive Weise können die Steine wirken, wenn sie auf die Energiezentren des Körpers, die so genannten Chakren, angewendet werden.

Indische Ärzte und Therapeuten gehen davon aus, dass Krankheiten immer eine Störung des Energiekreislaufs bedeuten, der die Zellen und Organe mit der lebensnotwendigen Energie versorgt. Fließt diese Energie frei durch das Chakra, ist die Versorgung des Körpers garantiert. Ist ein Chakra blockiert, wird die Energie aufgehalten, und Teile des Körpers werden nicht mehr ausreichend versorgt. Durch körperliche Beschwerden oder psychische Konflikte kann es zu diesen Blockaden kommen. Der Mensch besitzt sieben Hauptchakren mit sieben verschiedenen Frequenzen, die untereinander Informationen austauschen. Darüber hinaus gibt es so genannte Nebenchakren an Händen und Füßen.

Möchten Sie mit Steinen ein Chakra beeinflussen, suchen Sie sich einen glatt geschliffenen, farblich passenden Stein aus und legen ihn einmal täglich eine halbe Stunde direkt auf das betreffende Chakra. Dabei sollten Sie unbedingt ruhen. Sie können den Stein auch mit Heftpflaster über Nacht auf dem Chakra befestigen.

Jedes Chakra hat eine bestimmte Aufgabe, zu der es eine bestimmte Grundschwingung braucht. Diese entspricht der Schwingung bestimmter Farben und Mineralien.

Erstes Chakra – Wurzelchakra

Das Wurzelchakra liegt zwischen Steißbein und Genitalbereich und nimmt Energie von unten auf. Es ist das Energiezentrum für alle festen Bestandteile im Körper: Knochen, Wirbelsäule, Zähne und Nägel. Es beeinflusst Darm, Prostata, Blut und Zellaufbau.

♦ **Energie im ersten Chakra** Liegt eine Störung im Wurzelchakra vor, sind Sucht, unkontrollierte oder mangelnde Libido, Verdauungsbeschwerden und Übergewicht mögliche Folgen. Fließt die Lebensenergie im ersten Chakra ungehindert, ist der Mensch durchdrungen von einem starken Gefühl für den Einklang mit der Natur.

♦ **Steine für das erste Chakra** Die empfohlenen Steine für das Wurzelchakra sind Granat, Hämatit, roter Jaspis, Koralle, Onyx, Rhodonit, Rubin und schwarzer Turmalin.

♦ **Farben für das erste Chakra** In allen Kulturen ist Rot die Farbe des Lebens, der ansteckenden Vitalität. Rot regt alle Lebenskräfte an.

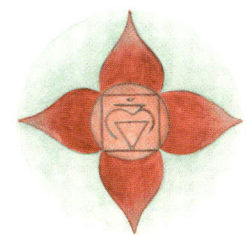

Symbol für das erste Chakra, das Wurzelchakra

*Symbol für das
zweite Chakra, das
Sakralchakra*

Zweites Chakra – Sakralchakra

Das zweite Chakra liegt über dem Schambein und öffnet sich nach vorn. Von hier wird der Fluss aller Körpersäfte beeinflusst: Blut, Lymphe, Schweiß, Verdauungssäfte, Sperma und Urin, auch Tränen.

♦ **Energie im zweiten Chakra** Ist das zweite Chakra gestört, kommt es zu sexuellen Problemen; das Leben erscheint sinnlos. Fließt die Energie dagegen gut, sind Lebensfreude und Aufgeschlossenheit selbstverständlich.

♦ **Steine für das zweite Chakra** Die empfohlenen Steine sind orangefarbiger Beryll, orangefarbiger Jaspis, Karneol und Citrin.

♦ **Farben für das zweite Chakra** Die Symbolfarbe des zweiten Chakras ist Orange. Es ist warm und positiv. Orange ist die Farbe der Nahrungsaufnahme und des Kreislaufs.

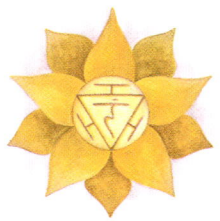

*Symbol für das
dritte Chakra, das
Nabelchakra*

Drittes Chakra – Nabelchakra

Das dritte Chakra, der Solarplexus, liegt oberhalb des Nabels. Vom Solarplexus aus werden Magen, Leber, Milz und Galle, das Verdauungssystem und das vegetative Nervensystem mit Energie versorgt.

♦ **Energie im dritten Chakra** Fließt die Energie ungehindert durch das dritte Chakra, ist innerer Friede das Ergebnis. Liegt eine Störung vor, besteht die Gefahr von Ruhelosigkeit, Unzufriedenheit, Mutlosigkeit.

♦ **Steine für das dritte Chakra** Die empfohlenen Steine sind Tigerauge, Topas, gelber Turmalin und Citrin.

♦ **Farben für das dritte Chakra** Die Farbe des dritten Chakras ist Gelb. Gelb ist die Farbe der Intelligenz.

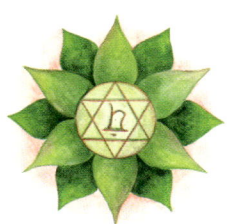

*Symbol für das
vierte Chakra, das
Herzchakra*

Viertes Chakra – Herzchakra

Das Herzchakra liegt in der Mitte des Brustkorbs, ist nach vorn geöffnet und versorgt Herz und Kreislauf. Es beeinflusst auch über die Thymusdrüse das Immunsystem und die körpereigene Abwehrkraft.

♦ **Energie im vierten Chakra** Fließt die Energie im vierten Chakra frei, strahlt der Betreffende Herzlichkeit und Fröhlichkeit aus. Er ist hilfsbereit und mitfühlend.

♦ **Steine für das vierte Chakra** Die empfohlenen Steine sind grün und rosa. Grüne: Aventurin, Chrysokoll, Chrysopras, Jade, Moosachat, Olivin, Smaragd und Turmalin. Rosa: Koralle, Rhodonit, Rhodochrosit und Rosenquarz.

♦ **Farben für das vierte Chakra** Die beruhigenden Schwingungen des Grünspektrums sind als ausgleichende Lichtwellen für das Nervensystem das beste Heilmittel.

Fünftes Chakra – Halschakra

Das Halschakra liegt am unteren Teil des Halses. Es ist nach vorn, unten geöffnet und versorgt die Schilddrüse mit Energie. Damit steuert es Hunger und Durst, aber auch Ohren, Hals-, Nacken- und Kieferbereich, Bronchien und obere Lungen, Speiseröhre, Stimmbänder und Wortgewalt.

◆ **Energie im fünften Chakra** Fließt die Energie im fünften Chakra ungehindert, lebt der Mensch offen und furchtlos. Er kann sich gut ausdrücken und bleibt sich selbst treu.

◆ **Steine für das fünfte Chakra** Die empfohlenen Steine sind Aquamarin, Chalzedon, Coelestin, Chrysokoll, Mondstein, Opal, Perle, Türkis und blauer Topas.

◆ **Farben für das fünfte Chakra** Die Schwingungen der Farbe Blau wirken kühlend, beruhigend und heilend. Blau ist die Farbe der Unschuld.

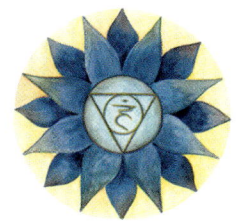

Symbol für das fünfte Chakra, das Halschakra

Sechstes Chakra – Stirnchakra

Das sechste Chakra oder das Dritte Auge öffnet sich über der Nasenwurzel zwischen den Augenbrauen nach vorn. Gesicht, Augen und Nase mit ihren Sinnen sowie im übertragenen Sinn die Fähigkeiten des Erkennens und des intuitiven Erfassens sind damit verbunden.

◆ **Energie im sechsten Chakra** Fließt die Energie hier frei, arbeitet der Verstand wach. Der Betreffende betrachtet sich und die Welt ganzheitlich. Er kann sich auf seine Intuition verlassen.

◆ **Steine für das sechste Chakra** Die empfohlenen Steine sind Sodalith, Amethyst, Saphir, Bergkristall und Fluorit.

◆ **Farben für das sechste Chakra** Indigo ist die Farbe des Geheimnisvollen und der Mystik, verbannt das Böse und Unheimliche aus dem Bewusstsein, schafft Raum für freies Denken.

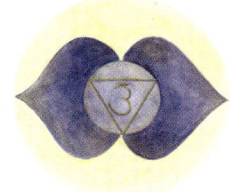

Symbol für das sechste Chakra, das Stirnchakra

Siebtes Chakra – Scheitelchakra

Über das Kronen- oder Scheitelchakra kann Energie von oben in den Kopf eindringen. Es bildet den Grenzbereich zum Übergeordneten Göttlichen. Es steuert die Entwicklung des Menschen und die körperliche Größe.

◆ **Energie im siebten Chakra** Bei einem vollständig geöffneten Scheitelchakra befände sich der Mensch im Zustand der Erleuchtung.

◆ **Steine für das siebte Chakra** Die empfohlenen Steine für das Scheitelchakra sind Amethyst, Bergkristall, Diamant und violetter Fluorit.

◆ **Farben für das siebte Chakra** Dieses Chakra hat drei ihm zugeordnete Farben. Violett ist die Farbe mit den höchsten Schwingungen, Weiß ist der kristallklare Intellekt und Gold das Licht der Lebenskraft.

Symbol für das siebte Chakra, das Scheitelchakra

Die **wichtigsten** Heilsteine

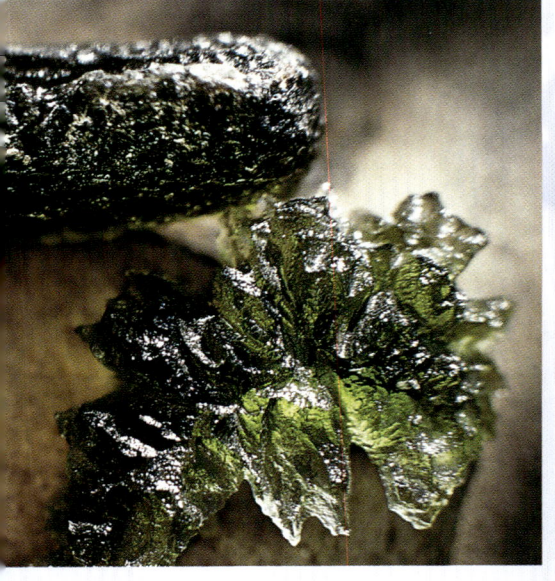

Lernen Sie die bedeutendsten, beliebtesten und schönsten Heilsteine kennen, und erfahren Sie mehr über ihre unterschiedlichen Heilkräfte und ihre vielen verschiedenen Namen. Über 140 Edel- und Halbedelsteine werden Ihnen ausführlich vorgestellt.

Die Vielfalt der Steine

Von alters her nutzt die naturheilkundliche Medizin die Kraft der Edelsteine und Halbedelsteine. Die meisten von ihnen existieren in drei verschiedenen Formen.

Der Rohstein: Die natürlichste Form ist der unbearbeitete, aus dem Fels gebrochene Rohstein mit seiner unregelmäßigen, rau anzufassenden Oberfläche.

Der Trommelstein: Der runde, aber nicht geschliffene Trommelstein fühlt sich glatt und angenehm an und zeigt deutlich die mineralischen Adern im Stein.

Der Schmuckstein: Die dritte Form ist der geschliffene Schmuckstein, der rund mit Cabochonschliff, facettiert mit vielen winzig kleinen aneinander stoßenden Flächen oder mit dem makellosen klassischen Brillantschliff erhältlich ist.

Unterschiedliche Heilkräfte

Hunderte von Edel- und Halbedelsteinen sind im Handel. Viele dieser Steine existieren in zahlreichen Unterarten oder farblichen Variationen. Die Abweichungen im Kristallaufbau und in den Farben oder Farbverbindungen sind abhängig vom Fundort. Zwar ist bei einer Steinart die Kristallform immer gleich, dennoch kann die Farbe wechseln – je nach den eingelagerten Metallen. Ein Beispiel ist der Jaspis; es gibt ihn in Gelb, Braun, Rot und Grün. Alle natürlich gewachsenen Steine besitzen Heilkräfte. Nicht jeder Stein aber wirkt gleich intensiv. Und nicht jeder Stein eignet sich für jede Art von Beschwerden. Lernen Sie die wichtigsten Heilsteine näher kennen. Machen Sie sich mit ihrem Fundort, ihrem Aussehen und ihrer Heilwirkung sowie mit den möglichen Verwendungen vertraut. Auf den folgenden Seiten stellen wir Ihnen alle Steine vor, die in der Steinheilkunde eine besonders große Rolle spielen. Dabei sind diese wichtigsten Heilsteine besonders ausführlich erläutert. Manche Steine, denen entweder nur eingeschränkte Heilkräfte zugeschrieben werden oder die einfach nur besonders beliebt und interessant sind, werden zu artverwandten Gruppen zusammengefasst. Um das Suchen nach bestimmten Steinen zu erleichtern, finden Sie im Anhang (Seite 306 – 307) einen Querverweis auf mögliche weitere Namen der Mineralien. Dort gibt es außerdem eine Tabelle, die Ihnen die Kürzel für die chemische Zusammensetzung der Steine erläutert.

Heilsteine gibt es in verschiedenen Formen, als Rohstein, Trommelstein und Schmuckstein, und oft in vielen Farbvarianten, je nach zusätzlichen Substanzen wie Metallen oder Mineralien.

Achat

Geschichte und Legende

Der Name soll vom Fluss Achates auf Sizilien stammen. Der griechische Philosoph Theophrastus (372 – 287 v. Chr.) beschreibt ihn bereits im Jahr 300 v. Chr. In Byzanz verstand man sich darauf, durch Brennen die Farben des Steins noch zusätzlich zu verstärken.

Heilwirkungen

Seit alters her ist der Achat ein Schwangerschaftsschutzstein für Mutter und Kind, der vor allem tageweises Missbefinden während der Schwangerschaft lindern soll. Er wirkt gegen Kopfschmerz, Schwindel und verschiedene Störungen des Gleichgewichtssinns sowie gegen Hautkrankheiten. Immer ist der Hautkontakt im Bereich des erkrankten Organs wichtig. Auf das Herz- und/oder Stirnchakra aufgelegt bekämpft er fiebrige Infektionen. Auch ermüdete oder entzündete Augen können sich durch Auflegen einer Achatscheibe erholen.

Der Achat gehört zu den ältesten Glücks- und Heilsteinen.

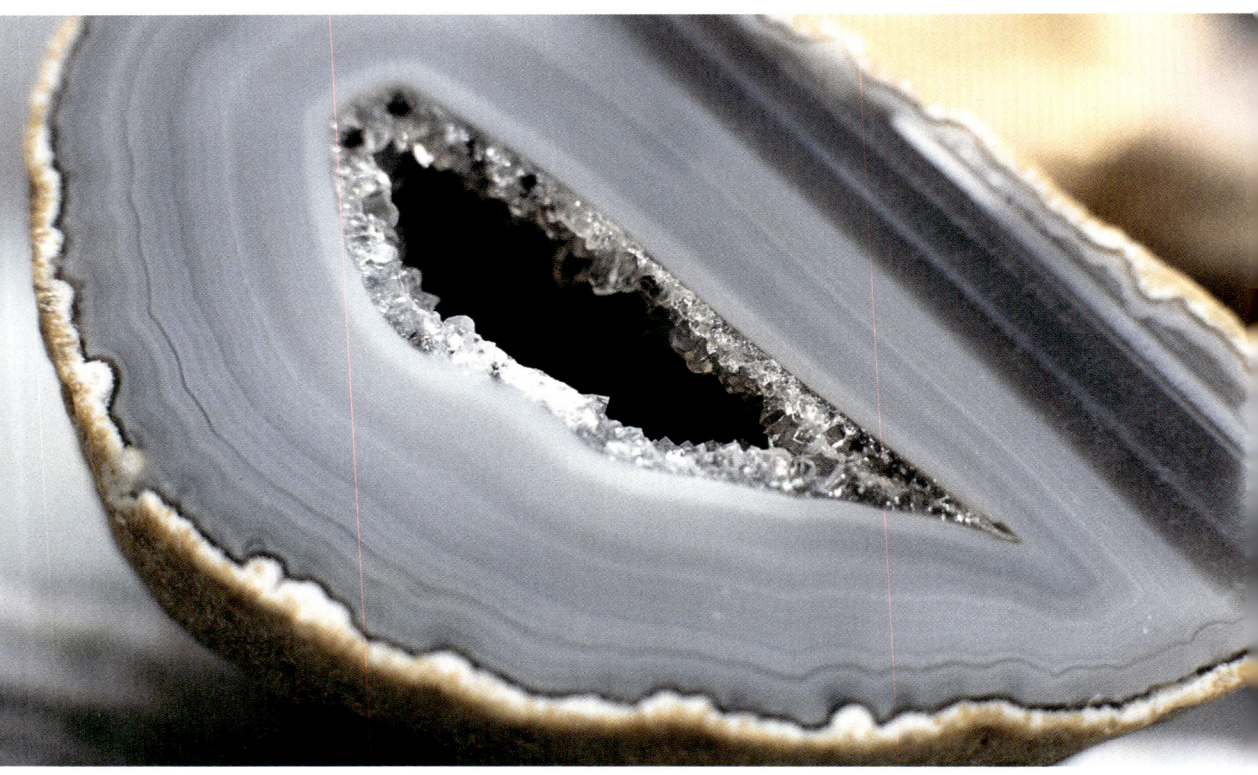

Magische Eigenschaften

Der Achat verleiht die Fähigkeit, zwischen wahren und falschen Freunden zu unterscheiden. Er soll Stürme und Blitze abwenden, Kinder vor Schaden bewahren, Reichtum mehren und Fehlgeburten verhindern.

Chakra-Zuordnung

Der Achat in Rottönen eignet sich für das Sakral- und das Milzchakra; der blaue Achat empfiehlt sich für das Halschakra.

Sternzeichen

Für Stier und Steinbock eignet er sich zur Sensibilisierung und Stärkung der Willenskraft, ist aber auch für den Skorpion passend.

Anwendung und Pflege

Der Achat sollte direkt auf der Haut getragen werden. Einmal im Monat unter fließendem, warmen Wasser entladen. Sonne steigert seine Energie.

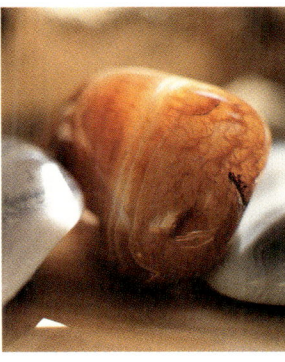

Aus Achat wurden die berühmten Skarabäen aus Ägypten geschnitten.

Weitere/r Name/n	Achates, Adlerstein, Echiten
Fundort/e	ehemalige Vulkangebiete; Schwarzwald, Sachsen, bei Idar-Oberstein; in Brasilien, Uruguay, Mexiko, USA, Vorderindien
Farbe/n	von graublau über beige, rötlich bis braun, meist in Schichten erhärtet, vielfältiges Streifen-, Muster- und Ornamentspiel
Chemische Zusammensetzung	SiO_2 + Al, Ca, Fe, Mn
Härte	6,5 bis 7
Handelsübliche Formen	Anhänger; polierte Steine zum Auflegen oder als Handschmeichler; in Kugeln als Ketten; aufgeschnitten zum Aufstellen
Kristallisation	in gasblasenartigen Hohlräumen erkaltenden Lavagesteins gewachsen; chalzedoner Quarz, trigonal in Mikroform auskristallisiert; trigonaler Kristall

Durch seinen schichtartigen Aufbau wurde der Achat als »Lagenstein« bekannt und in der Gemmologie genutzt, um z. B. Köpfe oder Wappen aus einer tiefer liegenden Farbe herauszuschneiden.

Aktinolith

Geschichte und Legende

Der Name Aktinolith setzt sich aus den beiden griechischen Wörtern *aktis* für Strahl und *lithos* für Stein zusammen, wörtlich übersetzt: Strahlstein. Man nennt ihn so wegen seiner strahlenförmigen Ausbildung. Der Aktinolith wird hauptsächlich in seiner Funktion als Heilstein verwendet und wird dagegen nur selten als Schmuckstein in Schmuckstücken verarbeitet.

Heilwirkungen

Der Aktinolith regt in erster Linie die Funktionen der inneren Organe Leber und Nieren an. Außerdem unterstützt und fördert er sämtliche Aufbau- und Wachstumsprozesse im Körper. Verwendet man ihn als Aktinolithquarz, hat der Stein anregende Wirkung auf den Stoffwechsel und verbessert darüber hinaus die Entgiftungsleistung und Ausscheidung des Körpers.

Der Aktinolith kommt bei Stoffwechselstörungen zum Einsatz.

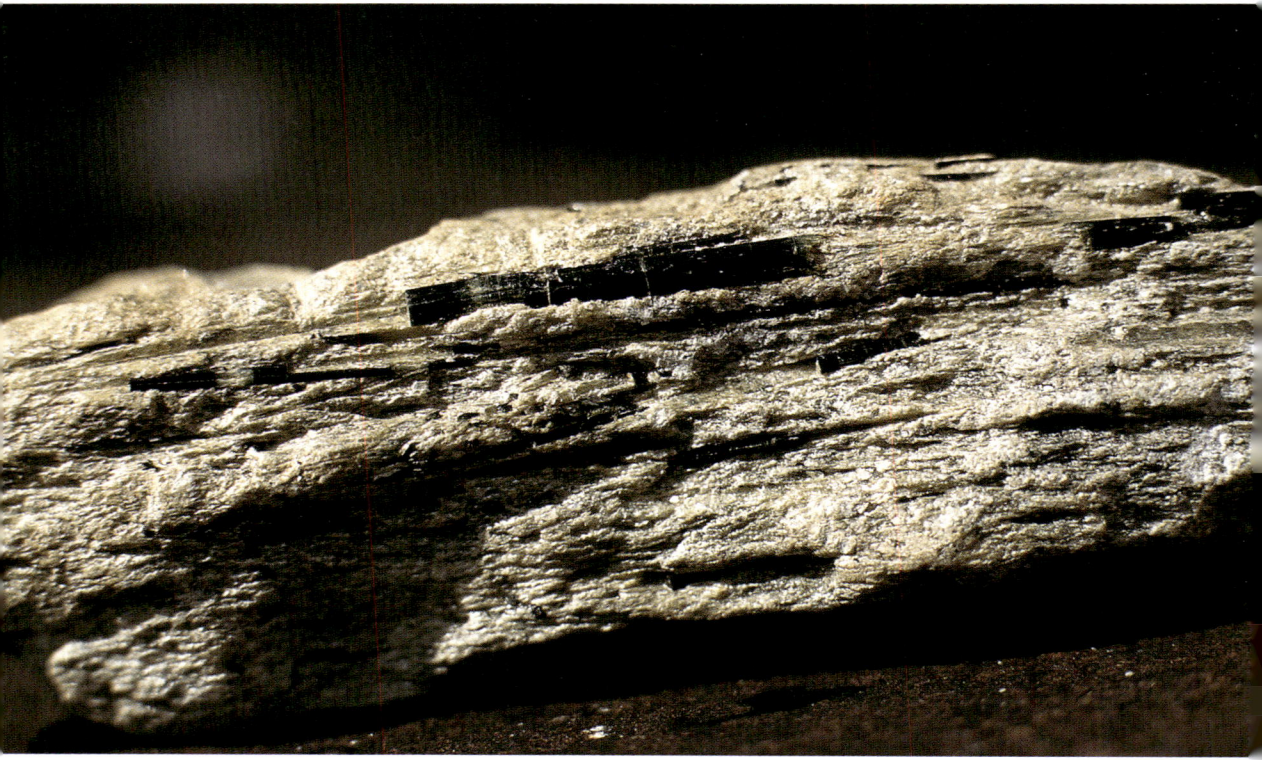

Auch auf die Psyche hat der Aktinolith Auswirkungen: Der Stein unterstützt das Selbstwertgefühl, verbessert die innere Ausgeglichenheit und fördert die Zielstrebigkeit seines Trägers.

Magische Eigenschaften
Keine besonderen magischen Eigenschaften.

Chakra-Zuordnung
Der Aktinolith entfaltet seine stärkste Wirkung am besten über dem Solarplexus.

Sternzeichen
Keinem besonderen Sternzeichen zugeordnet.

Anwendung und Pflege
Da der Stein recht langsam wirkt, sollten Sie ihn über einen längeren Zeitraum direkt am Körper tragen.

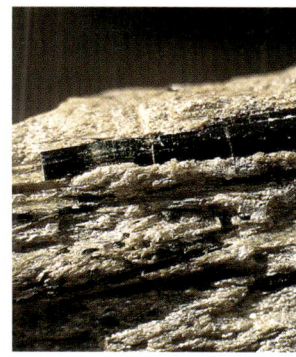

Es gibt den Aktinolith als Rohstein, Handschmeichler und Anhänger.

Weitere/r Name/n	Strahlstein, Smaragdid
Fundort/e	Australien, China, Deutschland, Italien, Schottland, Norwegen, Uganda, Tansania
Farbe/n	grün, weiß, grau; es gibt den Stein durchsichtig bis undurchsichtig; farblos
Chemische Zusammensetzung	$Ca_2(Mg,Fe^{2+})_5[(OH)|Si_4O_{11}]_2$
Härte	5,5 bis 6
Handelsübliche Formen	Rohstein, Handschmeichler, Anhänger
Kristallisation	monokliner Kristall; Kristalle abgeflacht, prismatisch oder länglich

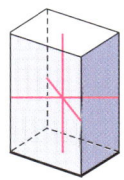

Die Leber und die Nieren können durch den Aktinolith gestärkt werden. Aktinolithquarz hilft dem Körper beim Entgiften und regt den Stoffwechsel an.

Alexandrit

Geschichte und Legende

Der kleine Stein, der nur selten größer als der Nagel des kleinen Fingers ist, erhielt seinen Namen nach dem russischen Zaren Alexander II. (1818 – 1881). Er ist einer der seltensten Edelsteine und daher nur in Ausnahmefällen und ausgesprochen schwer auf dem Edelsteinmarkt zu erhalten.

Heilwirkungen

Der Alexandrit ist eine Varietät aus der Chrysoberyll-gruppe.

Besonders im Hinblick auf das Nervensystem lässt sich dieser starke Stein sehr gut verwenden. Über das zentrale Nervensystem beeinflusst er darüber hinaus das Zusammenspiel der inneren Organe und sorgt für deren reibungsloses und harmonisches Funktionieren. Das gilt vor allem für die Organe Magen, Milz und Bauchspeicheldrüse. Der Alexandrit hat zusätzlich schützende Wirkung: Er kann vor einer Übersäuerung von Magen und Blut bewahren.

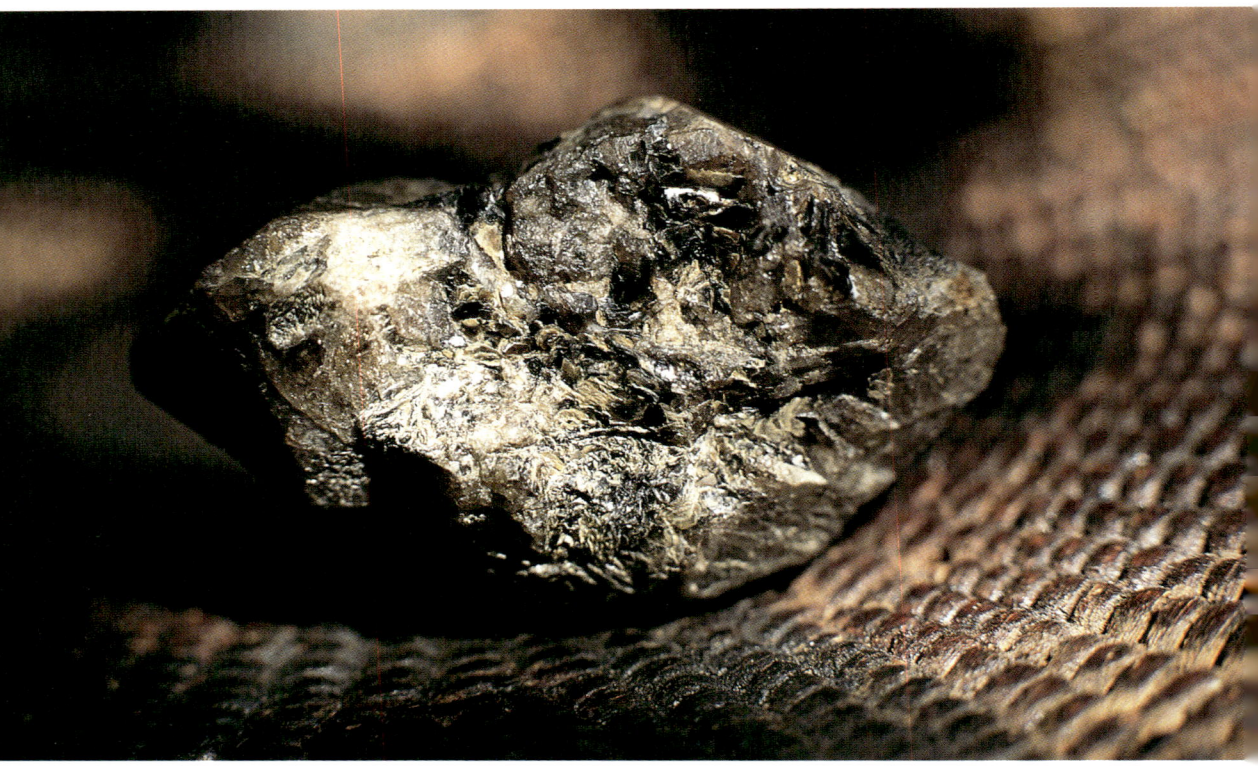

Seine Einflüsse auf die Psyche sind durchweg positiv: Der Alexandrit kann bei seinem Träger innere Ausgeglichenheit, Freude und ein heiteres Gemüt bewirken. Außerdem wirkt er auf Partnerschaften harmonisierend.

Chakra-Zuordnung

Als Grund- und Öffnungsstein des Milzchakras ist der Alexandrit gut zu verwenden.

Sternzeichen

Keinem besonderen Sternzeichen zugeordnet.

Anwendung und Pflege

Entladen Sie den Alexandrit unter fließendem lauwarmen Wasser. Nach dem Entladen sollten Sie ihn einige Zeit lang zum Aufladen in die Sonne legen.

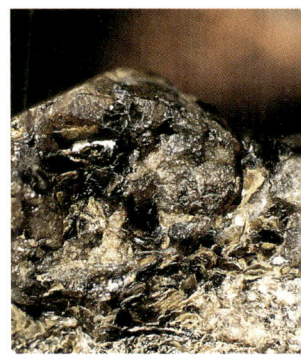

Während der Meditation hilft der Alexandrit, die innere Mitte zu finden.

Fundort/e	kleine Gebiete Brasiliens und Sri Lankas, GUS-Staaten
Farbe/n	grünrot, grau, grünlich; der Stein verändert seine Farbe, abhängig von der Art des Lichts: bei Tageslicht grün, im Kunstlicht rot
Chemische Zusammensetzung	$BeAl_2O_4$
Härte	8,5
Handelsübliche Formen	Rohkristall, Anhänger, Cabochon, facettierter Edelstein
Kristallisation	rhombischer Kristall

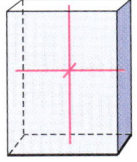

Der Alexandrit, einer der seltensten Edelsteine, besitzt die einzigartige Eigenschaft, bei Tageslicht grün zu scheinen und bei Kunstlicht rot zu leuchten.

Amazonit

Geschichte und Legende

Der Naturforscher Alexander von Humboldt (1769 – 1859) berichtet, dass am Rio Negro in Brasilien Amulette aus Amazonit getragen wurden, die »aus dem Land der Weiber ohne Männer« stammten, dem sagenumwobenen Land der indianischen Amazonen. Im 18. Jahrhundert wurde der Amazonit als »grüner Feldspat« beschrieben.

Heilwirkungen

Der Amazonit hilft bei Herzbeschwerden und Stoffwechselstörungen. Über das dritte Chakra wirkt er bei Depressionen und Unruhe und gegen Kopfschmerzen und Migräne, wenn eine Amazonitkette direkt auf der Haut getragen wird. Der Amazonit beruhigt, gleicht Stimmungsschwankungen aus und hilft bei Trauerbewältigung. Er verhilft zu mehr Vertrauen, Vitalität und Lebensfreude. Unter dem Kopfkissen sorgt er für erholsamen Schlaf.

Der Amazonit gehört zu der Gruppe von gesteinsbildenden Mineralien.

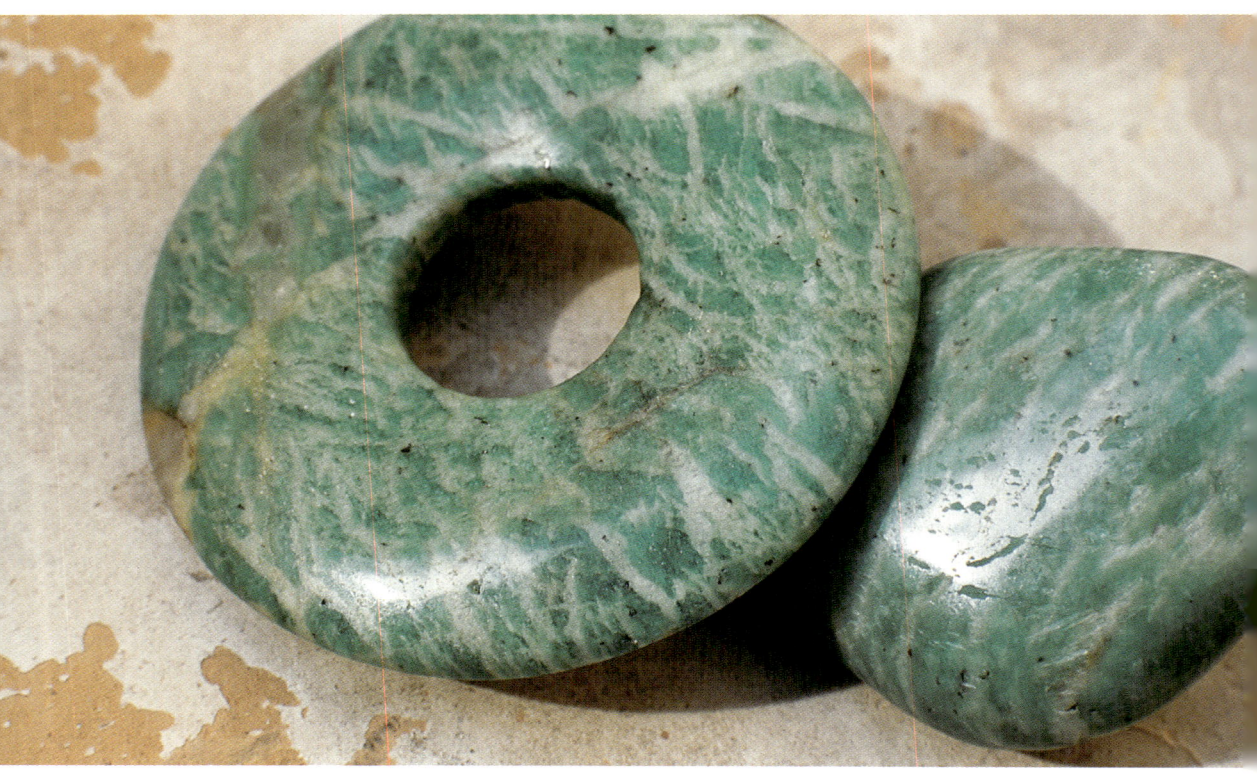

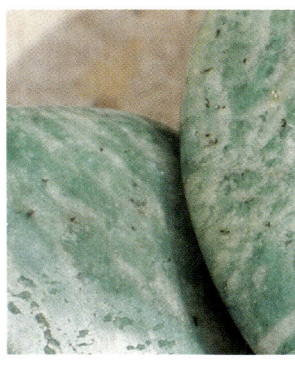

Magische Eigenschaften

Oft kommt der Amazonit bei Wahrsagetechniken wie Tarot und Runen sowie bei Hellsehern zur Anwendung. Als Amulett soll er gegen Schlangenbisse und verschiedenste Krankheiten wirken. In Ägypten galt er als heiliger Stein.

Chakra-Zuordnung

Über das Hals- und das Herzchakra aktiviert der Stein die künstlerischen und kreativen Seiten im Menschen. Er befreit von Geiz, Gier und Egoismus und macht tolerant und geduldig.

Der Amazonit war für die Indianer nicht nur ein Heilstein, sondern ein heiliger Stein.

Sternzeichen

Gibt dem Wassermann Vitalität.

Anwendung und Pflege

Wirkt durch Tragen und Auflegen, gut auch als Steinessenz (= über Nacht in einem verdeckten Glas mit Wasser stehen lassen und die Essenz über den nächsten Tag verteilt trinken). Einmal wöchentlich sollte der Stein unter fließendem warmen Wasser entladen und eine Stunde in die Sonne gelegt werden.

Der Stein hilft bei allen Schmerzen, auch bei Nervenschmerzen, und löst Krämpfe und Verspannungen. Aufgelegte flache Amazonitscheiben heilen Verspannungen im Rücken und Nacken.

Weitere/r Name/n	Amazonenstein, Kalifeldspat
Fundort/e	USA, Madagaskar, GUS-Staaten, Südwestafrika, Brasilien
Farbe/n	grün, blaugrün durch Kupferbeimengung
Chemische Zusammensetzung	$K[AlSi_3O_8]$
Härte	6 bis 6,5
Handelsübliche Formen	zum Auflegen, als Anhänger, als Halskette
Kristallisation	gehört als Kalimineral in die Gruppe der Feldspate und kristallisiert prismatisch; trigonaler Kristall

Amethyst

Geschichte und Legende

Der Name leitet sich vom griechischen Wort *amethyein* – nicht betrunken – ab. Die Griechen trugen den Amethyst zum Abwehren von Zauberei, Heimweh, bösen Gedanken und gegen Trunkenheit. Deshalb wurde Wein bevorzugt in Amethystbechern kredenzt. Die buddhistischen Mönche Indiens benützen ihn zum Meditieren. Als Mittel gegen Alpträume legte man ihn nachts unter das Kopfkissen. Hildegard von Bingen setzte den Amethyst erfolgreich bei Hautflecken, frischen Geschwülsten und für eine zartere Gesichtshaut ein.

Heilwirkungen

Der Amethyst wirkt beruhigend, entspannend und schlaffördernd.

Der aufgelegte Stein wirkt gegen Migräne. Durch Nervenreizungen bedingte Kopfschmerzen klingen schon durch eine im Zimmer aufgestellte Druse oder einen offenen Querschnitt ab. Auch die Konzentrationsfähigkeit wird verbessert.

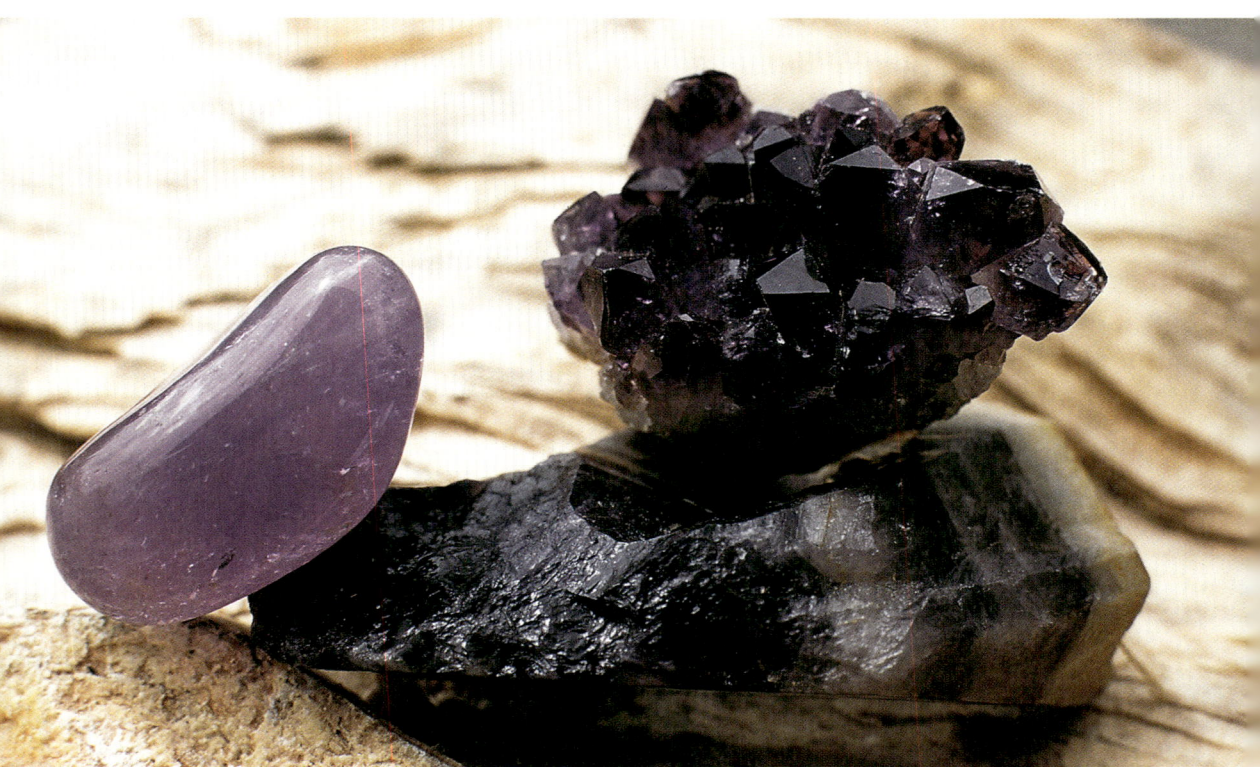

Magische Eigenschaften

Man sagt, er ziehe das Recht an und schütze vor Einbrechern und Dieben. Ebenso soll er Gefahren abwenden und gewaltsamen Tod verhindern.

Chakra-Zuordnung

Auf das Scheitelchakra angewendet bewirkt der Amethyst während der Meditation eine größere Hingabe und mehr Vertrauen zum Leben. Wer regelmäßig eine Amethystkette trägt, soll andere Menschen mit seinem Temperament und seiner Ausstrahlung faszinieren.

Sternzeichen

Es ist der Stein der Fische, deren Bewusstsein und Unterbewusstsein er klärend fördern kann.

Anwendung und Pflege

Wählen Sie den umgekehrt geschlechtlichen Stein. Einmal monatlich unter fließendem warmen Wasser entladen und über Nacht zwischen trockene Hämatit-Trommelsteine legen. Nicht der Sonne aussetzen.

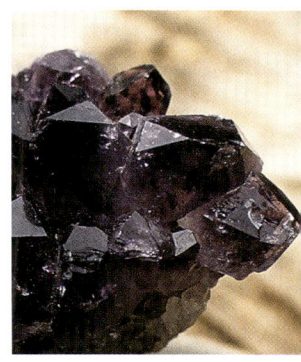

Schwellungen, Insektenstiche und Akne lassen sich mit dem Amethyst heilen.

Weitere/r Name/n	Stein des Bacchus, »Säuferstein«, Stechapfel-Stein
Fundort/e	Brasilien, Uruguay, Mexiko, Westaustralien, Marokko
Farbe/n	violett, hell bis dunkel durch Eisenspuren
Chemische Zusammensetzung	SiO_2 + (Al, Ca, Fe, Li, Mg, Na)
Härte	7
Handelsübliche Formen	Handschmeichler, Anhänger, Halskette, offene Druse, Querschnitt, Rohstein
Kristallisation	gehört zu den Kristallquarzen; in großen Kristallen gewachsen, meist in vulkanischen Gasblasen; kristallisiert in sechsseitigen Prismen; oben spitz: männlicher Kristall; abgeflacht: weiblich; trigonaler Kristall

In der Antike wurde der Amethyst auch Bacchusstein genannt: Die Göttin Diana hatte aus Eifersucht eine Nymphe, in die Bacchus verliebt war, in einen Amethysten verwandelt.

Ametrin

Geschichte und Legende

Ausschließlich in Südamerika, bei den nomadischen Völkern, kannte man den Ametrin. Da er – wenig attraktiv – sich im Inneren wenig schöner und spröder Amethyst-Quarzkristalle befindet – hielt man den Stein für nicht sonderlich wichtig. Durch eine Laune der Natur wurden zwei Edelsteine (Amethyst und Citrin) zu einem vereint.

Heilwirkungen

Der Ametrin sollte zusammen mit Gold oder Silber getragen werden.

Der Ametrin kann die Nerven stärken, die Versorgung des Körpers mit Sauerstoff unterstützen und nach schweren Erkrankungen für Genesung sorgen. Der Stein regt die Tätigkeit des Gehirns an und animiert zu einem stärkeren Gefühlsleben und zur Kreativität. Der Stein regt die Gehirntätigkeit an, hilft bei Verkalkung und Altersdemenz, vermindert Schwerhörigkeit und Augenbeschwerden. Am Hals, nahe der Schilddrüse getragen, verhindert er Zittern, Schweißausbrüche und Erröten.

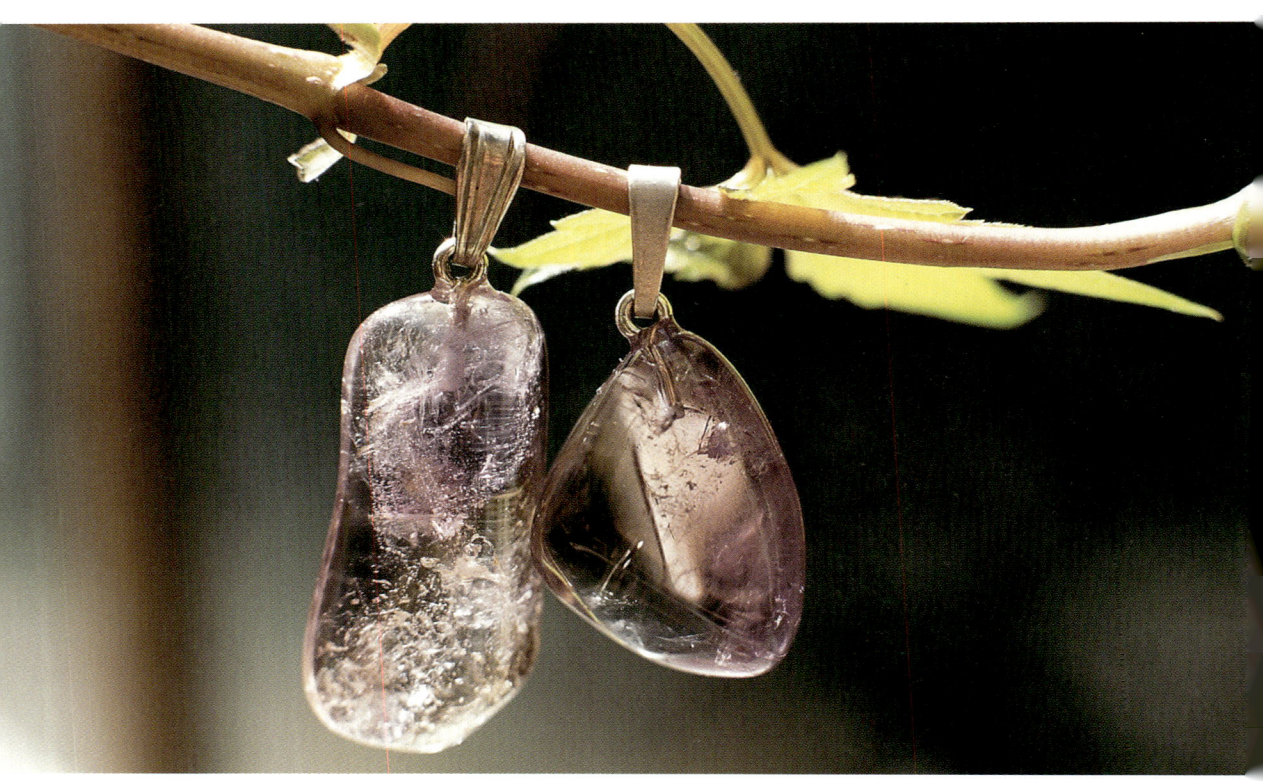

Der Ametrin symbolisiert das Wachstum: Er fördert innere Reife und führt hin zu einem selbstbewussteren Lebensstil.

Im Hinblick auf die Psyche werden dem Stein besonders sanfte Wirkungen auf die Seele zugeschrieben; er soll seinem Träger mehr Harmonie schenken. Dabei nimmt er Einfluss auf die Bedürfnisse und Wünsche des Einzelnen und bringt die inneren Widersprüche in Einklang.

Chakra-Zuordnung

Der Ametrin wirkt über das Scheitelchakra und das Wurzelchakra. Bei der Anwendung zur Meditation ist Vorsicht geboten: Der Stein regt sowohl Konzentration als auch Intuition stark an und kann bei zu langer Anwendung die innere Ruhe aus dem Gleichgewicht bringen.

Sternzeichen

Besonders für Waage und Jungfrau geeignet.

Anwendung und Pflege

Gereinigt und entladen wird der Stein wöchentlich unter fließendem lauwarmen Wasser. In einer Amethyst-Kristallgruppe oder -Druse wird er aufgeladen. In Kombination mit Gold oder Silber getragen kann der Ametrin seine Kräfte am besten entfalten.

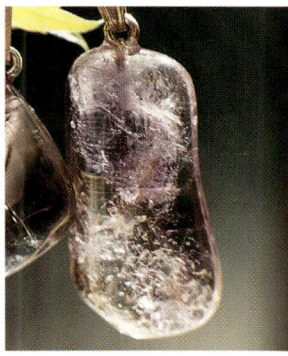

Ametrin zählt zu den seltenen und wertvollen Edelsteinen.

Fundort/e	Brasilien und Bolivien (sehr selten)
Farbe/n	violett, golden, durchscheinend
Chemische Zusammensetzung	SiO_2 + (Al, Ca, Fe, Li, Mg, Na)
Härte	7
Handelsübliche Formen	Roh- oder Trommelstein, Anhänger und Ketten aus facettierten Steinen, Handschmeichler, Kugel
Kristallisation 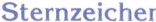	er ist ein Quarz aus Silizium mit Spuren von Aluminium und Eisen; der Stein ist eine Kombination aus Citrin und Amethyst – daher der Name; trigonaler Kristall

Der Ametrin birgt zwei kräftige Edelsteine in sich: den Amethyst und den Citrin. Er hat eine besonders sanfte Wirkung auf die Seele und schenkt seinem Träger ein harmonisches Gleichgewicht.

Andalusit

Geschichte und Legende

Der Name des Heilsteins stammt wahrscheinlich von seinem Fundort: Er wurde vor Christi Geburt in Andalusien in Spanien gefunden. Von alters her hatte vor allem der gelbliche Andalusit, der Chiastolith-Kreuzstein, als wichtiger und wirksamer Heilstein große Bedeutung. Nach griechischer Überlieferung wurde er, da er als geschliffener und polierter Stein im Querschnitt dem griechischen Buchstaben Chi und dem lateinischen X ähnelt, in Chiastolith oder Kreuzstein umbenannt.

Heilwirkungen

Schon die Griechen verwendeten den Andalusit zu Schmuck- und Heilzwecken.

Der Andalusit bietet sich ideal für die Heilung fehlgesteuerter Bewegungen an, denn über das Gehirn beeinflusst er Muskeln und Nerven. Er steuert den Schlaf und kann Lähmungen an Nerven, Muskeln und Gelenken lindern. Auch auf die Psyche kann er einwirken: Der Stein fördert psychische Abnabelungsprozesse und die Eigenständigkeit.

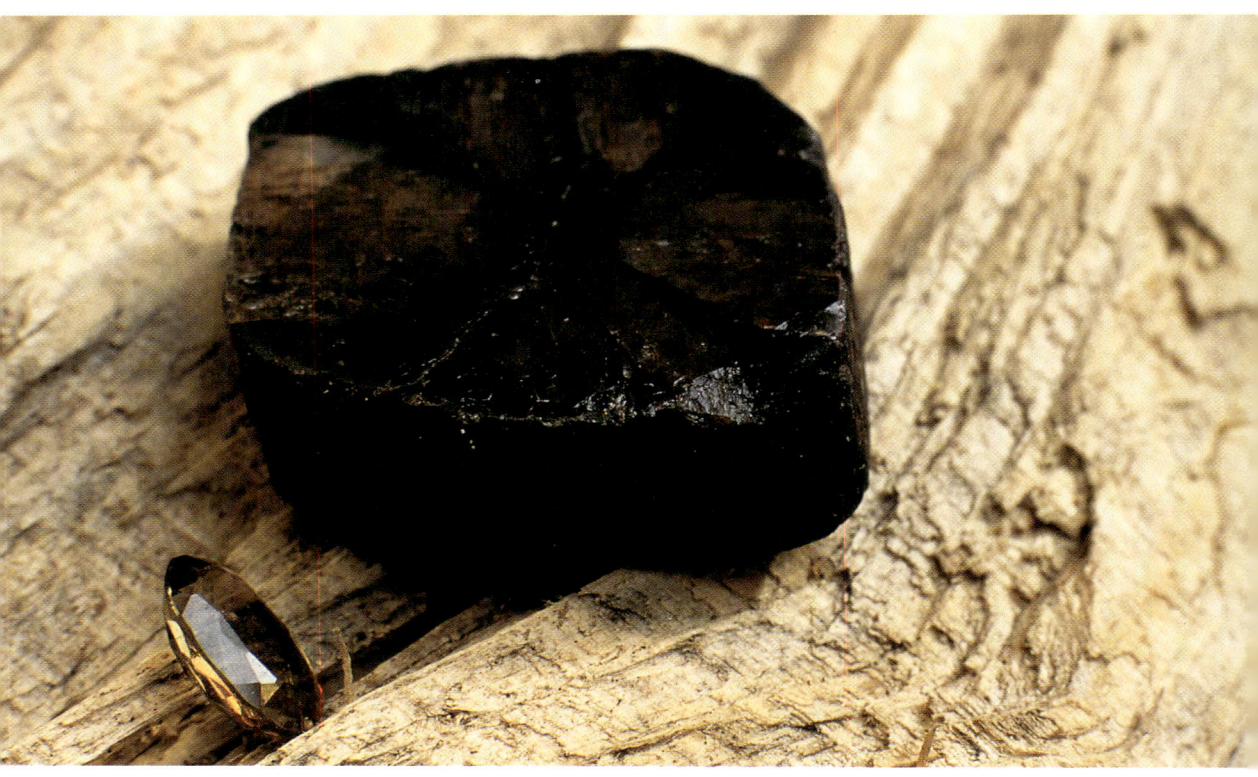

Magische Eigenschaften

Der Andalusit symbolisiert Selbstständigkeit. Er wurde schon in der Antike als starker Heilstein genutzt.

Chakra-Zuordnung

Bei der Meditation auf das Milzchakra oder den Solarplexus angewandt, kann er Selbstverwirklichungswünsche aktivieren. Er lässt Probleme und Blockaden erkennen und gleichzeitig auch die entsprechenden Lösungen. In Verbindung mit einem Natur-Citrin oder einem Herkimer Diamanten entwickelt er besonders starke Kräfte.

Sternzeichen

Keinem besonderen Sternzeichen zugeordnet.

Anwendung und Pflege

Gereinigt und entladen wird der Stein zweimal monatlich unter fließendem lauwarmen Wasser, aufgeladen bei zweistündiger Lagerung in der Sonne in einer Bergkristallgruppe. Wird er trübe, sollte man ihn über Nacht in ein Gefäß mit Wasser und einigen Hämatit-Trommelsteinen legen.

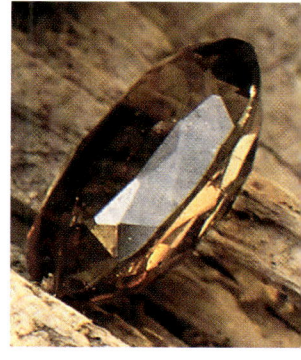

Der Andalusit sollte direkt auf der Haut oder in der Hand getragen werden.

Weitere/r Name/n	Chiastolith, Kreuzstein
Fundort/e	USA (Kalifornien), Brasilien, Frankreich, Schweden, Spanien, Sri Lanka
Farbe/n	braun-gelbliche Kristalle mit kreuzartigem Querschnitt
Chemische Zusammensetzung	$Al_2[O/SiO_4]$ + C, Ca, Cr, Fe, K Mg, Mn, Ti
Härte	6 bis 7,5
Handelsübliche Formen	als Schmuck, Roh- und Trommelstein zu verwenden
Kristallisation	kreuzartiger Querschnitt; er hat Glimmereinschlüsse und besteht aus Kohlesubstanzen; rhombischer Kristall

Der Stein schützt vor Arthritis, Gicht und Gelenkentzündungen, lindert schmerzhafte Gewebserkrankungen und heilt die Haut und das Bindegewebe.

Andenopal

Geschichte und Legende

Wenn Krieg unter den Indianervölkern Mittel- und Südamerikas herrschte, gaben die Anden diesen Hoffnungsstein frei. Die Inkas und die Atzteken erkannten darin ein Auge ihrer Götter, das sie zurückließen, wenn sie die Erde verlassen mussten. Dieser Stein erinnert daran, dass in der Natur Menschen und Tiere harmonisch miteinander leben sollen.

Heilwirkungen

In Peru verehrt man den Andenopal als Schutz- und Heilstein.

Mit dem rosafarbenen Andenopal lassen sich die Enzyme im Organismus beeinflussen, die wiederum die Stoffwechselvorgänge und die vegetativen Funktionen der Organe steuern. Krankheiten, seelische Leiden und eine erhöhte Allergiebereitschaft treten u. a. dann auf, wenn die Enzyme aus dem Gleichgewicht sind. Der grünlichblaue Andenopal lindert die allergische Reaktionsbereitschaft des Gewebes. Besondere Wirkung hat er auf die Atmungsorgane und kann daher Atemschwierig-

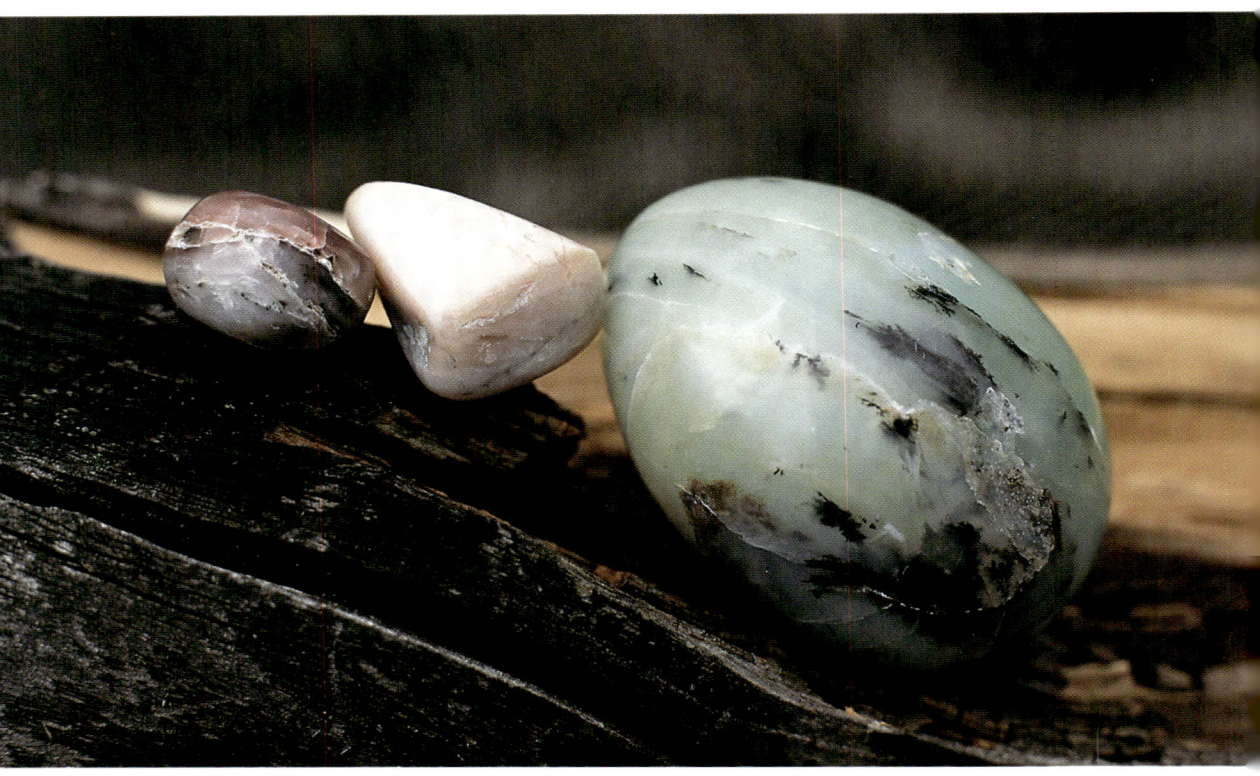

keiten lindern, die aus allergischen Reaktionen auf Umweltgifte, Staub, Tierhaare oder Ozon entstehen. Trägt man ihn am Hals, soll er Heuschnupfen lindern. Tupft man ihn als Wasser auf die Haut, mildert er Hautausschläge und Hautreizungen. Er kann bei Kehlkopferkrankungen, starker Heiserkeit und Stimmverlust mildernd wirken und vor stressbedingten Ängsten schützen. Nahezu neutral und für den Körper ohne besondere Wirkung sind der braune und der weiße Andenopal. Alle Andenopale sind ideale Prüfungsbegleiter: Sie lösen Denkblockaden, stärken das Gedächtnis und kräftigen das Erinnerungsvermögen.

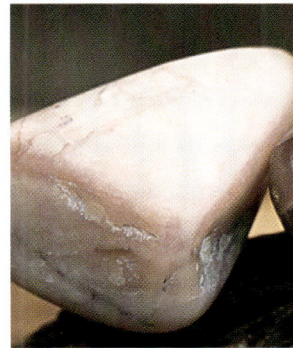

Der rosafarbene Stein eignet sich gut zur Behandlung von Depressionen.

Chakra-Zuordnung
Der rosafarbige Andenopal wirkt bei Auflage auf das Wurzelchakra potenzfördernd. Der blaugrüne Stein entfaltet seine Wirkung am stärksten über das Herzchakra und das Kehlchakra.

Sternzeichen
Keinem besonderen Sternzeichen zugeordnet.

Anwendung und Pflege
Einmal im Monat sollte der Andenopal unter fließendem lauwarmen Wasser gereinigt und entladen, anschließend über Nacht für mehrere Stunden in einer Bergkristallgruppe aufgeladen werden. Der weiße Andenopal entzieht den farbigen Opalen die schädlichen Strahlen, weshalb diese Opale nicht entladen werden müssen. Dafür sollte aber der weiße Andenopal möglichst zweimal pro Monat über Nacht in einer Bergkristallgruppe aufgeladen werden.

Der Andenopal lässt sich als Kette oder Anhänger um den Hals tragen – oder als Tee trinken. So kann er auch gegen Virusinfektionen, Milben und Würmer vorbeugend wirken.

Fundort/e	nur in den Anden von Peru
Farbe/n	rosa, blau, grün, braun, weiß
Chemische Zusammensetzung	$SiO_2 + H_2O$
Härte	6 bis 7
Handelsübliche Formen	Rohstein, Handschmeichler, Kugel, Pyramide, Kette, Anhänger
Kristallisation	amorpher Stein

Antimonit

Geschichte und Legende

Man schätzte den Antimonit nach Überlieferungen schon in der Antike, wo er in der Hauptsache zu Heilzwecken auf Hals und Augen angewendet wurde. Auch seine heilende Kraft auf die Geschlechtsorgane war bereits damals bekannt. Der Antimonit wurde auch zu kosmetischen Zwecken genutzt: In pulverisierter Form trug man ihn als Lidschatten auf.

Heilwirkungen

Ein Antimonit hilft bei diversen Hautproblemen, so beispielsweise bei Neurodermitis, Schuppenflechte, Ausschlag und Juckreiz. Er kann darüber hinaus die Verdauung regeln und Magenbeschwerden wie Sodbrennen und Übelkeit bessern.

Der Stein hilft auch bei psychischen Belangen. Er erleichtert es seinem Träger, sich gegen andere Menschen abzugrenzen, sich auf sich selbst

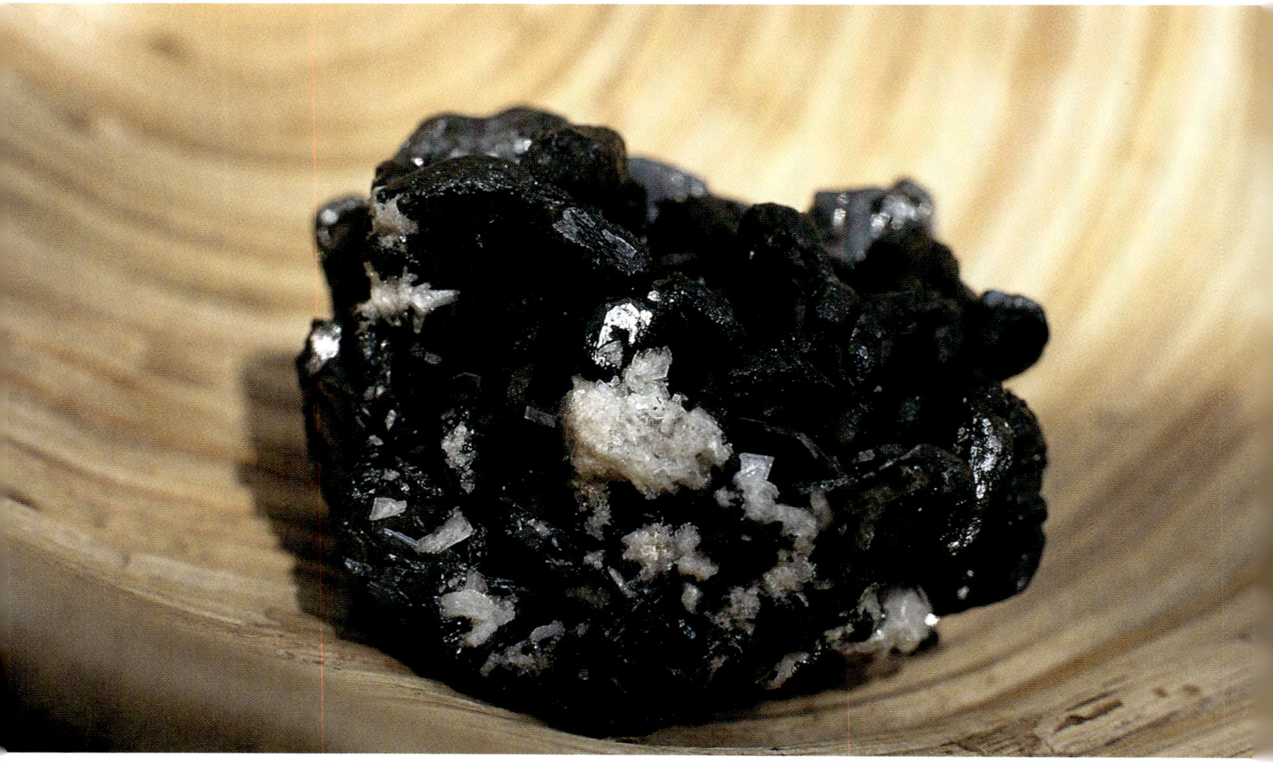

Den Antimonit findet man in verschiedenen Grautönen bis hin zu Schwarz.

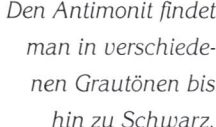

zu konzentrieren und andere sich selbst zu überlassen. Weiterhin hat er aufmunterde und animierende Wirkungen: Er vertreibt schlechte Laune, steigert die Kreativität und hilft wirksam, die eigenen Gefühle im Griff zu halten.

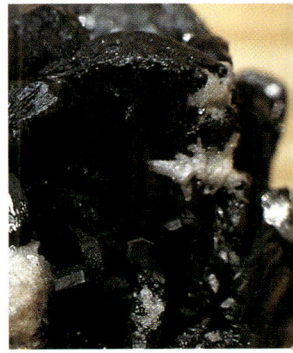

Chakra-Zuordnung

Der Antimonit wirkt am besten auf dem Solarplexus, dem Nabelchakra oder Dritten Chakra.

Sternzeichen

Keinem besonderen Sternzeichen zugeordnet.

Im Altertum wurde der Stein als Lidschatten verwendet.

Anwendung und Pflege

Dieses Mineral sollten Sie auf gar keinen Fall mit Wasser reinigen. Geben Sie ihn lieber über Nacht zur Reinigung in eine Schale mit Hämatit-Trommelsteinen, und legen Sie ihn nach dem Entladen zum Aufladen in die Sonne.

Weitere/r Name/n	Grauspieß
Fundort/e	Japan, darüber hinaus in Rumänien, USA, Borneo
Farbe/n	grau; auch in verschiedenen Graunuancen wie bleigrau, bläulich stahlgrau oder schwarz
Chemische Zusammensetzung	Sb_2S_3 + Fe, Cu, Pb, Zn + (Ag, Au, Co)
Härte	2
Handelsübliche Formen	Rohstein
Kristallisation	rhombisch prismatisch, Kristalle spießig, strahlig, wellig (Zwillinge)

Bereits im Altertum wurde der Antimonit als Heilstein verwendet. Seine Heilkraft auf Hals, Augen und Geschlechtsorgane ist belegt.

Apachengold und Markasit

Geschichte und Legende

Die Griechen nannten den Stein Pyritachat. Sie wussten, dass es sich bei Pyritachat und Markasit nicht um wirkliches Gold handelte; sie bezeichneten es als Katzengold.

Die Apachen Amerikas benutzten Apachengold als Glücks- und Kultstein, der sie vor Krankheiten und Tod durch fremde Hand bewahren sollte. Pyritachat und Markasit erzeugen glühende, feurige Funken, wenn sie aufeinander gestoßen werden.

Heilwirkungen

Pyritachat erhielt seinen Namen vom griechischen Pyr, *was Feuer bedeutet.*

Körperlich verstärken die Steine die Freisetzung und Ausscheidung von Giftstoffen. Apachengold und Markasit sollen Verdauungsstörungen und Appetitlosigkeit lindern. Apachengold lässt sich bei Katarrhen, Hals- und Mandelentzündungen einsetzen. Legt man es auf den Hals, befreit es die Atemwege und heilt Bronchitis. Markasit kann als Wasser zum

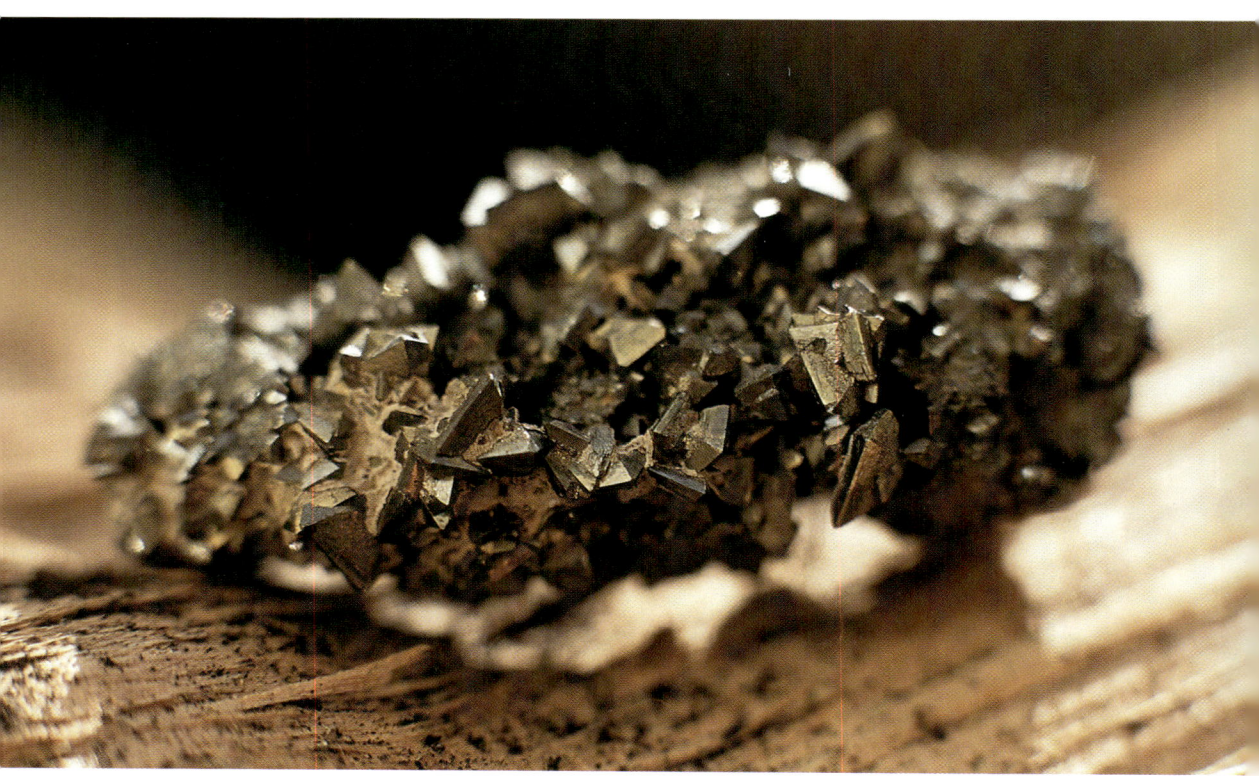

Gurgeln bei Zahnfleischentzündungen und Mundschleimhautentzündungen benutzt werden. Beide Steine schenken mehr Ruhe und Ausgeglichenheit. Durch die Wirkung des Markasit lassen sich Entscheidungen schneller treffen und Prioritäten im Alltag besser erkennen. Apachengold bewirkt klarere Gedanken und das Lösen seelischer Blockaden.

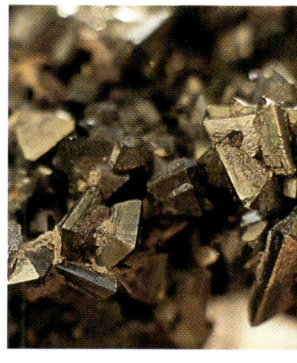

Chakra-Zuordnung
Apachengold und Markasit eignen sich sehr gut für das Sonnengeflecht.

Sternzeichen
Keinem besonderen Sternzeichen zugeordnet.

Apachengold galt bei den Indianern als Segen bringender Stein für kinderreiche Familien.

Anwendung und Pflege
Die Steine sollten nicht unter Wasser, sondern einmal im Monat über Nacht in einer Schale mit Hämatit-Trommelsteinen entladen werden. Sie laden sich wieder auf, wenn Sie zusätzlich zu den Hämatit-Trommelsteinen einige klare Bergkristall-Spitzen geben. Nicht an der Sonne aufladen.

Weitere/r Name/n	Pyritachat (für Apachengold), Speerkies (für Markasit)
Fundort/e	Apachengold: Arizona, New Mexiko (USA); Markasit: Deutschland, Ungarn, Schweden, Kanada, USA, Mexiko, Australien
Farbe/n	graugold, golden mit dunkleren und helleren Einschlüssen
Chemische Zusammensetzung	FeS_2
Härte	6 bis 6,5
Handelsübliche Formen	Trommel-, Ornamentstein, Handschmeichler
Kristallisation	Apachengold: Eisen-Schwefel-Verbindung, selten in Kristallen; Markasit: zusätzlich Kobalt, Zink, Silber, Gold, in vielfältigen Kristallen und Kristallgruppen

Apachengold wurde von den Indianern Amerikas häufig mit Gold verwechselt. Später stellte sich heraus, dass es sich bei diesem Mineral um goldähnlichen Pyritachat handelt.

Apachenträne

Geschichte und Legende

Über die Entstehung der Apachentränen gibt es eine Indianersage, die sich mit dem Namen des Steins in Verbindung bringen lässt. Sie besagt, dass die Weißen in der neuen Welt von Anfang an immer mehr Weidefläche den Ureinwohnern, den Indianern, mit ihnen bis dahin unbekannten Waffen und Alkohol »abkauften«. Die Apachen erlagen den verführerischen neuen Möglichkeiten recht schnell, wurden immer weiter aus den ihnen gehörenden Gebieten von den nachrückenden neuen »Einwohnern« verdrängt. Als sie schließlich mit weiteren unlauteren Mitteln gezwungen wurden, auch noch ihr letztes Land herzugeben, machte sie das so traurig, dass das ganze Volk zu weinen begann. Ihre Tränen benetzten den geliebten Boden, wo sie zur Erinnerung an die Apachen zu schwarzen Tränen erstarrten. Die schwarz durchscheinenden Apachentränen gehören zur Familie der Obsidiane. Auch heute noch gelten die Steine bei allen indianischen Völkern als Symbol für Freiheit, Kraft und Gesundheit.

Apachentränen heilen und lindern Apathie und innerliche Störungen.

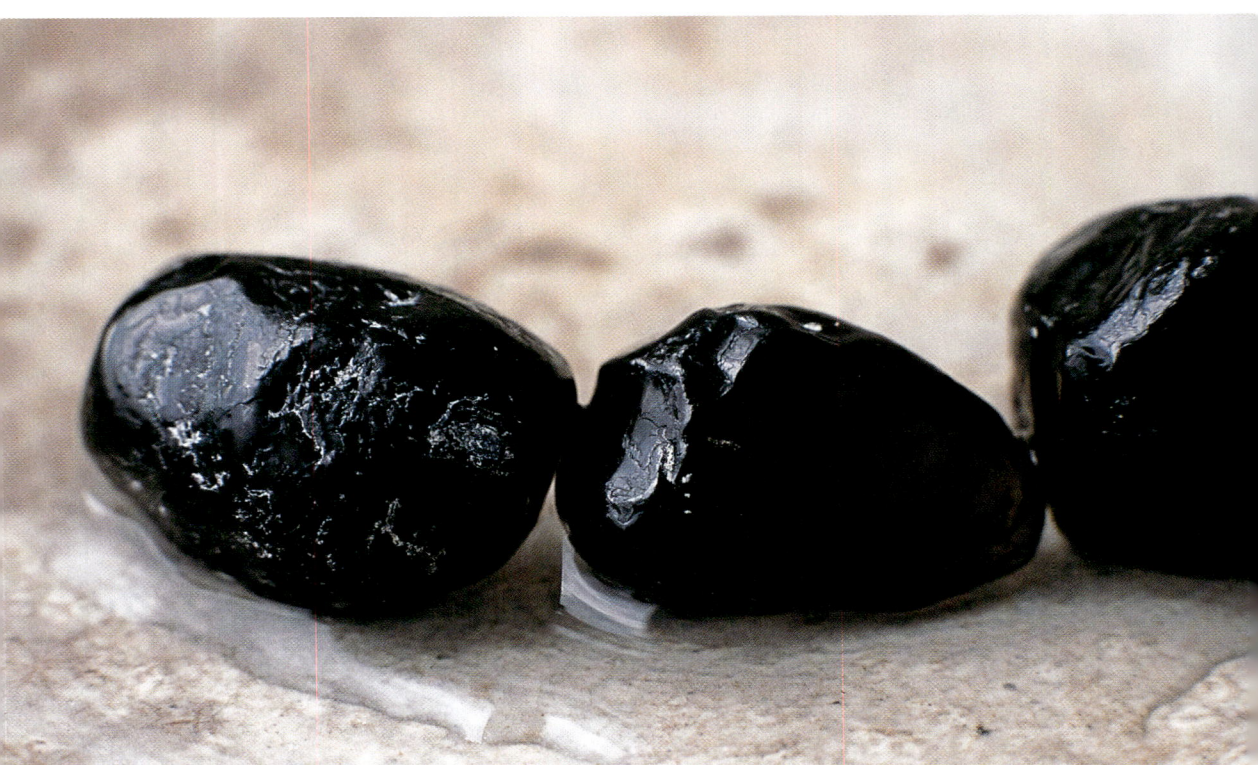

Heilwirkungen

Apachentränen können Verdauungs-, Magen- und Darmstörungen lindern, vor allem wenn diese auf Stress zurückzuführen sind. Sie helfen auch bei einem verdorbenen Magen. Apachentränen regen die körpereigene Produktion von Vitamin B und E an. Das bedeutet, dass sie zur gesunden Konsistenz des Blutes beitragen und auf die Funktion der Haut einwirken.

Auch die Psyche kann durch die Apachentränen beeinflusst werden: Sie sollen Depressionen lindern und Zukunftsängste vertreiben. Darüber hinaus sollen sie dem Träger mehr Lebensfreude und ein harmonischeres Gefühlsleben schenken.

Chakra-Zuordnung

Sie können Apachentränen auf alle Chakren anwenden.

Sternzeichen

Keinem besonderen Sternzeichen zugeordnet.

Anwendung und Pflege

Apachentränen sollten alle vier Wochen einmal über Nacht in einer Schüssel mit warmem Wasser entladen werden. Die Wirkung ist noch stärker, wenn die Steine immer wieder in einer Bergkristallgruppe aufgeladen werden.

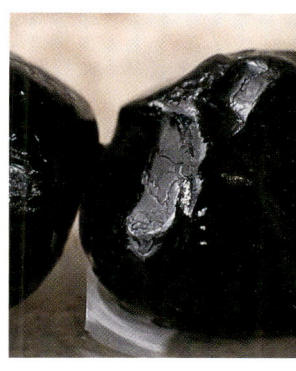

Nur in wenigen Reservaten im Westen der USA, in Arizona und Utah, kommt die Apachenträne vor.

Weitere/r Name/n	gehört zur Familie der Obsidiane
Fundort/e	Arizona und Utah, USA
Farbe/n	schwarz, durchscheinend; durch die Beimischung unterschiedlicher Metalle wie Fe, Ti, Mn farblich verschieden
Chemische Zusammensetzung	Ergussgesteine
Härte	7
Handelsübliche Formen	Handschmeichler, Anhänger
Kristallisation	amorph

Die meist runden bis tropfenförmigen Obsidiane sind vulkanische Gesteinsglase, die durch plötzliche Abkühlung von Lavatropfen durch Wasser oder Eis entstanden sind.

Apatit

Geschichte und Legende

Der Name stammt vom griechischen *apatáo* – ich täusche –, da er sehr lange mit anderen Steinen verwechselt wurde. Im Grunde ist der Stein mit Härte 5 jedoch leicht durch eine Ritzprobe zu identifizieren. Ähnliche Steine wie Aquamarin oder Beryll sind härter. In der antiken Mythologie war er noch nicht bekannt, erst in der Moderne wurde seine manchmal faszinierend kräftige blaue Farbe berühmt (es gibt ihn aber auch in Weiß, Gelb, Grün und Orangefarben). Daher ist auch von einer früheren Anwendung in der Steinheilkunde nichts bekannt.

Heilwirkungen

Der Apatit hat eine hohe Konzentration an Mineralien und Spurenelementen.

Der Apatit soll Energiereserven für die Bildung von Knochen, Zellen und Zähnen mobilisieren. Daher hilft er bestens bei Arthrose, Gelenkschmerzen und Knochenbrüchen – und bei Kindern im Wachstumsalter. Augenleiden können gelindert werden, legt man einen Apatit auf.

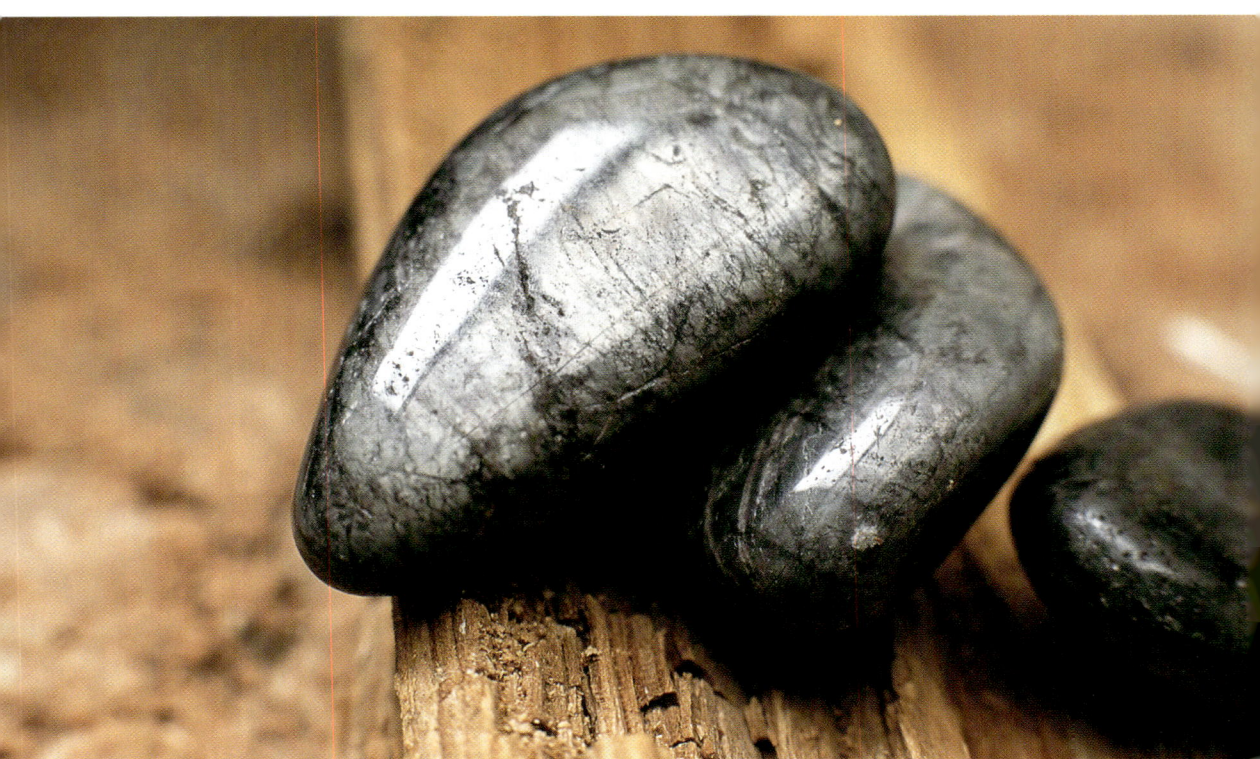

Magische Eigenschaften

Bei der Meditation vermittelt der Apatit intuitive Botschaften. Darüber hinaus wird der Stein auch bei »Rückführungen in frühere Leben« eingesetzt.

Chakra-Zuordnung

Auf dem Halschakra aufgelegt spendet der Apatit mehr Wärme und Ausgeglichenheit und ist ein guter Helfer bei der Bewältigung von Problemen.

Sternzeichen

Der Apatit ist dem Schützen zugeordnet.

Anwendung und Pflege

Um Apatitwasser zu erhalten, muss der Stein zwölf Stunden in abgedecktem stillen Mineralwasser ruhen. Entladen Sie ihn einmal wöchentlich unter fließendem warmen Wasser; zum Aufladen wird er in die Sonne gelegt. Er gilt als pflegeleichter Stein.

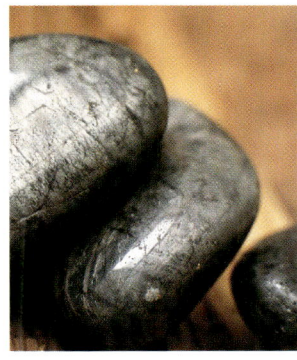

Den Apatit findet man außer in Graublau auch in Blauviolett, Weiß, Gelb, Grün und Orange.

Seine besondere Kraft entfaltet der Apatit aufgrund seines hohen Mineralgehaltes in Bezug auf die Funktionen des Dünndarms.

Weitere/r Name/n	Augustit, Davisonit, Epiphosphorit, Kietyöit, Spargelstein, Staffelit
Fundort/e	Sri Lanka, Burma, Indien, Kanada, Mexiko, Brasilien
Farbe/n	blauviolett, weiß, gelb, orange und grün
Chemische Zusammensetzung	$Ca_5[(F,OH,Cl)|(PO_4)_3]$
Härte	5
Handelsübliche Formen	Roh- und Trommelsteine, Handschmeichler, Anhänger, Kristall, Kugel
Kristallisation	gehört zu den Phosphatmineralien und kristallisiert meist opak (dumpf, undurchsichtig), nur selten klar; sein Kristallsystem ist hexagonal, dicktafelig und flächenreich; hexagonaldipyramidaler Kristall

Apophyllit

Geschichte und Legende

Der Stein ist noch nicht lange bekannt. Seine Bruchstellen haben perlmuttartigen Glanz, daher resultiert auch sein zweiter Name Fischaugenstein.

Heilwirkungen

Atemwegserkrankungen bis hin zum Asthma kann dieser Stein lindern und auch gute Wirkungen bei Hauterkrankungen und Allergien erzielen. Der Apophyllit kann das Herz aktivieren, für dessen ausreichende Versorgung mit Sauerstoff sorgen und dabei gleichzeitig Ablagerungen, Rückstände und Mängel in Gewebe und Blutgefäßen beseitigen. Psychische Wirkungen werden dem Apophyllit ebenfalls zugedacht: Er soll depressive Erkrankungen lindern, seelische Blockaden aufdecken, Zuversicht und Mut verleihen und seinen Träger umgänglicher machen und ihn fröhlicher stimmen.

Der Apophyllit ist einer der kräftigsten Schutz- und Heilsteine.

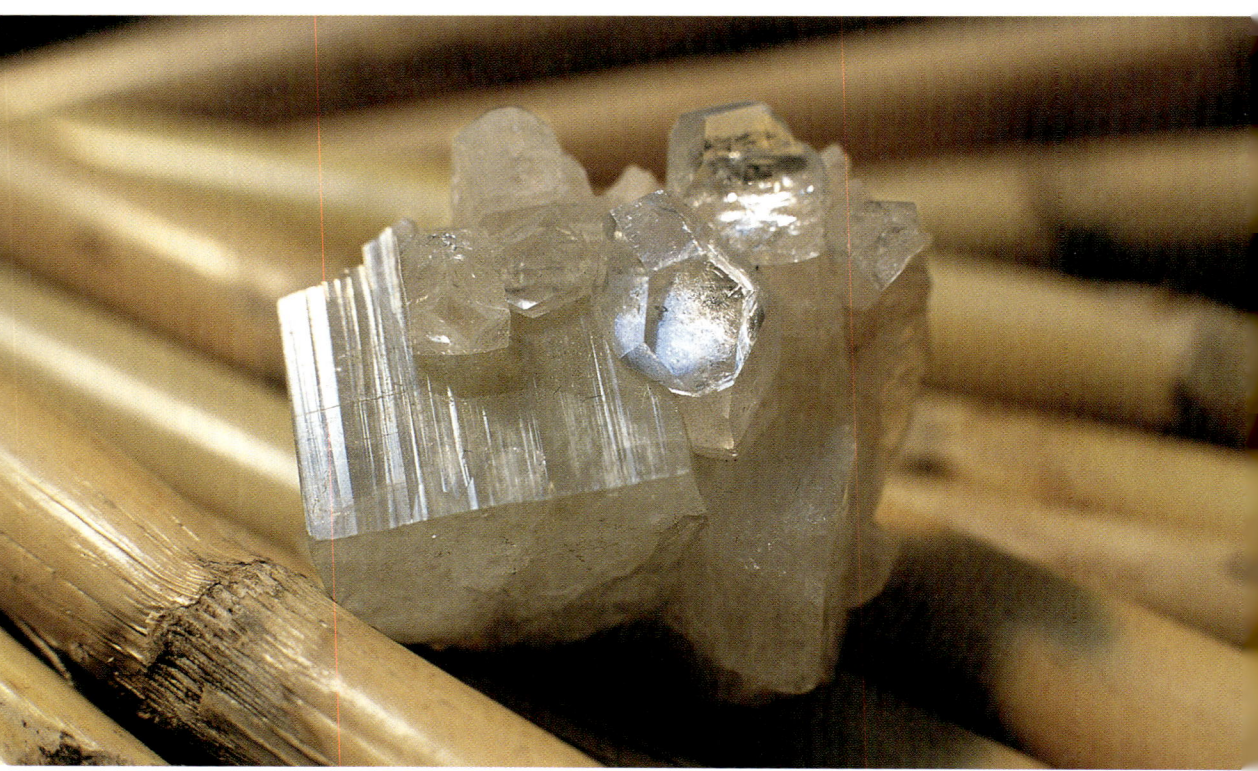

Magische Eigenschaften

Dem Stein werden rettende Eigenschaften zugeschrieben. Der helle Apophyllit symbolisiert das rettende Licht am Ende eines dunklen Tunnels voller Gefahren und zu überstehender Sorgen.

Chakra-Zuordnung

Über dem Herzchakra löst der Apophyllit Verkrampfungen im Nervensystem und entspannt.

Sternzeichen

Der Stein eignet sich für den Zwilling.

Anwendung und Pflege

Gereinigt und entladen wird der Stein unter fließendem lauwarmen Wasser. Nach dem Entladen wird er in einem Glas Wasser zusammen mit grünem Turmalin oder Aventurin oder in einer Bergkristallgruppe wieder aufgeladen.

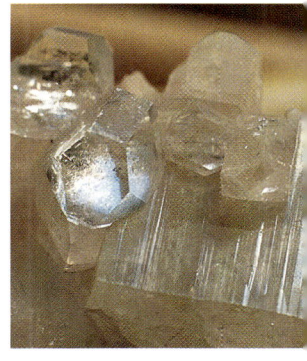

Ganz besonders schön sind Apophyllite aus Indien.

Weitere/r Name/n	Fischaugenstein
Fundort/e	Island, Norwegen, auch Indien und Brasilien
Farbe/n	verschiedene Grüntönungen von hellgrün bis smaragdgrün, weiß und rosa, durchscheinend
Chemische Zusammensetzung	$KCa_4[F|(Si_4O_{10})_2] \cdot 8H_2O$
Härte	4,5 bis 5
Handelsübliche Formen	Kristall, Kristallgruppe
Kristallisation	wasserhaltiges Schichtsilikat, leitet Energie sehr gut; tetragonaler Kristall

Der Name Apophyllit kommt vom griechischen apophyllein, was abblättern bedeutet. Wird der Stein stark erhitzt, blättert er sich regelrecht auf.

Aquamarin

Geschichte und Legende

Eine Legende besagt, er stamme aus dem Schatzkästlein einer Meerjungfrau (lat. *aqua maris* – Wasser des Meeres) und bringe reine Liebe. Durch ein Heller- bzw. Dunklerwerden soll er wahr und falsch anzeigen; wenn er fast weißlich wird, soll er vor falschen Freunden warnen.

Heilwirkungen

Bei Hals- und Rachenbeschwerden legt man den Stein auf den Hals oder trägt eine kurze Kette. Auf das dritte Chakra aufgeklebt entkrampft er Magen und Verdauungsorgane. Er ist der Schutzstein gegen Seekrankheit. Bei Allergien soll ein größerer Aquamarin über Nacht mit Wasser bedeckt werden, um die Haut am nächsten Morgen damit zu waschen, ohne dabei kräftig zu reiben. Bei Lymphknotenschwellung sollte er getragen oder aufgelegt werden. Bei chronisch wiederkehrender Mandelentzündung hilft eine Kette aus kleinen Steinen gemeinsam mit Türkis,

Im Mittelalter war der Aquamarin ein Symbol der Keuschheit.

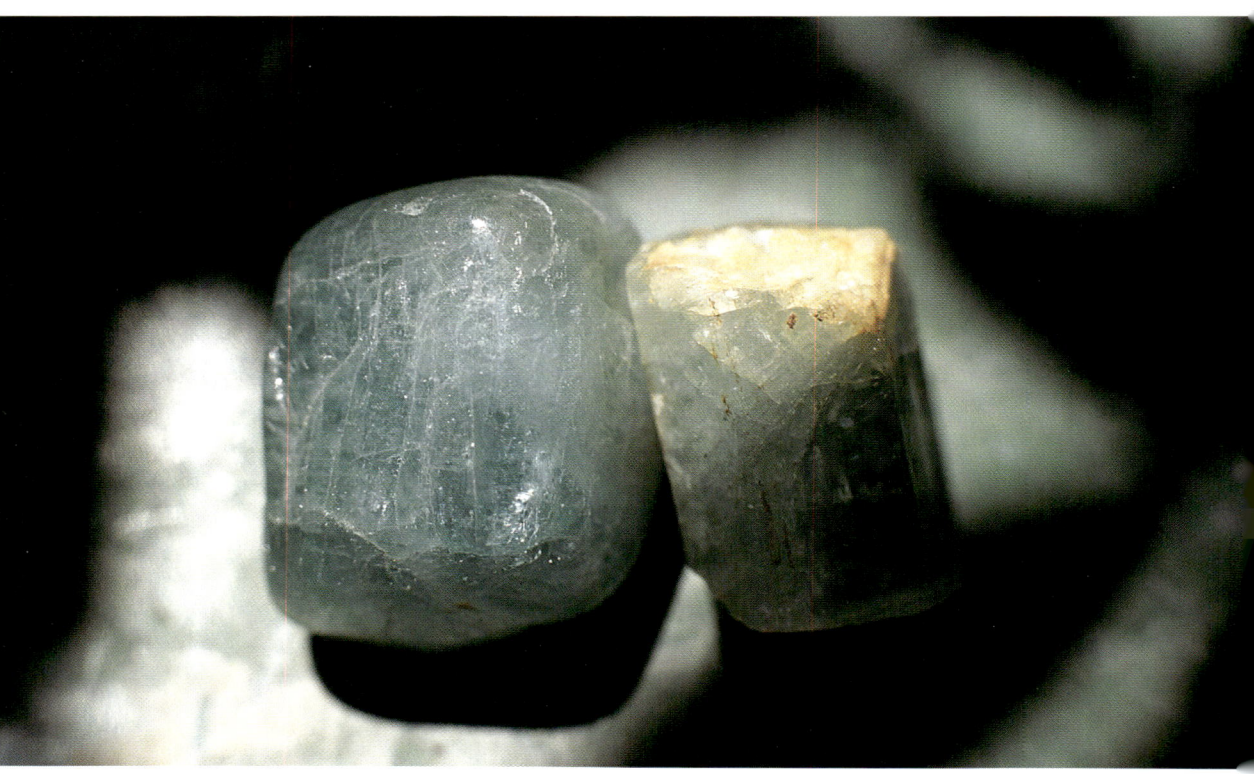

Sodalith, Chalzedon und blauem Topas. Dem Aquamarin wird darüber hinaus eine ausgleichende Wirkung auf die Schilddrüse zugesprochen; ebenso soll er bei Problemen mit den Stimmbändern und bei Sprachstörungen helfen.

Magische Eigenschaften

Der Aquamarin symbolisiert Frieden. Sanft wie seine Farbausstrahlung sind Wesen und Charakter, zu denen er hinführt.

Chakra-Zuordnung

Der Aquamarin eignet sich je nach Farbe für das Hals- und Kehlchakra.

Sternzeichen

Beim Wassermann fördert er Freundschaft und Liebe, die Waage warnt er vor Gefahren, und den Fischen verschafft er einen klaren Blick.

Anwendung und Pflege

Der Stein soll möglichst ununterbrochen direkt am Körper getragen werden. Zum Entladen wird er täglich kurz unter fließendes Wasser gehalten. Legen Sie ihn nach häufigem Gebrauch zum Aufladen in die Sonne. Ketten in einer trockenen Schale über Nacht mit Hämatit- und Aquamarin-Trommelsteinen reinigen und entladen.

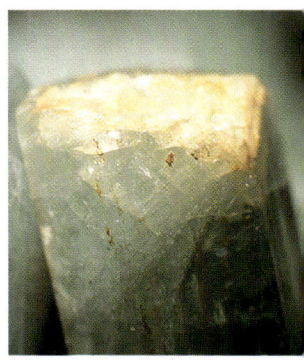

Hildegard von Bingen reihte den Aquamarin unter ihre zwölf Heilsteine ein.

Fundort/e	Brasilien, Madagaskar, Ural, USA, Nigeria, Pakistan, Afghanistan
Farbe/n	hellblau durchscheinend bis meergrün
Chemische Zusammensetzung	$Al_2Be_3[Si_6O_{18}]$
Härte	7,5 bis 8
Handelsübliche Formen	Rohstein, Kristall, Handschmeichler, Anhänger, Kette, Kugel, gefasste Steine
Kristallisation	er kristallisiert in sechsseitigen Prismen, gehört zu den Beryllen und verdankt seine Farbe Eisenbeimischungen; hexagonaler Kristall

Der Aquamarin ist ein ausgleichender Stein für Lymphsystem und Blutkreislauf. Er kann das Immunsystem stärken und so gegen alle Erkältungskrankheiten und Allergien wirken.

Aragonit

Geschichte und Legende

Der Aragonit war schon in der griechischen und römischen Antike als Heil- und Schmuckstein bekannt. Benannt wurde er nach dem spanischen Fluss Rio Aragón. Sein zweiter Name, Sprudel- oder Kesselstein, stammt von seiner Ablagerung an vielen thermischen Quellen als marmorartiger Stein. Römer, Griechen und Indianer mochten diesen Stein vor allem, weil er sich leicht bearbeiten und polieren ließ und deshalb besonders gut für ihre künstlerischen Arbeiten und Schnitzereien eingesetzt werden konnte.

Heilwirkungen

Der Aragonit wirkt unterstützend auf Haut, Knochen und Gewebe.

Der Aragonit unterstützt durch seine kalziumhaltige Zusammensetzung gutes Wachstum, besonders der Knochen, und ist gut für die Gelenke. Allerdings muss man dazu einen Handschmeichler immer bei sich tragen. Er kann das Immunsystem stärken, bei Überempfindlichkeit beruhigen und Kalkmangel verhindern. Auch auf die Psyche wirkt der Ara-

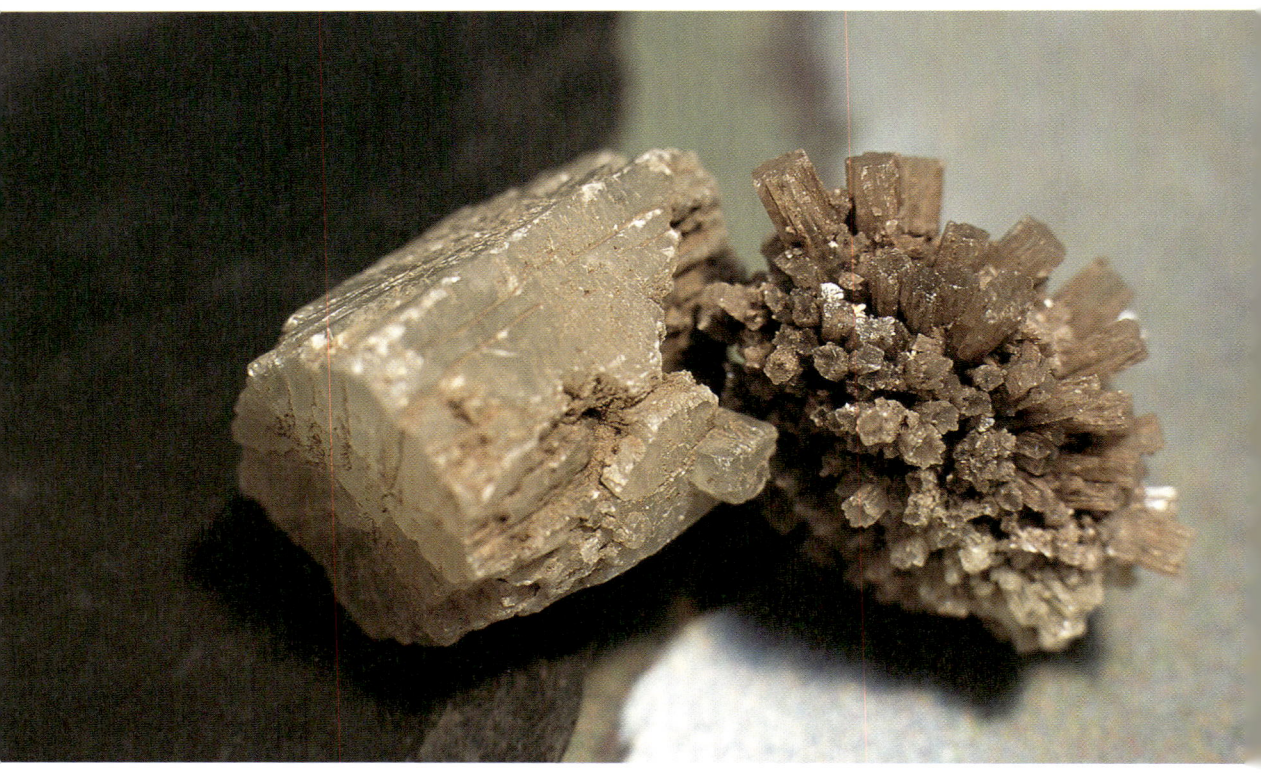

gonit: Er kann allgemein beruhigende Wirkung auf das Gemüt haben und ausgleichend auf den Lebenswandel wirken. Unter dem Kopfkissen schützt er vor Alpträumen und Mondsucht. Im Umgang mit anderen Menschen nimmt er seinem Träger die Nervosität.

Magische Eigenschaften
Der Aragonit symbolisiert als Marmorstein Kraft und Stärke.

Chakra-Zuordnung
Der Aragonit wirkt gut auf dem Sakralchakra.

Sternzeichen
Keinem besonderen Sternzeichen zugeordnet.

Anwendung und Pflege
Rohsteine und Schmuck werden zweimal monatlich unter lauwarmem Wasser entladen und anschließend über Nacht in einer Bergkristall-gruppe aufgeladen. Besonders stark wirken große Rohsteine und Ku-geln, die im Zimmer aufgestellt werden.

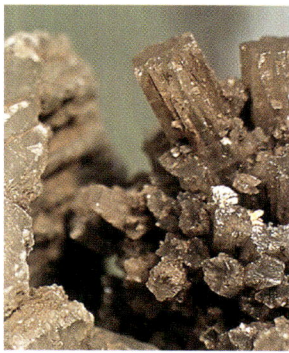

Die Heilwirkung des Aragonit war schon im antiken Griechen-land bekannt.

Weitere/r Name/n	Sprudel- oder Kesselstein
Fundort/e	Marokko, Italien, Deutschland
Farbe/n	weiß, gelblich, rotbraun, braun
Chemische Zusammensetzung	SiO_2 + Al, Ca, Fe, Mn
Härte	3,5 bis 4
Handelsübliche Formen	Rohstein, Handschmeichler, Schmuck, Donnuts, Kette, Obelisk, Pyramide, Kugel, Trommelstein, Tischplatte
Kristalli-sation	er ist ein Kalziumkarbonat und wächst in kalziumhaltigen Gesteinen; oft wandelt er sich in Calcit um; rhombisch-dipyramida-ler Kristall

Der gelbe, grüne, rosafarbene und braune Aragonit wird unter dem Namen Onyx zu vielen Gebrauchs-, Kunst- und Deko-rationsgegenstän-den verarbeitet.

Auripigment

Geschichte und Legende

Der Name stammt von dem lateinischen *auripigmentum* und bedeutet Goldfarbe. Auripigment wird in Asien als Farbpigment genützt und für religiöse Stirnzeichen verwendet. In Zeremonien wurde es innerlich hauptsächlich als Liebeselixier und Unsterblichkeitstrunk eingesetzt, die allerdings wegen ihrer Giftigkeit nur erfahrene Medizinmänner herstellen durften.

Heilwirkungen

Beachten Sie bitte unbedingt, dass sich der Stein in keinem Fall zur inneren Anwendung eignet. Auripigment enthält Arsen und darf auf keinen Fall eingenommen werden! In der äußeren Anwendung als Pulver dient es hauptsächlich bei Störungen der Sexualität, die oft gepaart mit fehlender Lebensfreude auftreten. Die Überlieferung verspricht tatsächlich Hilfe bei Frigidität, Eierstockproblemen und hormonellen Störun-

Auripigment eignet sich zur Meditation auf dem Stirnchakra.

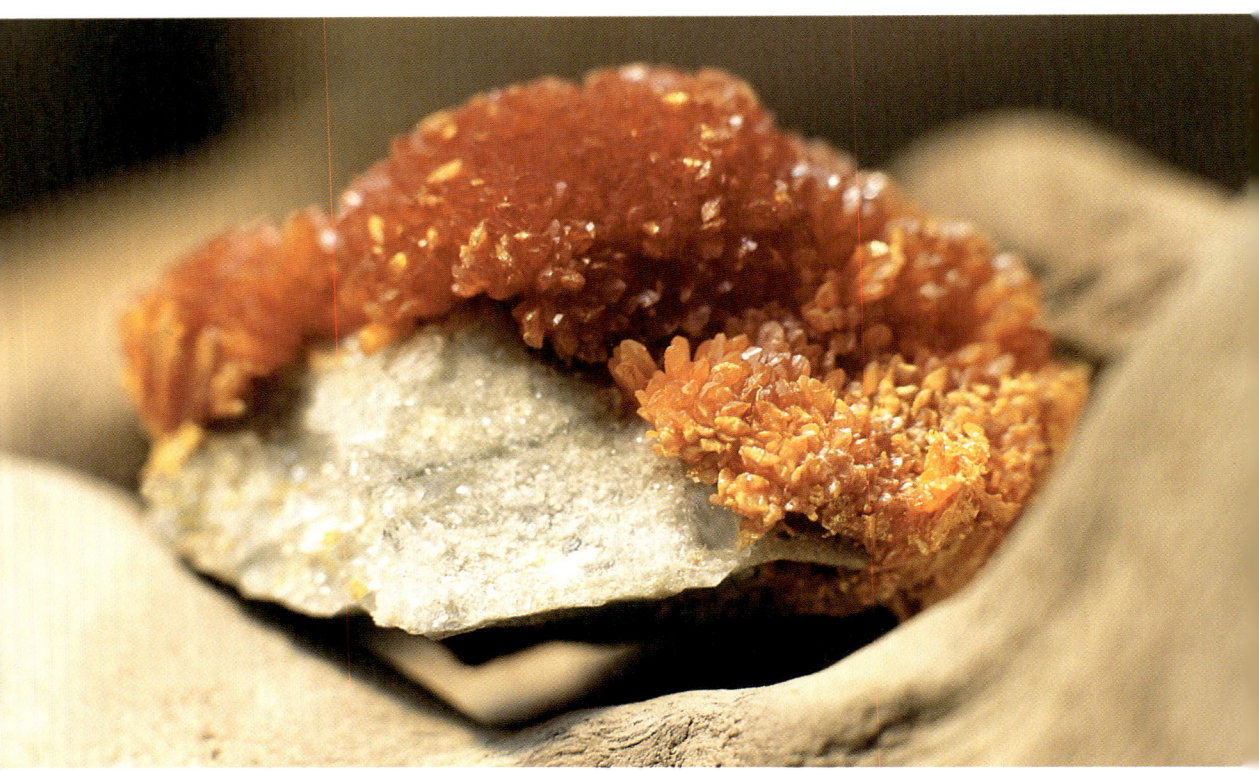

gen. Es steigert die nach außen gerichtete Aktivität und sorgt für neue Energie in langjährigen Beziehungen.

Magische Eigenschaften
Auripigment hat eine magische Steinfarbe. Der Stein diente früher zur Herstellung von Unsterblichkeitstrünken und Lebenselixieren.

Chakra-Zuordnung
Wenden Sie das Auripigment auf dem Dritten Auge an.

Sternzeichen
Für alle Sternzeichen geeignet.

Anwendung und Pflege
Es darf nicht in die Sonne gelegt werden und wird in einer Bergkristall-gruppe aufgeladen.

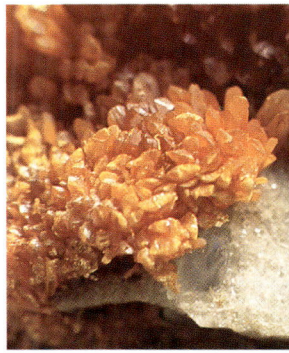

Auripigment gibt es in Gelbnuancen: von zitronen- bis rotgelb.

Weitere/r Name/n	Arsenblende, Chinagelb, gelbe Arsenblende, gelbes Arsenglas, Königsgelb, Operment, Orpiment, Persischgelb, Rauschgelb, Reuschgeel, Rieszgelb, Roszgelb, Sandaraca, Sandarach, Schwefelarsen
Fundort/e	China, Japan, USA
Farbe/n	zitronengelb, rötlich gelb
Chemische Zusammensetzung	As_2S_3
Härte	1 bis 2
Handelsübliche Formen	Auripigment wird als Pulver oder als Rohstein zum Auflegen verwendet
Kristallisation	Auripigment kommt in faserigen Kristallen vor und zerfällt unter Lichteinfluss zu Pulver; monokliner Kristall

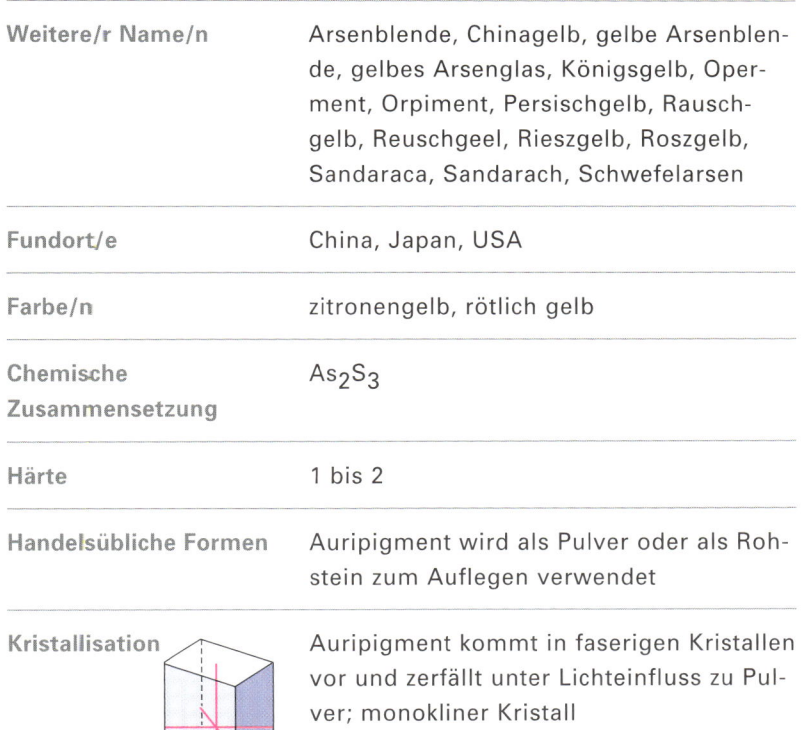

Das in verschiedenen Gelbtönen vorkommende Auripigment enthält das giftige Arsen und ist daher nicht ganz ungefährlich. Bei äußerlicher Anwendung besteht allerdings kein Risiko.

Australischer Amulettstein

Geschichte und Legende

Australiens Ureinwohner, die Aborigines, verehrten den Ayers Rock als »Heiligen Stein der Mutter Erde«, in ihrer Sprache Uluru. Jeder wollte ein Teil von ihm bei sich tragen, da man glaubte, dass diese kleinen Amulettsteine ihren Träger beschützen und alles Böse von ihm fernhalten. Die australischen Eingeborenen bezeichnen die Amulettsteine als »Kinder des Uluru«. Sie sollen eine harmonische Verbindung zwischen allen Lebewesen, der Natur und der Erde herstellen. Diese Dreifaltigkeit zeigt sich auch in den magischen Linien, die über dem Stein verlaufen. Der Stein ist allerdings schwer zu finden, denn er ist außerordentlich selten und sehr begehrt.

Die »Kinder des Uluru« kommen vom Ayers Rock.

Heilwirkungen

Amulettsteine reinigen das Blut und verleihen – während des Tragens – mehr Widerstandskraft und Vitalität. Sie können Bindehautgewebe und

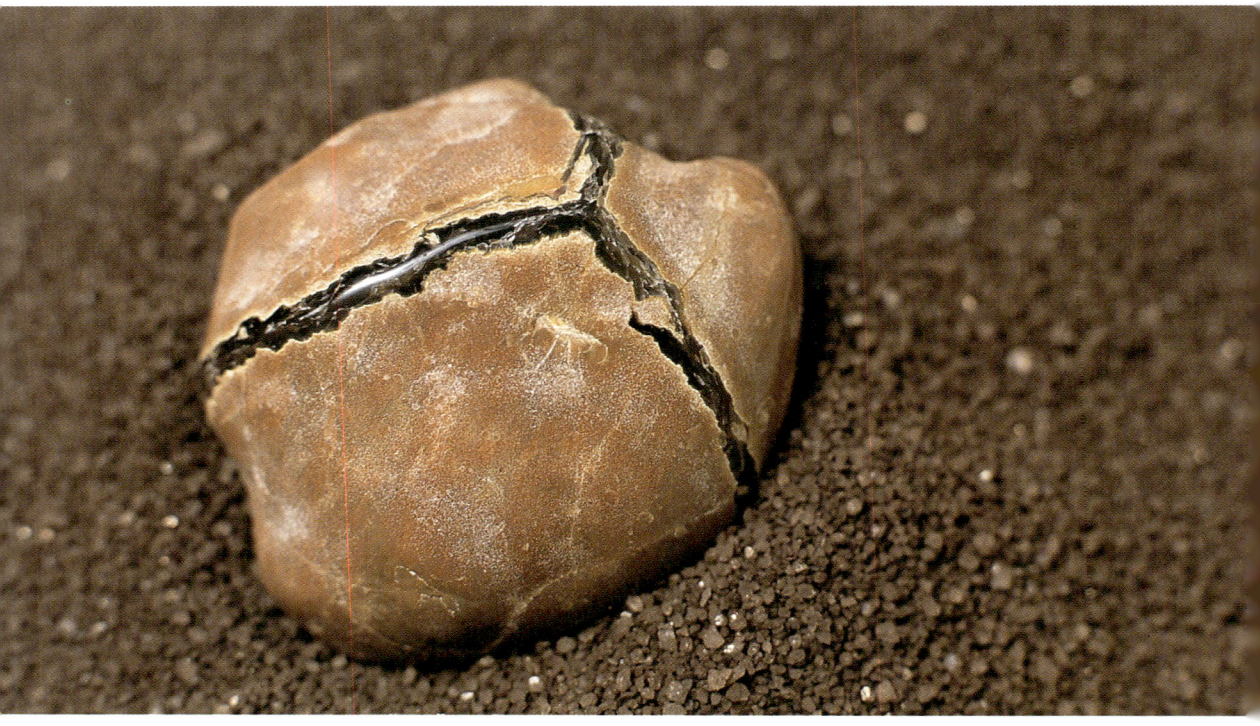

Hautoberfläche vor Erkrankungen, Ausschlägen und Ekzemen bewahren. Diese Steine können Migräne, wetterbedingte Gliederschmerzen und Erkrankungen der Magenschleimhaut lindern. Über das vegetative Nervensystem nehmen sie harmonisierenden Einfluss auf Stoffwechsel und Kreislauf.

Amulettsteine können vor Depressionen, aber auch vor Zorn und Wutausbrüchen schützen. Ihr Träger erhält durch sie ein stärkeres inneres Gleichgewicht, Freude und Harmonie. Negative Energie wird umgewandelt in positive Schwingungen.

Chakra-Zuordnung

Sie können den Amulettstein auf alle Chakren anwenden.

Sternzeichen

Keinem besonderen Sternzeichen zugeordnet.

Anwendung und Pflege

Der Stein sollte einmal im Monat unter fließendem lauwarmen Wasser gereinigt und entladen werden. Auch ein Bad in der Sonne bekommt ihm sehr gut.

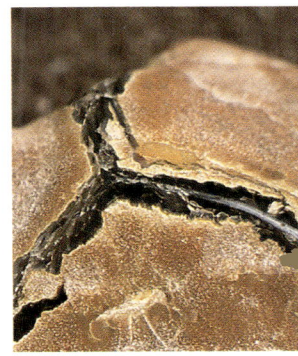

Amulettsteine werden in der Familie weitervererbt und bei Bedarf gestreichelt.

Bis heute kann sich die Wissenschaft nicht erklären, wie die Amulettsteine entstanden sind, da es sich um ein vollkommen anderes Gestein handelt als das übliche Urgestein der Fundgegend.

Fundort/e	nur Australien, am Ayers Rock (ältester Stein der Erde)
Farbe/n	achatfarbene, nach bestimmtem Muster verlaufende Linien in beigem, rundem Gestein
Chemische Zusammensetzung	SiO_2
Härte	7
Handelsübliche Formen	Rohstein
Kristallisation	trigonaler Kristall

Aventurin

Geschichte und Legende

Bei den alten Griechen wurde dem Krieger ein Aventurin in die Kleidung genäht, um Mut und Optimismus zu erhalten. Selbst Humor und Heiterkeit sagt man seinem Einfluss nach.

Heilwirkungen

Viele Hautirritationen, Akne, Allergien oder nässende Hautstellen, aber auch Schuppen und Haarausfall lassen sich positiv durch Aventurinwasser beeinflussen: Bedecken Sie den Stein über Nacht mit Wasser, und waschen Sie damit Haut und Haare. Auch überanstrengte Augen können mit diesem Wasser gebadet und so gebessert werden. Als aufgelegtes Amulett kann der Stein schmerzlindernd wirken.

Seine Auswirkungen hat er auch auf die Psyche: Er verstärkt die Selbstbestimmung und die individuelle Persönlichkeit. Wer eine positive Lebenseinstellung sucht, hat hier den idealen Helfer.

Der Aventurin wirkt gegen frühe Ängste und fördert Entspannung und Erholung.

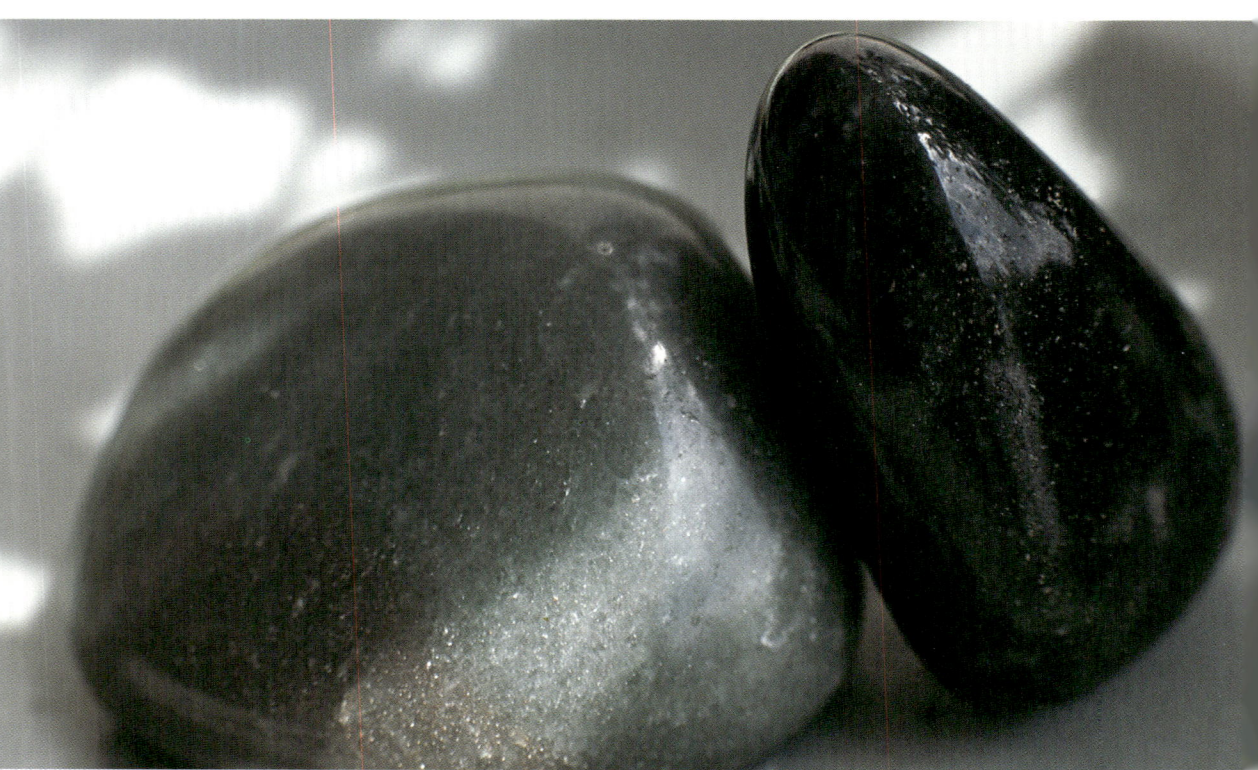

Magische Eigenschaften

Der Aventurin symbolisiert Ruhe und Geduld. Er schenkt seinen Trägern das innere Gleichgewicht wieder und regt zu Träumen an.

Chakra-Zuordnung

Über das Herzchakra befreit der Aventurin uns von Ängsten und psychosomatischen Störungen, die uns seit unserer frühesten Kindheit blockieren.

Sternzeichen

Vor allem ein Stein für den Krebs, aber auch für Stier und Schütze.

Anwendung und Pflege

Der Stein sollte entweder längere Zeit getragen werden oder – bei akuten Beschwerden – auf die betreffende Körperstelle mit Leukoplast aufgeklebt werden. Entladen Sie ihn einmal monatlich unter fließendem Wasser; Sonne lädt ihn wieder auf.

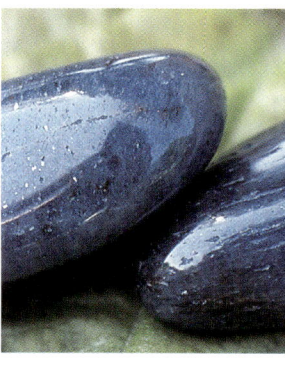

Blauquarz wird auch als blauer Aventurin bezeichnet.

Blauquarz oder blauer Aventurin lindert Kopfschmerzen und Migräne und hilft bei Grippe und Erkältung. Blauquarzkugeln schirmen Strahlung ab.

Fundort/e	Brasilien, Südafrika, Ural, Sibirien und Indien
Farbe/n	hellgrün durchschimmernd, manchmal mit glitzernden Einlagerungen von Chromglimmer, die ihm die Farbe verleihen; je mehr Licht der Stein bekommt, umso schöner sind seine Farben
Chemische Zusammensetzung	$SiO_2 + KAl_2 [(OH, F)_2/Al\ Si_3O_{10}] + (Cr)$
Härte	7
Handelsübliche Formen	roh zum Aufstellen; poliert zum Auflegen oder als Handschmeichler, geschliffen zu Schmuck
Kristallisation	Aventurin ist ein derber Quarz von trigonalem Kristallsystem

Aventurin-Sonnenstein

Geschichte und Legende

Der Aventurin-Sonnenstein ist ein feuriger Energiestein. Die Inder und Chinesen schreiben ihm potenzfördernde Energien zu. Als der Stein nach Europa gelangte, war er nur für wohlhabende Menschen aus den oberen Gesellschaftsschichten zugänglich. Einige venezianische Glasmacher versuchten, den Stein künstlich herzustellen, und erfanden dabei ein Glas, das verblüffende Ähnlichkeit mit dem Aventurin-Sonnenstein hatte. In Anlehnung an den Namen des Steins nannten sie es Avanturin.

Heilwirkungen

Seine Farbe erhält der Stein durch feinste Hämatit- und Glimmerplättchen.

Der Aventurin-Sonnenstein kann ein guter Helfer bei Magen- und Darmproblemen sein; vor allem bei Beschwerden wie Verdauungsstörungen, Blähungen und Bauchschmerzen kann der Stein helfen. Darmgeschwüre und Entzündungen an der Darmwand können durch ihn gelindert

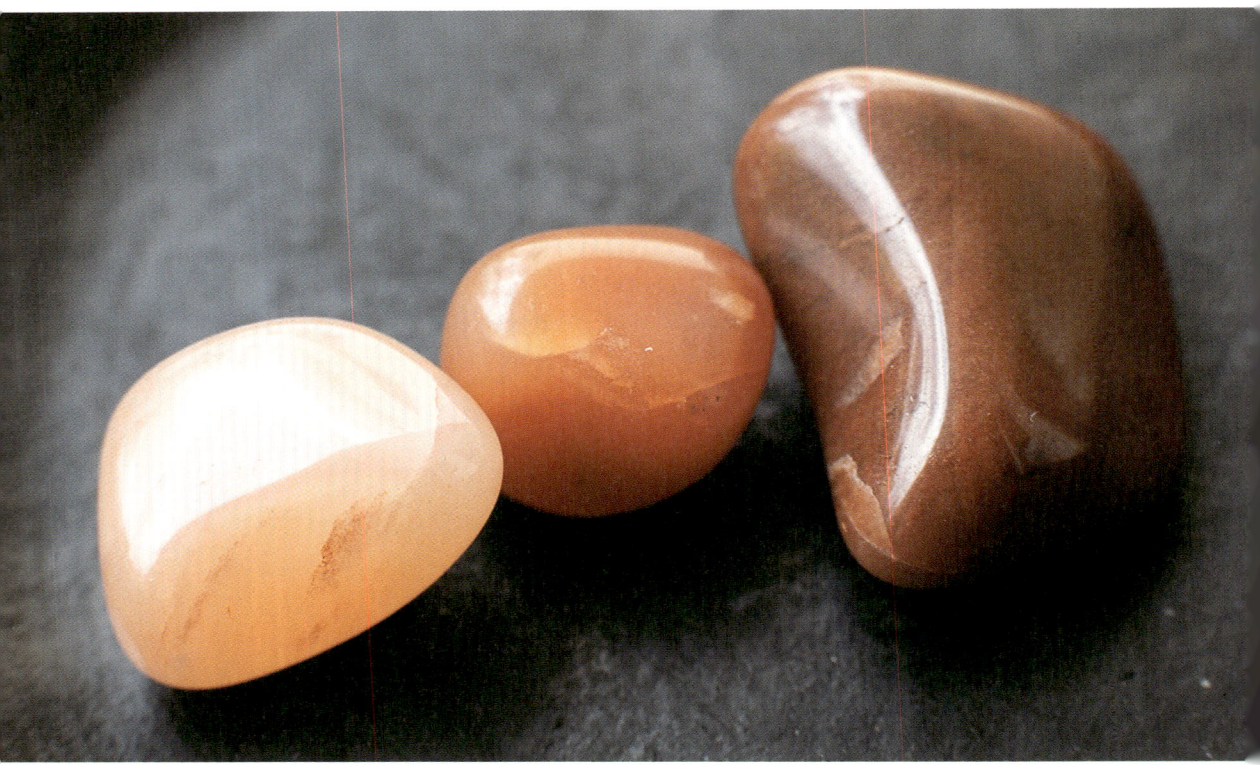

werden. Positive Wirkungen auf die psychische Verfassung seines Trägers hat er ebenfalls: Der Stein zeigt eine besänftigende und ausgleichende Wirkung auf die Seele und ist dadurch ganz besonders für Menschen geeignet, die ein cholerisches Temperament haben und schnell aufbrausend sind.

Chakra-Zuordnung

Wenden Sie den Stein über dem Milzchakra an. Gerade bei seinem Wirken auf das Nabelchakra kann er Ihnen dabei behilflich sein, Ruhe und Zufriedenheit zu erlangen.

Sternzeichen

Keinem besonderen Sternzeichen zugeordnet.

Anwendung und Pflege

Entladen Sie den Stein je nach Bedarf ein- bis zweimal im Monat unter fließendem lauwarmem Wasser. Aufladen können Sie ihn in der Sonne, bei dunkleren Steinen aber nur vorsichtig, da die Energie sonst zu stark wird.

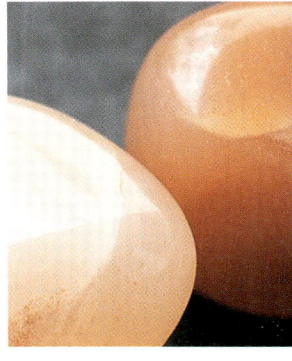

Der Aventurin-Sonnenstein lässt sich gut mit anderen Heilsteinen verwenden.

Der orangebraune oder orangegelbe Aventurin-Sonnenstein ist ein Stein für Ausgeglichenheit und Gelassenheit. Er vertreibt Wut und mildert Jähzorn.

Fundort/e	Indien, Australien, Kanada
Farbe/n	orangebraun, orangegelb, oftmals auch mit metallisch schimmernden Einschlüssen
Chemische Zusammensetzung	SiO_2
Härte	7
Handelsübliche Formen	Rohstein, Handschmeichler, Anhänger, Kette; auch Formen wie Kugel oder Pyramide sind im Handel zu finden
Kristallisation	trigonaler Kristall

Azurit

Geschichte und Legende

Der Name stammt vom persischen Wort *Lazhward*, das blaue Farbe bedeutet. Die Griechen und Römer verwendeten den Stein als Pulver zermahlen für medizinische Zwecke und als Farbe. In den Büchern Salomons ist von einem kupferhaltigen Stein die Rede, von dem man nicht ganz genau weiß, aber mit annähernder Sicherheit annimmt, dass damit der Azurit gemeint ist. Er wurde in den King Salomons Mines gefunden. Die sprichwörtliche Gerechtigkeit des biblischen Königs Salomon soll während Meditationen mit diesem Stein gefestigt worden sein.

Heilwirkungen

Der Azurit stimuliert die Schilddrüse und fördert das Wachstum bei Kindern.

Der Azurit kann die Heilung nach Verletzungen und Operationen beschleunigen. Er kann die Nerven schützen und lässt innere Blockaden und Stauungen gar nicht erst zu. Der Stein kann die Lebertätigkeit anregen und entgiftet damit den Organismus.

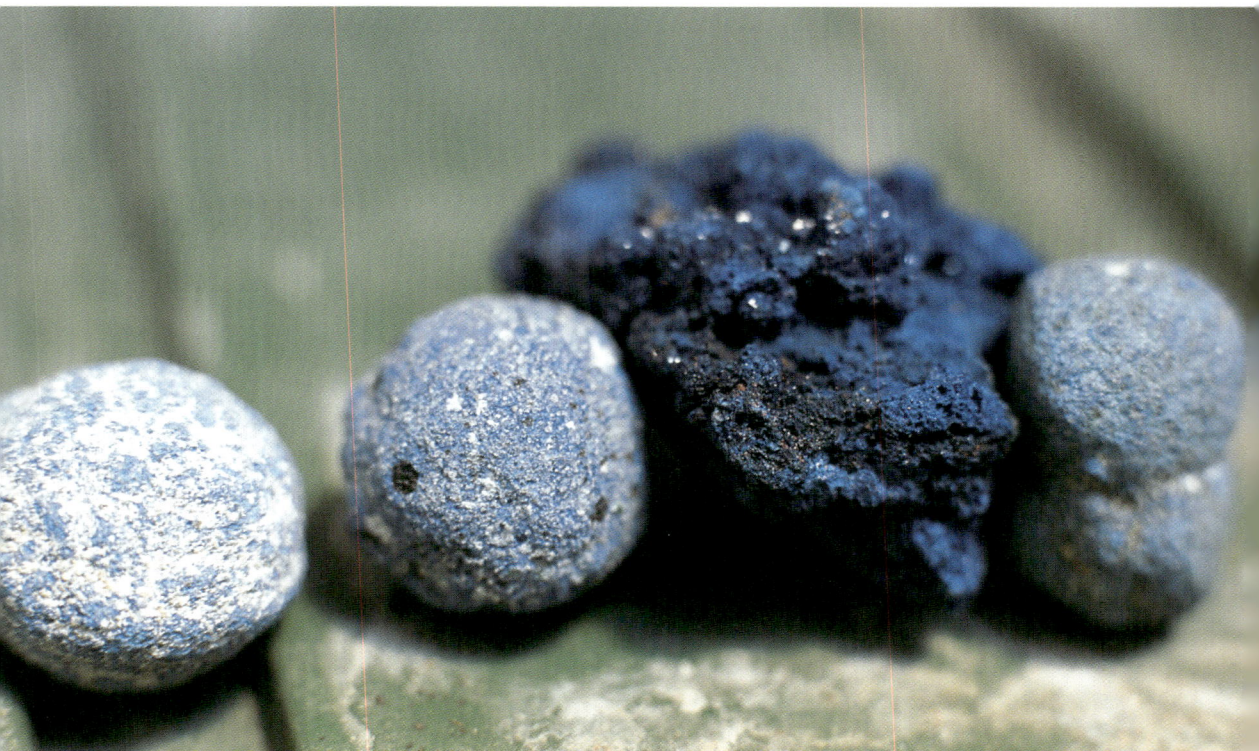

Auf psychischer Ebene regt er die Konzentration an und schärft den Gerechtigkeitssinn. Entscheidungsprozesse können mit diesem Stein erleichtert werden, weil er seinen Träger kritisch werden lässt und Erkenntnisprozesse erleichtert.

Magische Eigenschaften
Der Azurit symbolisiert die Erkenntnis, und er soll den Gerechtigkeitssinn fördern.

Chakra-Zuordnung
Er wirkt besonders gut auf das Stirn- und das Scheitelchakra.

Sternzeichen
Besonders für Steinböcke geeignet.

Anwendung und Pflege
Einmal im Monat über Nacht sollte der Stein zwischen Hämatit-Trommelsteinen entladen werden. Aufgeladen werden dagegen muss dieser energiereiche Stein nicht.

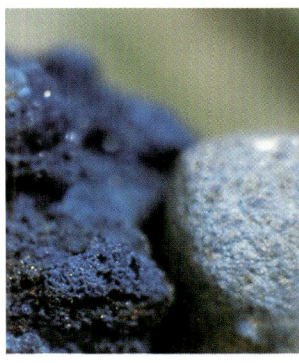

Der Azurit gilt als Stein der Erkenntnis.

Weitere/r Name/n	Armenischer Stein, Armenium, Bergblau, Blaustein, Caeruleum, Chessylith, Cyanos, Kupferblau, Kupferlasur
Fundort/e	Marokko, Arizona, Schwarzwald
Farbe/n	dunkelblau
Chemische Zusammensetzung	$Cu_3 [(OH)_2/(CO_3)_2]$
Härte	3,5 bis 4
Handelsübliche Formen	Rohstein, Handschmeichler, Kugeln, Kristall, Cabochon, Anhänger (selten)
Kristallisation	er ist ein basisches Kupferkarbonat, das in Lagerstätten von Kupfererz steht; monokliner Kristall

Seit Beginn des Bergbaus kennt man den dunkelblauen Azurit mit seiner ungeheuer kräftigen Farbe. Zermahlener Azurit wird seit alters her nicht nur als Medizin, sondern auch als Farbe verwendet: das Azurblau.

Azurit-Malachit

Geschichte und Legende

Im Glauben der Indianer ist der Azurit-Malachit der Schutzstein der Erde: Er hütet Natur, Tier und Mensch und schafft die göttliche Verbindung zwischen Himmel und Erde: Durch die starke magische Verbindung zum Himmel regnet das Wasser immer wieder auf die Erde hinab. Dabei steht die grüne Farbe im Stein für das Leben an Land, der blaue Teil steht symbolisch für alles Leben im Wasser.

Heilwirkungen

Der Azurit-Malachit schützt und unterstützt die Entgiftungsorgane des Körpers. Er kann positive Wirkungen auf die Bekämpfung von Nieren- und Gallensteinen und Lebererkrankungen haben. Auch das Nervensystem und die Muskulatur profitieren durch seine Anwendung. Dem Azurit-Malachit wird auch eine Schutzfunktion vor Strahlenschäden zugeschrieben.

Der Azurit-Malachit vereint das Blau des Azurit und das Grün des Malachit.

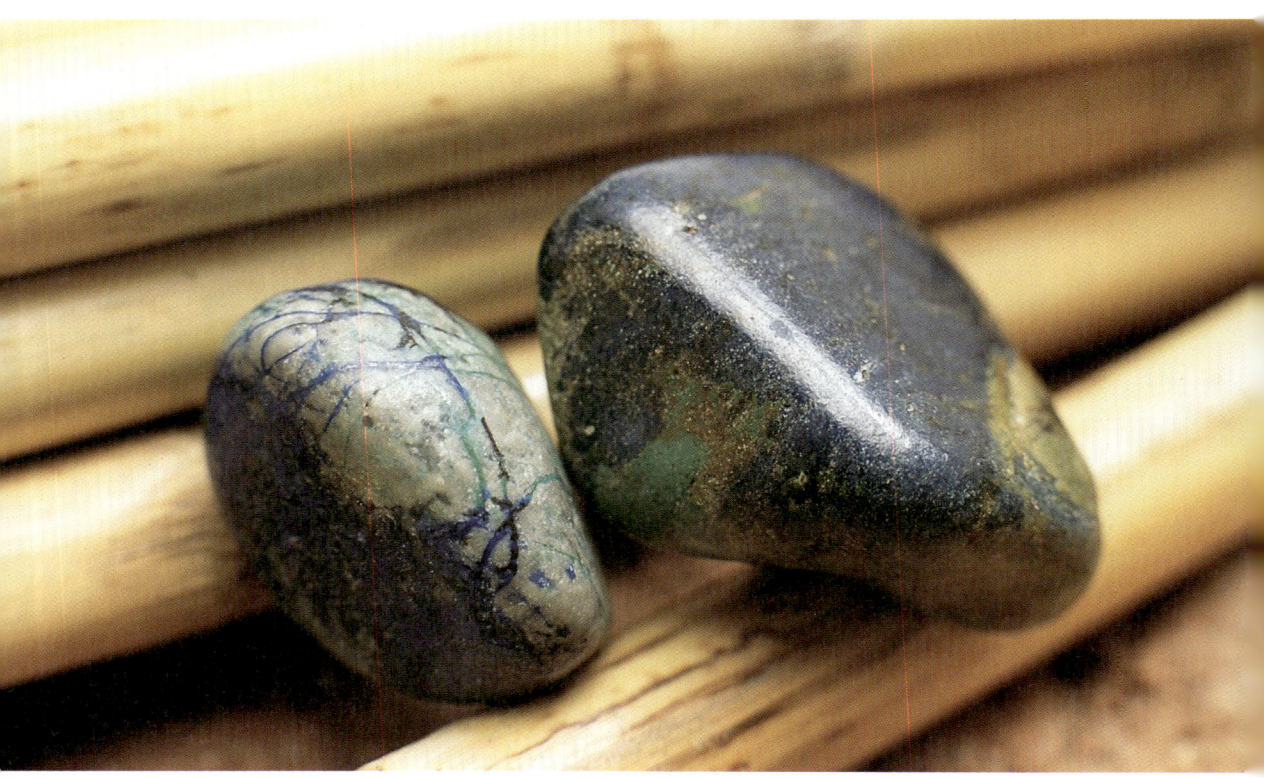

Auch auf psychischer Ebene kann der Stein Positives bewirken: Wer einen zu schwachen Charakter hat oder unter Gemütsschwankungen leidet, ist mit diesem Stein gut beraten. Der Azurit-Malachit sorgt dafür, dass Sie sich wohl fühlen und das nach außen hin auch ausstrahlen. Ganz allgemein hat der Stein die Fähigkeit, die Gesundheit seines Trägers zu erhalten.

Chakra-Zuordnung

Der Azurit-Malachit sollte bei der Meditation auf Stirn- oder Herzchakra aufgelegt werden.

Sternzeichen

Besonders gut für den Steinbock.

Anwendung und Pflege

Entladen Sie den Stein nur über Nacht in einer Schale mit Hämatit-Trommelsteinen. Allerdings sollten Sie dies erst dann tun, wenn Sie merken, dass er sich nur noch schwach erwärmt, wenn Sie ihn am Körper tragen, oder sich sogar verfärbt. Einmal im Monat sollten Sie den Stein nachts in einer Bergkristallgruppe aufladen.

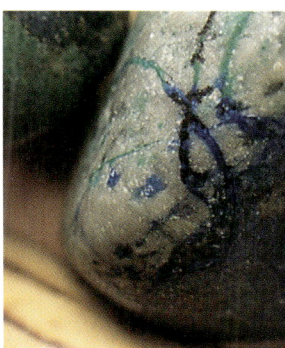

Der Azurit-Malachit ist ein besonders sanfter Meditations- und Chakrastein.

Der Azurit-Malachit ist ein Kupfermineral wie der blaue Azurit und grüne Malachit. Beide Edelsteine, deren Fundorte nah beieinander liegen, sind durch sehr hohen Druck und hohe Hitze zu diesem schönen Stein verwachsen.

Fundort/e	ein kleines Gebiet im Bundesstaat Arizona, USA
Farbe/n	dunkelblau mit grünen Einschlüssen
Chemische Zusammensetzung	$Cu_3[OH/CO_3]_2 + Cu_2[(OH)_2/CO_3]$
Härte	3,5 bis 4
Handelsübliche Formen	Rohstein, Handschmeichler, Cabochon, Kugel, Anhänger, Kette
Kristallisation	monokliner Kristall

Baryt

Geschichte und Legende

Der Baryt ist ein vergleichsweise schwerer Stein. Das besagt auch sein Name: Er stammt von dem griechischen Wort *barys*, was so viel wie schwer bedeutet. Erst spät entdeckte man seinen Wert und begann vor etwa 200 Jahren, im 19. Jahrhundert, den Baryt als Heil- und Schutzstein zu nutzen. Im 20. Jahrhundert entdeckte ihn die Wissenschaft für ihre Zwecke. Man fand heraus, dass der Stein in der Lage ist, Strahlungen abzuschirmen. Der Baryt schützt vor gefährlichen Röntgen-, UV- und radioaktiven Strahlen.

Heilwirkungen

Der Baryt kann besonders Kinder vor Strahlenschäden bewahren.

Er ist ein Schutzstein gegen Strahlungen (UV-, Röntgen-, Erd-, Wasser- und Computerstrahlen). Dabei schirmt er die Strahlungen nicht nur ab, sondern lindert auch Schäden auf der Haut. So hilft er besonders bei Sonnenbrand. Als Barytwasser wird er auch bei schuppiger, entzünde-

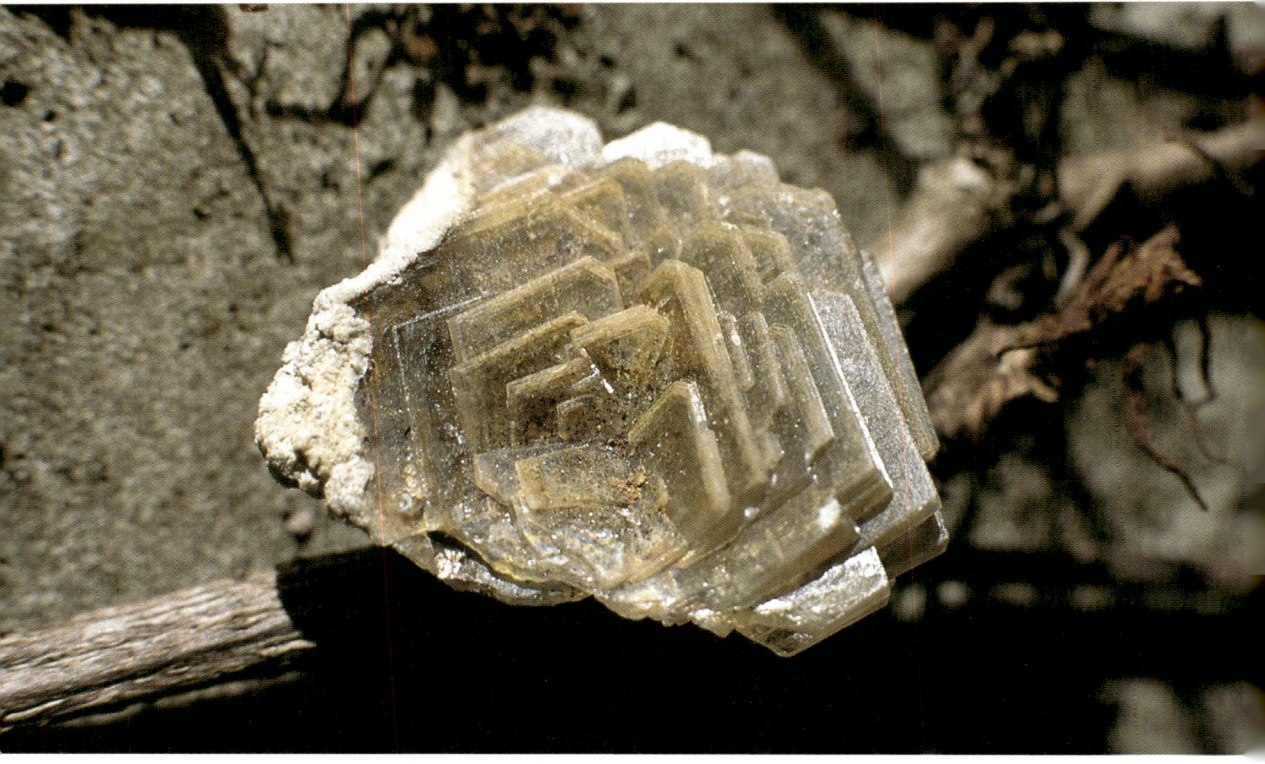

ter und gereizter Haut empfohlen. Und er hilft gegen Akne und Pickel im Gesicht. Auch Pilzerkrankungen von Nägeln und Zehen lassen sich mit dem Baryt behandeln. Außerdem unterstützt er die Heilung psychischer Leiden, beispielsweise von Zwangsneurosen oder zwanghaftem Verhalten (wie Platzangst oder Putzzwang).

Chakra-Zuordnung
Man kann den Baryt auf alle Chakren gleichzeitig anwenden.

Sternzeichen
Keinem besonderen Sternzeichen zugeordnet.

Anwendung und Pflege
Entladen Sie den Baryt einmal pro Woche unter fließendem lauwarmen Wasser. Er regeneriert sich dadurch gleichzeitig und braucht deshalb nicht extra aufgeladen zu werden.

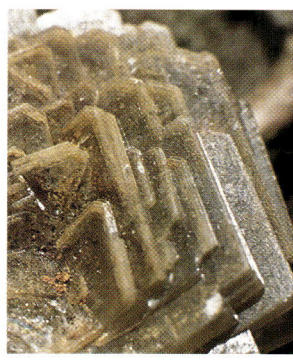

Besonders stark strahlenschluckend sind langprismatische Barytkristalle.

Weitere/r Name/n	Schwerspat
Fundort/e	Deutschland, Schweden, Italien, Mexiko, Australien, USA, Brasilien
Farbe/n	weiß, grau, gelb, blau, rosa, grünlich; manchmal findet man ihn auch durchscheinend
Chemische Zusammensetzung	$BaSO_4$
Härte	3 bis 3,5
Handelsübliche Formen	Rohstein, Kristall; er wird selten verarbeitet
Kristallisation	rhombische Kristallform

Der Baryt oder Schwerspat wird heute in der Industrie häufig als Schutz vor Strahlen aller Art verarbeitet, in Form von Abschirmplatten oder Schutzanzügen beispielsweise.

Baumachat

Geschichte und Legende

Bei den indischen Völkern ist der Baumachat als Talisman bekannt. Er ist ein seltener Achatstein und hat daher kaum Verwendung gefunden. In Kombination mit Bergkristall wird er sehr häufig als Rosenkranz verarbeitet, da er gerade in dieser Kombination das Gebet bzw. die Meditation vertieft.

Heilwirkungen

Der seltene Baumachat sendet sanfte Schwingungen aus und wirkt daher beruhigend auf das Nervensystem seines Trägers. Außerdem kann er die Funktionen von Nieren und Blase unterstützen und wirkt daher regulierend auf den Wasserhaushalt. Der Stein kann darüber hinaus das Immunsystem stärken und die Abwehrkräfte fördern.
Auch psychische Wirkungen werden dem Baumachat zugeschrieben: Er kann die Ausdauer fördern, innere Ruhe schenken und seiner Träger im

Der seltene Baumachat wird meist in Indien und Australien gefunden.

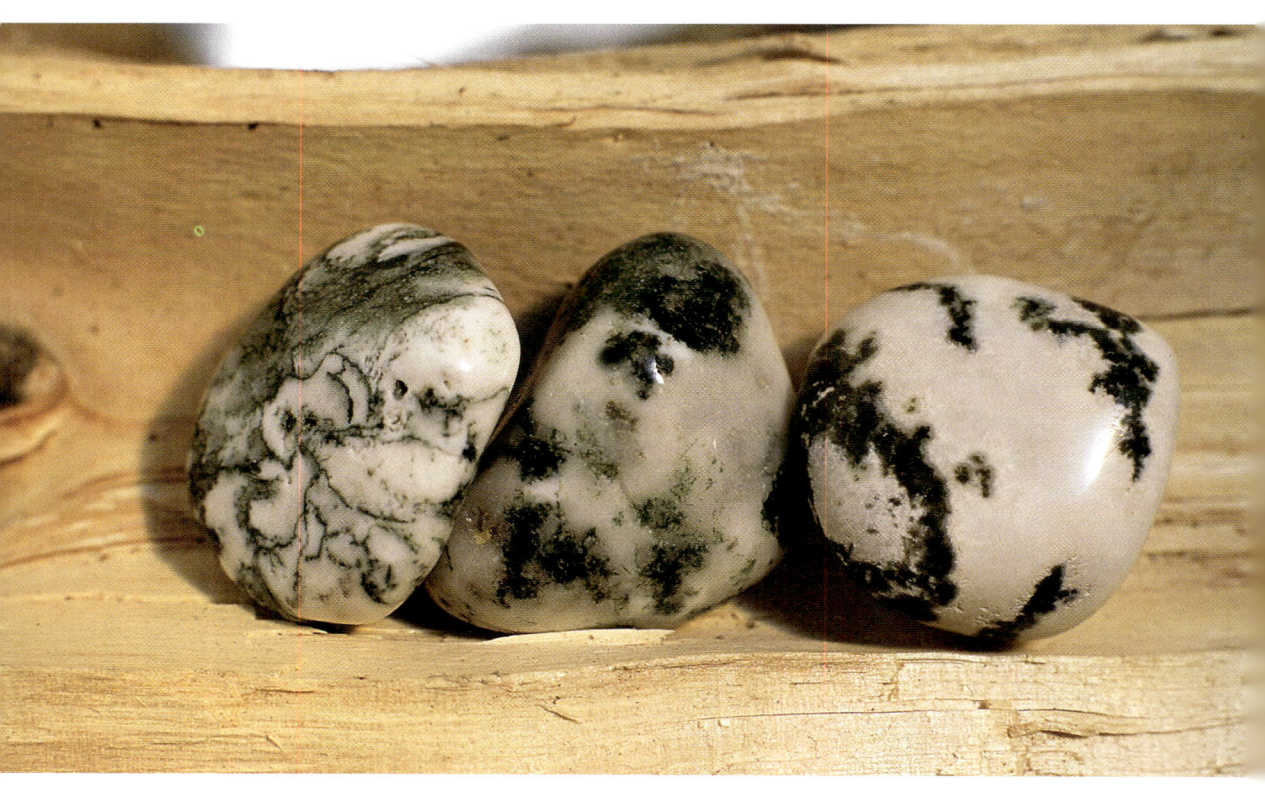

98

Umgang mit Kindern sensibilisieren. In Verbindung mit Chrysopras verleiht er Wärme und Ruhe. Der Stein soll den Hochmut seines Trägers dämpfen und ihn davor bewahren, die Welt ausschließlich auf sich zu beziehen. Und er soll die Erkenntnis erleichtern, dass jeder nur ein Bestandteil des Ganzen ist.

Chakra-Zuordnung
Der Baumachat ist ein unterstützender Stein. Das Herzchakra ist für den Baumachat am geeignetsten. Vertieft wird seine Wirkung, wenn Sie ihn mit einem Chrysopras oder einem Rubin-Zoisit verbinden.

Sternzeichen
Der Baumachat ist dem Steinbock zugeordnet.

Anwendung und Pflege
Sie sollten den Baumachat regelmäßig unter fließendem lauwarmen Wasser reinigen und ihn dadurch entladen. Ketten werden nachts in einer Schale mit Hämatit-Trommelsteinen entladen. Laden Sie den Stein in der Sonne wieder auf. Nach dem Aufladen an der Sonne sollten Sie den Stein mindestens eine Stunde ruhen lassen, bevor Sie ihn wieder anwenden.

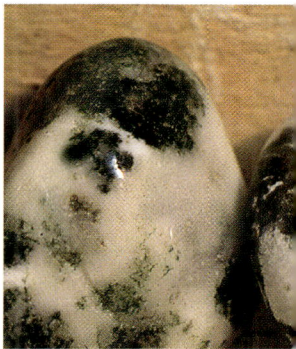

Am besten wird der Baumachat mit anderen Steinen verwendet.

Fundort/e	Indien, Australien
Farbe/n	weißer Achat mit moosartigen grünen Einschlüssen
Chemische Zusammensetzung	SiO_2
Härte	7
Handelsübliche Formen	Rohstein, Handschmeichler, Kugel, Kette, Anhänger
Kristallisation	trigonaler Kristall

Der weiße Baumachat mit seinen moosartigen Einschlüssen gehört zur Familie der Quarze. Seine Charakteristik erhält er durch Ablagerungen von Mangan und Eisen.

Bergkristall

Geschichte und Legende

Von der Antike bis ins Mittelalter herrschte der Irrglaube, der Bergkristall sei versteinertes, klares Eis (griechisch: *krystallos*). Bergvölker glaubten an Götter und Geister in Palästen aus Bergkristall. Weil er Durst löschen soll, hat Nero einst seinen Wein aus Bergkristallpokalen getrunken. Kaiser Augustus weihte den damals größten bekannten Stein einer Gottheit. Indianer legen den »heiligen Stein« bis heute Neugeborenen in die Wiege.

Heilwirkungen

Der Bergkristall ist der ideale Stein für die Meditation.

Legen Sie den Bergkristall direkt auf: Er kann Schmerzen lindern und Fieber senken. Der Bergkristall wirkt allgemein kräftigend, besonders bei Bandscheibenschwäche, Magen-Darm- und Herz-Kreislauf-Beschwerden. Er gibt positive Energie, kann psychische Blockaden lösen und soll den Gerechtigkeitssinn fördern. Kristallkugeln, in der Hand gehalten, wirken beruhigend.

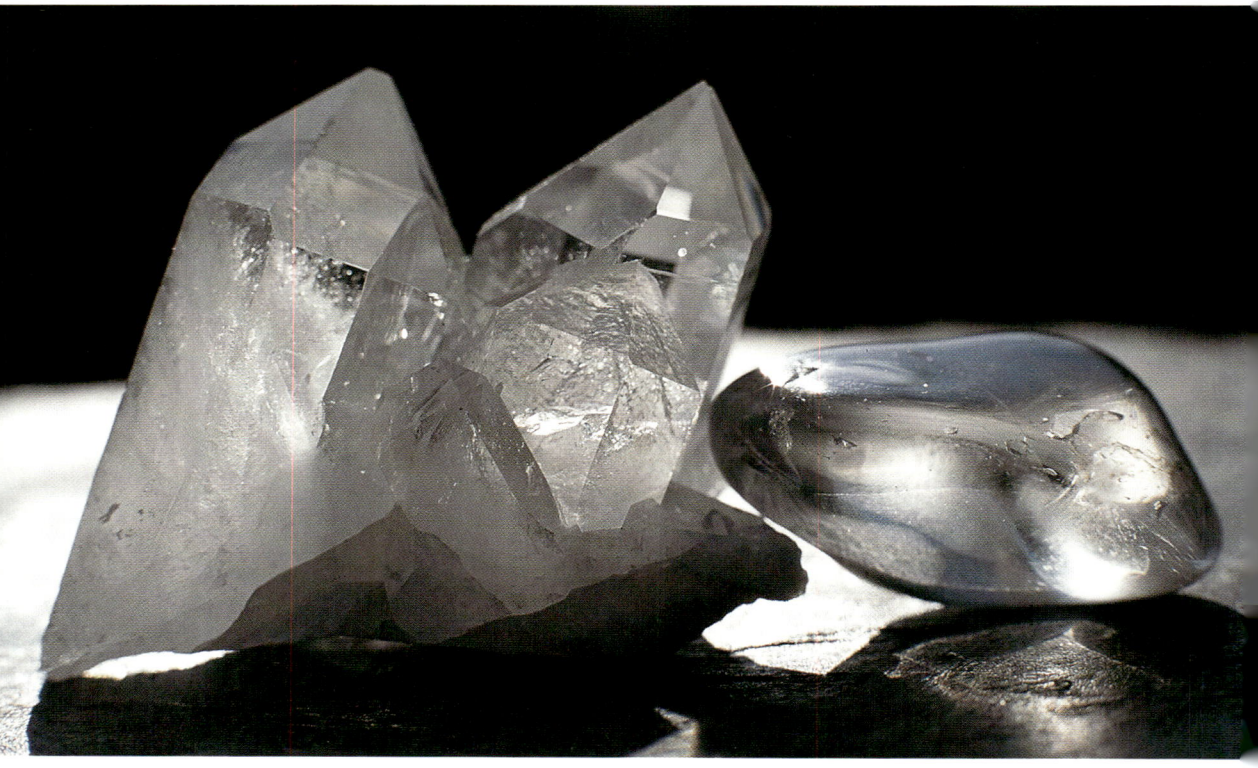

Magische Eigenschaften

Buddhisten suchen mit diesem Stein Erleuchtung. Und die Kugel weissagender weiser Frauen ist von alters her als Bergkristall beschrieben.

Chakra-Zuordnung

Der Bergkristall wirkt über alle Chakren klärend. Er ist ein besonders guter Kombinationsstein, da er die Chakren für die Entspannung weit öffnet. Außerdem mildert er die Kraft von zu starken Steinen bei der Meditation.

Sternzeichen

Es ist der Stein des Löwen, des Zwillings und des Steinbocks.

Anwendung und Pflege

Als Druse im Zimmer verstärkt der Bergkristall die Wirkung aller anderen Steine. Je größer der Stein ist, umso mehr Kraft entfaltet er. Bewahren Sie Bergkristallketten über Nacht stets in einer Schale mit trockenen Hämatit-Trommelsteinen auf. Ein- bis zweimal im Monat sollte man ihn unter fließendem Wasser entladen. Sonne lädt ihn auf.

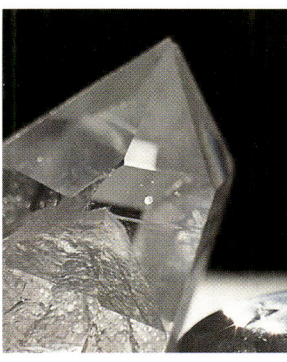

Die Pyramidenform eines Rohkristalls enthält gebündelte Kraft.

Weitere/r Name/n	Berg-Eis, Crystallos, »Schwindelstein«
Fundort/e	weltweit, hauptsächlich in den Alpen, Brasilien und Arkansas/USA
Farbe/n	klar bis weiß und durchsichtig
Chemische Zusammensetzung	SiO_2
Härte	7
Handelsübliche Formen	kleiner Kristall als Pendel; kleine Zapfen als Handschmeichler; poliert oder geschliffen als Schmuck; Rohstein in Gruppen zum Aufstellen
Kristallisation	dieser Quarz ist aus reinem Siliziumoxyd und Sauerstoff und kristallisiert trigonal; es gibt männliche (oben spitze) und weibliche (oben breite) Kristallformen.

Der Bergkristall kann in gefühllose, kalte, gelähmte Körperteile wieder Leben bringen. Kleinere Blutungen sollen unter ihm aufhören, Brandblasen durch seine Kühle verschwinden.

Bernstein

Geschichte und Legende

Schon im Altertum kannte man seine Eigenschaft, dass er durch Reiben Anziehungskraft auf Holzspäne und Stroh bekommt. Hieraus leitet sich der persische Name *Kahrabâ* ab – Stroh-an-sich-Reißer. Die Griechen nannten ihn *elektron* – sonnengolden. Sein deutscher Name stammt vom Niederdeutschen *bernen* – brennen –, denn er ist entflammbar.

Heilwirkungen

Seit 7000 Jahren wird er von Menschen für den Stoffwechsel und gegen alle stoffwechselbedingten Hautstörungen eingesetzt. Durch seine Wärme kann er bei Asthma helfen. Allergische Atembeschwerden (z. B. Katzenhaarallergie) bessern sich zusehends durch eine Bernsteinkette. Bernstein ist gut gegen Rheuma und zur Stärkung des Herzmuskels, selbst gegen Epilepsie. Bernsteinpulver wirkt gegen Infektionen und Furunkel. Er fördert Selbstheilungskräfte und stärkt die Entscheidungskraft.

Der Bernstein weckt Lebensfreude und stärkt das Wohlbefinden.

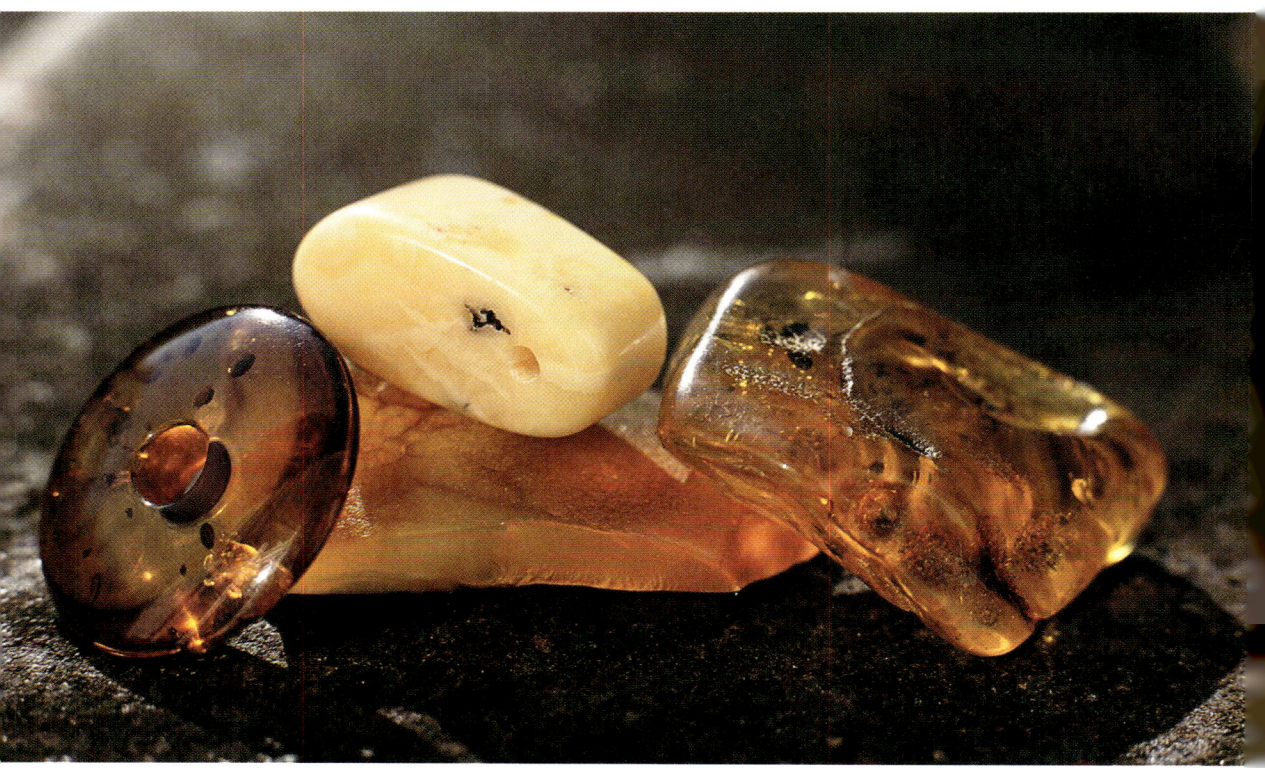

Magische Eigenschaften
Der goldfarbene Bernstein symbolisiert Erfolg.

Chakra-Zuordnung
Wirkt vor allem über das Nabelchakra.

Sternzeichen
Er ist der Stein des Zwillings, des Löwen und der Jungfrau.

Anwendung und Pflege
Entladen Sie ihn unter fließendem lauwarmen Wasser, wenn Sie merken, dass er sich beim Tragen nur langsam erwärmt. Negative Energie kann ihn trüben. Bernstein nie in die Sonne legen, er kann brüchig werden.

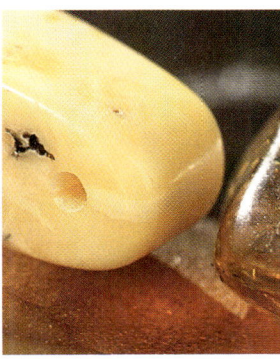

Bernstein sollte möglichst häufig direkt auf der Haut getragen werden.

Weitere/r Name/n	Amber, Augstein, Baltisches Gold, Chryso-elektrum, Copal, Deutsches Gold, Elektron, Glaesaria, Glaesum, Glessum, Kahrabâ, Sacrium, Saftstein, Sonnenstein, Stein des Nordens, Succinum
Fundort/e	baltische Küste, Litauen, Polen, Deutschland, Dominikanische Republik (hat dort ein anderes Farbspiel)
Farbe/n	hellgelb bis rötlichbraun, aber auch weiß, blau, grünlich
Chemische Zusammensetzung	ca. 75 % C, 10 % H, 15 % O + S
Härte	2 bis 2,5
Handelsübliche Formen	Rohstein, Handschmeichler, Kugelkette, Splitterkette, Babykette, Kugel, Anhänger; Imitationen, die aus jungem Baumharz - gewonnen sind (Kopal)
Kristallisation	fossiles Harz der Bernsteinkiefer, das während 50 Millionen Jahren versteinerte; organischen Ursprungs, kein Mineral; amorphe Form, meist knollig; amorpher Stein

In Fundstücken hat man bis zu 3000 verschiedene Einschlüsse gefunden: von Käfern und Fliegen über Spinnen bis zu Wassertropfen, die vor Urzeiten am Harz hängen blieben und mit ihm versteinerten.

Beryll

Geschichte und Legende

Aus Mesopotamien kommend, wurde der Beryll von den alten Juden als magischer Stein verehrt. Er soll den Glauben an Gott festigen. Er sollte eines Tages an der achten Stelle der Mauern des neuen Jerusalem stehen. Doch der Beryll hat noch eine andere Bedeutung: Er soll die ehelichen Gefühle und die Liebe bewahren. Und er soll seinem Träger zu hohem Ansehen verhelfen.

Heilwirkungen

Der Beryll ist ein ausgesprochen sanfter Heiler.

Er ist hilfreich bei Augenleiden, indem er abends auf die geschlossenen Augen gelegt wird. Er wird eingesetzt gegen leichte Magen- und Darmerkrankungen und entgiftet den Körper. Auch gegen Angina und alle im Halsbereich angelegten Störungen kann er wirken sowie gegen Symptome, die durch Dauerstress oder auf einer Reise entstehen. Er beruhigt bei Reisefieber und Heimweh. Zudem soll er den Charme und die eroti-

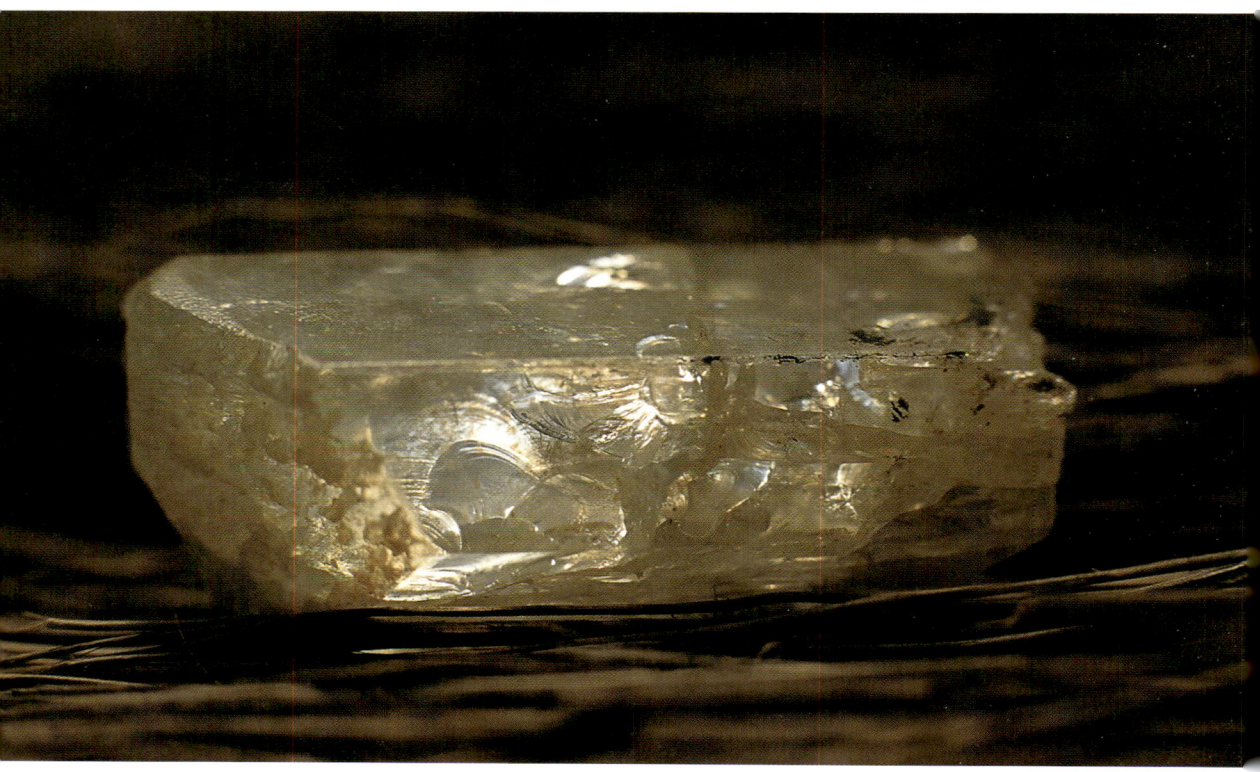

schen Gefühle seines Trägers verstärken, besonders wenn er mit einem Morganit getragen wird.

Magische Eigenschaften
Der Beryll symbolisiert Schutz; besonders der weiße Beryll sollte als Schutzstein auf jeder Reise dabei sein.

Chakra-Zuordnung
Der Beryll eignet sich zum Öffnen aller Chakren. Er stärkt die unbewusste Ausstrahlung, verleiht seinem Träger Charme und Sexappeal. Zusammen mit dem Morganit regt er die erotischen Gefühle an.

Sternzeichen
Der Beryll ist der Stein der Zwillinge.

Anwendung und Pflege
Über Nacht sollte man ihn stets in einer Schale mit trockenen Hämatit-Trommelsteinen aufbewahren und ihn unter leichtem Reiben in fließendem warmem Wasser entladen.

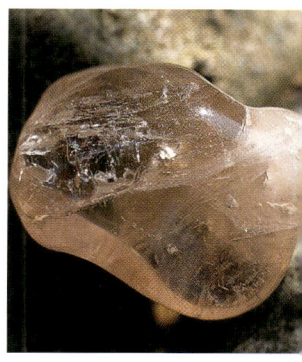

Die rosafarbige Beryllvariante wird als Morganit bezeichnet.

Weitere/r Name/n	Goshenit, Goldberyll, Heliodor, Bixbit
Fundort/e	Brasilien, Madagaskar, Pakistan, Afghanistan
Farbe/n	farblos, goldgelb, gelbgrün, weiß
Chemische Zusammensetzung	$Be_3Al_2 (Si_6O_{18})$ + Fe, K, Li, Mn, Na
Härte	7,5 bis 8
Handelsübliche Formen	im Handel eher selten; Rohstein, Trommelstein, Kristall, Kette, Kugel
Kristallisation	sechsseitige Säulenprismen, die ihre Farbe von Fremdstoffen erhalten: durch Eisen gelb und gold; sind sie bläulich gefärbt, spricht man von Heliodor; hexagonaler Stein

Die Griechen nutzten die Brechungsfunktion des Beryll, um die ersten Brillen zu fertigen. Zur Zeit Neros fand man auf Elba weiße Berylle, die zu kostbaren Augengläsern geschliffen wurden.

Biotit

Geschichte und Legende

Durch Erhitzung bläht sich der Stein im Sommer auf und sprengt kleine Linsen aus seinem Innern; das wurde übertragen auf seine Kraft als Stein zur Geburtsbegleitung. Das feste Pressen eines solchen glatten, runden Steins in der Faust der Gebärenden soll die Schwerarbeit erleichtern. Der Biotit gehört in die Gruppe der Glimmer. Biotitscheiben sind in ihrer Heilwirkung besser als Biotitlinsen, da sie in ihrer chemischen Zusammenstzung reiner sind.

Heilwirkungen

Der Biotit unterstützt die Entgiftung des Körpers. Aufgelegt hilft er auch bei Ischias-, Rheuma- und Gichtschmerzen. Besonders beliebt ist er aber als Schutz- und Kraftstein während der Geburt. Er kann dabei entweder auf das Schambein aufgelegt werden oder aber in der Hand der Gebärenden Kraft vermitteln. Der Biotit löst Verkrampfungen, regt den

Biotitscheiben können als Öffner aller Chakren dienen.

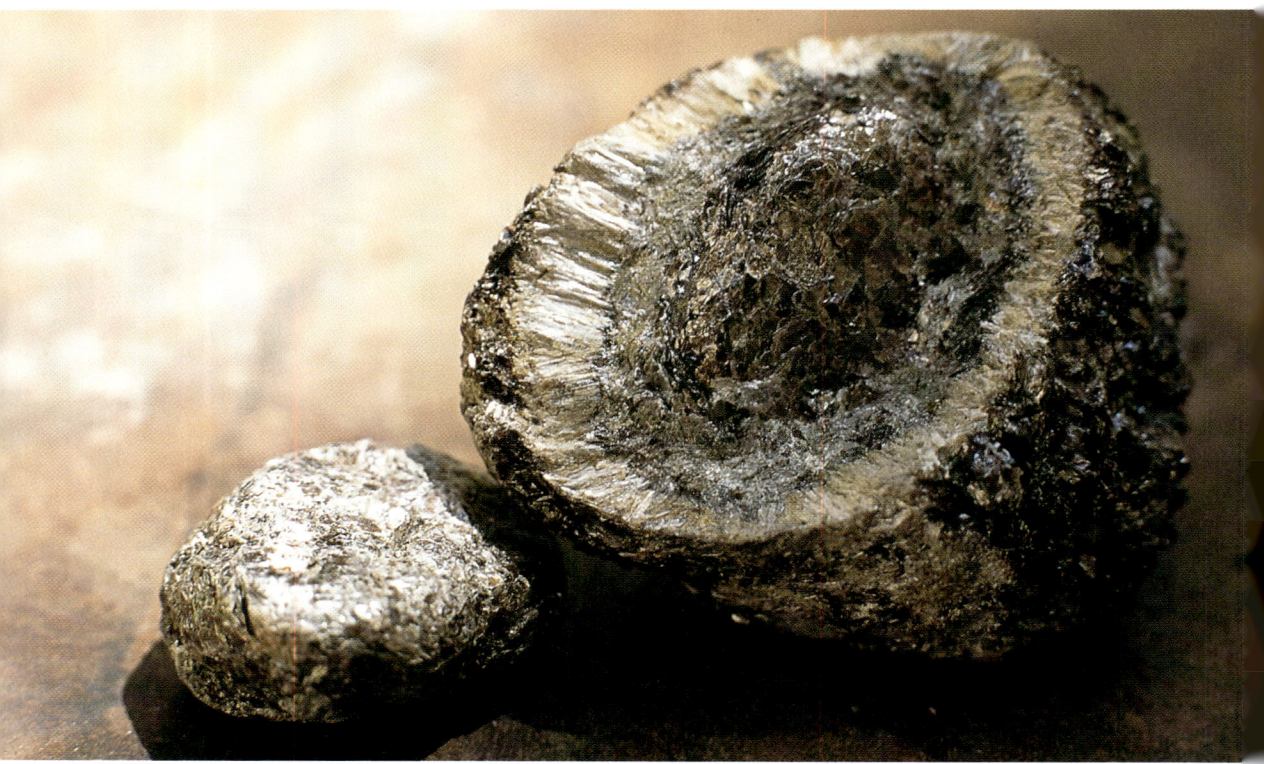

Stoffwechsel an und fördert die Entschlackung. Intuition und Kreativität sollen durch diesen Stein gefördert werden. Er hilft auch gegen stress-bedingte Leiden wie Schlaflosigkeit und -störungen, Depressionen und Melancholie.

Magische Eigenschaften

Der Biotit oder die Biotitlinse gelten als die idealen Frauensteine: Ge-burten und die damit verbundenen Schmerzen werden durch ihn er-leichtert.

Chakra-Zuordnung

Biotitscheiben öffnen alle Chakren. Zur Entspannung eignen sie sich be-sonders auf dem Nabelchakra und dem Dritten Auge.

Sternzeichen

Keinem Sternzeichen zugeordnet.

Anwendung und Pflege

Entladen wird der Stein in regelmäßigen Abständen unter fließendem lauwarmen Wasser. Mehrere Stunden unter direkter Sonneneinstrahlung geben ihm die alte Energie zurück.

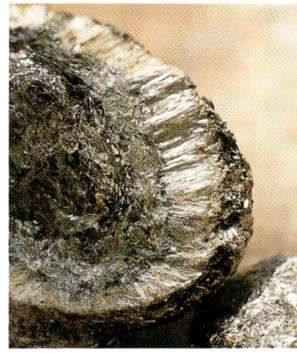

Für die Therapie emp-fiehlt sich der reine Biotit, nicht die Biotit-linsen.

Fundort/e	Brasilien, USA, Australien, Südafrika, Russland, Norwegen
Farbe/n	schwarz mit silbrig-grauem Glimmer
Chemische Zusammensetzung	$K (Fe, Mg, Mn)_3 [(OH, F)_2 AlSi_3O_{10}]$
Härte	2 bis 2,5
Handelsübliche Formen	Scheiben, Linsen; Biotitlinse: Anreicherun-gen von Biotit um einen quarzigen Feld-spatkern
Kristalli-sation	er ist eine Kalium-Magnesium-Eisen-Verbindung und gehört zu den Glimmer-steinen; monokliner Kristall

Vorsicht vor un-echten Heilsteinen! Sie imitieren das Aussehen des Bio-tit, besitzen aber im Innern einen unreinen, ver-quarzten Feldspat-kern, der unbere-chenbare Kräfte versendet.

Boji-Stein

Geschichte und Legende

Ihre meist nahezu kugelrunde Form hat den Bojis viel Magie angedichtet. Da der Stein im Schlamm ehemaliger Meere entstand und nicht im Fels gefunden wird, sieht man ihn nur selten. Schon deshalb soll er seinem Finder Glück bringen. Man bezeichnet Boji-Steine auch als »lebende Steine«.

Heilwirkungen

Konkrete Indikationen bei akuten Beschwerden gibt es nicht. Weist der Stein sichtbare Pyrithkristalle auf, spricht man von einem männlichen, ohne diese von einem weiblichen Stein. Der männliche Stein in der einen, der weibliche in der anderen Hand sollen ein Energiefeld im Körper schaffen, das Schmerzen und Blockaden aufhebt. Mit diesem Verfahren ist der Stein auch zur Vorbeugung geeignet. Er gibt positive Energie, löst seelische Blockaden. Akute Beschwerden werden nicht behandelt.

Boji-Paare erzeugen ein kräftiges Energiefeld für Aura und Organismus.

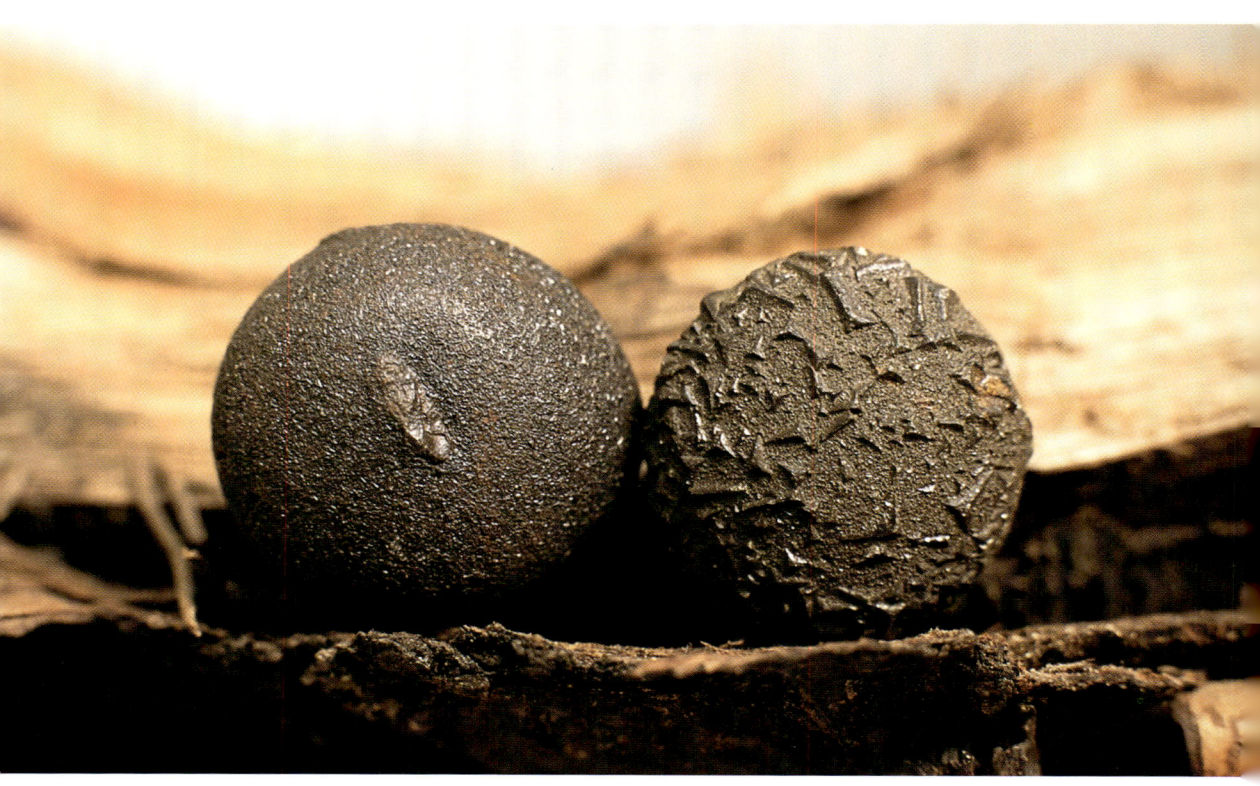

Magische Eigenschaften

Boji-Steine symbolisieren das Prinzip des Weiblichen und Männlichen, da es weibliche wie männliche »lebende« Steine gibt – je nachdem, ob die kubischen Pyritkristalle sichtbar sind (männlich) oder nicht (weiblich).

Chakra-Zuordnung

Der Boji-Stein ist ein sehr starker Stein. Er verhilft zu Energie für alle Chakren.

Sternzeichen

Boji-Steine haben keine speziellen Wirkungen bei bestimmten Sternzeichen. Alle Sternzeichen können diese Kraftquelle nutzen.

Anwendung und Pflege

Aufgeladen werden müssen diese Energiesteine nie. Zur Reinigung wird kein Wasser benutzt. Sie werden nur mit einer Bürste abgerieben. Man sollte sie von reinem Eisen fern halten.

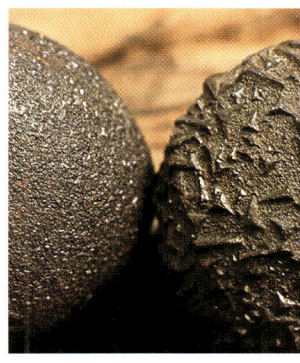

Boji-Steine lieben übrigens Gesellschaft anderer Edelsteine und Kristalle.

Weitere/r Name/n	Kugelpyrit, Pop-Rocks
Fundort/e	USA
Farbe/n	metallisch grau
Chemische Zusammensetzung	$FeS_2 + FeOOH + H_2O$
Härte	7,4 (obwohl die Metalle alle weicher sind)
Handelsübliche Formen	es gibt männliche und weibliche Steine; bei den männlichen Bojis sind kubische Pyritkristalle sichtbar, bei den weiblichen nicht; achten Sie beim Kauf auf das Echtheitszertifikat!
Kristallisation 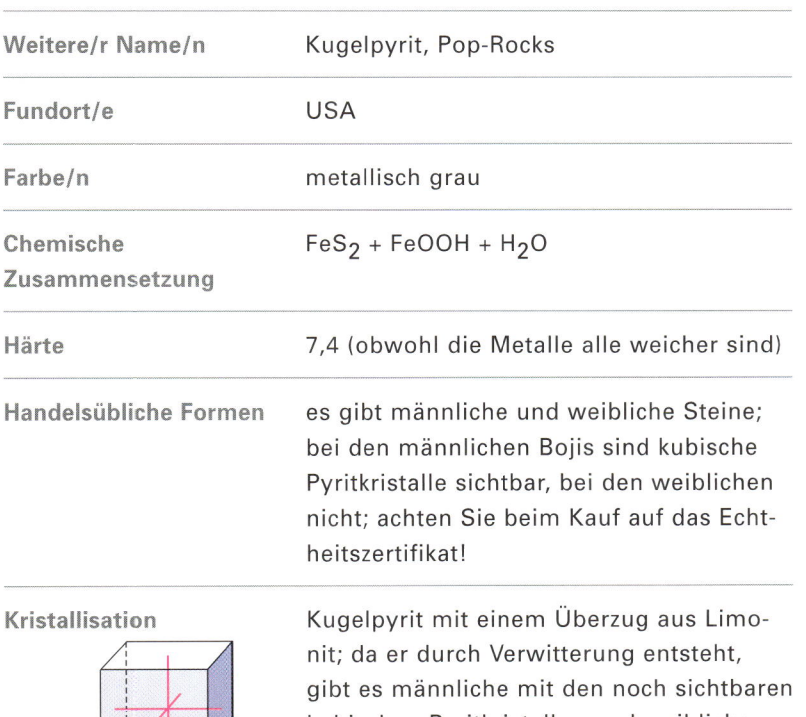	Kugelpyrit mit einem Überzug aus Limonit; da er durch Verwitterung entsteht, gibt es männliche mit den noch sichtbaren kubischen Pyritkristallen und weibliche ohne diese; kubischer Kristall

Die vor allem in den USA beliebten Boji-Steine sollten wie Lebewesen behandelt werden: Sie benötigen Liebe, Zuwendung und Streicheleinheiten. Erhalten sie diese nicht, zerfallen sie zu Staub.

Brasilianit

Geschichte und Legende

Die Naturvölker Südamerikas verehren den Brasiliant als Amulett- und Heilstein. Der gelblich grüne bis hellgrüne Edelstein wurde erst 1945 als eigenständiger Stein erkannt und erhielt seinen Namen nach seinem einzigen Fundort in Brasilien.

Heilwirkungen

Der Brasilianit ist ein recht seltener Heilstein. Er kann heilend und lindernd auf Leiden des Nervensystems, des Gehirns und des Rückenmarks wirken. So kann er beispielsweise auch bei multipler Sklerose eingesetzt werden. Der Stein soll die Entzündungsherde dieser Krankheit heilen und den Kranken darüber hinaus vor weiteren Schüben bewahren. Der Brasilianit wird auch bei Schädigungen des Nervengewebes eingesetzt, insbesondere hervorgerufen durch Umweltgifte, Pestizide, Farbe oder Lacke.

Früher wurde Brasilianit als Grünquarz oder blasser Chrysopras betrachtet.

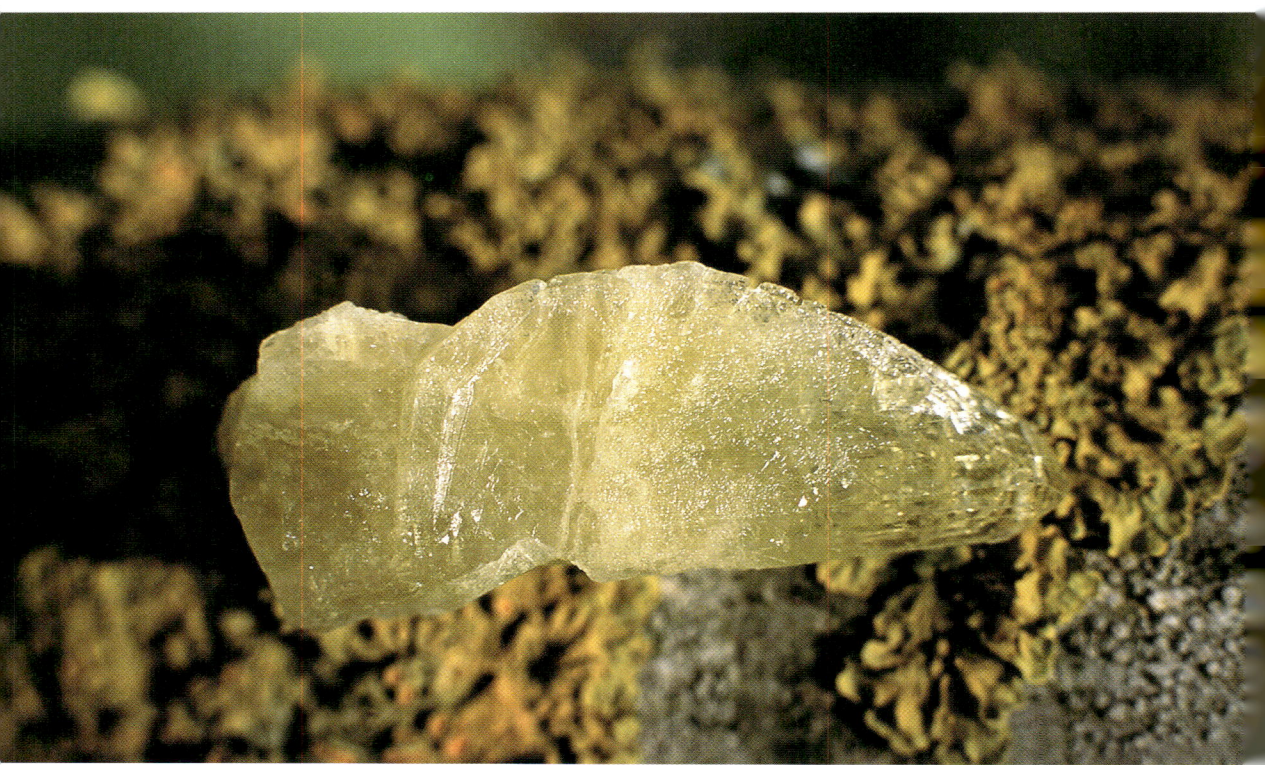

Auch auf dem Gebiet der Psyche kann der Stein wirkungsvoll zum Einsatz kommen und seinem Träger positive Energien vermitteln. Der Stein verleiht ihm größere Lebensfreude und stärkt den Selbstausdruck. Er kräftigt die Nerven und sorgt so dafür, dass die Verständigung unter den Organen reibungslos funktioniert.

Chakra-Zuordnung
Der Stein dringt am besten über das Herzchakra ein und stärkt Geist und Seele.

Sternzeichen
Keinem besonderen Sternzeichen zugeordnet.

Anwendung und Pflege
Sie sollten nur lauwarmes Wasser, Seife und Salmiakgeist zur Reinigung von Brasilianitschmuck verwenden. Der Brasilianit sollte an der Sonne oder in einer Bergkristallgruppe aufgeladen werden.

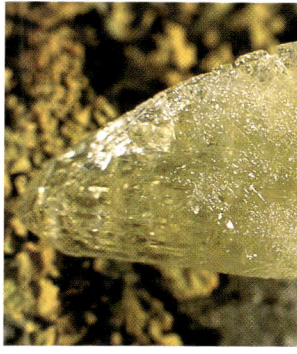

In seiner Heimat hat der Brasilianit als Amulettstein eine lange Tradition.

Fundort/e	Minas Gerais (Brasilien)
Farbe/n	gelblich bis hellgrün
Chemische Zusammensetzung	$NaAl_3\,[(OH)_2\,/\,PO_4]_2$
Härte	5,5 bis 6
Handelsübliche Formen	es gibt den Brasilianit in verschiedenen handelsüblichen Formen, als Rohstein, Handschmeichler und als Schmuck, vor allem in Form eines Anhängers; der Stein wird nur in seltenen Fällen zu Schmuck verarbeitet
Kristallisation	monokliner Kristall

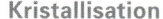
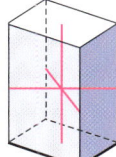

Nur an einem kleinen Ort im Herzen Brasiliens findet man diesen Edelstein. Noch bis 1945 galt er als Grünquarz oder Chrysopras.

Breckzienjaspis

Geschichte und Legende

In Südafrika wird der Breckzienjaspis »Bunter Stein« genannt. Zu Recht, denn in seinen auffallenden Zeichnungen können Landschaften, Figuren und sonderbare Formen entdeckt werden. Der Phantasie sind keine Grenzen gesetzt. Wohl wegen des Wahrnehmens figürlicher Motive auf diesem Stein ist von den Indios aus Venezuela überliefert, dass sie den Breckzienjaspis zum Lesen der Vergangenheit und der Zukunft nutzten. Bei den Indianern wiederum war er der richtige Stein für eine glückliche Ehe, da er ewige Liebe und Treue schenkt.

Heilwirkungen

Die schönen Breckzienjaspise werden zu Schmuck verarbeitet.

Seine Heilkräfte sind nicht so ausgeprägt wie die des roten Jaspis. Er besitzt eine starke blutstillende Wirkung. Gegen Schlafstörungen bei Erd- oder Wasserstrahlen empfiehlt sich, eine Breckzienjaspisscheibe unter das Kopfkissen zu legen. Verdunkelt sich der Stein, besteht eine

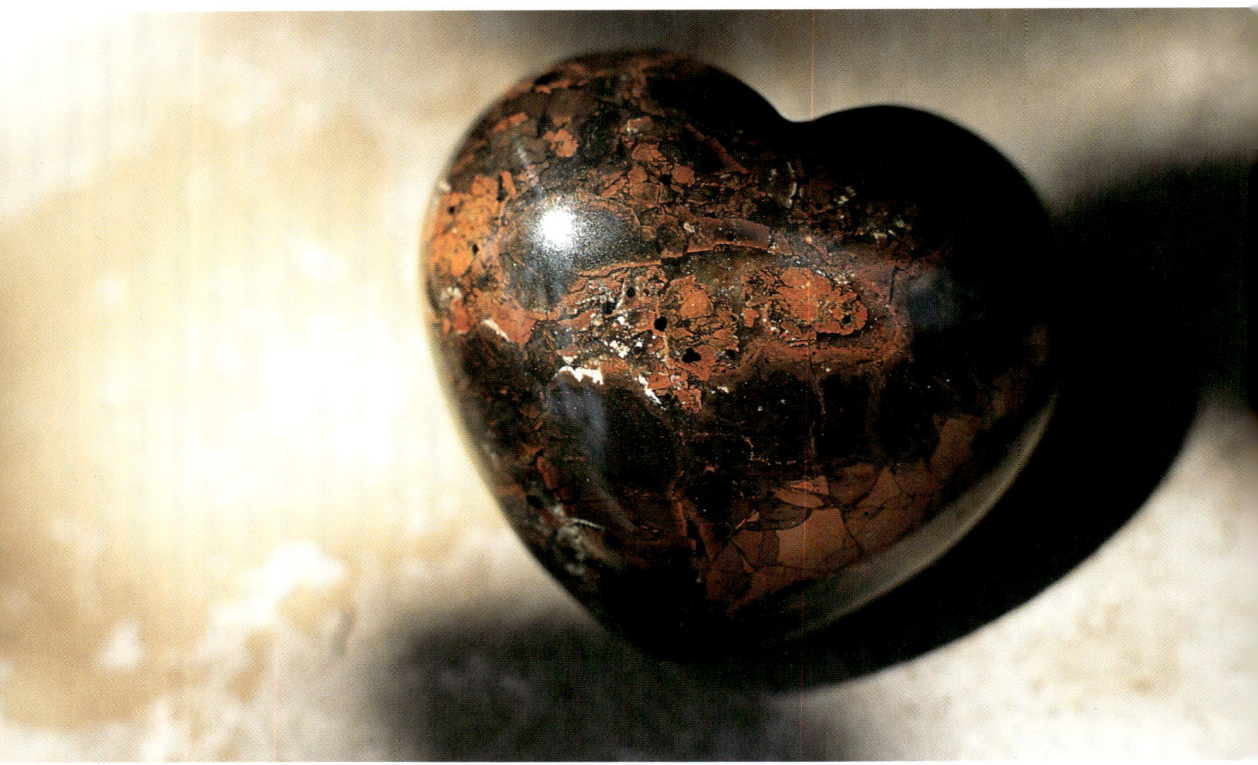

solche Strahlung. Sie sollten sie dann mit einer Hämatitkugel von dem Stein entfernen oder ihr Bett verschieben. Tragen Sie den Breckzienjaspis als Kette um den Hals, wenn Sie einer Schilddrüsenunterfunktion vorbeugen wollen. Auch auf psychischem Gebiet kann der Stein seine Wirkung entfalten: Dieser Stein hilft, gelassener zu werden und sich von seiner Umgebung nicht so leicht irritieren zu lassen. Er unterstützt den Körper dabei, negative Energien zu verringern und positive Energien, Tatkraft, Mut und Lebenswillen aufzubauen.

Chakra-Zuordnung
Dringt am besten über den Solarplexus in uns ein.

Sternzeichen
Der Stein eignet sich am besten für Widder.

Anwendung und Pflege
Reinigen und entladen Sie den Edelstein einmal im Monat unter fließendem lauwarmen Wasser. Laden Sie den Stein an der Sonne oder an einer Bergkristallgruppe auf.

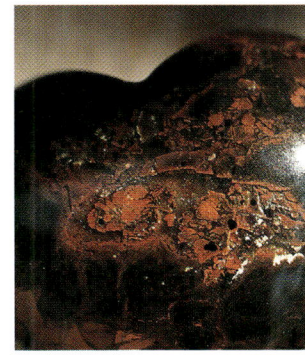

Wie der rote Jaspis hat auch dieser Stein blutstillende Wirkung.

Der Stein besteht hauptsächlich aus rotem Jaspis mit schwarzen Einschlüssen durch Mangan-, Eisen- und Hämatitanreicherungen.

Fundort/e	weltweit; in großen Mengen gibt es Vorkommen in Mexiko, China, Südafrika
Farbe/n	rot mit schwarzen Einschlüssen, undurchsichtig
Chemische Zusammensetzung	SiO_2
Härte	7
Handelsübliche Formen	Trommelstein, Handschmeichler, Anhänger, Kugel
Kristallisation	trigonaler Kristall

Bronzit

Geschichte und Legende

Zu Pulver zerrieben haben die Römer den Stein zur Abwendung von
Geisteskrankheiten und geistige Verwirrtheit und als wirksames Mittel
zur Nervenstärkung verwendet. Sie benutzten den Stein auch als Schutz
bietendes Amulett. Bronzit wurde von den Griechen und Römern wegen
seines besonderen Glanzes als Schmuckstein geschätzt. Da er aussieht
wie Bronze, bekam er dadurch seinen Namen.

Heilwirkungen

Der Bronzit hilft bei Zysten und kann diverse Hauterkrankungen wie
Allergien, Pickel und Flechten lindern. Auch bei Muskelverhärtungen
und Muskelkrämpfen kann er unterstützend wirken. Außerdem kann
er frühzeitigen Alterserscheinungen entgegenwirken und dem Austrocknen der Haut vorbeugen. Der Stein bringt seinem Träger innere Ruhe,
schirmt Belastendes ab, schützt vor depressiven Verstimmungen und

*Besonders reine
Bronzite kommen
aus Brasilien.*

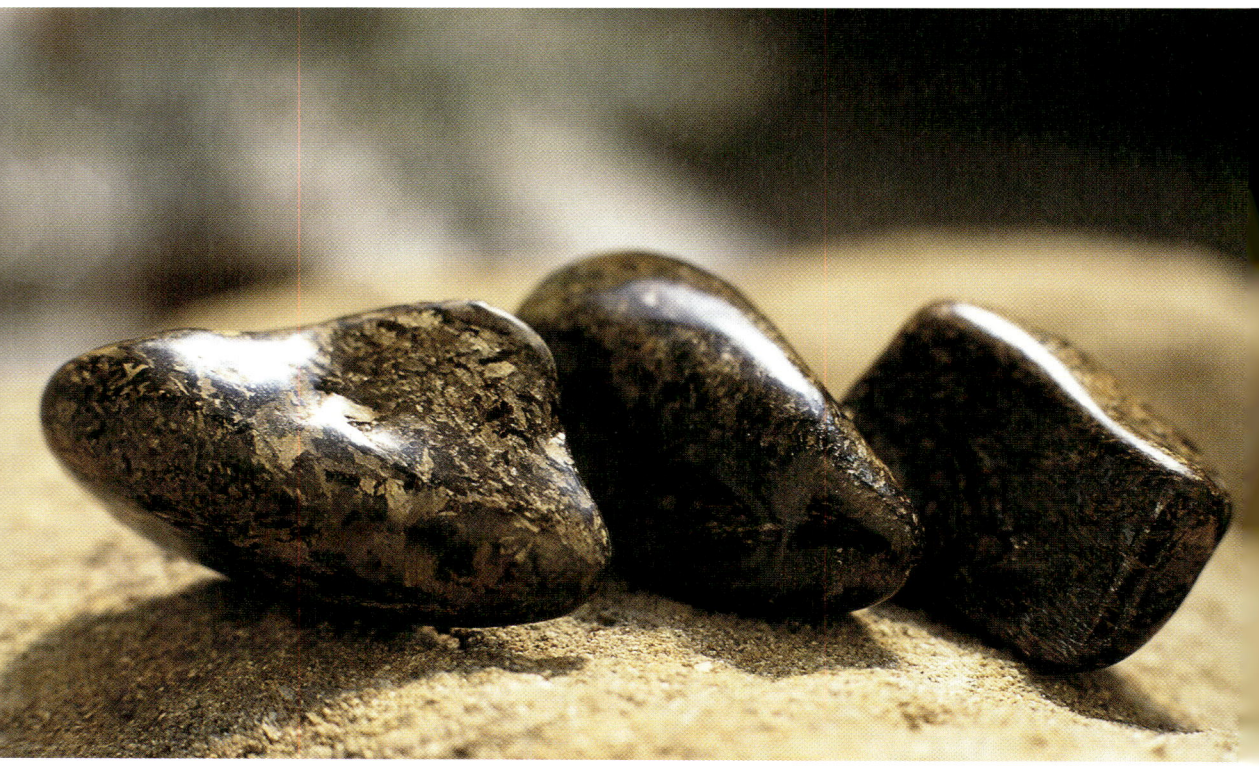

wirkt so auf die Psyche. Leidet sein Träger unter psychischen Belastungen, die traumatischen Charakter haben, kann der Bronzit ihm über diese quälenden Erinnerungen hinweghelfen.

Chakra-Zuordnung
Der Bronzit lässt sich am besten auf das Stirnchakra, das sechste Chakra, anwenden. Ebenso gut kann man den Bronzit auf das dritte Chakra, auf das Nabelchakra oder den so genannten Solarplexus anwenden.

Sternzeichen
Keinem besonderen Sternzeichen zugeordnet.

Anwendung und Pflege
Bronzit sollte einmal im Monat unter fließendem lauwarmen Wasser gereinigt werden. Entladen Sie den Stein ebenfalls unter fließendem lauwarmen Wasser. Das Aufladen sollte über Nacht in einer Bergkristallgruppe stattfinden.

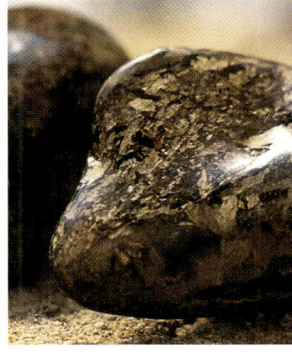

Der Bronzit ist ein guter Heiler von psychischen Traumata.

Fundort/e	Indien, Westaustralien, China, Südafrika, Brasilien
Farbe/n	bronzefarben-silbrig
Chemische Zusammensetzung	$(Mg, Fe)_2 [Si_2O_6]$
Härte	5 bis 6
Handelsübliche Formen	diesen Stein findet man vor allem als Rohstein, aber auch als Trommelstein und als Handschmeichler im gut sortierten Fachhandel
Kristallisation	rhombisches Kristallsystem

Bronzit wurde auch in Meteoriten gefunden. Andere Welten unseres Sonnensystems müssen also eine ähnliche Zusammensetzung wie die Erde haben.

Calcit

Geschichte und Legende

Für die Indianer ist der Calcit ein heiliger Stein des Landes ihrer Väter, das ihnen die Götter gegeben haben.

Heilwirkungen

Juckende, entzündete oder eiternde Haut kann mit einer Salbe aus Fett (z. B. Vaseline) und geriebenem Calcit bestrichen und geheilt werden. Dieser Stein symbolisiert innere Klärung und geistiges Wachstum. Aufgrund seines hohen Kalziumgehaltes ist der Calcit ein optimaler Heilstein für Knochenerkrankungen und wirkt sich fördernd auf den Knochenaufbau aus. Es gibt den Stein in verschiedenen Farben: einen Orangencalcit, einen blauen und einen grünen Calcit, den Citrinocalcit und den Manganocalcit. So, wie sie sich in ihren Farben unterscheiden, stehen die Steine auch für unterschiedliche Wirkungen. Der weiße, lachs- oder rosafarbige Manganocalcit hat durch seine hohen Mangan-

Den Calcit gibt es in sehr unterschiedlichen Farben.

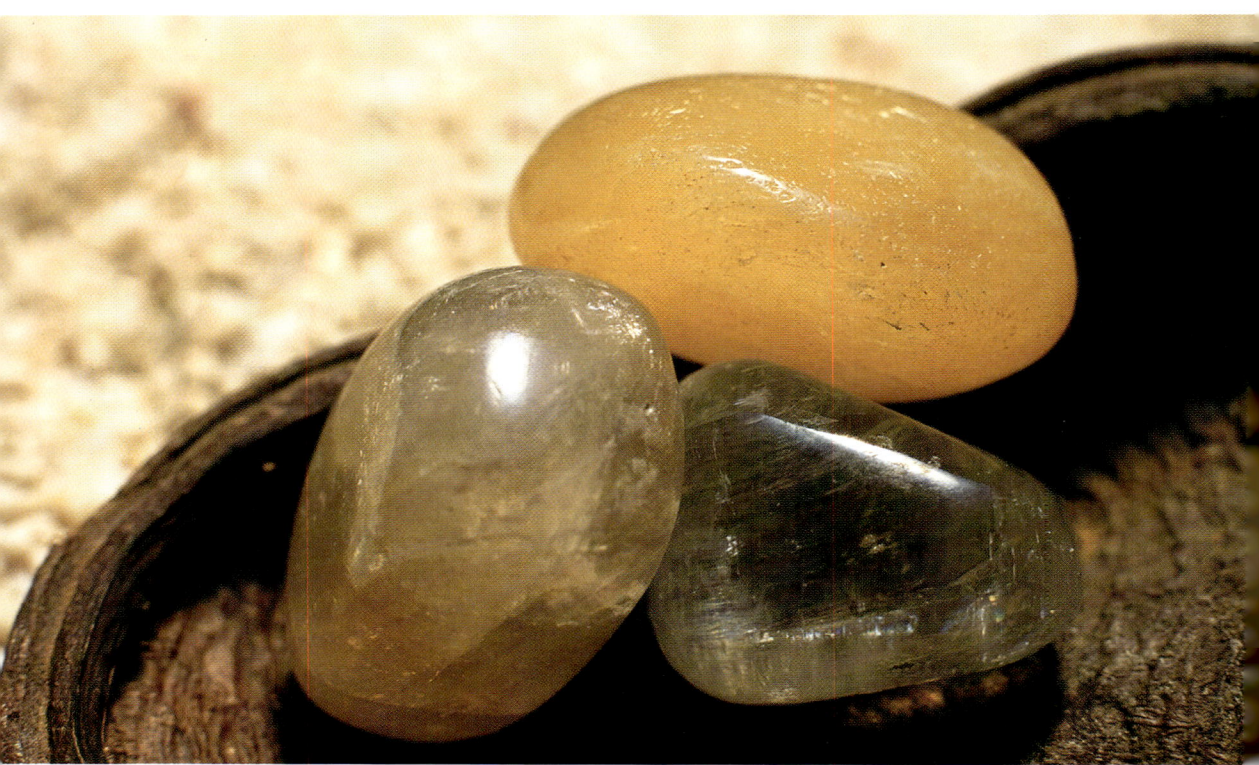

anreicherungen positive Wirkung auf die Körpersäfte. Der grüne Calcit wirkt besonders gut auf das Herz, der rotbraune Citrinocalcit auf den Stoffwechsel.

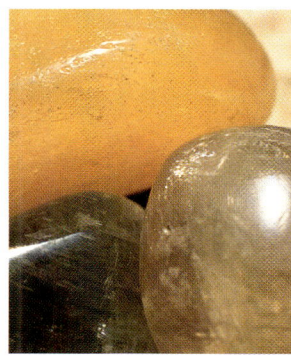

Magische Eigenschaften

Calcit symbolisiert die innere Klärung und geistiges Wachstum. Besonders bei Kindern fördert er die Entwicklung.

Chakra-Zuordnung

Je nach Farbe haben die Calcitsteine unterschiedliche Wirkungen auf die Chakren. Der blaue Calcit wirkt besonders gut auf das Kehlchakra; der grüne Stein hat starke Wirkung auf das Herzchakra; der rotbraune Calcit sollte auf dem Solarplexus zum Einsatz kommen; der rosafarbene Stein wirkt gut auf das Herzchakra.

Der Calcit ist eines der häufigsten Mineralien.

Sternzeichen

Der grüne Calcit wird dem Steinbock zugeordnet.

Anwendung und Pflege

Gereinigt und entladen wird der Stein einmal monatlich unter fließendem lauwarmen Wasser, aufgeladen über Nacht in einer Bergkristallgruppe.

Allen Steinen ist gemeinsam, dass sie nahezu aus reinem Kalzium bestehen und wegen ihres hohen Kalziumgehaltes vor allem im Hinblick auf die Knochen ausgezeichnet wirken können.

Weitere/r Name/n	Kalkspat
Fundort/e	weltweit; besondere Farbvarietäten in einzelnen Ländern
Farbe/n	gelb, orange, rosa, braun, grün und blau, häufig durchscheinend
Chemische Zusammensetzung	$CaCO_3$ + Fe, Mn + (Co, Pb)
Härte	3
Handelsübliche Formen	Trommelstein, Anhänger, Pulver
Kristallisation	in Wasser gelöster Kalk; sehr weich; die Farbe kommt von mineralischen Beimischungen; mehr als 1000 Flächenkombinationen

Chalzedon

Geschichte und Legende

Der Name dürfte von der Stadt Chalzedon am Bosporus stammen, aus der die ersten Fundstellen überliefert sind. Im Altertum wurden bereits die beliebten Gemmen aus dem Chalzedon geschnitten, oft mit Figuren oder Zeichen für Luft- und Wassergötter und -geister; denn der Chalzedon war der Stein des Wetters und Helfer gegen witterungsbedingte Störungen. Der griechische Redner Demosthenes (384 – 322 v. Chr.) soll einen Chalzedon in den Mund genommen haben, als er am Strand der Ägäis stand und gegen das Rauschen des Meeres klar und laut zu sprechen übte. In Tibet ist er der Stein der Reinheit einer Lotosblüte und der Verinnerlichung auf das Wesentliche.

Seit der Antike gilt der Chalzedon als der Stein der Redner.

Heilwirkungen

Es ist der beste Stein für den Hals, die Mandeln, die Stimmbänder, gegen fiebrige Infekte und alle Entzündungen, vor deren Ansteckung er auch

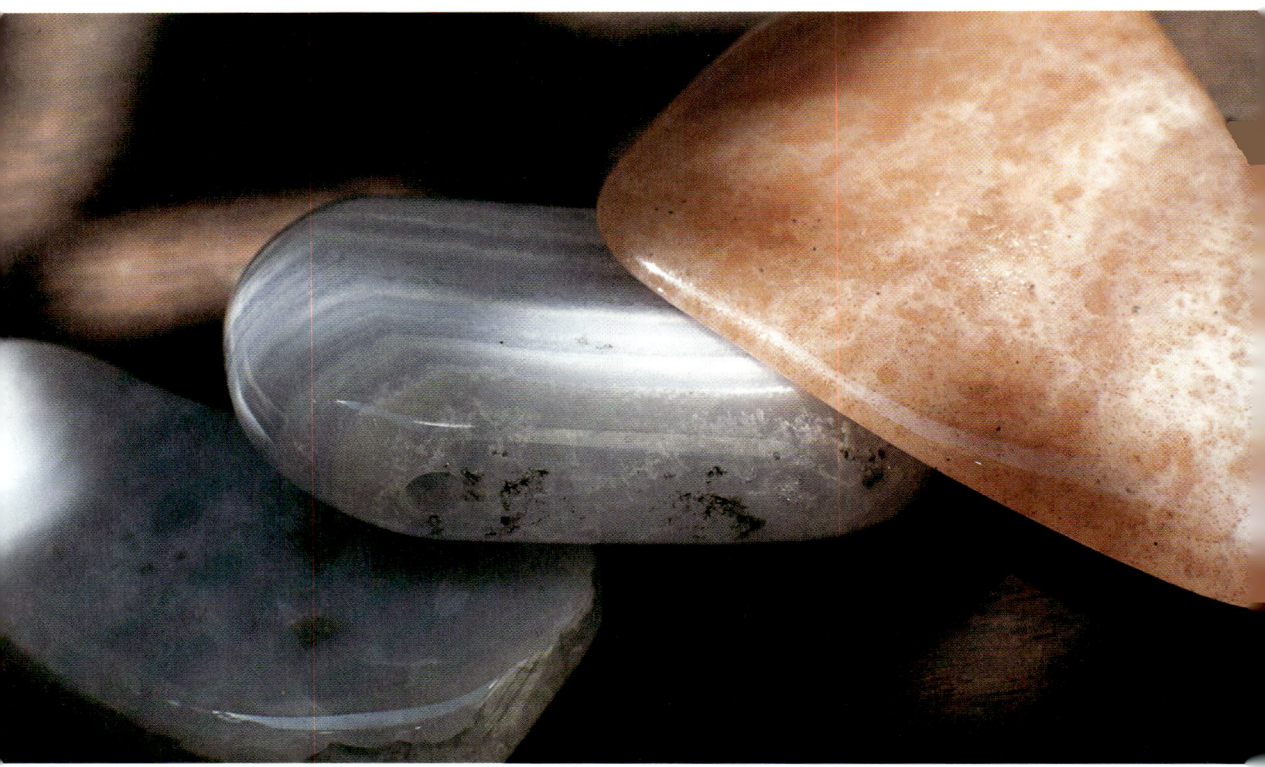

schützen kann. Chalzedonwasser mit einer Prise Salz aufgekocht wird als Rezept gegen Heiserkeit empfohlen. Seelische Wirkungen: Er bewahrt nachts vor Angstträumen, gibt am Tag Selbstvertrauen.

Magische Eigenschaften

Der Chalzedon symbolisiert Gelassenheit. Für die Tibeter ist er der Stein der Reinheit und Konzentration auf das Wesentliche.

Chakra-Zuordnung

Der Stein für das Kehlchakra, aber nicht zusammen mit einem Azurit, da die beiden Steine zusammen eine zu starke Kraft entfalten.

Sternzeichen

Glücksstein für den Krebs, Schutzstein für den Schützen.

Anwendung und Pflege

Der Chalzedon soll einmal monatlich unter fließendem lauwarmen Wasser entladen werden und zum Aufladen möglichst über Nacht in eine Amethystdruse gelegt werden. Elixier stellt man her, indem Bergkristall und Chalzedon gemeinsam in 0,3 Liter Wasser über Nacht ziehen.

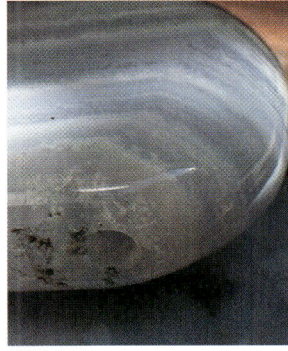

Der schönste leuchtend blaue Chalzedon wird in Namibia gefunden.

Fundort/e	Namibia, Abbaustellen fast erschöpft; Brasilien, Uruguay, Indien, Madagaskar, USA
Farbe/n	fast weiß bis hellblau und taubenblau, oft mit Streifen gebändert; es gibt ihn jedoch auch rosa, rot und kupferfarben
Chemische Zusammensetzung	SiO_2 + (Fe, Mn, MnO_2, Cu)
Härte	7
Handelsübliche Formen	Rohstein, Trommelstein, Handschmeichler, Anhänger, Kette
Kristallisation	in faserigen Aggregaten trigonal kristallisiertes Quarzoxid

Man nennt den Chalzedon auch den Milchstein, weil er jungen Müttern genug Milch zum Stillen verschaffen soll, sie aber vor Brustentzündung behütet.

Charoit

Geschichte und Legende

Entdeckt wurde der Stein erst sehr spät, im Jahre 1976. Man benannte ihn nach dem Ort, an dem man ihn fand, dem Charo-Fluss in Sibirien. Der Charoit lässt sich in keine Familie einordnen, da er aus vielen verschiedenen Mineralien und Metallen besteht.

Die Mongolen verarbeiten den Stein zu dekorativen Ziergegenständen. An besonderen Festtagen kochen sie den Stein im Tee mit. Dieser Tee wird dann von allen Familienmitgliedern getrunken und soll so die Familienbande stärken und darüber hinaus alle Angehörigen vor allem Bösen bewahren.

Heilwirkungen

Der Charoit ist bei uns im Westen noch nicht lange bekannt.

Der Charoit schenkt seinem Träger Mut zu einem Neubeginn. Darüber hinaus stärkt der Stein das Selbstvertrauen und den Tatendrang und unterstützt den Ordnungssinn. Besonders gute Eigenschaften hat er für

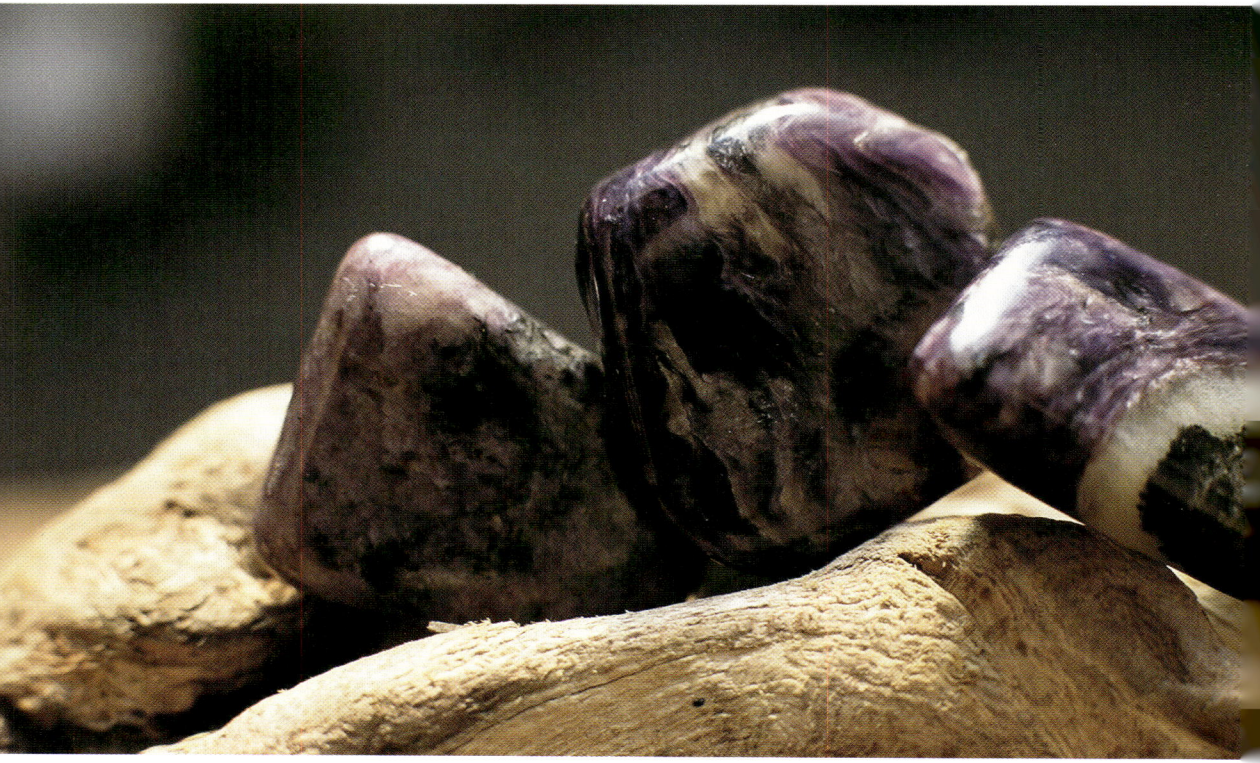

ängstliche Menschen. Der Charoit kann aber noch mehr bewirken: Er absorbiert UV- und Röntgenstrahlen. Er kann so unsere Haut schützen. Außerdem stärkt er das Immunsystem und befreit von zu großer Selbstunsicherheit.

Chakra-Zuordnung
Besonders gut wirkt der Stein auf das sechste Chakra. Legen Sie den Charoit auf das Stirnchakra.

Sternzeichen
Der Charoit mit seinen hellstreifigen Strukturen kann keinem besonderen Sternzeichen zugeordnet werden.

Anwendung und Pflege
Der Charoit soll nach Gebrauch unter fließendem lauwarmen Wasser entladen werden. Nach dem Entladen wird er an der Sonne wieder aufgeladen.

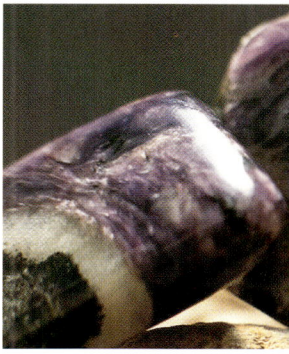

Röntgenärzte und -schwestern sollten zur Strahlenabwehr einen Charoit tragen.

Fundort/e	es gibt nur einen einzigen Ort in Ostsibirien, wo er 1976 am Fluss Charo erstmals entdeckt wurde
Farbe/n	lilaviolett mit Streifenstrukturen, undurchsichtig
Chemische Zusammensetzung	Konzentration vieler Metalle und Mineralien
Härte	6
Handelsübliche Formen	der Charoit ist ein sehr seltener Stein; Rohstein, Trommelstein, Handschmeichler, Kette
Kristallisation	trikliner Kristall

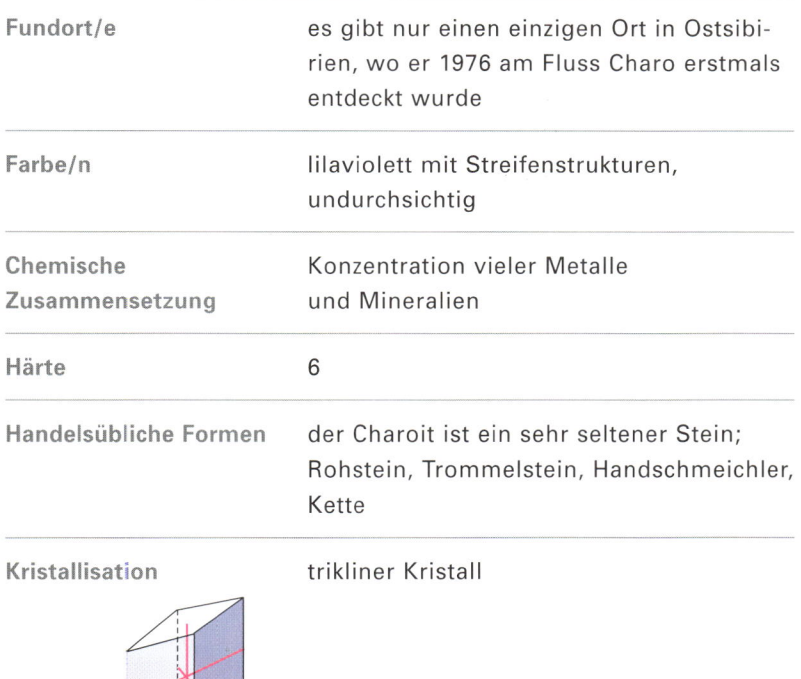

Der undurchsichtige violette Charoit wird oft mit dem ähnlichen Sugilith verwechselt. Die charakteristischen weißen Einschlüsse sind das wichtigste Unterscheidungsmerkmal.

Chrysoberyll

Geschichte und Legende

Begehrt ist vor allem das Chrysoberyll-Katzenauge, das seit jeher als Schutzstein gegen den bösen Blick und schwarze Magie gilt. Der Name wird erstmals bei Plinius d. Ä. erwähnt, der ihn wegen der gelblichen Färbung des Steins von *chrysos*, dem griechischen Wort für Gold, abgeleitet hat. Verwendet wird er hauptsächlich als Schmuckstein, besonders in der victorianischen Zeit, zunehmend auch als Heilstein. Man kann ihn leicht mit dem Brasilianit verwechseln. Die Bezeichnung Katzenauge steht synonym für Chrysoberyll-Katzenauge.

Heilwirkungen

Der Katzenaugen-effekt kommt nur im Cabochonschliff zur Geltung.

Er schärft die Sehkraft (s. Beryll), bewahrt das Sehzentrum im Gehirn, wirkt gegen Schielen und alle Arten von Augenentzündungen; das Katzenauge soll sogar Erblindungen entgegenwirken.
Gerade in der Form des Katzenauges wird die heilende Wirkung des

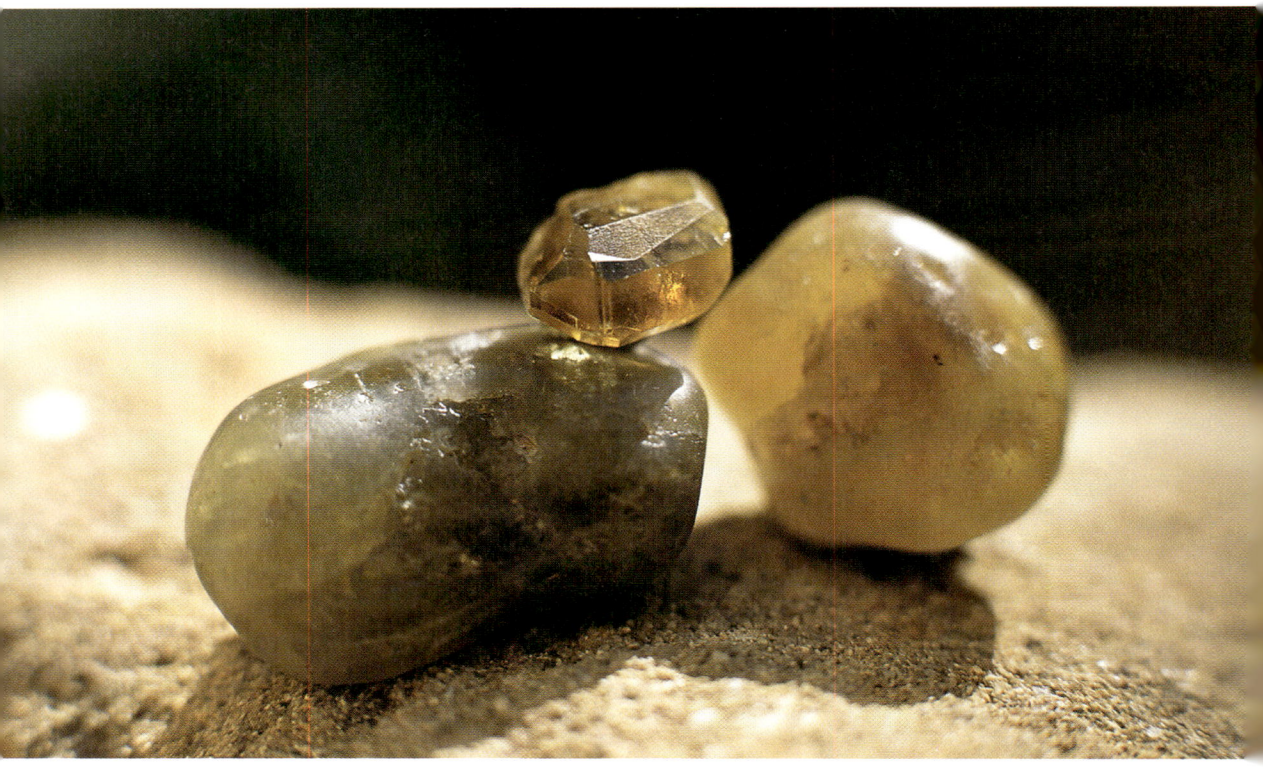

Chrysoberyll besonders unterstützt. Nicht zuletzt schenkt ein Chryso-
beryllanhänger über das Nervensystem Wohlbefinden. Der Stein nimmt
seinem Träger negative Gedanken, macht ihn klar und weitsichtig und
führt ihn zu Sanftmut, Güte und Verträglichkeit. Er schenkt auch Optimismus. Nachts neben dem Bett aufgestellt kann er auch Alpträume
vertreiben.

Magische Eigenschaften
Der Chrysoberyll symbolisiert die Güte und fördert Nachsicht und Harmonie. Er wirkt sich auch positiv auf Partnerschaften aus.

Chakra-Zuordnung
Der Chrysoberyll öffnet das Nabel- und das Herzchakra.

Sternzeichen
Der Chrysoberyll ist ein Stein für den Löwen.

Anwendung und Pflege
Der Chrysoberyll soll viel getragen werden, auch ohne direkten Hautkontakt. Nach therapeutischem Benutzen sofort unter fließendem Wasser entladen! Zum Aufladen nur eine halbe Stunde an die Sonne legen.

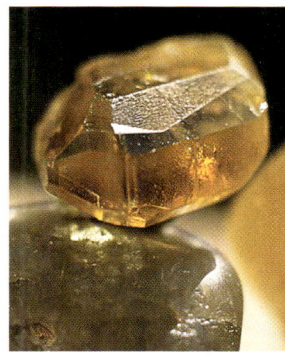

*Der Chrysoberyll för-
dert Selbsterkenntnis
und Toleranz.*

Fundort/e	Brasilien, Sri Lanka, Madagaskar
Farbe/n	golden bis gelbgrün
Chemische Zusammensetzung	$Al_2BeO_4 + Cr, Ti$
Härte	8,5
Handelsübliche Formen	Rohkristall, Anhänger; als Trommelstein selten
Kristallisation	Kupfersilikat von rhombischem Kristall-system, das durchscheinend kristallisiert; ist in der Kristallisation Chrom enthalten, spricht man von einem Alexandrit

*Der Chrysoberyll
wird fälschlicher-
weise der Familie
der Berylle zuge-
rechnet, ist jedoch
ein eigenständiges
Mineral, wie der
deutsche Geologe
A. G. Werner um
1800 analysierte.*

Chrysokoll

Geschichte und Legende

Weltweit und seit Jahrtausenden ist der Chrysokoll der Stein des Ausgleichs und der Beruhigung. Schon die Ägypter nannten ihn einen weisen Stein, weil er den, der ihn trägt, zu klugen Kompromissen leiten und vor seelischen Verletzungen bewahren soll. Jähzornige Choleriker sollen unter seinem Einfluss sensibel und tolerant werden. Zu diesem Zweck soll Cleopatra stets einen Chrysokoll bei sich getragen haben.

Heilwirkungen

Auf die Stirn gelegt wirkt er kühlend und fiebersenkend. Auch auf kleine Brandstellen soll sofort ein Stein gelegt werden, um gar nicht erst Blasenbildung zuzulassen. Erfrischend wird die Wirkung bei Halsentzündung beschrieben, wenn Chrysokollwasser in kleinen Schlucken getrunken wird. Überreizte Nerven werden beruhigt. Kleinen Kindern soll ein Chrysokollanhänger, direkt auf der Haut getragen, zu gutem Kno-

Für die Ägypter war der Chrysokoll der weichere Bruder des Türkis.

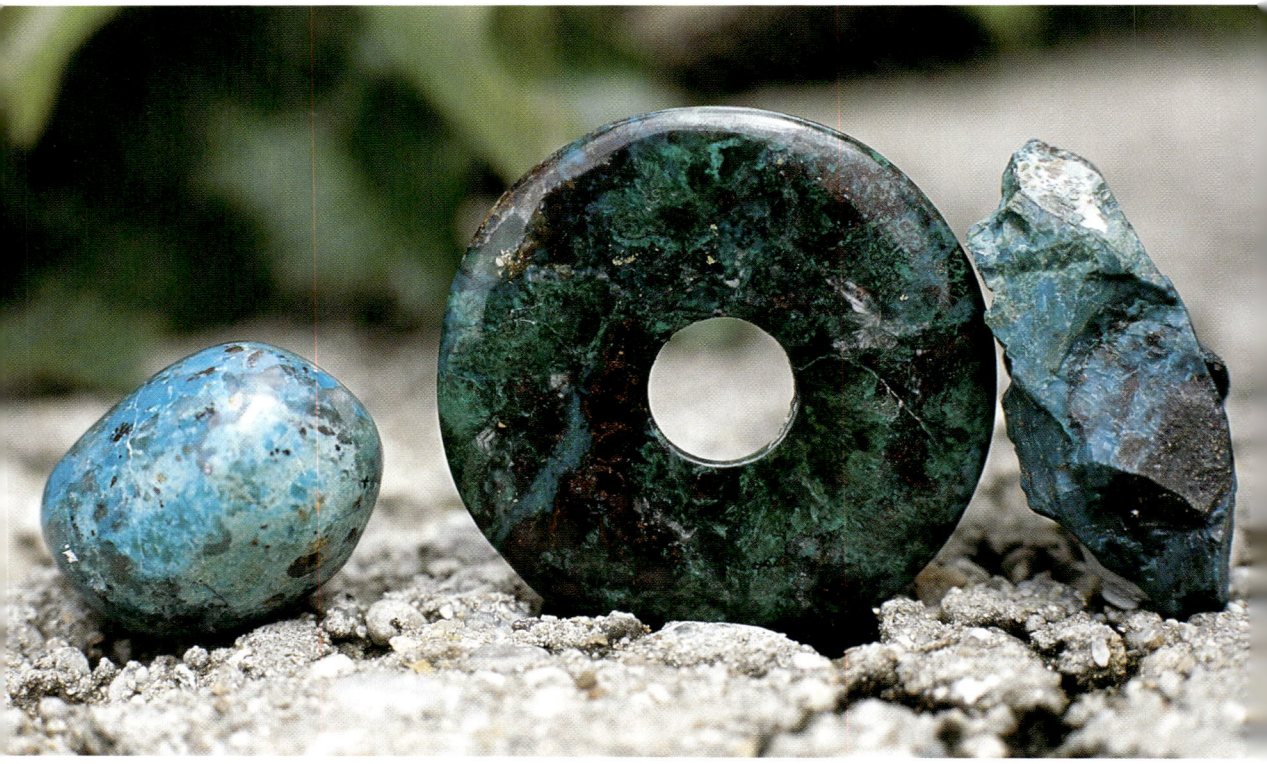

chenaufbau und Wachstum verhelfen. Der Stein wirkt in seiner weichen Art besonders gut auf Kinder. Die seelisch positiven Wirkungen des Steins sind: Er beruhigt bei Stress und Überspannung und mindert Zorn und Hass.

Magische Eigenschaften

Der Chrysokoll symbolisiert einen Ausgleich im geistigen Bereich. Er fördert Gelassenheit, Güte und Toleranz, stärkt die Intuition.

Chakra-Zuordnung

Der Chrysokoll wirkt am besten über das Halschakra.

Sternzeichen

Der Chrysokoll ist dem Stier, dem Krebs, dem Wassermann und der Waage zugeordnet.

Anwendung und Pflege

Der Chrysckoll ist besonders wirksam als Handschmeichler in der Tasche. Einmal monatlich sollte er unter fließendem warmen Wasser entladen und danach über Nacht in einer Schale mit Hämatit-Trommelsteinen aufgeladen werden.

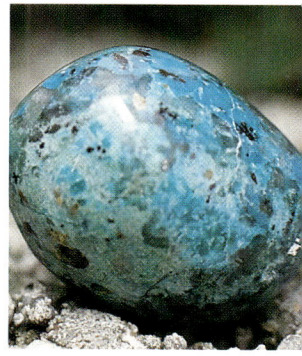

Chrysokoll wird nur noch selten gefunden, dadurch ist er relativ teuer.

Fundort/e	Chile, USA, GUS, Südafrika und Israel
Farbe/n	türkisblau bis grün
Chemische Zusammensetzung	$CuSiO_3 \cdot 2H_2O + Al, Fe, P$
Härte	2 bis 4, je nach Fundort
Handelsübliche Formen	Rohstein, Trommelstein, Handschmeichler, Kette, Pyramide, Kugel
Kristallisation	es handelt sich um ein undurchsichtiges Kupfersilikat, das hauptsächlich in Spalten von Kupferminen durch Wasserzutritt oxidiert; man nennt den Stein auch Kieselkupfer oder Kieselmalachit; monokliner Kristall

Der Chrysokoll, der von vielen Völkern der Antike als Hoffnungsstein verehrt wurde, ist ein Kupfermineral. Er wird auch oft als Kieselkupfer oder Kieselmalachit bezeichnet.

Chrysopras

Geschichte und Legende

Im Griechischen bedeutet der Name *chrysopras* Goldhauch, wegen der goldenen Tropfen, die ihm beigemengt scheinen. Er gehörte zu den wertvollsten und geschätztesten Steinen des Mittelalters. Als magischer Stein sollte er bei Halbmond nachts im Freien aufgeladen werden, um sodann zu stabiler Gesundheit und guter Ehe zu verhelfen. Da große Mengen im 14. Jahrhundert in Schlesien abgebaut wurden, verwendete man für die berühmt gewordene Ausschmückung der Kapelle des Heiligen Wenzel in Prag viel kostbaren Chrysopras.

Heilwirkungen

Der durchscheinende grüne bis apfelgrüne Stein ist ein Stein des Herzens.

Er kann dem müden und kranken Herzen Ruhe und Harmonie geben, im körperlichen und im übertragenen Sinne. Es ist der Stein gegen Hypertonie (hoher Blutdruck) und Arterienverkalkung. Außerdem können alle Drüsenschwächen und -störungen positiv beeinflusst werden.

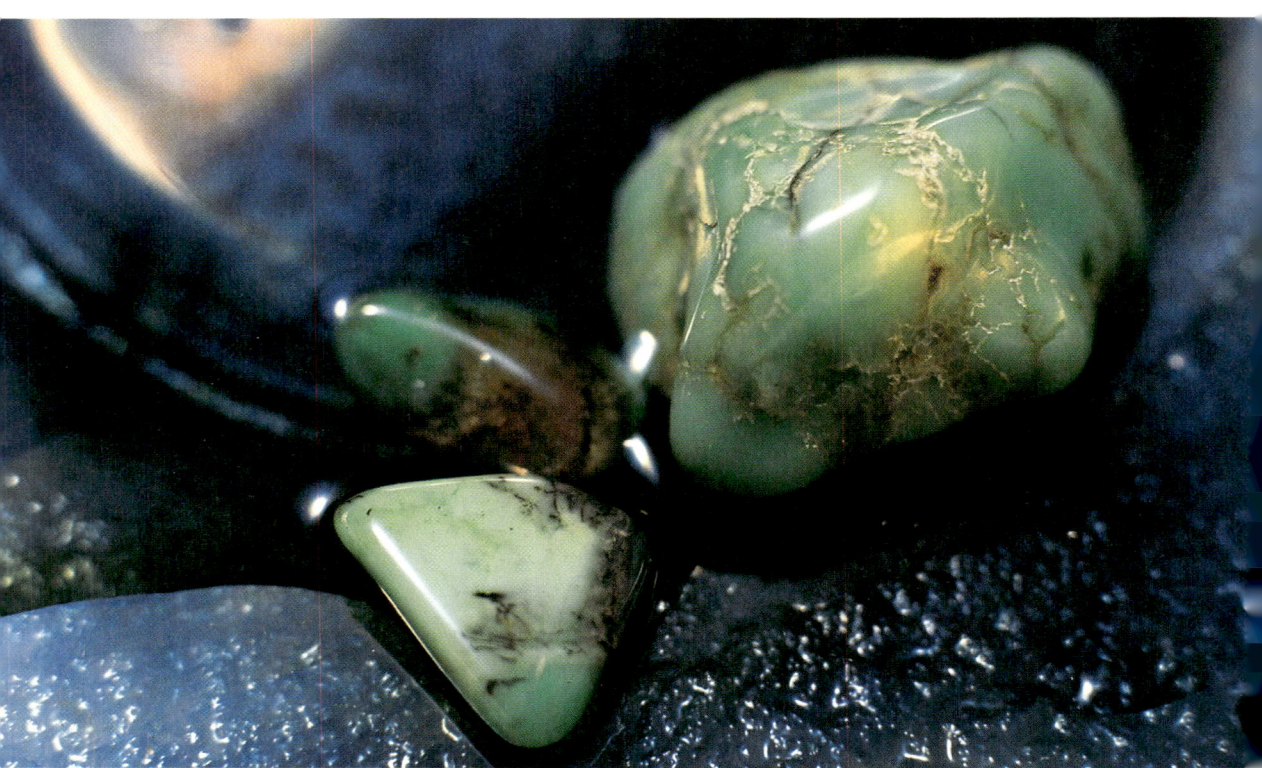

Magische Eigenschaften

Der Chrysopras symbolisiert die Klarheit; er bringt den Menschen zu neuen Denkansätzen und verhilft seinem Träger zu einer ruhigen Besinnung.

Chakra-Zuordnung

Über das Herzchakra wirkt der Chrysopras beruhigend und entspannend, macht ausgeglichen und zufrieden.

Sternzeichen

Ein wichtiger Stein für den Krebs, um Gleichgewicht zwischen Unterbewusstsein und Bewusstsein zu finden.

Anwendung und Pflege

Der Stein muss zu Therapiezwecken lange Zeit getragen oder aufgelegt werden. Vor jedem Gebrauch soll er kurz unter fließendem Wasser entladen werden; zum Aufladen alle zwei Wochen über Nacht in eine Bergkristallgruppe legen.

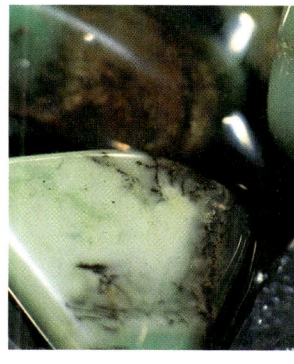

Der australische Chrysopras gehört zu den wertvollsten Edelsteinen.

Seine phantastisch grüne Farbe erhält dieser Stein durch wasserhaltiges Nickeloxid. Der Lieblingsstein Friedrichs des Großen zählt zur Gruppe der Quarze und gehört zu deren begehrtesten Vertretern.

Fundort/e	Queensland in Australien, Brasilien, Indien, Südafrika; aber auch Oberschlesien
Farbe/n	apfelgrün und durchscheinend, aber selten ganz klar
Chemische Zusammensetzung	SiO_2 + (Ni)
Härte	6,5 bis 7
Handelsübliche Formen	Rohstein, Trommelstein, Handschmeichler, Anhänger, Kette, Kugel
Kristallisation 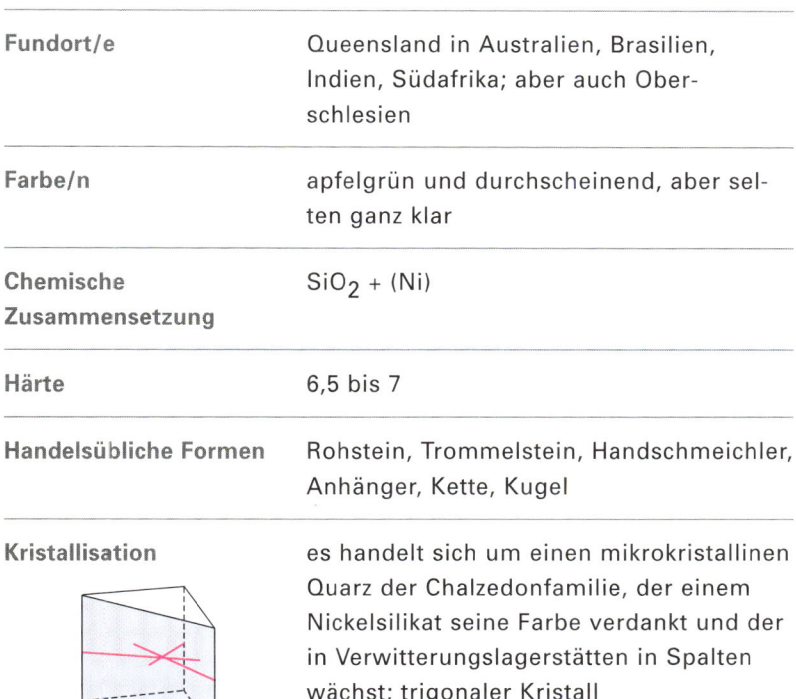	es handelt sich um einen mikrokristallinen Quarz der Chalzedonfamilie, der einem Nickelsilikat seine Farbe verdankt und der in Verwitterungslagerstätten in Spalten wächst; trigonaler Kristall

Citrin

Geschichte und Legende

Der Name Citrin kommt von dem lateinischen Wort *citrus* – Zitrone. Man benannte ihn so nach seiner Farbe. Bis ins Mittelalter wurde der Name für viele gelbe Steine verwendet. Seit fast 6000 Jahren schätzt man den Citrin als Schmuckstein und Heilstein. Schon in den Legionen Cäsars war der Citrin – auf der Brust getragen – als Lebensretter im Kampf verehrt. Seiner Farbe entsprechend ist er der Licht-, Sonnen- und Lebensstein.

Heilwirkungen

Je reiner, größer und farbintensiver, desto größer sind die Heilwirkungen.

Der Stein gehört zum Sonnengeflecht und damit zu allem, was von dort erreicht werden kann: Nervensystem (besonders gut bei Schülern gegen mangelnde Konzentrationsfähigkeit), gegen Stress, gegen Depressionen, aber in seiner stoffwechselanregenden Funktion auch für Magen, Leber, Zwölffingerdarm und Bauchspeicheldrüse. Der Citrin hat

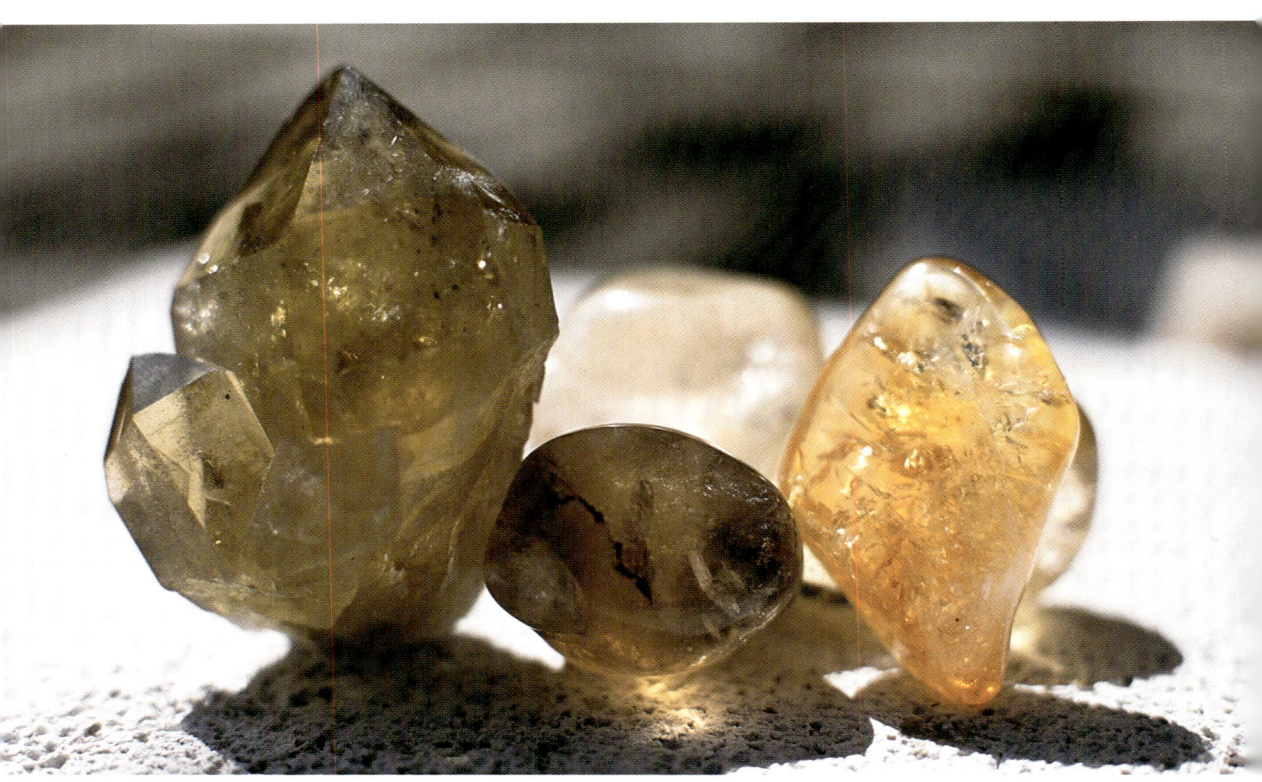

eine entgiftende Wirkung und wirkt daher positiv auf den Stoffwechsel. Außerdem stärkt er das Immunsystem.

Magische Eigenschaften

Der Citrin symbolisiert Individualität und Selbstsicherheit. Er schenkt Selbstvertrauen und neuen Lebensmut.

Chakra-Zuordnung

Verwenden Sie den Citrin auf dem Solarplexus- und dem Wurzelchakra. Kombinieren Sie ihn nicht mit dem Bergkristall! Dadurch entsteht eine der Sonne ähnliche Kraft, die Verbrennungen bewirken kann.

Sternzeichen

Der Citrin ist den Zwillingen und der Jungfrau zugeordnet.

Anwendung und Pflege

Unmittelbar nach dem Gebrauch soll der Citrin unter warmem Wasser entladen werden. Seine Kraft entfaltet er am besten direkt auf der Haut.

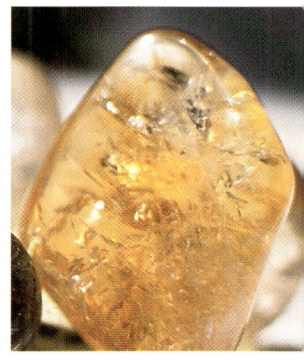

Seine gelbliche Farbe erhält der Citrin durch Mangan- und Titaneinschlüsse.

Fundort/e	Brasilien, USA, GUS, Madagaskar, Spanien und Frankreich
Farbe/n	zitronengelb bis goldbraun, durchsichtig; künstlich wird diese Farbe durch Brennen von Amethyst oder Rauchquarz erreicht; korrekt sollten diese Steine als Goldtopas oder Madeiratopas bezeichnet werden
Chemische Zusammensetzung	SiO_2 + (Al, Ca, Fe, Li, Mg, Na)
Härte	7
Handelsübliche Formen	Rohstein, Kristall, Trommelstein, Handschmeichler, Anhänger, Kugel, Pyramide
Kristallisation	ein Quarzoxid, das als sechsseitiges Prisma in Graniten auskristallisiert; der echte Citrin erhält seine Farbe durch dreiwertiges Eisen; trigonaler Kristall

Die gelben Amethyste und Rauchsteine, die durch Menschenhand gebrannt ihre Farbe erhielten, werden oft als Goldtopas oder Madeiratopas angeboten, haben jedoch mit dem Topas nichts gemeinsam.

Coelestin

Geschichte und Legende

Der Coelestin hat seinen Namen von dem griechischen *coelestis* – himmlisch –, wegen seiner blauen Farbe. Im alten Griechenland glaubte man, der Stein wirke nur, wenn man ihn von einem Freund oder Verwandten geschenkt bekomme. Dann sollte er den Körper von allem Bösen befreien. Auch die Römer wussten um die Wundheilkräfte des Coelestin und kannten seine beruhigende und stärkende Wirkung auf die Seele. Sie nannten den Stein Aqua-Aura, nach seiner wasserblauen Farbe und seiner Fähigkeit, Böses aus einem Menschen herauszuschwemmen.

Das Coelestin ist ein eigenständiges Mineral, oft fälschlich als Quarz bezeichnet.

Heilwirkungen

Der Stein unterstützt die Wundheilung und harmonisiert bei Frauen die Monatsblutung. Auch Schmerzen, die durch Verspannungen auftreten, lindert er.

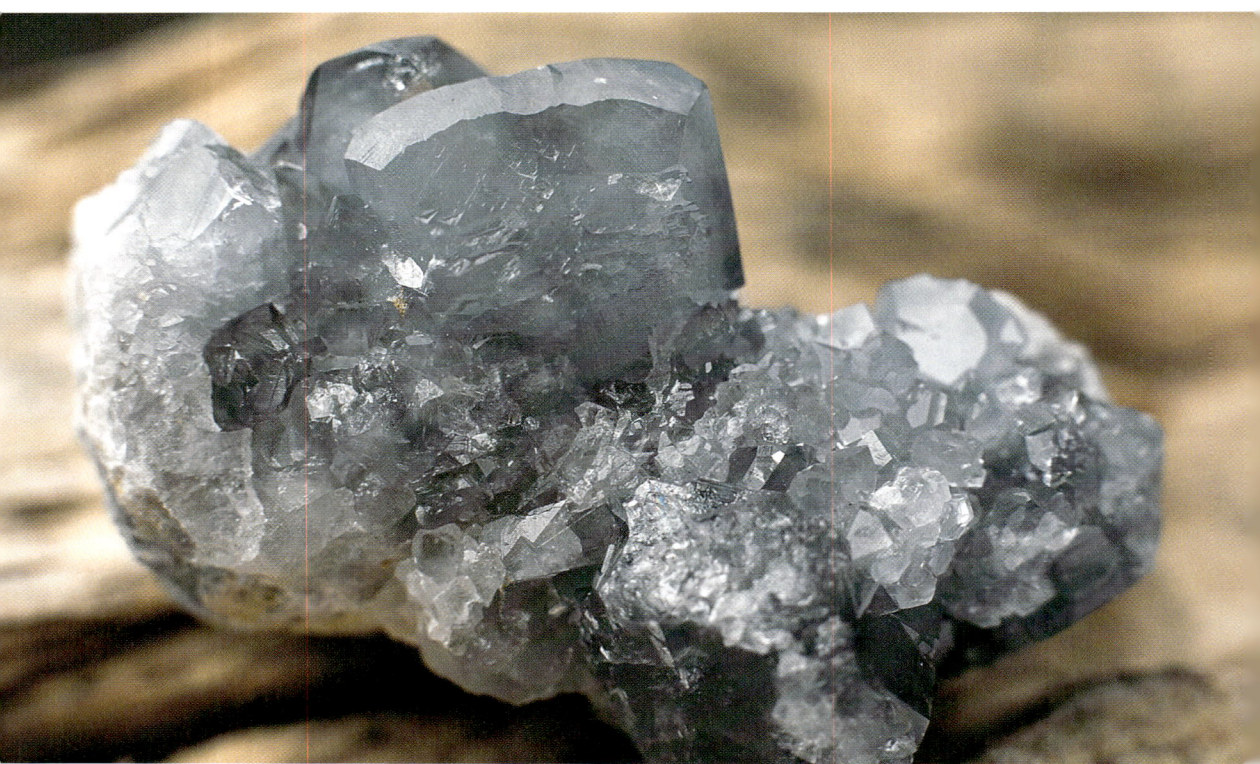

Magische Eigenschaften

Der Coelestin symbolisiert Entspannung und Ausgeglichenheit. Er besänftigt seine Träger.

Chakra-Zuordnung

Er wirkt gut über das Halschakra.

Sternzeichen

Der Coelestin ist sowohl dem Steinbock als auch den Zwillingen zugeordnet.

Anwendung und Pflege

Der Coelestin soll in einer Schale mit Hämatit-Trommelsteinen entladen werden. Seine Spitzen müssen immer in Richtung des Himmels zeigen. Das nur selten nötige Aufladen übernimmt die Sonne in relativ kurzer Zeit.

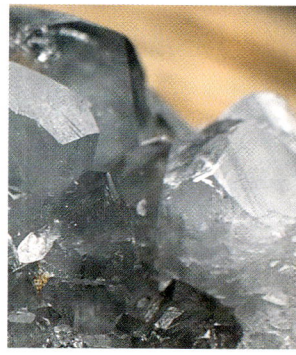

Wertvoller als der hellblaue ist der blaue Coelestin.

Weitere/r Name/n	Aqua-Aura
Fundort/e	Sizilien, Marokko, Madagaskar, Ägypten; die Funde sind inzwischen sehr selten geworden
Farbe/n	weiß bis blau, durchscheinend
Chemische Zusammensetzung	$SrSO_4$
Härte	3 bis 3,5
Handelsübliche Formen	der Stein kommt sehr selten vor; man findet ihn im Handel vor allem als Rohstein, Druse, Kristall
Kristallisation	rhombischer Kristall

Da die Fundorte des blauen Coelestin, auch als Aqua-Aura bezeichnet, fast ausgebeutet sind, wird Bergkristall mit Gold bedampft und ebenfalls als Aqua-Aura bezeichnet. Wirkung und Ausstrahlung sind ähnlich, aber schwächer.

Diamant

Geschichte und Legende

Um Diamanten, vor allem die berühmten, zu Brillanten geschliffenen, ranken sich Geschichten von Ruhm und Größe wie von Mord und Unglück. Diesen König aller Steine nennt Plinius d. Ä. »das wertvollste unter allen menschlichen Gütern,… lange nur Königen und zwar wenigen bekannt.« In der Mystik des religiösen Mittelalters sprach man vom »göttlichen Glanz auf Erden«, wenn man sein Feuer (die enorm hohe Lichtbrechung) beschrieb. Im historischen Indien war der Diamant als unbezwingbarer Stein der Stein der absoluten Tugend und Gerechtigkeit. Über einem Diamanten sprach der Herrscher Recht. Da er der härteste Stein ist, ist er aus den unterschiedlichsten Bereichen der industriellen Fertigung nicht mehr wegzudenken. Der Diamantabbau zu diesen Zwecken ist auch der wichtigste ökonomische und politische Faktor; dahinter tritt die Bedeutung des Diamanten bei der Herstellung von Schmuck in den Hintergrund.

Der Name Diamant ist griechischen Ursprungs (adamas = unbezwingbar).

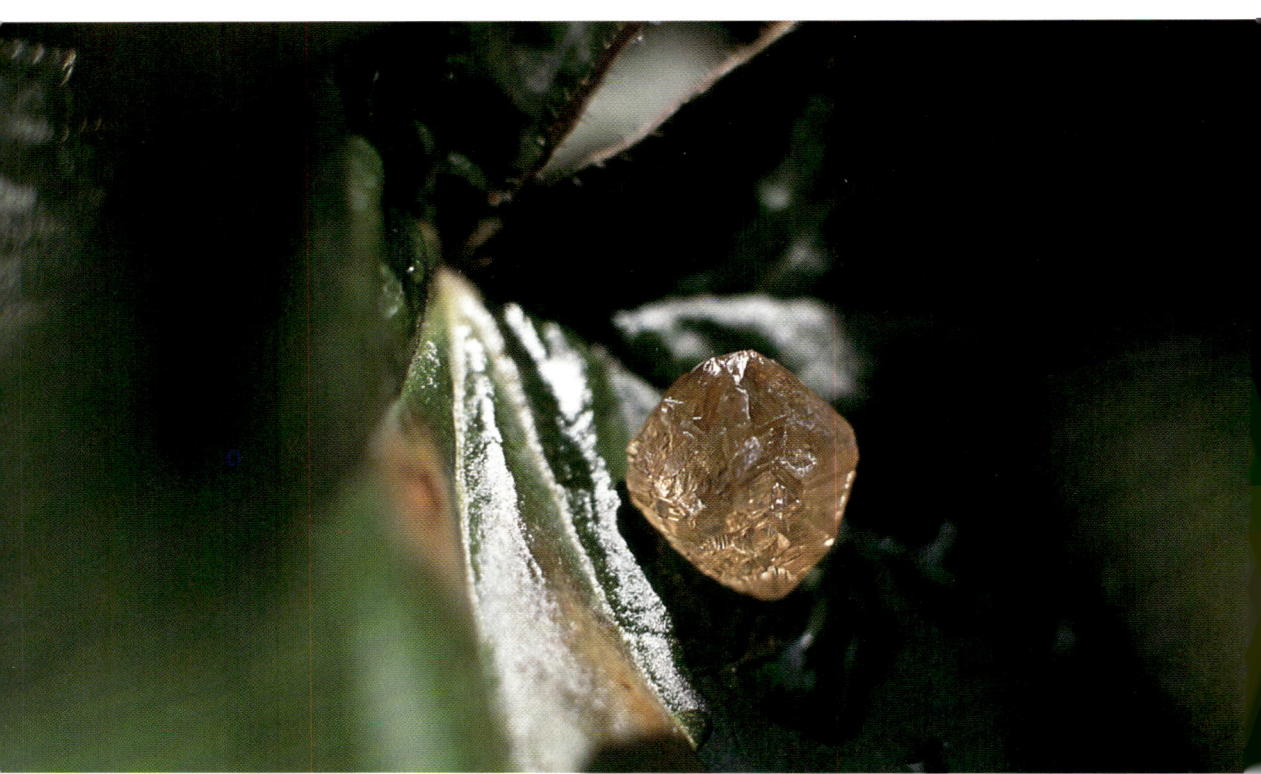

Heilwirkungen

Ein Stückchen Rohdiamanten über Nacht in ein Glas Wasser zu legen und dieses am Morgen zu trinken kann ein ausgezeichnetes Stärkungsmittel sein bei Stress, zur Rekonvaleszenz und bei Erschöpfung. Blockaden und Verunreinigungen können gelöst werden. Als »drittes Auge« zwischen den Augenbrauen aufgelegt oder aufgeklebt soll der Stein gegen Geisteskrankheiten helfen. Auf seelischer Ebene gibt der Diamant Selbstbewusstsein, lässt Selbstständigkeit erstreben und Eifersucht entgegenwirken.

Magische Eigenschaften

Der Diamant symbolisiert Weisheit und Erleuchtung, Reinheit und Klarheit. Er gewährt Schutz, erhält den Frieden und verhilft zu Macht.

Chakra-Zuordnung

Der Diamant wirkt auf alle Chakren harmonisierend.

Sternzeichen

Er ist der Glücksstein des Löwen.

Anwendung und Pflege

Diamanten müssen weder aufgeladen noch entladen werden.

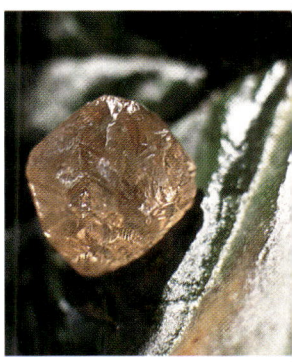

Ein Diamant soll stärkere Heilwirkung als ein Brillant haben.

Fundort/e	Kimberley (Afrika), Brasilien, Australien, Sibirien
Farbe/n	weiß bis gelblich und bräunlich, transparent
Chemische Zusammensetzung	C + (Al, Ca, Fe)
Härte	10, der härteste aller Steine
Handelsübliche Formen	Rohdiamant, Schmuckstücke
Kristallisation	Diamanten sind reiner Kohlenstoff, der in großer Tiefe in alten Vulkanröhren unter sehr hohem Druck bei etwa 1300 °C Hitze zu Würfeln und Oktaedern kristallisierte

Erst der Brillantschliff, 1456 von Louis van Berquen erfunden, machte den geschliffenen Diamanten, den Brillanten, zum gesuchtesten und teuersten Schmuckstein.

Diopsid

Geschichte und Legende

Der Name des Steins kommt aus dem Griechischen: *dis* bedeutet doppelt, *opsis* heißt Anblick und *idos* heißt Gestalt. Schon in der Antike war der Diopsid als Schmuckstein bekannt. Die Griechen glaubten, dass Sterndiopside, Diopside mit einem Stern auf ihrer Oberfläche, kleine leuchtende Sterne waren, die vom Himmel herabgefallen und dabei zu Steinen geworden waren. Ihren Sternenglanz behielten sie als Andenken an ihr Dasein am Firmament.

Heilwirkungen

Grüne Diopside werden hauptsächlich in Österreich und Brasilien gefunden.

Der Stein existiert in verschiedenen Varianten. Es gibt den schwarzen, den grünen, den bläulichen und den Sterndiopsid. Besonders der grüne Diopsid empfiehlt sich bei Nieren- und Blasenleiden. Die anderen Steine wirken sich günstig bei Mangelerscheinungen und auf die Blutgerinnung aus.

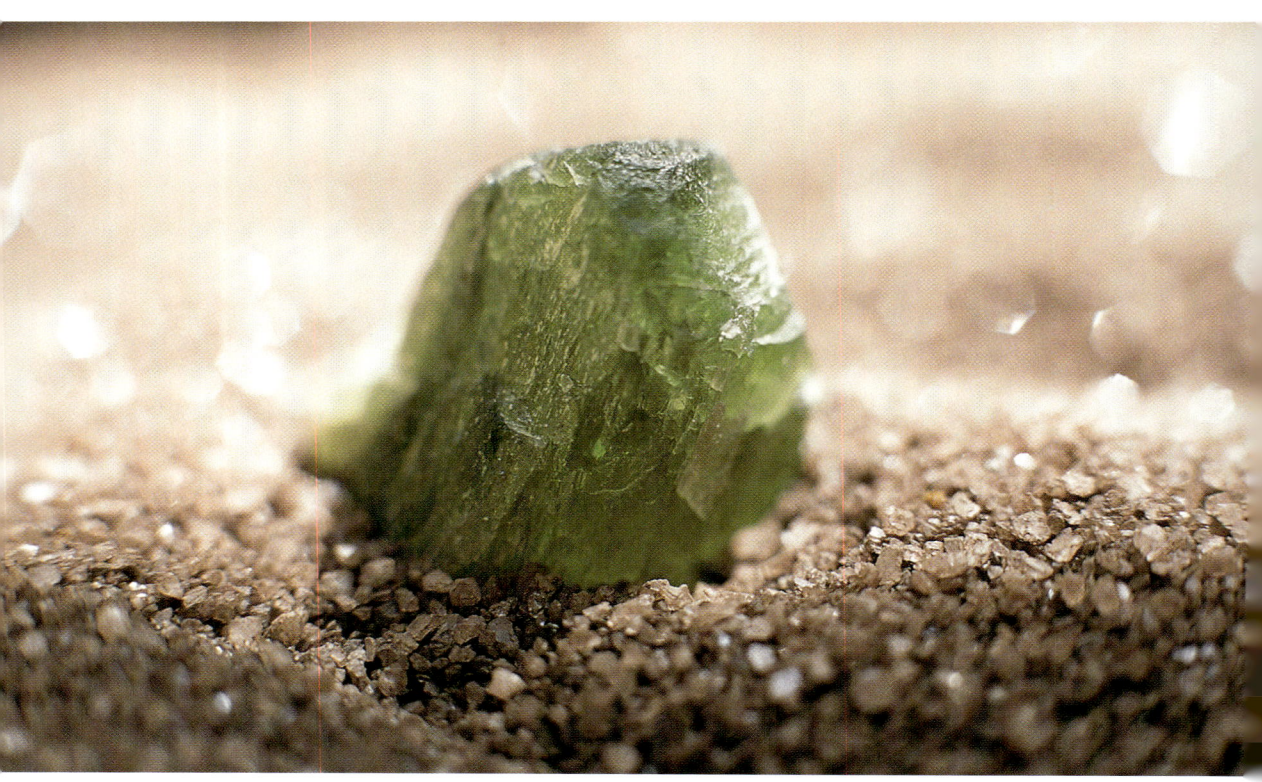

Auf psychischer Ebene verhilft der Diopsid zu einer positiven Lebenseinstellung und macht seinen Träger ausgeglichener. Probleme, die der Mensch schon seit Jahren mit sich herumträgt, können durch ihn geklärt werden.

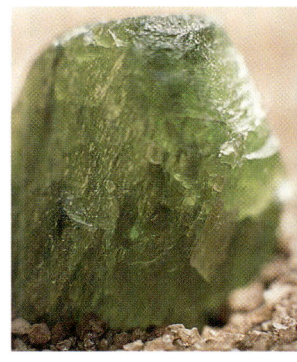

Chakra-Zuordnung

Verwenden Sie den Diopsid am besten auf dem Herzchakra, das im Zentrum des Chakrasystems liegt.

Sternzeichen

Keinem besonderen Sternzeichen zugeordnet.

Grüne Diopside kommen bei Nieren- und Blasenleiden zur Anwendung.

Anwendung und Pflege

Der Diopsid sollte einmal im Monat unter fließendem lauwarmen Wasser gereinigt werden. Diopsidketten sollten in einer Schale mit Hämatit-Trommelsteinen entladen werden. Diopside sind energiereiche Steine, welche nach dem Entladen für einige Stunden, auch an der heißesten Mittagssonne, aufgeladen werden sollten.

Weitere/r Name/n	Achates, Adlerstein, Echiten
Fundort/e	Indien, Madagaskar, Sri Lanka; den grünen Stein findet man in Österreich und Brasilien
Farbe/n	grün, bläulich, schwarz, mit Sternform
Chemische Zusammensetzung	$CaMg\,[Si_2O_6]$
Härte	5 bis 6
Handelsübliche Formen	Kristalle, Kristallstücke, aber auch Trommelsteine
Kristallisation	monokliner Kristall

Menschen, die zu blauen Flecken neigen, sollten immer eine Kette aus schwarzem Diopsid oder Sterndiopsid bei sich tragen. Die Steine harmonisieren die Gerinnungsfaktoren des Blutes.

Dioptas

Geschichte und Legende

Erst im 18. Jahrhundert, im Jahre 1797, lernte man den Dioptas als Kupfermineral von Smaragden zu unterscheiden. Wegen seiner klaren grünen Farbe nannte man ihn noch lange Kupfersmaragd. Der Name kommt vom griechischen *diopteia* – durchsichtig. Da er stets ein gesuchter Schmuckstein war, galt er allgemein als Hüter von Wohlstand und Schönheit und als Stein der Venus.

Heilwirkungen

Der transparente dunkelgrüne Dioptas gehört zu den begehrtesten Mineralien.

Der Dioptas wirkt direkt und im übertragenen Sinn beruhigend und kräftigend auf das Herz. In Verbindung mit dem rosa Kunzit erhöht er die Einfühlsamkeit. Außerdem wirkt der Dioptas schmerzlindernd und krampflösend im Leber-Galle-Bereich sowie bei Kopfschmerzen. Auf psychischem Gebiet macht der Stein seinen Träger empfindsam und offen für Natur und Umwelt.

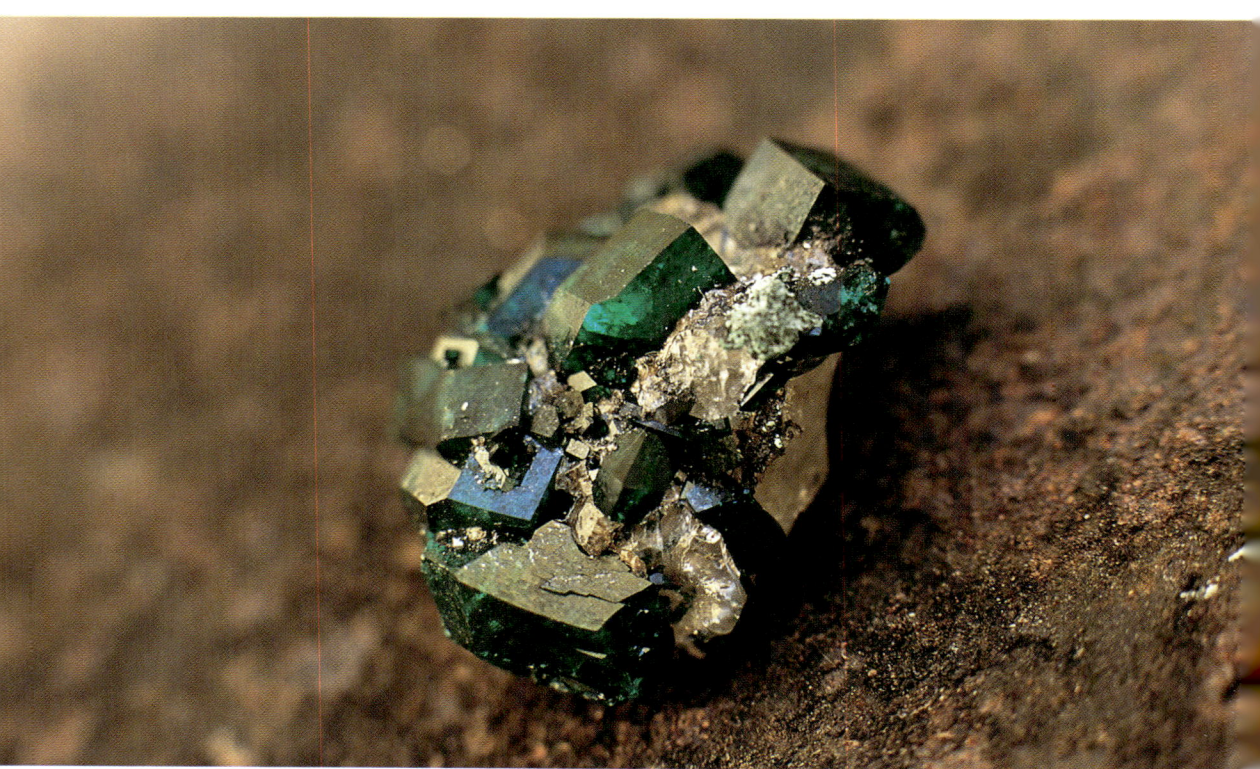

Magische Eigenschaften

Der Dioptas symbolisiert sowohl die Fülle als auch den Reichtum. Dem Mythos nach ist er der Edelstein, der Wohlstand und zugleich Schönheit verkörpert.

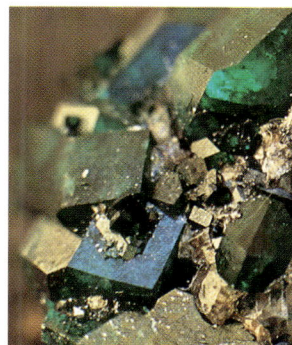

Chakra-Zuordnung

Die Anwendung eignet sich für das Herzchakra. Da es nur sehr kleine, zerbrechliche Kristalle gibt, sollte der Dioptas vorsichtig auf die entsprechende Stelle, nämlich auf die Mitte Ihrer Brust, für eine halbe Stunde aufgelegt werden. Man sollte dabei völlig entspannt auf dem Rücke liegen und sich ganz auf das Herzzentrum konzentrieren.

Bis Ende des 18. Jahrhunderts hielt man den Dioptas für einen Smaragd.

Sternzeichen

Keinem besonderen Sternzeichen zugeordnet.

Anwendung und Pflege

Der Dioptas soll nicht im Wasser entladen werden, sondern Sie sollten ihn stattdessen einmal monatlich in trockene Hämatit-Trommelsteine legen. Wenn er nicht gebraucht wird, liegt er am besten in der Nähe von rosa Kunzit und Bergkristall.

Man schreibt dem Dioptas heilende Wirkung bei Geschlechtskrankheiten der primären und sekundären Geschlechtsorgane zu. Er soll Potenz und Libido steigern.

Fundort/e	Südwestafrika, Zaire, Arizona sowie die GUS-Länder
Farbe/n	dunkelgrün, durchsichtig
Chemische Zusammensetzung	$Cu_6\,[Si_6O_{18}] \cdot 6\,H_2O$
Härte	5
Handelsübliche Formen	der Stein ist sehr selten; gefasster Schmuckstein
Kristallisation 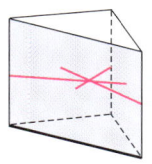	Dioptas ist eine trigonal kristallisierende Kupfer-Silizium-Verbindung, die nur kleine Kristalle in Grüppchen bildet; er wird in Klüften von Kalk- und Sandstein in der Nähe von Kupferabbaustätten gefunden; trigonaler oder hexagonaler Kristall

Dolomit und Zuckerdolomit

Geschichte und Legende

Im Mittelalter rieben Mediziner und Alchemisten den Stein zu Puder und benutzten ihn als Medizin gegen Hautausschläge und Knochenerkrankungen. Benannt wurde er nach dem französischen Mineralogen D. Gratet de Dolomieu, der dieses Mineral 1791 erstmals beschrieb.

Heilwirkungen

Der Dolomit hilft bei Haut- und Knochenerkrankungen. Der Haut hilft er besonders als Heilwasser zum Tupfen bei Infektionen und Pilzbefall. Außerdem neutralisiert der Dolomit überschüssige Säure, wodurch er Magen- und Darmbeschwerden lindern kann. Verhärtetes Narbengewebe wird durch Dolomit weich, und unschöne Narben werden geglättet. Er bringt den Stoffwechsel ins Gleichgewicht und kann Allergien gegen Nahrungsmittel und Blütenpollen mildern. Besonders der Zuckerdolomit schützt die Haut vor Erkrankungen und Sprödigkeit und wirkt stark ent-

Dolomit gibt es weiß, braun, gelblich bis durchsichtig.

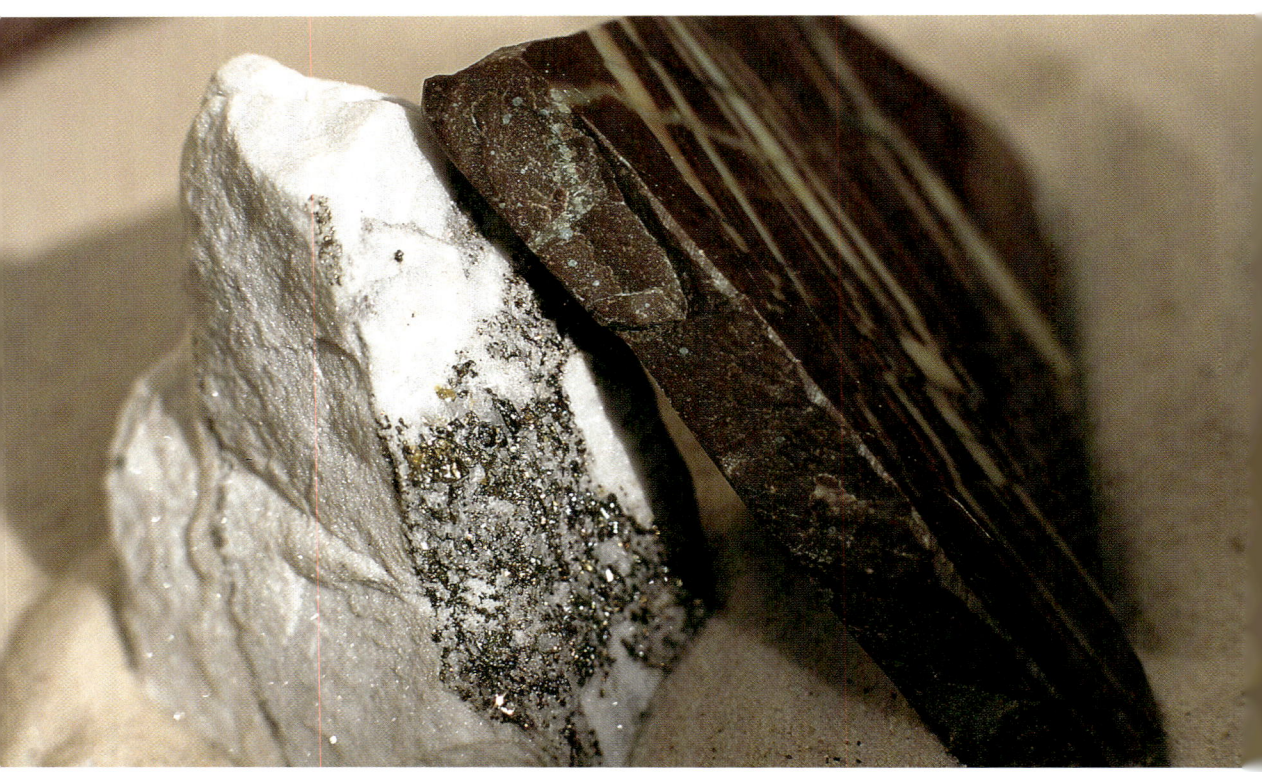

giftend, wodurch Arterienverkalkung und Cholesterinvergiftung vorgebeugt werden kann. Nicht zuletzt kann der Dolomit Bauchspeicheldrüse, Schilddrüse, Eierstöcke und die Hoden vor Erkrankungen bewahren.

Chakra-Zuordnung

Aufgelegt auf Stirn, Bauchnabel, zwischen den Brüsten und den Gelenken wirkt der Dolomit harmonisierend und schützt vor zu geringem Selbstwertgefühl.

Sternzeichen

Keinem besonderen Sternzeichen zugeordnet.

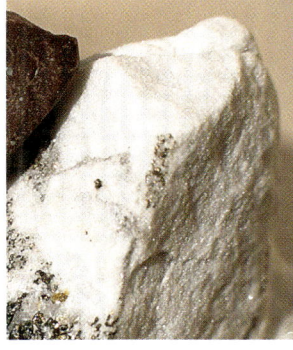

Zuckerdolomit ist ein weißer Dolomit mit goldfarbenen Pyriteinschlüssen.

Anwendung und Pflege

Der Dolomit wird unter fließendem lauwarmen Wasser entladen. Wirkungsvoller ist allerdings die monatliche Reinigung in einer Schale mit Hämatit-Trommelsteinen über Nacht.

Weitere/r Name/n	Bitterspat
Fundort/e	Schweiz, Österreich, Jugoslawien, Deutschland; vor allem in den Dolomiten
Farbe/n	braun bis rot mit hellen Streifen; auch weiß, gelblich bis durchsichtig; Zuckerdolomit ist weißer Dolomit mit goldenen Pyriteinschlüssen
Chemische Zusammensetzung	$CaMg(CO_3)_2 + Fe, Mn$; $CaMg(CO_3)_2$
Härte	5 bis 6
Handelsübliche Formen	Rohstein, Kristall, Trommelstein, Handschmeichler, Anhänger, Kugel
Kristallisation	typische Kristalle sind flächenarme einfache Rhomboeder, gerne »sattelförmig« gekrümmt und »parkettiert«; flächenreiche Formen sind ausgesprochen selten

Der Dolomit, auch Bitterspat genannt, wird zur Gewinnung von Magnesiumsalzen abgebaut, die in Industrie und Medizin zum Einsatz kommen. Besonders eindrucksvolle Dolomitformationen findet man in den Dolomiten.

Doppelspat

Geschichte und Legende

Die Wikinger nutzten den Doppelspat als Stein für die Seher. Sie importierten ihn von Island auf das europäische Festland. Durch seine Eigenheit, die Dinge zu verdoppeln, hatte der Doppelspat für sie etwas Geheimnisvolles. Er galt daher als Symbolstein für Frieden, Glück und Freundschaft.

Heilwirkungen

Doppelspat ist Kalziumkarbonat, wie es im menschlichen Körper enthalten ist.

Wahrscheinlich ist sein hoher Kalziumgehalt dafür verantwortlich, dass man diesen Stein besonders gern zur Stärkung und Unterstützung für Knochen, Zähne, Haare und Nägel verwendet. Weitere Beschwerden, die gut auf den Doppelspat reagieren, sind Hautentzündungen, Pilzbefall und Flechten. Sein Wasser (den Doppelspat über Nacht in ein Glas Wasser geben) kann bei Arthritis, Gicht und Rückenschmerzen helfen. Obwohl er doppelsichtig macht, soll dieser Stein seinen Besitzer hellsichtig

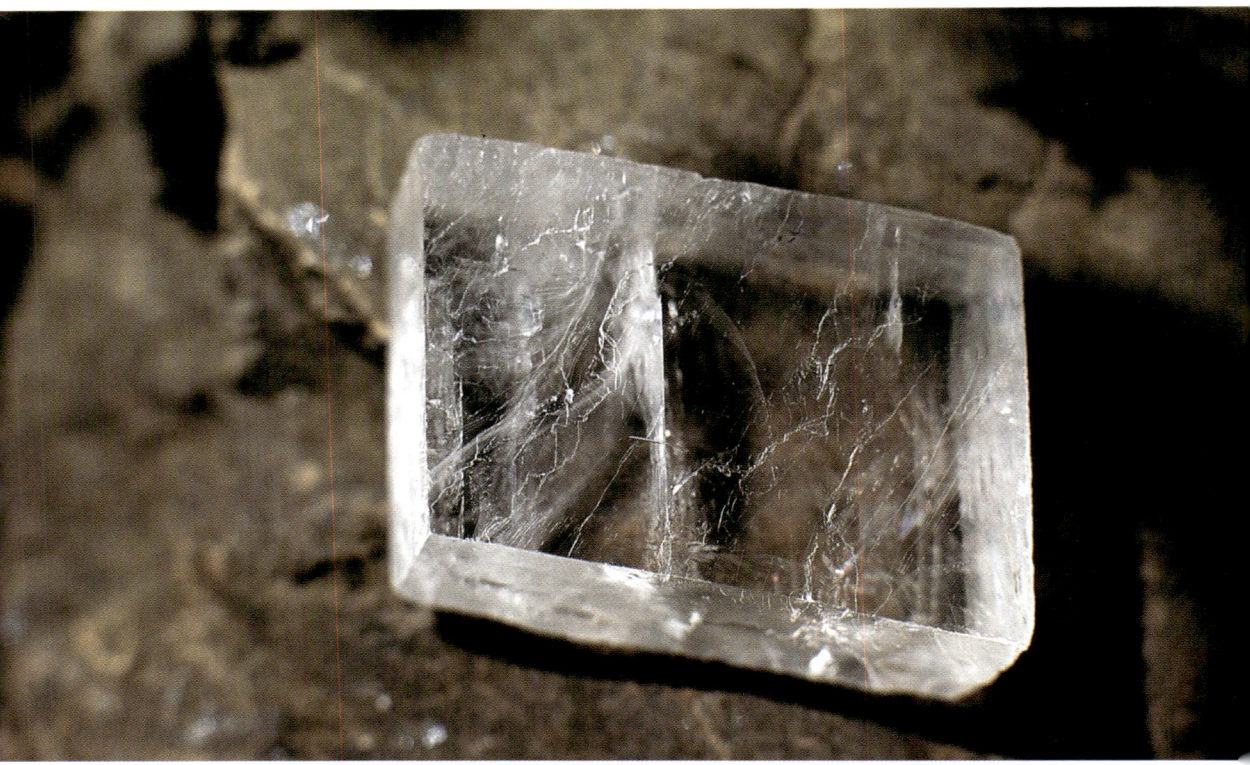

in Bezug auf falsche Schwüre und vorgegaukelte Liebe werden lassen. Psychische Wirkungen: Der Doppelspat schützt vor Senilität und Verkalkung. Außerdem bewahrt er seinen Träger vor unechter Liebe und falschen Freunden und lässt ihn diese erkennen.

Magische Eigenschaften

Der Doppelspat – nach seiner Herkunft auch Islandspat genannt – symbolisiert die wahren Herzensverbindungen.

Chakra-Zuordnung

Wirkt gut über Stirnchakra und Nabelchakra.

Sternzeichen

Keinem besonderen Sternzeichen zugeordnet.

Anwendung und Pflege

Einmal im Monat sollten Sie den Stein unter fließendem lauwarmen Wasser abspülen und dann zum Aufladen mehrere Stunden in die Sonne legen.

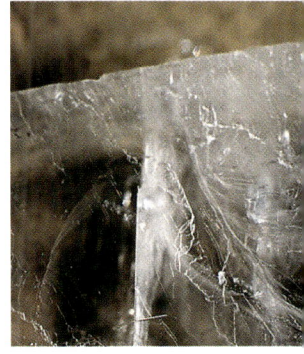

Der hohe Kalziumgehalt wirkt auf Knochen, Haut, Haare, Nägel und Zähne.

Weitere/r Name/n	Calcit-Rhomboeder, Islandspat, optischer Calcit
Fundort/e	Island, USA, Mexiko
Farbe/n	weiß, gelblich, rosa; stets lichtbrechend
Chemische Zusammensetzung	$CaCO_3$
Härte	3
Handelsübliche Formen	nur als einzelner Kristall zu bekommen
Kristallisation	er ist eine Varietät des Calcits; er besteht aus reinem Kalziumkarbonat und kann das Licht zweifach brechen; rhombischer oder hexagonaler Kristall

Diese Calcitvarietät hat eine Besonderheit: Seine rhomboedrischen Kristalle haben einen Doppellichtbrechungseffekt, was bedeutet, dass ein Schriftzug doppelt lesbar und das Auge getäuscht wird.

Dumortierit

Geschichte und Legende

Der Dumortierit wurde erst vor etwa 100 Jahren entdeckt. Seinen Namen erhielt er nach dem französischen Paläontologen Dumortier. Die afrikanischen Ureinwohner hielten den Stein für versteinertes Wasser, da er immer in der Nähe von Wasser zu finden war. Der Stein ist ein mineralreiches Aluminiumsilikat. Seine verschiedenen Blauschattierungen bis zum Dunkel- und Violettblau erhält er durch Mangan, Eisen und Zink.

Heilwirkungen

Bei Magenbeschwerden, Erbrechen und Übelkeit schafft dieser Heilstein Abhilfe. Hilfreich ist er aber auch gegen Hautreizungen nach zu langem Sonnenbad oder bei Kopfschmerzen. Dumortierit beruhigt die Nerven und hilft gegen stressbedingte Leiden wie Kopfschmerzen und Verspannungen.

Der Dumortierit wird häufig in grundwasserreichen Gebieten gefunden.

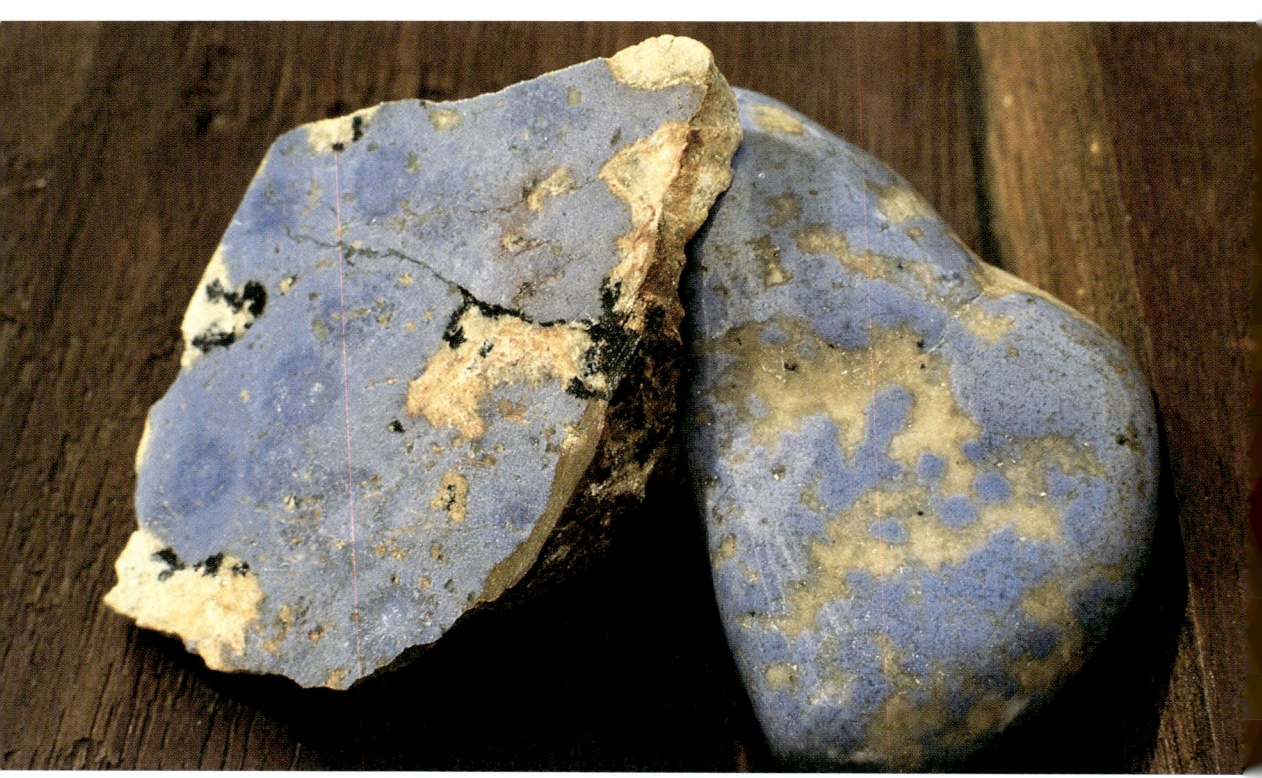

Magische Eigenschaften

Der Dumortierit symbolisiert Partnerschaft und führt zu einem toleranten Umgang mit den Mitmenschen.

Chakra-Zuordnung

Während der Meditation auf das Halschakra aufgelegt bewirkt der Dumortierit eine tiefe Entspannung und Ausgeglichenheit. Legen Sie sich dazu ganz entspannt auf den Rücken, und legen Sie den Stein in Ihre Halsgrube. Dadurch wird das Halschakra sanft angeregt und harmonisiert.

Sternzeichen

Der Dumortierit ist dem Schützen zugeordnet.

Anwendung und Pflege

Einmal wöchentlich sollten Sie den Dumortieriit unter fließendem lauwarmen Wasser abspülen, zum Aufladen zwei Stunden in eine Bleikristallgruppe legen.

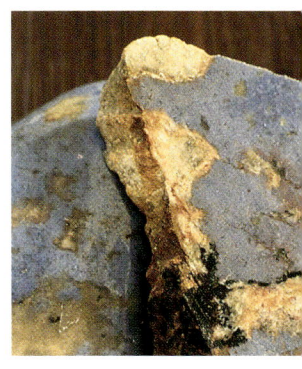

Durch Mangan, Eisen und Zink erhält der Stein seine blaue Farbe.

Durch den Dumortierit werden große Alltagsbelastungen erträglicher. Gerade sehr gestressten Menschen verhilft der Stein zu tiefer Entspannung und ausgleichender Beruhigung.

Fundort/e	Madagaskar, Kanada, USA, Namibia; vor allem findet man den Dumortierit in Südafrika
Farbe/n	Blautöne, in vielen Schattierungen bis zum Violettblau
Chemische Zusammensetzung	$(Al, Fe)_7 [O_3/BO_3/(SiO_4)_3] + Mn$
Härte	7
Handelsübliche Formen	im Handel vor allem als Trommel- und Schmuckstein zu finden
Kristallisation	er ist ein mineralienreiches Aluminiumsilikat, dem Mangan, Eisen und Zink die blaue Farbe verleihen; rhombischer Kristall

Falkenauge

Geschichte und Legende

Die faserigen Einlagerungen lassen das Falkenauge im runden Schliff an ein Auge erinnern. Daher rührt der alte Glaube an ein Amulett gegen den bösen Blick, Hexen und Dämonen. In der arabischen Welt soll das Falkenauge seit Jahrhunderten gesellige Heiterkeit bei scharfem Verstand fördern.

Heilwirkungen

Kurzsichtigkeit, Augenentzündungen und Augenstörungen jeder Art soll das Falkenauge lindern, am besten, indem in Scheiben geschnittener Stein in Wasser erwärmt und auf die Augenlider gelegt wird. Auch Kopfschmerzen und Migräne sollen gut reagieren. Allerdings ist hier – wie bei vielen anderen Steinen auch – zu vermuten, dass das Aussehen und der Name des Steins die Übertragung auf die Therapiemöglichkeiten stark beeinflusst haben.

Das bläulich silbern schimmernde Falkenauge gehört zu den Quarzen.

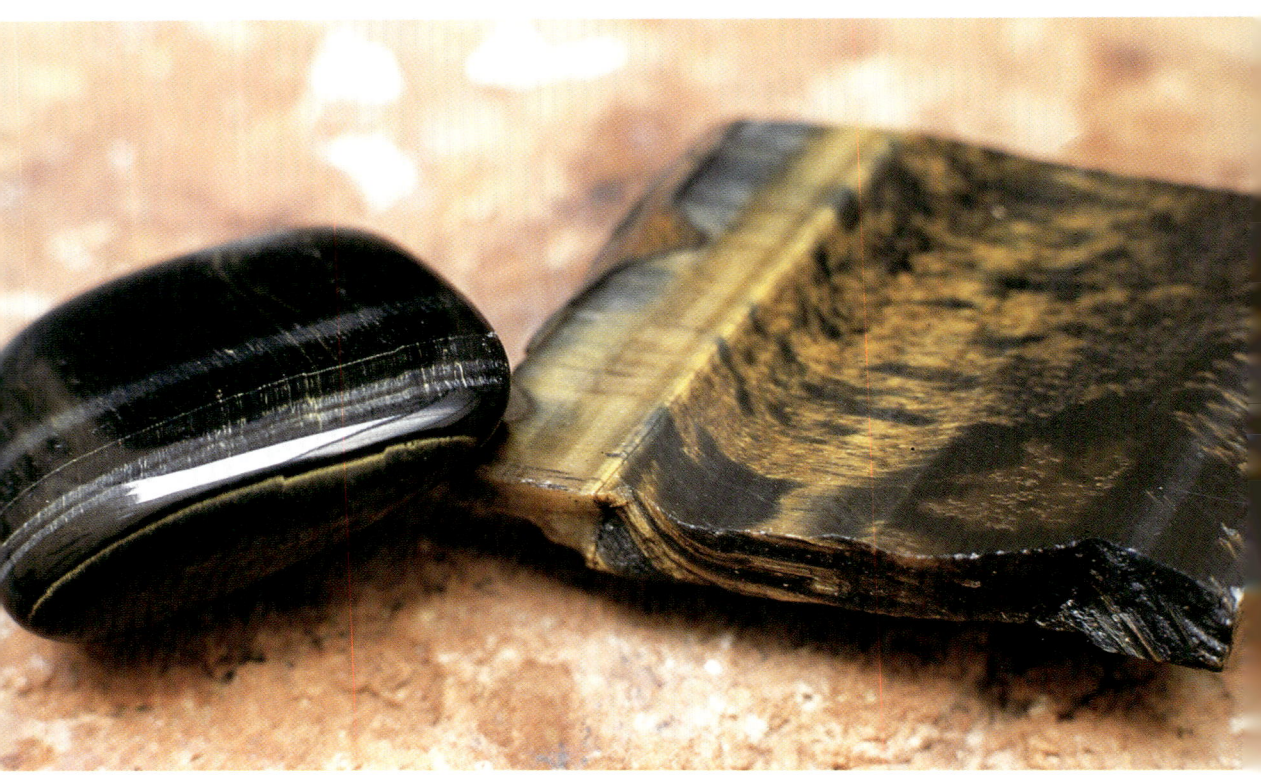

Auf seelischem Gebiet wird dem Falkenauge nachgesagt, es mache zielstrebig und lasse eigene Schwächen erkennen.

Magische Eigenschaften
Das Falkenauge symbolisiert die Aufmerksamkeit; seine Träger beginnen, die Welt und die Mitmenschen mit den Augen der Liebe zu erblicken.

Chakra-Zuordnung
Legen Sie das Falkenauge auf das Stirnchakra.

Sternzeichen
Das Falkenauge ist dem Wassermann zugeordnet.

Anwendung und Pflege
Das Falkenauge blockiert den Energiefluss, daher sollte es nie länger als drei Tage ununterbrochen getragen werden. Es soll nicht unter Wasser entladen werden, sondern nur in trockenen Hämatit-Trommelsteinen, und sodann in einer Bergkristalldruse wieder aufgeladen werden.

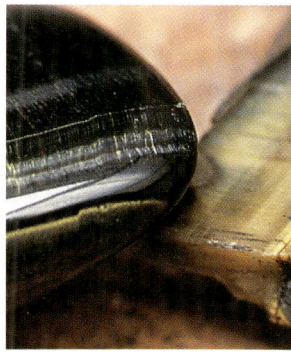

Zum Schutz sollten Falkenaugen sichtbar getragen werden.

Weitere/r Name/n	dunklere Varietät des hellen Tigerauges
Fundort/e	Südafrika und Westaustralien, Indien und USA
Farbe/n	blaugrün bis blaugrau und blauschwarz
Chemische Zusammensetzung	$SiO_2 + Na_2 (La, Fe, Mg)_5 [OH/Si_4O_{11}]_2 + P$
Härte	7
Handelsübliche Formen	poliert für Hand und Tasche und zum Auflegen; als Schmuck
Kristallisation	Falkenauge ist ein Quarzaggregat mit glimmerartigen Ablagerungen, die den Schimmer ergeben, dazu faserigen Hornblendeeinlagerungen von schwarzblauen Asbestfasern, die fest in den Quarz eingeschlossen werden; trigonaler Kristall

Zur Zeit der Hexeninquisition hat man verdächtigen Frauen ein Falkenauge vorgehalten. Wenn sie den Blick abwandten, galten sie als überführt.

Feueropal

Geschichte und Legende

In der Geschichte gilt der Feueropal als Stein der innigsten Liebe und Kraft. Als Stein des Planeten Mars ist er ein Talisman für Entdecker und Eroberer, der ihnen für ihre Projekte Erfolg und die Überwindung von Gefahren sichern soll.

Die Farbe des Feueropals ist seine schönste und stärkste Eigenschaft. Es gibt ihn von orangefarben bis durchscheinend rot. Die besonders edlen Stücke haben ein schillerndes Farbenspiel. Die Perser und Inder zogen aus der Klarheit und Farbintensität des Steins den Schluss, dass er nur in den Wassern des Paradieses entstanden sein könnte.

Feueropale sind begehrte Schmucksteine und kräftige Heilsteine.

Alexander von Humboldt (1769 – 1859) brachte die ersten Feueropale 1804 von seiner ersten großen Reise nach Süd- und Mittelamerika aus Mexiko nach Europa. Feueropale waren schon bei den Mayas und Azteken als Schmuck, zur Gestaltung von Mosaiken und für kultische Zwecke beliebt.

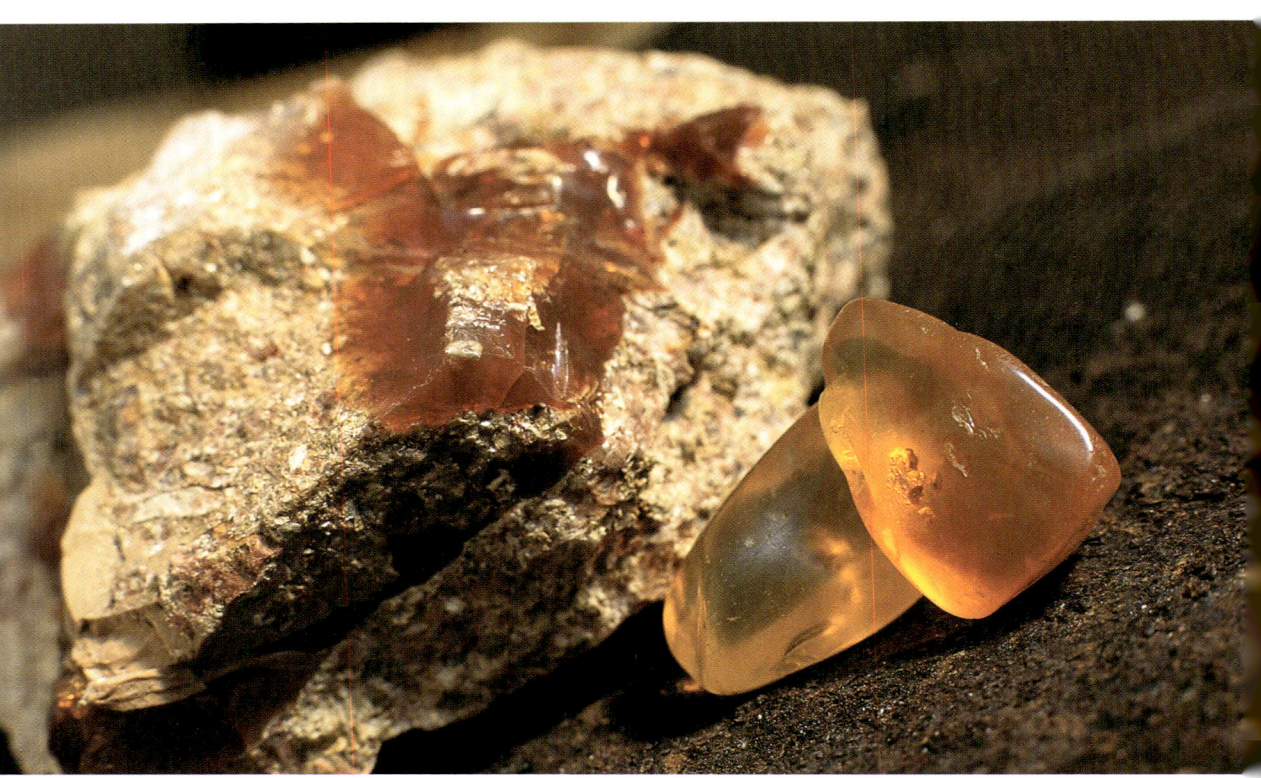

Heilwirkungen

Der Feueropal regt die Sexualität an. Darüber hinaus kann er die Immunabwehr stärken und obendrein den Kreislauf stabilisieren. Er steigert die Energie seines Trägers und hilft auch bei Antriebsschwäche. Auch auf psychischem Gebiet kann der Stein positive Wirkungen entfalten. Der Feueropal bringt durch Begeisterung und Spontaneität Bewegung in unser Leben, steigert unsere Lebensenergie und hilft gegen Kopflastigkeit. Einem besonders begehrenswerten Menschen sollten Sie einen Feueropal schenken; er wird sich Ihnen in kurzer Zeit stark zuwenden.

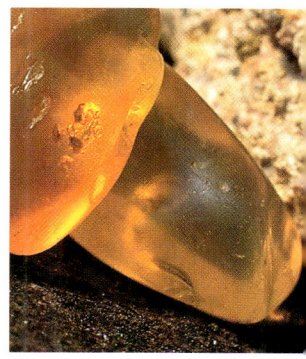

Die Indianer verwendeten Feueropale gegen Herz- und Kreislaufleiden.

Chakra-Zuordnung

Wenden Sie den Feueropal auf dem Wurzelchakra an. Am besten liegen Sie dazu auf dem Bauch. Legen Sie den Stein auf Ihren unteren Rückenbereich – am besten direkt auf die Haut.

Sternzeichen

Der Feueropal eignet sich ganz besonders gut für Widder-Geborene.

Stellen Sie in einer Beziehung oder Ehe fest, dass der Feueropal sich zu trüben beginnt, sollten Sie dringend eine Änderung herbeiführen. Zeigt der Stein Risse, steht eine Veränderung bevor.

Anwendung und Pflege

Bewahren Sie den Feueropal in einem Glas mit Wasser auf. So kann er sich ständig reinigen und aufladen. Er braucht dafür viel Ruhe und Zeit, sonst wird er trübe.

Fundort/e	Mexiko, Australien, Brasilien, Dänemark, Guatemala, Kasachstan
Farbe/n	braun, rotbraun, feuerrot bis orangegelb; es gibt ihn von durchsichtig bis durchscheinend
Chemische Zusammensetzung	$SiO_2 + H_2O$
Härte	6 bis 6,5
Handelsübliche Formen	Rohstein, Trommelstein, aber auch als Schmuck verarbeitet
Kristallisation	amorpher Stein

Flintstein

Geschichte und Legende

In der Steinzeit bildete der Flintstein das Grundmaterial für Pfeilspitzen, Messer, und Klingen. Diese wurden den Göttern auch als Dankopfer für erfolgreiche Jagden dargebracht. Flintstein lässt sich gut bearbeiten – schlägt man ihn auf einen festen Untergrund, bildet sich der so genannte muschelige Bruch mit scharfkantigen Grenzflächen. Die Steine sprühen Funken, wenn sie aufeinander geschlagen werden. Erst die Fähigkeit, Metall zu schmieden, ersetzte den Flintstein. In Mexiko und den USA bieten die Indianer auch heute noch schöne Feuerstein-Pfeilspitzen feil.

Heilwirkungen

Flintsteine zeichnen sich durch ihre sehr hohe Festigkeit aus.

Der Flintstein fördert die Funktion der Atemwege und der Lunge. Er entgiftet über die Nieren das Blut und stärkt das Nervensystem. Nervenerkrankungen können durch den Flintstein gelindert werden. Außerdem kann er gegen Überbeine helfen. Der Flintstein stärkt das Selbstvertrau-

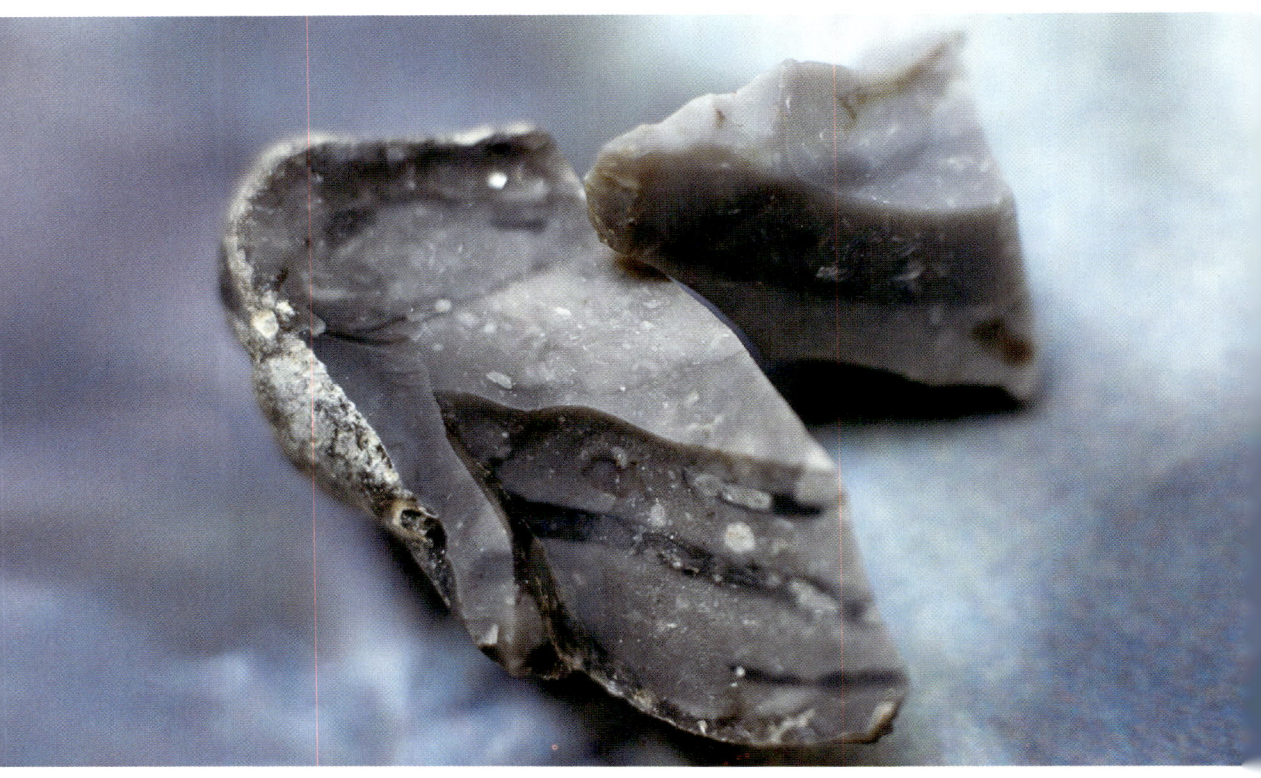

en, besonders bei Personen im fortgeschrittenen Alter, und lässt sie wieder aktiv am Leben teilhaben. Auch positive Auswirkungen auf die Psyche lassen sich feststellen: Flintsteine geben mehr Selbstsicherheit und ermuntern zur Eigenwilligkeit. Unter dem Kopfkissen halten sie Alpträume fern.

Chakra-Zuordnung
Benutzen Sie Flintsteine über dem Wurzelchakra.

Sternzeichen
Keinem besonderen Sternzeichen zugeordnet.

Anwendung und Pflege
Mindestens einmal im Monat sollte der Flintstein unter fließendem lauwarmen Wasser gereinigt und entladen werden; danach wird er für zwei bis drei Stunden an der heißen Mittagssonne oder in einer Bergkristallgruppe aufgeladen.

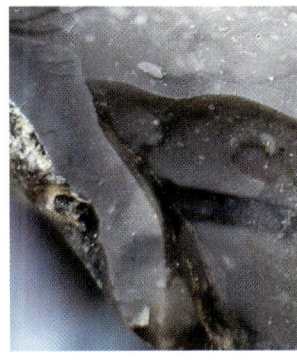

Besonders ältere Menschen erhalten durch den Flintstein wieder neuen Elan.

Weitere/r Name/n	Feuerstein
Fundort/e	England, Schottland, Ostseeländer, Ägypten, USA, Brasilien, Mexiko, Australien
Farbe/n	grau, schwarz, schwarzweiß, beige; oftmals gibt es den Flintstein mit Mustern
Chemische Zusammensetzung	SiO_2
Härte	7
Handelsübliche Formen	Rohsteine, Trommelsteine, Handschmeichler, Anhänger
Kristallisation	trigonaler Kristall

Flintsteine sind jaspisartige Quarzverbindungen, die es von Schwarz, Schwarzweiß über Grau, Beige bis Weiß gibt, oft mit eigenartigen Mustern, die die Assoziation an Runenzeichen wecken.

Fluorit

Geschichte und Legende

Der Fluorit gehört zur Familie der Spate. Wie alle Spate lässt sich der Fluorit, auch Feldspat genannt, blättrig abspalten. Wegen seiner Farbenvielfalt heißt es, er habe von allen Edelsteinen etwas in sich. Eine Überlieferung berichtet, er sei die Heimstatt der Regenbogen.

Heilwirkungen

Direkt auf den Schmerzpunkt aufgelegt soll der Fluorit Beschwerden schnell abbauen. Besonders bei den folgenden Beschwerden hilft das direkte Auflegen des Steins: bei Energieblockaden, Atemwegserkrankungen, eitrigen Wunden und Hautbeschwerden, Arthritis. Sie können den Fluorit auch bei Gelenkbeschwerden und Steifigkeit einsetzen. Legen Sie ihn auch dabei direkt auf die betroffenen Stellen auf. Fluorite wecken darüber hinaus unterdrückte Gefühle und lösen Engstirnigkeit.

Der bunte Regenbogenfluorit vereint die Eigenschaften fast aller Heilsteine in sich.

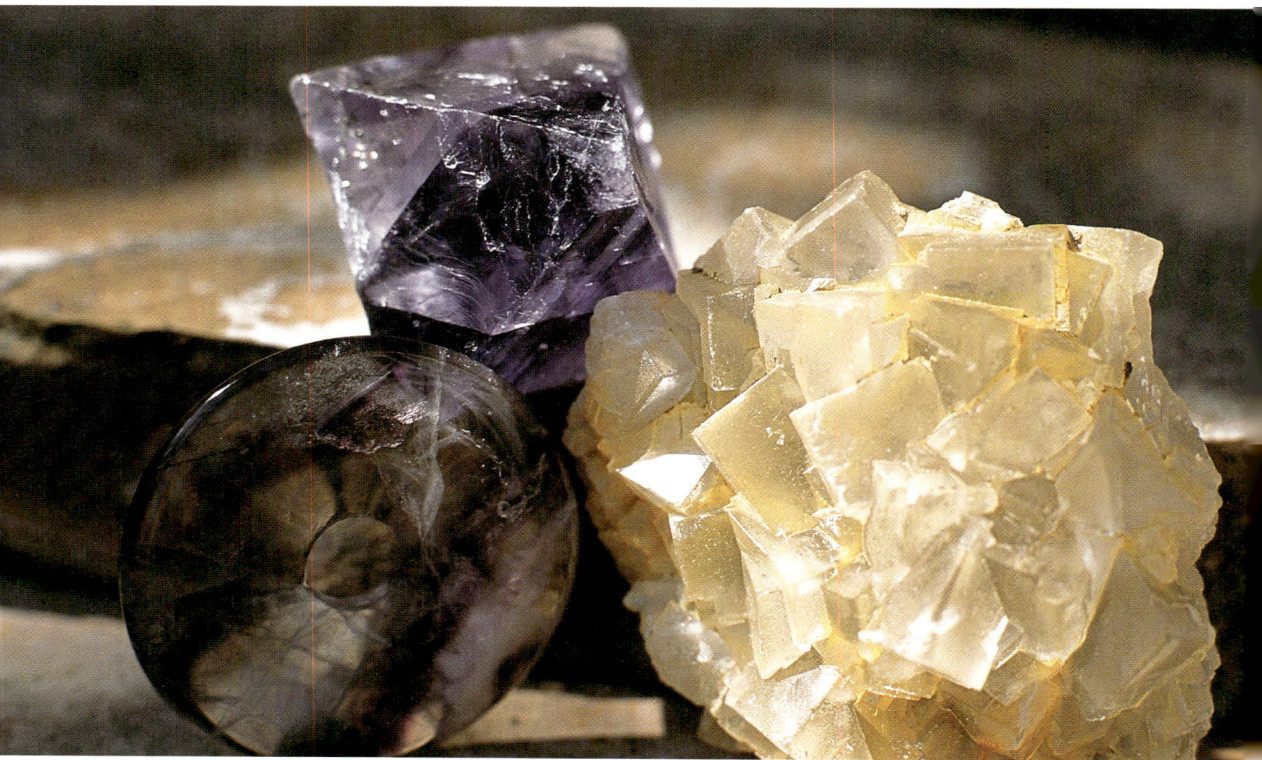

Magische Eigenschaften

Der Fluorit symbolisiert Verantwortung und Gehorsam.

Chakra-Zuordnung

Regenbogenfarbige Steine wirken gut auf dem Dritten Auge, gelbe auf dem Solarplexus.

Sternzeichen

Der Fluorit ist dem Skorpion, dem Wassermann und den Fischen zuge-ordnet.

Anwendung und Pflege

Der Fluorit wird mit lauwarmem Wasser entladen; und nach dem Entla-den sollte er in der Sonne oder einer Bergkristallgruppe wieder aufgela-den werden.

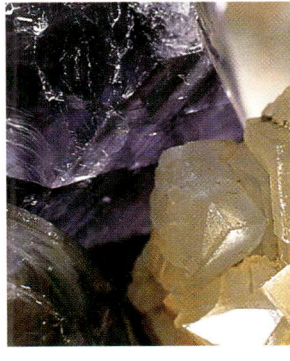

Wegen seiner vielen Kristallformen und Farben ist der Fluorit ein beliebter Stein.

Weitere/r Name/n	Feldspat
Fundort/e	Spanien, England, USA, Mexiko, vor allem China
Farbe/n	gelb, violett, grün sowie regenbogen-farbig
Chemische Zusammensetzung	CaF_2 + (C, Cl, Ce, Fe, Y)
Härte	4
Handelsübliche Formen	Fluoritsteine, im Raum aufgestellt, gelten als Lernhilfe und Ordnungsvermittler; als Druse, Handschmeichler, Kette, Trommel- und Schmuckstein sind sie im Handel er-hältlich
Kristallisation	er entsteht aus sauren, magnetischen Ge-steinen, seltener auch bei Verwitterungs-prozessen; kubischer Kristall

Der gelbe Fluorit hilft bei Milzstö-rungen und Nie-renkrankheiten, der grüne bei Asthma, ferner re-generiert er das Lungengewebe, der blaue (Blue John) lindert Er-kältungskrankhei-ten, Infektionen und plötzliche Kreislaufschwä-chen, der violette unterstützt Kopf und Gehirn.

Gagat

Geschichte und Legende

Ein über dem Herzen getragener Gagatanhänger soll vor Skorpion- und Schlangenbissen bewahren. Der Gagat ist ein bekannter Schutzstein der nordamerikanischen Indianer. Sie nutzen seine tröstende Kraft nach dem Tod eines Verwandten.

Heilwirkungen

Körperliche Beschwerden, die der Gagat zu lösen helfen kann, sind vor allen Dingen Arthritis, andere Gelenkentzündungen und Rheuma. Er kann aber auch wirksam sein bei Bronchitis, Erkältungen und Kopfschmerzen. Steht ein Neuanfang nach einer Trennung bevor oder geht es um die Trauer bei einem Todesfall – in solchen schweren Zeiten kann der Gagat eine echte Unterstützung sein. Außerdem soll er seinen Träger vor Feinden, selbst vor schlechten Gedanken schützen und ihm wieder zu neuem Mut verhelfen.

Gagat ist Kohle, die im Laufe von Jahrmillionen versteinerte.

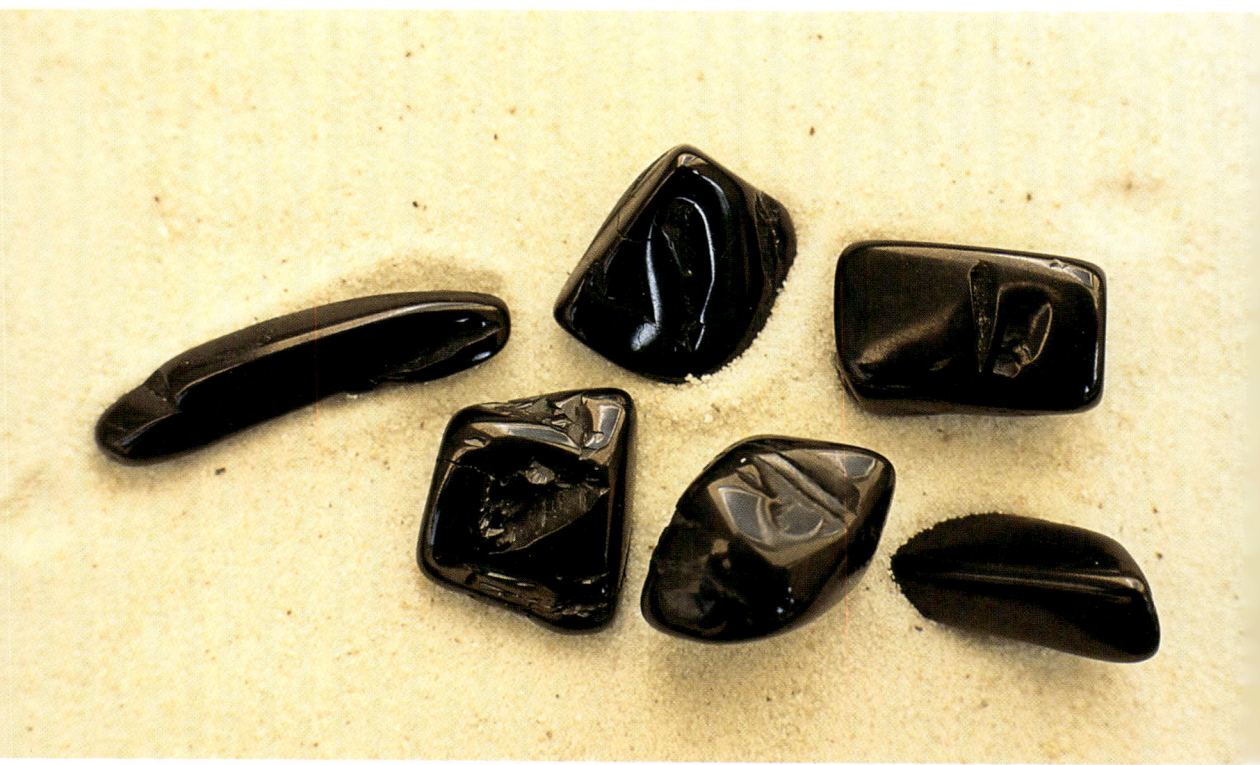

Magische Eigenschaften

Gagat – auch unter dem Namen Jett bekannt – gilt als Schutzstein vor bösen Geistern, magischem Zauber und Hexerei. Er soll seinen Träger auch vor allen Feinden beschützen. Darüber hinaus kann er die Höhen und Tiefen Ihrer Seele widerspiegeln und ausgleichen.

Chakra-Zuordnung

Auf dem Stirnchakra entfaltet der Stein seine volle Intensität. Zur direkten Chakra-Therapie mit dem Gagat legen Sie sich entspannt auf den Rücken. Setzen Sie den Stein in die Mitte Ihrer Stirn, und nehmen Sie Kontakt auf zu Ihrem Stirnchakra.

Sternzeichen

Alle profitieren von seiner Wirkung. Der Gagat wirkt als Schutzstein bei allen Sternzeichen.

Anwendung und Pflege

Eine Nacht in Meersalz, die nächste in einer Bergkristallgruppe: So wird dieser Stein ent- und aufgeladen. Weder Wasser noch Sonne spielen bei seiner Reinigung eine Rolle.

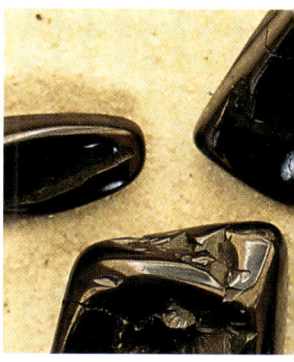

Der Gagat hat starke heilende Wirkung auf die Atemwege.

Verwenden Sie den Gagat nie ohne vorherige ausreichende Reinigung unter fließendem lauwarmen Wasser. Denn er kann, wie viele schwarze Steine, gute und ungute Kräfte speichern.

Weitere/r Name/n	Jett
Fundort/e	USA, Brasilien, Dominikanische Republik, GUS-Staaten
Farbe/n	schwarz, undurchsichtig
Chemische Zusammensetzung	C (Braunkohle)
Härte	2 bis 3
Handelsübliche Formen	der Gagat ist als Trommelstein oder auch als Schmuckstein in Form eines Anhängers im Handel erhältlich
Kristallisation	es handelt sich um nichts anderes als um versteinerte Kohle; amorpher Stein

Gipskristalle

Geschichte und Legende

Gips wird seit Jahrhunderten als wichtiger Heilstein in der Naturmedizin verwendet. Gips kommt aber auch als Grundstein in der Schulmedizin vor. Schon die Griechen und Römer nutzten die besonderen Eigenschaften von Gips, um Abdrücke herzustellen: Durch die Aufnahme von Wasser wird Gips nämlich hart wie Stein. Er hat aber darüber hinaus ganz praktischen Nutzen im Handwerk: Gips ist ein wichtiger Stein für das Baugewerbe.

Heilwirkungen

Gipskristalle haben eine starke klärende Wirkung auf das vegetative Nervensystem.

Gipskristalle wirken unterstützend bei Verspannungen, Kopfschmerzen, Konzentrationsschwäche und Gelenkschmerzen. Außerdem können sie hormonelle Schwankungen lindern.
Im psychischen Bereich können sie Gefühlsausbrüche verhindern und die Konzentration stärken.

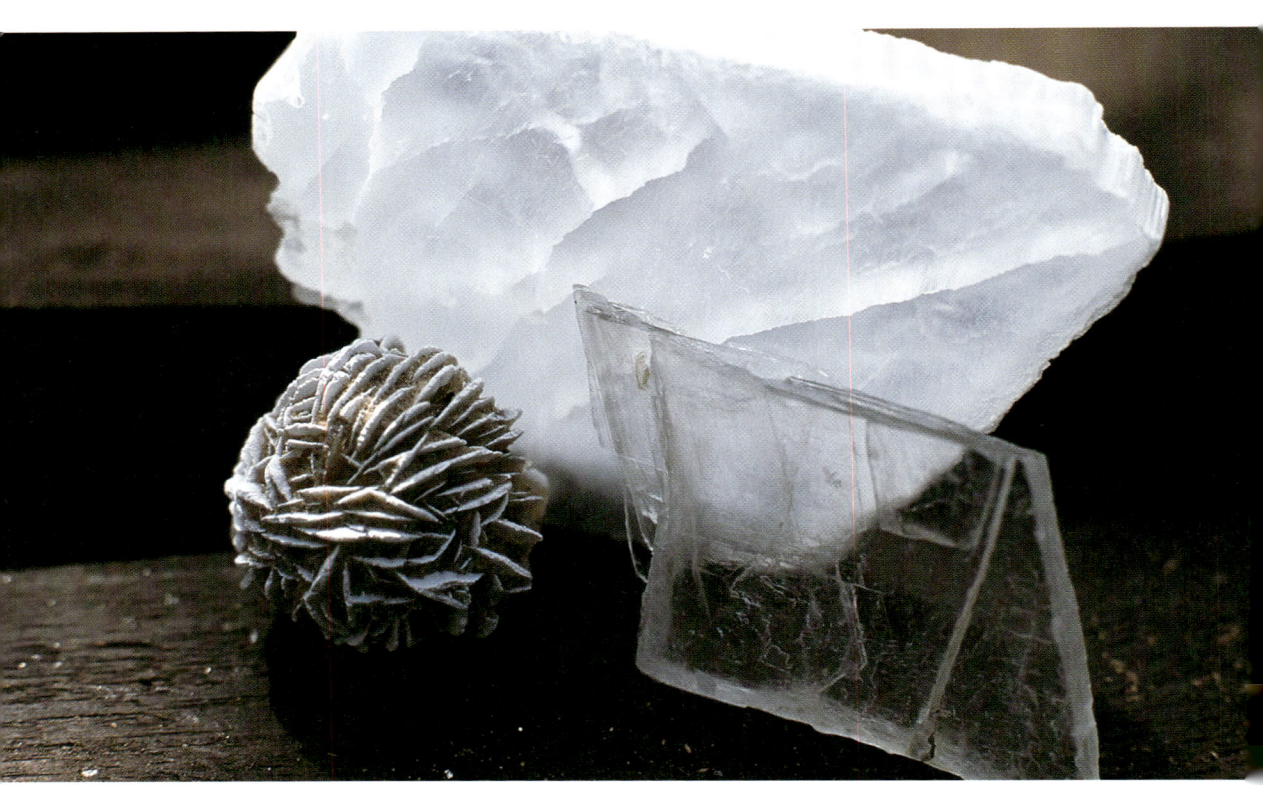

Chakra-Zuordnung

Gipskristalle eignen sich besonders zur Anwendung auf dem Wurzel- und Sakralchakra. Um Ihr Wurzelchakra zu aktivieren und zu harmonisieren, legen Sie sich am besten auf den Bauch. Der Stein liegt dabei auf Ihrem unteren Rückenbereich. Zur Aktivierung des Sakralchakras liegen Sie vollkommen entspannt auf dem Rücken. Legen Sie den Gipskristall dabei etwa drei Fingerbreit unterhalb Ihres Nabels direkt auf den Unterbauch.

Sternzeichen

Astrologisch werden die Gipskristalle keinem besonderen Sternzeichen zugeordnet.

Anwendung und Pflege

Einmal im Monat sollten Gipskristalle unter fließendem warmen Wasser entladen und gereinigt werden.

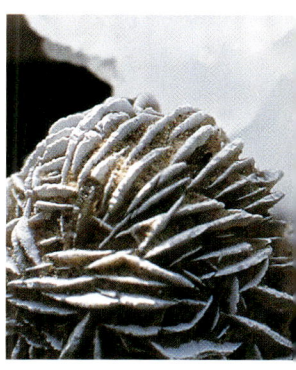

Alabaster erhielt den Namen von der ägyptischen Stadt Alabastron.

Weitere/r Name/n	Alabaster, Selenit
Fundort/e	in allen Wüstenregionen
Farbe/n	weiß, grau bis schwarz (durchsichtig); Gipskristalle gibt es aber auch gelblich, rötlich, sandfarben
Chemische Zusammensetzung	$CaSO_4 + 2H_2O$
Härte	1,5 bis 2
Handelsübliche Formen	auch unter den Namen Alabaster und Selenit ist Gips, ein wasserhaltiges Kalziumsulfat, bekannt; Gipskristalle gibt es im Handel vor allem als Einzelkristalle oder auch als Verwachsungen
Kristallisation 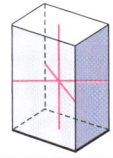	Gips ist ein wasserhaltiges Kalziumsulfat; monoklin-prismatische Kristallisation

Besonders Gipskristalle in Form von Selenit sind spezielle Heilsteine für die Geschlechtsorgane und die Schwangerschaft.

Glimmer

Geschichte und Legende

Glimmerpartikelchen wurden – im übertragenen Sinn – zum Begriff für trügerischen Glanz.

Heilwirkungen

Die Wirkung des Glimmers hängt von seinen Farben ab und weist große Unterschiede auf. Rosafarbene und violette Steine (Lepidolith) setzt man gegen Leberleiden ein. Sie können auch zur Entgiftung des Organismus beitragen. Die schwarzen Steine (Muskovit) können bei Magen-Darm-Beschwerden, Diabetes und Erkältungen helfen. Grüne Steine (Fuchsit) können für ein gesundes Blutbild sorgen und Anämie und Leukämie sowie Knochenmarkserkrankungen zu bekämpfen helfen. Auch auf die psychische Verfassung kann der grüne Glimmer Auswirkungen haben. Hektische Menschen können ruhiger, lethargische durch diesen Stein temperamentvoller werden.

Der schwarz schimmernde Glimmer wird Muskovit genannt.

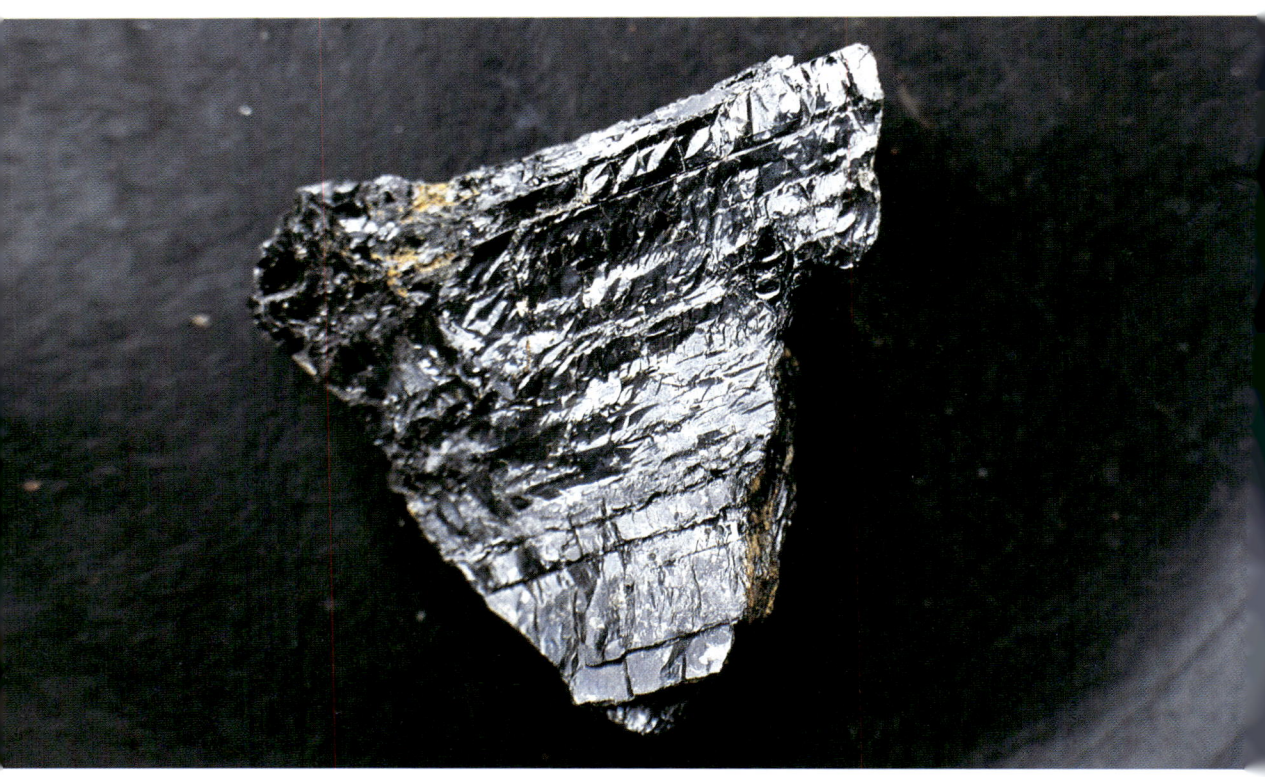

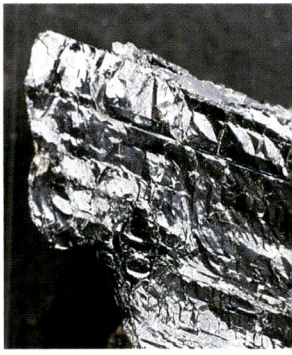

Magische Eigenschaften

Violette und rosafarbene Steine heißen Lepidolith. Sie haben eine hohe Schutzwirkung. Die schwarzgrauen nennt man Muskovit. Sie stärken den Glauben an die Zukunft.

Chakra-Zuordnung

Ein rosavioletter Stein wirkt auf dem Stirn-, ein schwarzgrauer auf dem Hals- und ein grüner auf dem Herzchakra.

Sternzeichen

Hilft allen Sternzeichen.

Anwendung und Pflege

Verändert der Glimmerstein sich farblich, muss eine Grundreinigung erfolgen. Dazu wird der Stein unter fließendem lauwarmen Wasser kräftig abgerieben. Ansonsten wird er in einer Schale mit Hämatit-Trommelsteinen entladen und zum Aufladen eine Stunde zu Bergkristallen oder noch kürzer in die Sonne gelegt.

Die Wirkung hängt von der Farbe ab.

Fundort/e	Schweden, Norwegen, Brasilien, USA, Südafrika, Australien sowie die GUS-Staaten
Farbe/n	rosa, violett, glänzend grau bis schwarz, grün
Chemische Zusammensetzung	die Glimmer gehören zu den Schichtsilikaten und weisen verschiedene Varietäten auf
Härte	2 bis 2,5
Handelsübliche Formen	Rohstück, Trommelstein, Handschmeichler; darüber hinaus gibt es tafelige Kristallstücke
Kristallisation	metallische Kalium-Aluminium-Verbindung; monokliner Kristall

Glimmer gibt es in vielen Farbvarianten. Der zartschichtige Aufbau ist typisch für die Glimmereigenschaft dieser Steine, die aus vielen hauchdünnen Täfelchen bestehen.

Gold

Geschichte und Legende

Wert und Macht sind seit Jahrtausenden durch Gold repräsentiert worden. Noch heute bemühen sich fast alle Regierungen, in den Staatstresoren zur papierenen Währung einen Gegenwert in Gold zu schaffen. Über Jahrtausende zeugen Schmuck, Amulette, Totenmasken, Figurinen, Verkleidungen, Porzellanbeschichtung, selbst Goldfasern in Geweben vom Wert des Goldes. »Nach Golde drängt, am Golde hängt doch alles«, klagt Gretchen in Goethes Faust und sagt mit Volkes Stimme, was der Philosoph so benennt: »Das Gold ist der Souverän aller Souveräne.« (Karl Julius Weber, Demokritos oder die hinterlassenen Papiere eines lachenden Philosophen, 12 Bde., 1832 – 1840)

Gold steigert die Heilkraft aller Steine.

Heilwirkungen

Da Gold die Heilkraft der Steine erhöht, werden in Gold gefasste Schmuckstücke stets besondere Energie zeigen. Seelisch hebt Gold das

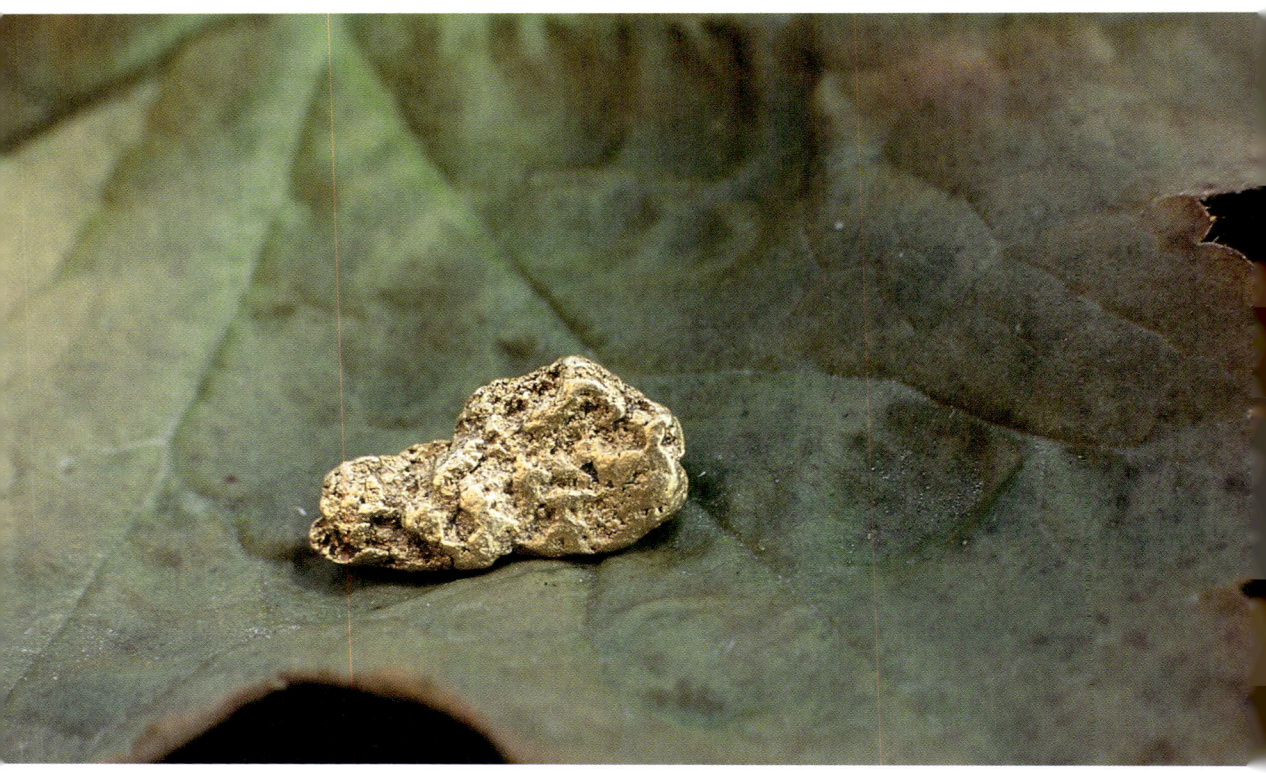

Selbstbewusstsein seines Trägers – bis hin zur Überheblichkeit, eine negative Wirkung des Goldes.

Magische Eigenschaften
Als wertvolles Material wird es mit Liebe und Treue verbunden und ist das Geschenk schlechthin.

Chakra-Zuordnung
Auf Herz- und Halschakra angewendet öffnet Gold den Menschen für Neues.

Sternzeichen
Keinem besonderen Sternzeichen zugeordnet.

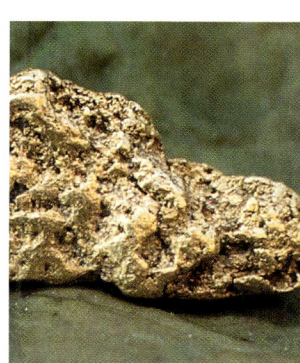

Gold symbolisiert Reichtum und Macht.

Anwendung und Pflege
Therapiesteine, in Gold gefasst, werden zu kräftigen Amuletten. Zum Entladen einmal monatlich unter fließendes warmes Wasser halten; zum Aufladen viel an der Sonne tragen.

Fundort/e	Südafrika, GUS-Staaten, Australien; USA
Farbe/n	goldgelb
Chemische Zusammensetzung	Au
Härte	2,5 bis 3
Handelsübliche Formen	um Gold zu härten und besser verarbeiten zu können, wird es legiert: mit Titan zu Weißgold, mit Messing zu Gelbgold und mit Kupfer zu Rotgold; das Verhältnis der Metalle zueinander ist genormt und wird mit Bunze in die fertigen Stücke eingestempelt
Kristallisation 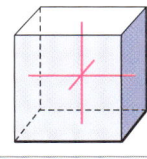	ein weiches Element, das aus Goldadern abgebaut oder aus Flüssen, die es ausgeschwemmt haben, gewonnen wird (Goldnuggets); kubischer Kristall

75 000 Tonnen Gold sind auf der Erde bis heute abgebaut worden und in Schatzkammern und Schmuckkästlein gewandert, 100 Kilogramm davon allein in das Grab des Pharaos Tutenchamun.

Granat

Geschichte und Legende

Seit der Antike sollen heilige Granate aus sich selbst von innen her leuchten. Die Krone des deutschen Kaisers Otto (912 – 973) zierte der damals berühmteste Granat, den man »den Weisen« nannte. Ritter und Krieger ließen sich Granate in Waffen und Schilder einarbeiten. Hildegard von Bingen nutzte den Granat zur Herzstärkung. Die indische Mythologie spricht dem Granat das »Kundalini-Feuer« (Feuer ewiger Verwandlung) zu; im indischen Glauben und im Buddhismus ist er ein heiliger Stein, der die Seele erhellt und Weisheit schenkt.

Heilwirkungen

Energie spendende Wirkung im Sexualleben wird dem Granat zugeschrieben.

Er soll gegen Durchblutungsstörungen helfen, zur Herzstärkung dienen, Lebenskraft geben, vor allem in der Zeit des körperlichen Abbaus. Der Granat kann das Gedächtnis stärken. Bei leidenschaftlicheren Menschen kann der Stein jedoch negative Energien freisetzen.

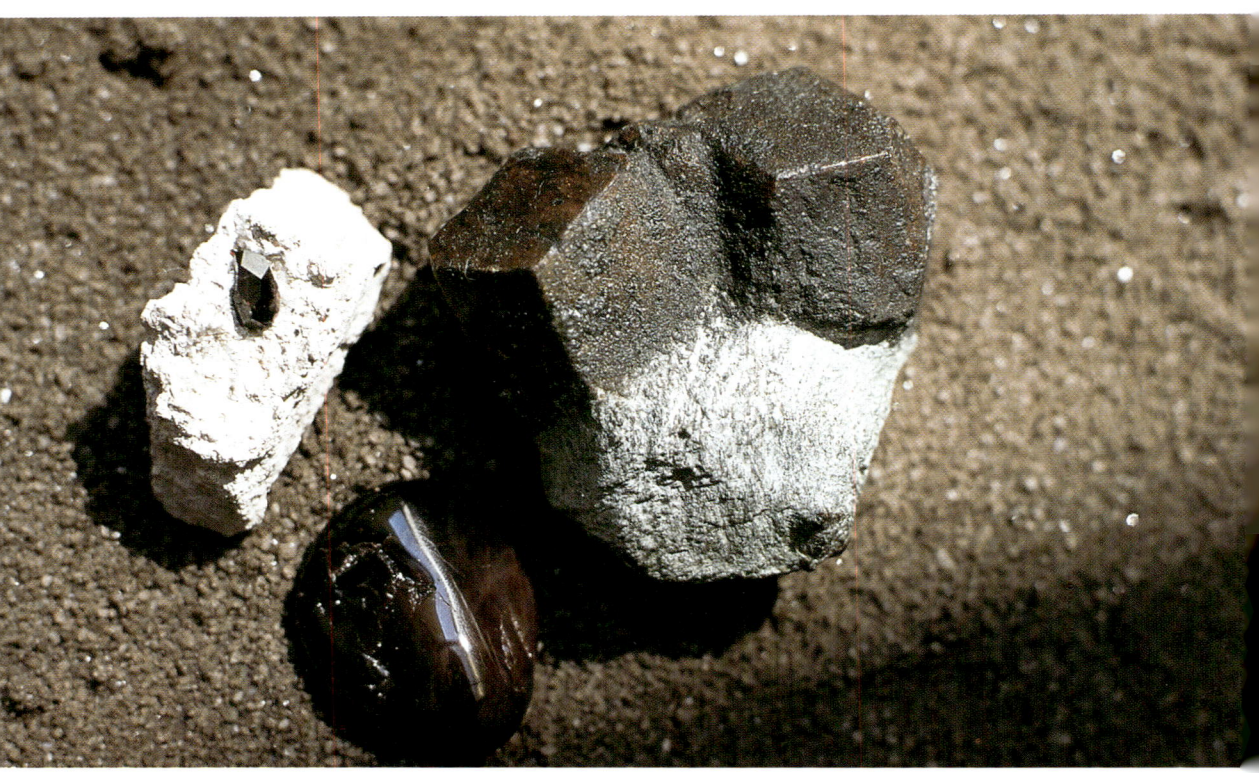

Magische Eigenschaften
Der Granat symbolisiert den Aufbau. Als mystischer Karfunkel erhellt er die dunkle Seele, bringt den Menschen wieder Hoffnung.

Chakra-Zuordnung
Der Granat wirkt am besten über das Basis- und das Sakralchakra.

Sternzeichen
Der Granat eignet sich besonders gut für Widder und Skorpion.

Anwendung und Pflege
Direkter Hautkontakt ist wichtig. Wenn kleine Granatperlen einer Kette sich berühren, wird die Wirkung vervielfacht. Alle zwei Wochen sollte der Granat unter fließendem handwarmen Wasser entladen werden. Fünf Minuten an der Sonne laden den Granat bereits wieder auf.

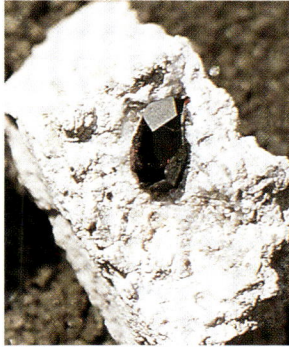

Erst durch den Schliff entfaltet das sonst farblich dumpf wirkende Mineral sein Feuer.

Weitere/r Name/n	Steine der Granatgruppe: Almandin, Pyrop, Spessartin, Rhodolith
Fundort/e	Böhmen; Madagaskar, Indien, Kanada, Südafrika, Australien, USA
Farbe/n	rot und dunkelrot bis rostrot, auch gelb, grün und schwarz
Chemische Zusammensetzung	Ionen zweier Metalle $(SiO_4)_3$ + (weitere Metalle)
Härte	je nach Varietät 7 bis 7,5
Handelsübliche Formen	als Schutzstein und Kraftspender rohe Stücke; Schmuckstein
Kristallisation 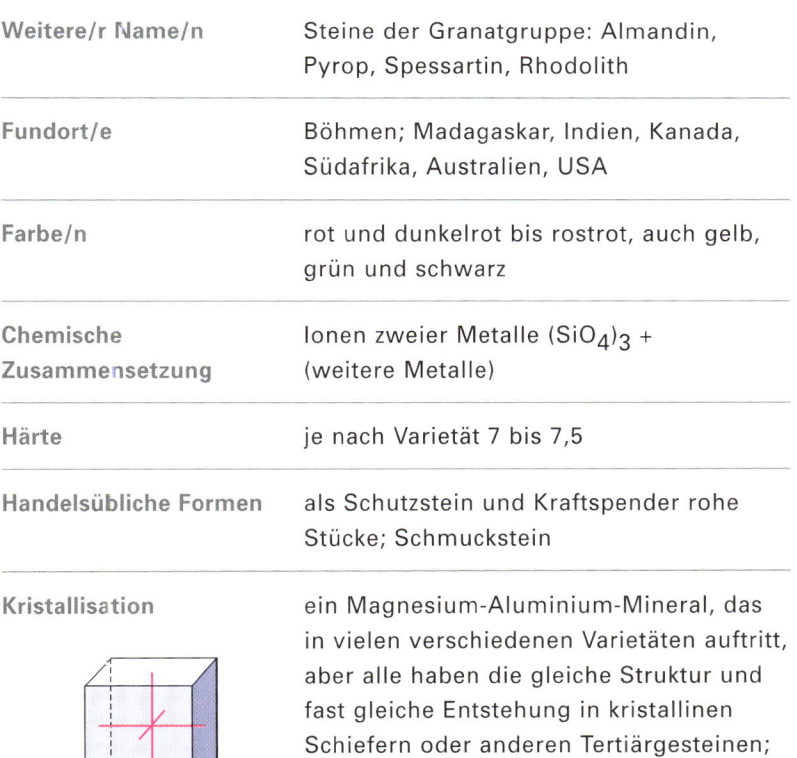	ein Magnesium-Aluminium-Mineral, das in vielen verschiedenen Varietäten auftritt, aber alle haben die gleiche Struktur und fast gleiche Entstehung in kristallinen Schiefern oder anderen Tertiärgesteinen; durchsichtige bis undurchsichtige kubische Formen

Bei Depressionen sollte man stets einen Trommelstein bei sich tragen. Er fördert Lust, Willenskraft und Hoffnung, seine feurige Farbe vertreibt Müdigkeit und Phantasielosigkeit.

Grossular

Geschichte und Legende

Die besondere Heilwirkung von Grossular und Hessonit sind von alters her bekannt, sie wurden aber auch als Schmucksteine immer sehr geschätzt. Nach dem Glauben der Griechen und Römer konnten die Steine das Verhalten der Götter beeinflussen. Von dem lateinischen *ribes grossularia*, das man mit Stachelbeere übersetzen kann, stammt der Name Grossular. Klare, grüne Grossulare und die orangefarbenen Hessonite wurden manchmal mit Smaragd und Beryll verwechselt und waren wegen ihrer Attraktivität bei Griechen und Römern sehr beliebte Edelsteine.

Heilwirkungen

Die stärksten Eigenschaften haben grüne Grossularscheiben.

Der Grossular (grüner Granat) gilt als Heilstein für die Knochen. Er kann bei Osteoporose Linderung bringen. Gute Wirkung beobachtet man ebenso bei Rheuma und Arthritis. Auch bei Leber- und Gallenproblemen kann der Stein wirksam eingesetzt werden.

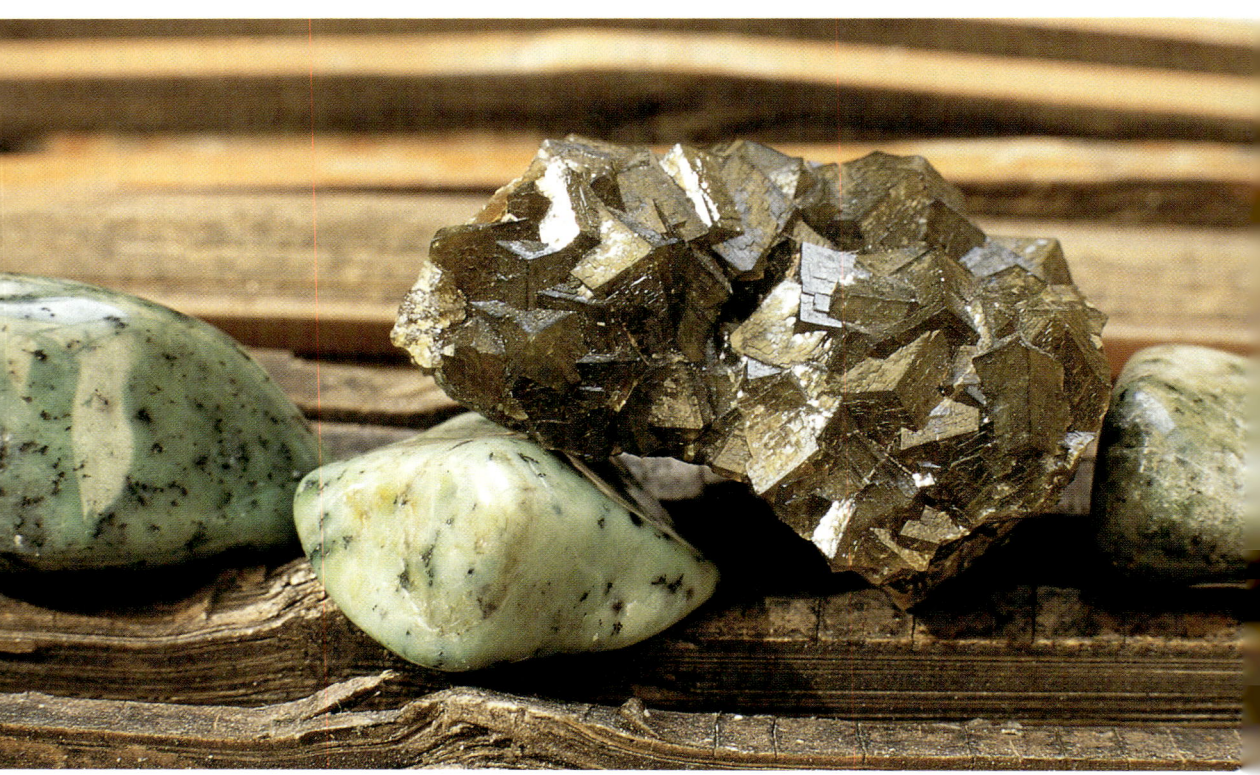

Der Grossular kann ebenso ausgezeichnet bei psychosomatischen Erkrankungen helfen und insbesondere Kindern die Angst vor Prüfungen nehmen.

Chakra-Zuordnung
Über dem vierten Chakra, dem Herzchakra, entfaltet der Grossular seine größte Wirkung.

Sternzeichen
Keinem besonderen Sternzeichen zugeordnet.

Anwendung und Pflege
Der Stein sollte regelmäßig, mindestens jedoch einmal im Monat, in einer Schale mit Hämatit-Trommelsteinen über Nacht entladen und gereinigt werden. Nach dem Entladen sollten Sie ihn für einige Stunden in eine Bergkristallgruppe legen oder ihn an der direkten Sonne aufladen.

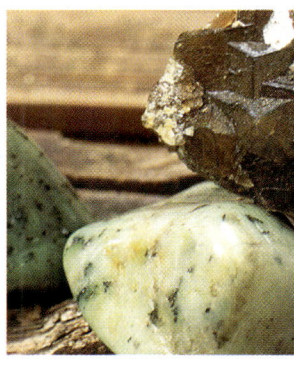

Die größten und schönsten Grossulare stammen aus Queensland in Australien.

Weitere/r Name/n	Hessonit
Fundort/e	kommen weltweit vor, die schönsten von ihnen gibt es jedoch in Queensland in Australien
Farbe/n	braunorange, grünbraun, grün
Chemische Zusammensetzung	$Ca_3Al_2[SiO_4]_3$ (Hessonit: mit Fe)
Härte	6,5 bis 7
Handelsübliche Formen	Kristalle, Trommelsteine, Handschmeichler, darüber hinaus Anhänger und Cabochons
Kristallisation	kubischer Kristall

Die grünen bis grünbraunen Grossulare und die orangebraunen Hessonite gehören zur Familie der Granate, sind jedoch relativ seltene Vertreter dieser Gruppe.

Hämatit

Geschichte und Legende

Schon die alten Ägypter benutzten den Stein zum Stillen von Blutungen und zur Blutbildung. Im Mittelalter rührt sein Name Blutstein daher, dass er sein Schleifwasser rot färbt. Wegen seiner blutstillenden Wirkung wurde er Kriegern mit in den Kampf gegeben.

Heilwirkungen

Alle Wirkungen rund um das Blut werden mit dem Hämatit in Verbindung gebracht.

Dem Hämatit wird zugeschrieben, er stille Blutungen, rege die Blutbildung an (anämische Kinder), sei für die Stabilisierung des Kreislaufs anzuwenden, wirke gegen Blutstauungen bis hin zur Embolie. Außerdem soll er regenerierend gegen Augenleiden helfen (poliert auf die Lider legen) und das Einschlafen fördern, wenn er – zusammen mit einem Rosenquarz – unter dem Kopfkissen liegt. Vorsicht: Entzündungen werden vom Hämatit angeregt! Seelisch fördert er die Spontaneität und die Lebenslust.

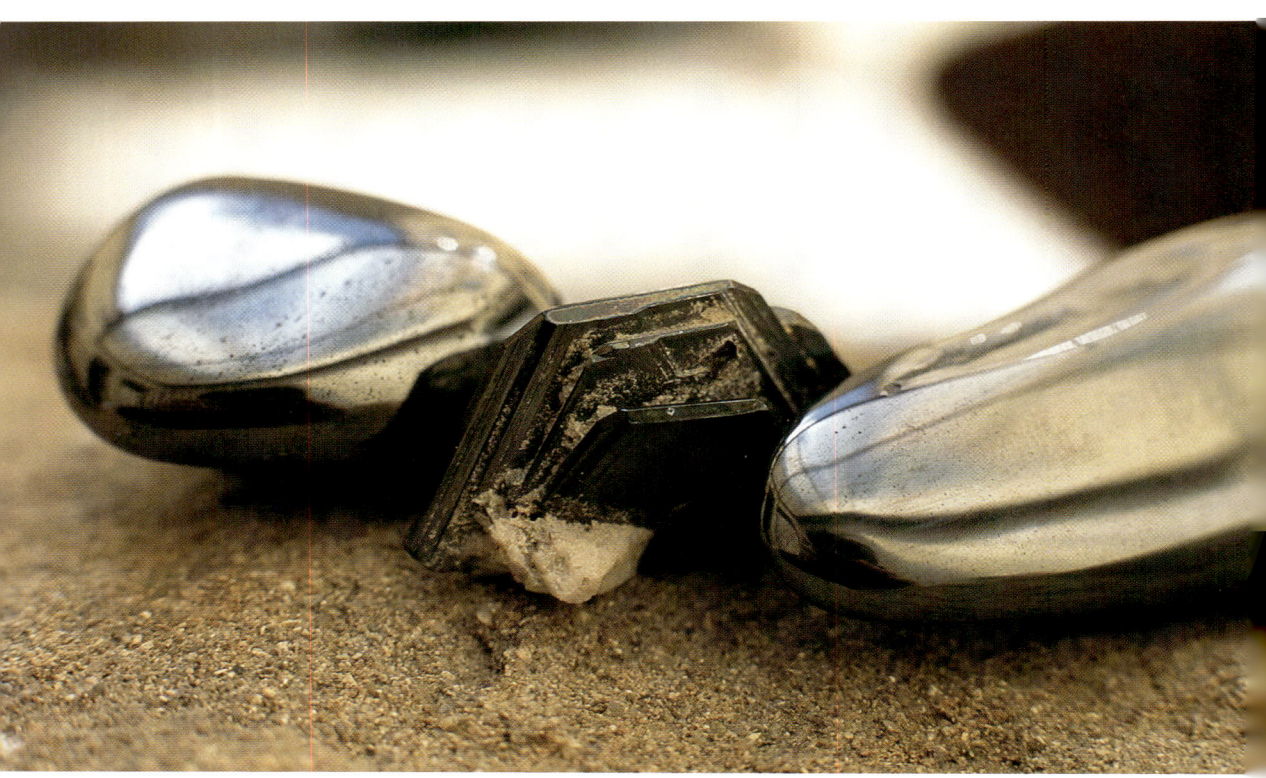

Magische Eigenschaften
Der Hämatit symbolisiert Mut. Im Mittelalter erhielt er den Namen Blutstein, da er Blutungen stillen und zur Blutbildung anregen kann.

Chakra-Zuordnung
Besonders wirksam über dem Wurzelchakra.

Sternzeichen
Der Stein ist dem Skorpion zugeordnet, den er nicht nur schützen, sondern durch Temperaturveränderung sogar vor Gefahren warnen soll.

Anwendung und Pflege
Hämatit nie bei Entzündungen jeglicher Art tragen, diese werden angeregt! Nicht unter Wasser entladen! In Bergkristall-Trommelsteinchen gibt der Hämatit negative Energien ab und lädt zugleich positive auf.

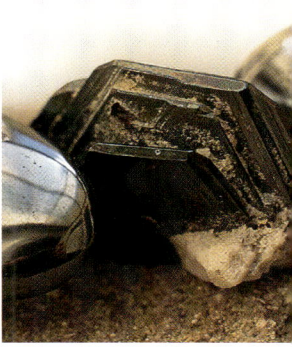

Am besten trägt man eine Hämatitkette direkt auf der Haut.

Weitere/r Name/n	Blutstein
Fundort/e	USA, Kanada, Großbritannien, Italien, Schweiz, Schweden und Ural
Farbe/n	schwarzgrau, dunkelbraunrot, metallisch glänzend
Chemische Zusammensetzung	Fe_2O_3 + Mg, Ti + (Al, Cr, Mn, Si, H_2O)
Härte	5,5 bis 6,5
Handelsübliche Formen	als Rohstein unter das Kopfkissen zu legen, geschliffen und poliert als Amulett, gemugelt zu Ketten aufgezogen
Kristallisation	bekannt als »Nierenwachstum« (Form ähnlich einer Niere) oder »roter Glaskopf« kristallisiert der Hämatit faserig oder blätterig meist in der Oxidationszone von Eisenerzlagerstätten, häufig wird er auch als Begleitmaterial in Lava gefunden; Eisenoxid gibt ihm schwarzen Glanz; trigonaler Kristall

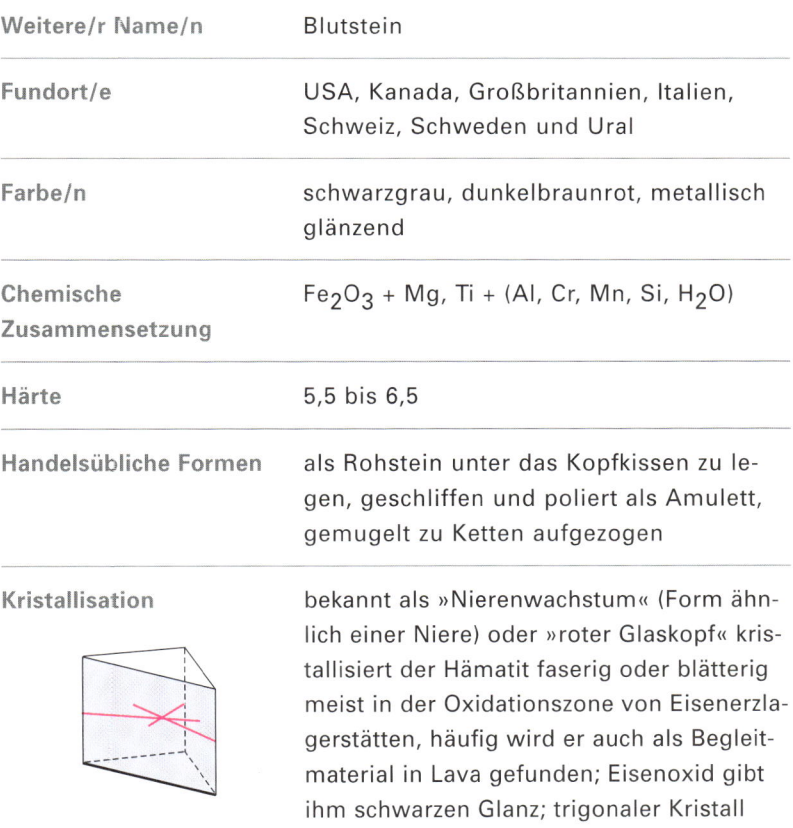

Der Hämatit soll die Lebenskraft schützen und das Überleben sichern. Amulette aus Hämatit fand man auch in fast allen Pharaonengräbern, als Hilfe für das Weiterleben der Toten.

Heliodor

Geschichte und Legende

Die Griechen waren überzeugt, dass in dem Stein die Sonne, ihre Kraft und Wärme, verborgen sei und dass dieser Tag und Nacht werden lasse. Der Name weist schon darauf hin: Helidor bedeutet »Geschenk der Sonne«, das Wort kommt aus dem Griechischen. Der Stein geriet dann lange Zeit in Vergessenheit und ist bei uns erst seit kurzem wieder bekannt: Die ersten Heliodore wurden zu Beginn des 20. Jahrhunderts in Südwestafrika gefunden. In Brasilien und Madagaskar sollen allerdings bereits früher ein paar Exemplare aufgetaucht sein.

Heilwirkungen

Ketten aus Heliodor, oft mit allen Steinen der Beryllgruppe, sind kräftige Heilketten.

Körperlich kann der hellgrüne oder durchscheinende gelblichgrüne Heliodor stimulierend auf das vegetative Nervensystem wirken und eine spezielle Wirkung auf das Sonnengeflecht, den so genannten Solarplexus, entfalten. Er kann Überreaktionen und Überfunktionen des Orga-

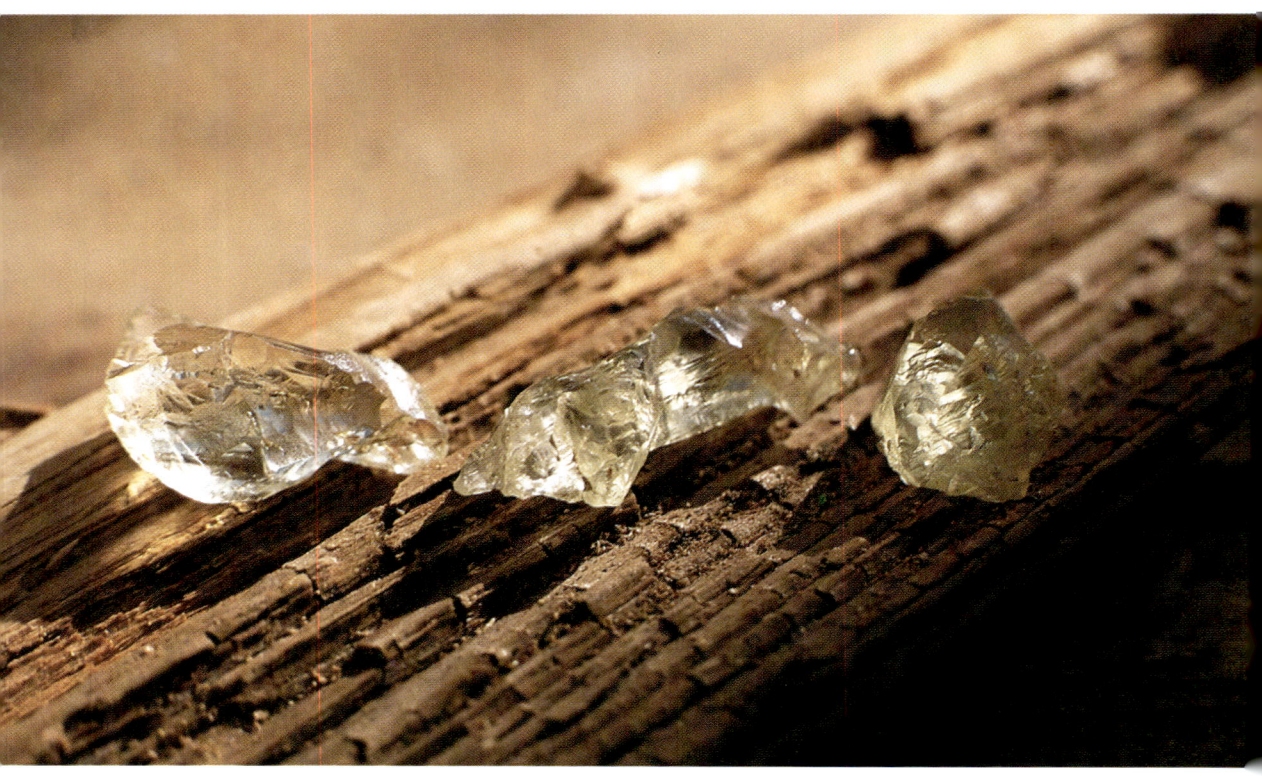

nismus lindern. Heliodorwasser hilft gegen Muskelkater und Seitenstechen. Psychisch schenkt der Heliodor seinem Träger Ausgeglichenheit und Lebensmut. Er verhilft darüber hinaus zu starkem Charisma und Ausstrahlung. Er fördert den Verstand und bewirkt vor allem bei Verhandlungen und geistig stark beanspruchenden Arbeiten einen klaren Kopf.

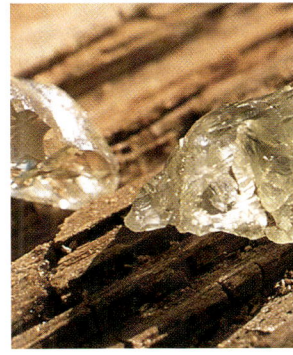

Chakra-Zuordnung
Der Heliodor wirkt gut über das Nabelchakra, den Solarplexus, und das Herzchakra.

Sternzeichen
Keinem bestimmten Sternzeichen zugeordnet.

Schon vor Christi Geburt waren Heliodore Schutzsteine und verjüngende Heilsteine.

Anwendung und Pflege
Aufbewahrt werden sollte der Heliodor über Nacht in einer Schale mit trockenen Hämatit-Trommelsteinen. Halten Sie den Stein zum Entladen unter leichtem Reiben in fließendes warmes Wasser.

Fundort/e	Brasilien, USA, Sri Lanka, Südafrika
Farbe/n	die blaugrüne bis gelbe Varietät des Beryll
Chemische Zusammensetzung	$Al_2Be_3 [Si_6O_{18}]$
Härte	7,5 bis 8
Handelsübliche Formen	der Heliodor ist als Rohstein und Trommelstein zu verwenden; in geschliffener Form wird er als Schmuckstein getragen
Kristallisation	hexagonaler Kristall

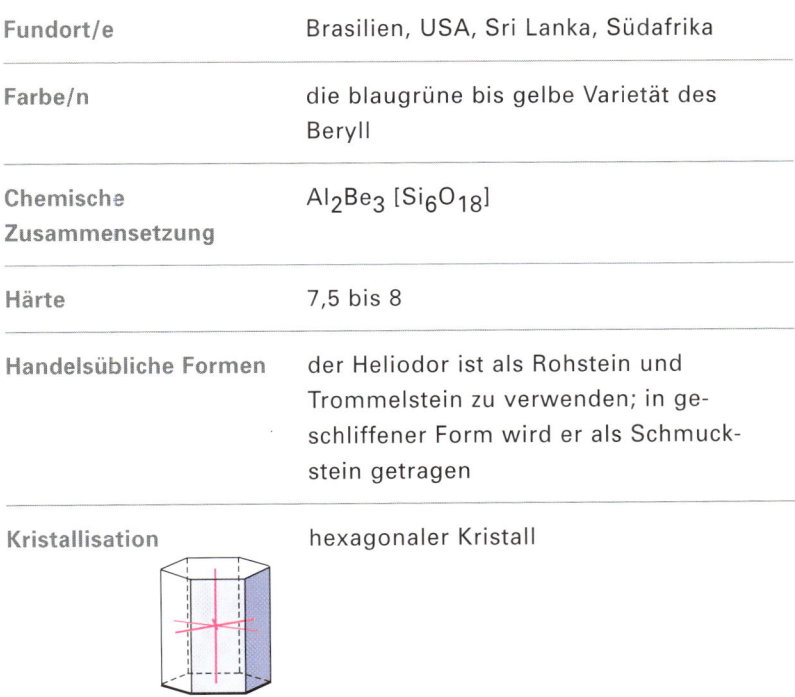

Der Heliodor gehört zur Familie der Berylle und erhält seine grünliche Farbe durch kleine Mengen von Eisen und Chrom. Wie alle Berylle ist er ein sehr gesuchter Heilstein.

Heliotrop

Geschichte und Legende

Der Name stammt aus dem Griechischen und bedeutet Sonnenwender. Den Griechen war der Heliotrop der Verbindungsstein von den Göttern über den Menschen zur Erde; den Ägyptern galt er als kräftiger Schutzstein. Hildegard von Bingen mystifizierte ihn mit der Sage, die roten Tropfen seien das vergossene Blut Christi, weswegen auch der Begriff »Jesus-Stein« oder »Hildegardjaspis« auftaucht. In dieser Eigenschaft war er der heilige Schutzstein der Kreuzritter.

Heilwirkungen

Den Heliotrop nicht als Rohstein verwenden, da er messerscharfe Kanten hat.

Der Stein kann sehr gut gegen Blasenentzündung helfen, wenn man ihn 20 Minuten auflegt. Er gilt auch als starker Stein für das Herz: gegen Schmerzen, Rhythmusstörungen und Durchblutungsstörungen der Herzkranzgefäße. Alle blutführenden Organe (Leber, Nieren, Lungen, Milz) können durch ihn gereinigt und gekräftigt werden.

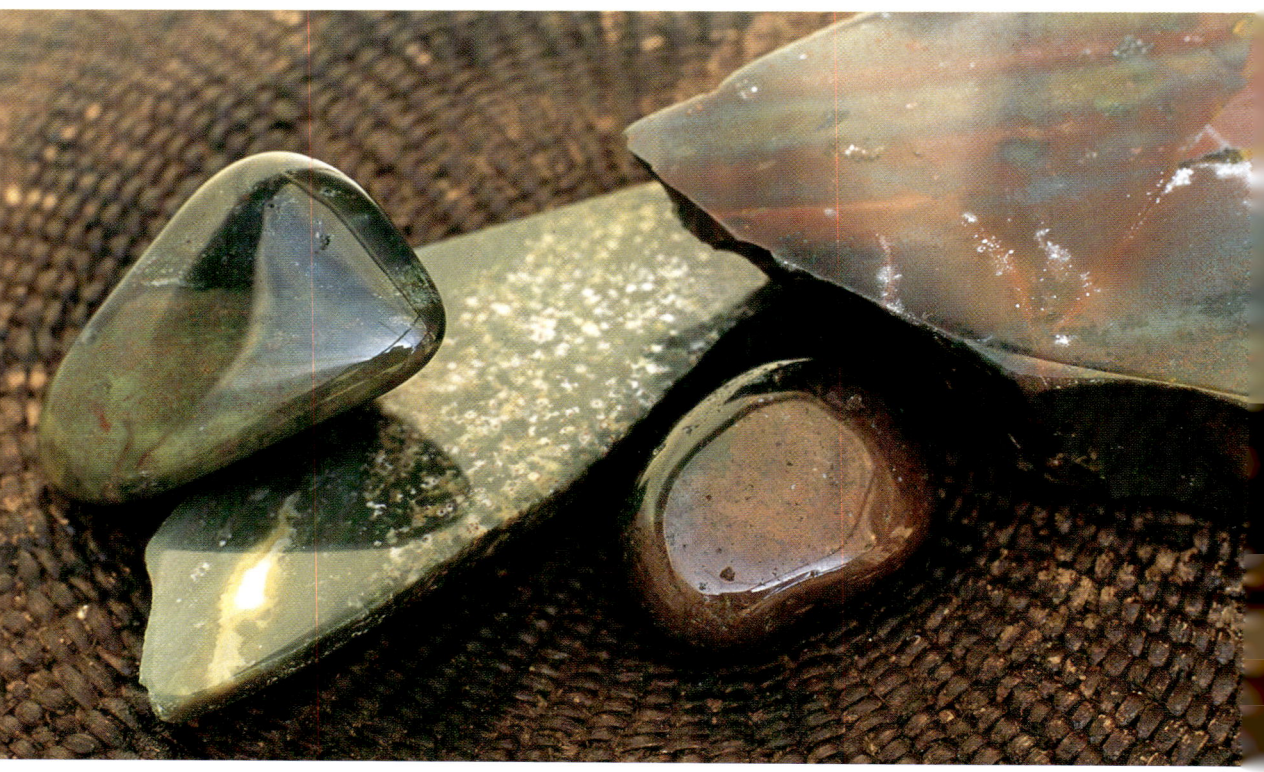

Magische Eigenschaften

Der Heliotrop symbolisiert Mitgefühl und Demut. Die Griechen interpretierten die grüne Farbe als Symbol der Erde.

Chakra-Zuordnung

Am besten wirkt der Heliotrop auf dem Herzchakra.

Sternzeichen

Keinem bestimmten Sternzeichen zugeordnet.

Anwendung und Pflege

Der Heliotrop soll nicht als Rohstein verwendet werden. Nach jedem Gebrauch soll er unter fließendem warmen Wasser entladen und dann in einer Bergkristallgruppe aufgeladen werden.

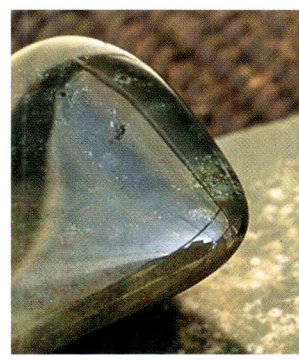

Poliert eignet sich der Stein als Massagestein.

Weitere/r Name/n	fälschlich: Blutjaspis
Fundort/e	die schönsten Stücke findet man in Indien und China; sonst: in Australien, Brasilien und den USA
Farbe/n	undurchsichtig dunkelgrün mit rosa-orange-roten Tupfen, Streifen oder Feldern
Chemische Zusammensetzung	SiO_2 + Al, Fe, Mg, OH, Si
Härte	7
Handelsübliche Formen	Barockstein für die Hand oder zum Auflegen; als Schmuck roh oder poliert; zum Aufstellen im Zimmer
Kristallisation	er ist ein grün gefärbter Chalzedon (durch eingelagerte Chloridplättchen), dem Eisenoxid rote Zeichnung verleiht; wegen dieser roten »Blutstropfen« hat man ihn auch Blutstein genannt, aber er hat weder mit dem Hämatit noch mit einem Jaspis etwas zu tun; trigonaler Kristall

Der Heliotrop hat den Ruf, ein guter Schwangerschaftsstein zu sein. Seelisch schützt er nachts vor Alpträumen und fördert tagsüber die Konzentrationsfähigkeit.

Herkimer Diamant

Geschichte und Legende

Der Herkimer Diamant war schon immer ein begehrter Stein, nicht zuletzt wegen seiner starken Energie und Heilkraft, insbesondere im Zusammenspiel mit anderen Heilsteinen. Seinen Namen verdankt er seinem Fundort, dem Herkimer County im Staate New York.

Heilwirkungen

Herkimer Diamanten sind Quarzkristalle mit einer diamantähnlichen Kristallstruktur. Der Herkimer Diamant steigert gut die Wirkung anderer Steine und sollte daher vor allem in Verbindung mit anderen Heilsteinen und nicht nur allein eingesetzt werden. Die Steine können Verspannungen lösen. Sie haben aber auch weitergehende Fähigkeiten und können den ganzen Körper entgiften. Außerdem stärken sie die körpereigenen Abwehrkräfte. Der Herkimer Diamant öffnet die Seele des Anwenders für neue Eindrücke und vermittelt ihm ein Gefühl von Offenheit.

Herkimer Diamanten sind Quarzkristalle mit einer diamantähnlichen Kristallstruktur.

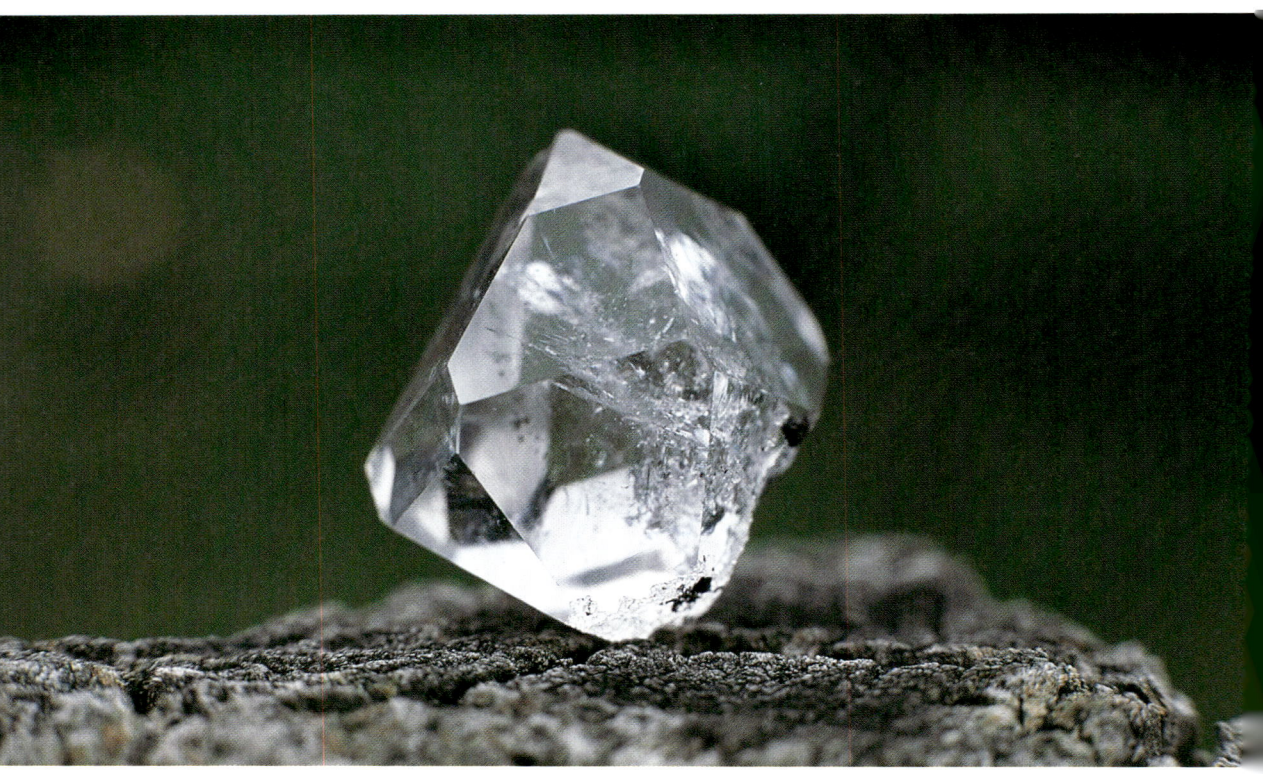

Magische Eigenschaften

Der Herkimer Diamant symbolisiert Offenheit: Seine Träger sind offen für neue Eindrücke und für die sie umgebende Welt.

Chakra-Zuordnung

Besonders wirksam auf Milz, Herz und Solarplexus. Der Herkimer Diamant empfiehlt sich ganz besonders auch zur Wirkungssteigerung anderer Steine.

Sternzeichen

Wirkt besonders bei Steinböcken und Schützen.

Anwendung und Pflege

Einmal monatlich sollte er unter fließendem warmen Wasser entladen und dann in einer Bergkristallgruppe oder längere Zeit in der Sonne aufgeladen werden.

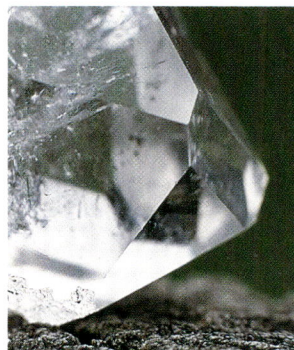

Noch heute werden diese Quarzkristalle in den USA geschürft.

Fundort/e	ausschließlich im amerikanischen Bundesstaat New York
Farbe/n	grauweiß bis durchscheinend
Chemische Zusammensetzung	SiO_2
Härte	7
Handelsübliche Formen	die Stücke sind nur sehr schwer zu bekommen und sehr teuer; meist sind sie bereits geschliffen; der Herkimer Diamant eignet sich besonders als Zusatzstein zu anderen Therapiesteinen, weil er ihre Wirkung unterstützt
Kristallisation	es handelt sich um doppelendige Quarzkristalle, die dem Diamanten sehr ähnlich sind, aber ohne Maschinenkraft gewonnen werden können; trigonaler Kristall

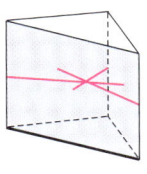

Diese grauweißen bis durchscheinenden Quarze sind beliebte Sammlerstücke. Neben ihrer Schönheit haben sie sehr starke Heilkräfte, vor allem was Heilungsprozesse anbelangt.

Hiddenit

Geschichte und Legende

Der Name stammt aus dem Griechischen und bedeutet wörtlich übersetzt »Feuer abwehrend«. Die Überlieferung sagt, der Hiddenit sei der
Stein, der Blitze abwehrt – das gilt auch für plötzliche Katastrophen im
übertragenen Sinn. Als eigenständiger Stein wird er allerdings erst seit
1879 geführt.

Heilwirkungen

Schmerzlinderung, Stärkung für Herz und Kreislauf, Entspannung im
Schulter-Rücken-Bereich, Verbesserung von Seh- und Hörvermögen
kann dieser Stein mit sich bringen. Er kann außerdem rheumatische
Schmerzen lindern und das Muskelsystem festigen. Psychisch gilt der
Stein allem voran als Helfer bei Depression und Ängstlichkeit. Darüber
hinaus wirkt er als Vermittler von Ausgeglichenheit und schenkt seinem
Träger einen klaren Blick.

*Die zartgrünen flachen
Hiddenitkristalle aus
Brasilien wirken be-
sonders stark.*

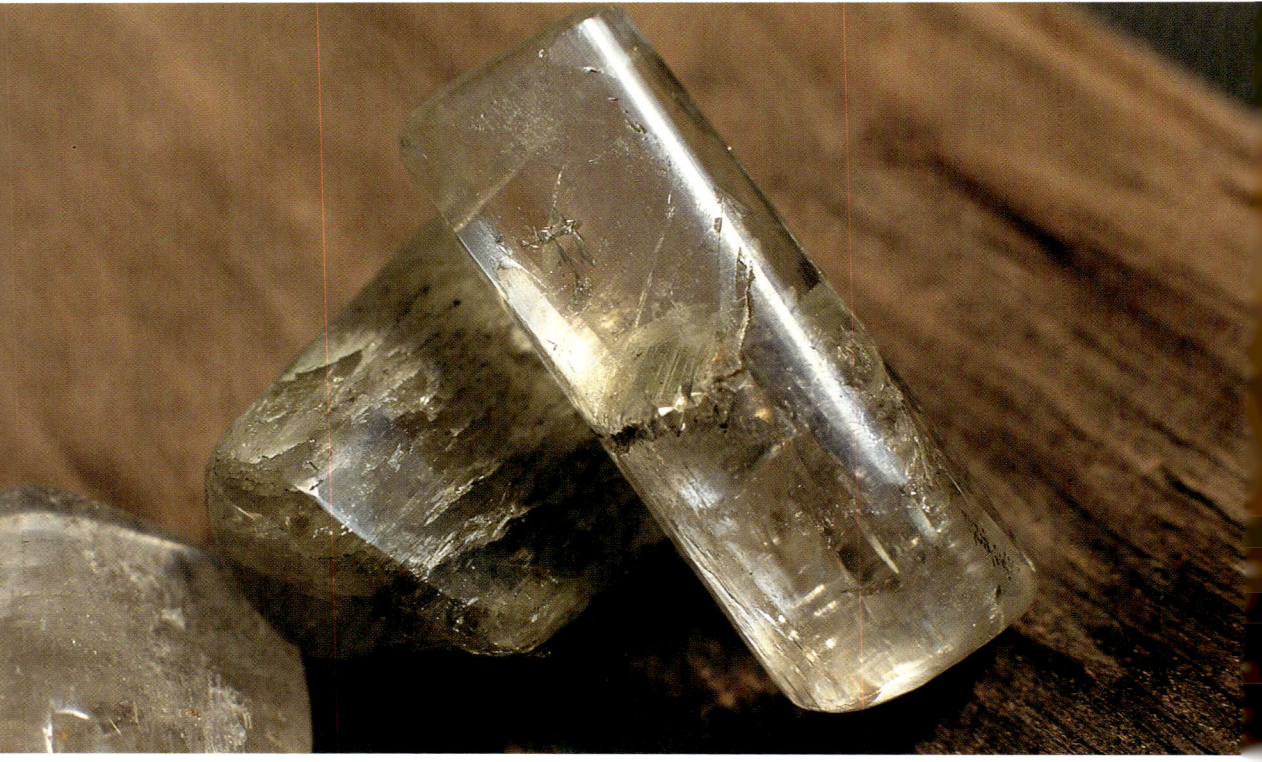

Magische Eigenschaften

Der Hiddenit ist der Stein für depressive und ängstliche Menschen. Der helle Stein schenkt ihnen Ausgeglichenheit und ermöglicht ihnen einen klareren Blick.

Chakra-Zuordnung

Der Hiddenit sollte auf das Herzchakra angewendet werden. Legen Sie sich zur direkten Chakra-Anwendung ganz entspannt auf den Rücken, und legen Sie sich den Hiddenit auf Ihre Brustmitte.

Sternzeichen

Dieser Heilstein kann keinem bestimmten Sternzeichen zugeordnet werden.

Anwendung und Pflege

Einmal wöchentlich sollte der Hiddenit unter fließendem warmen Wasser gereinigt und anschließend in einer Schale mit Meersalz entladen werden. Dann sollten Sie ihn in einer Gruppe spitzer Bergkristalle über Nacht wieder aufladen.

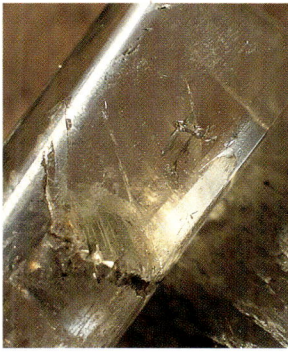

Hiddenite sind kräftige Heilsteine. Entladen und reinigen Sie sie daher regelmäßig.

Fundort/e	USA, Brasilien, Madagaskar sowie Afghanistan
Farbe/n	weiß bis zartgrün, durchscheinend
Chemische Zusammensetzung	$LiAl [Si_2O_6]$
Härte	6
Handelsübliche Formen	der Stein kommt nur sehr selten vor; es gibt den Hiddenit nur als Roh- und Trommelstein
Kristallisation 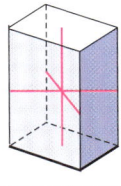	er besteht aus einer Lithium-Aluminium-Verbindung und ist ein Spodumenmineral; monokliner Kristall

Seinen Namen erhielt der Hiddenit, der zur Familie der Pyroxene gehört, im Jahr 1879, nachdem der Geologe Hidden ihn in den USA entdeckt und als eigenständigen Stein qualifiziert hatte.

Iolith

Geschichte und Legende

In der Antike wurde der Stein von Griechen und Römern als Saphir eingestuft. Sein Name stammt vom griechischen *ion* – Veilchen –, wegen seiner Farbe.

Heilwirkungen

Diverse Erkrankungen oder Unpässlichkeiten des Magen-Darm-Traktes können durch den Stein gelindert werden. Völlegefühl, Sodbrennen, Erbrechen, Magen- und Darmerkrankungen können mit dem Iolith behandelt werden. Er kann den Kreislauf stärken und den Blutdruck senken. Darüber hinaus kann er Wasseransammlungen im Körper verhindern und Krampfadern entgegenwirken. Auf psychischer Ebene mindert er die Ängste und Depressionen seines Trägers und ist ein guter Helfer gegen unsere Zivilisationsbeschwerden: Er hilft dabei, Stress vorzeitig zu erkennen.

Typisch für den Iolith ist seine Lichtbrechung.

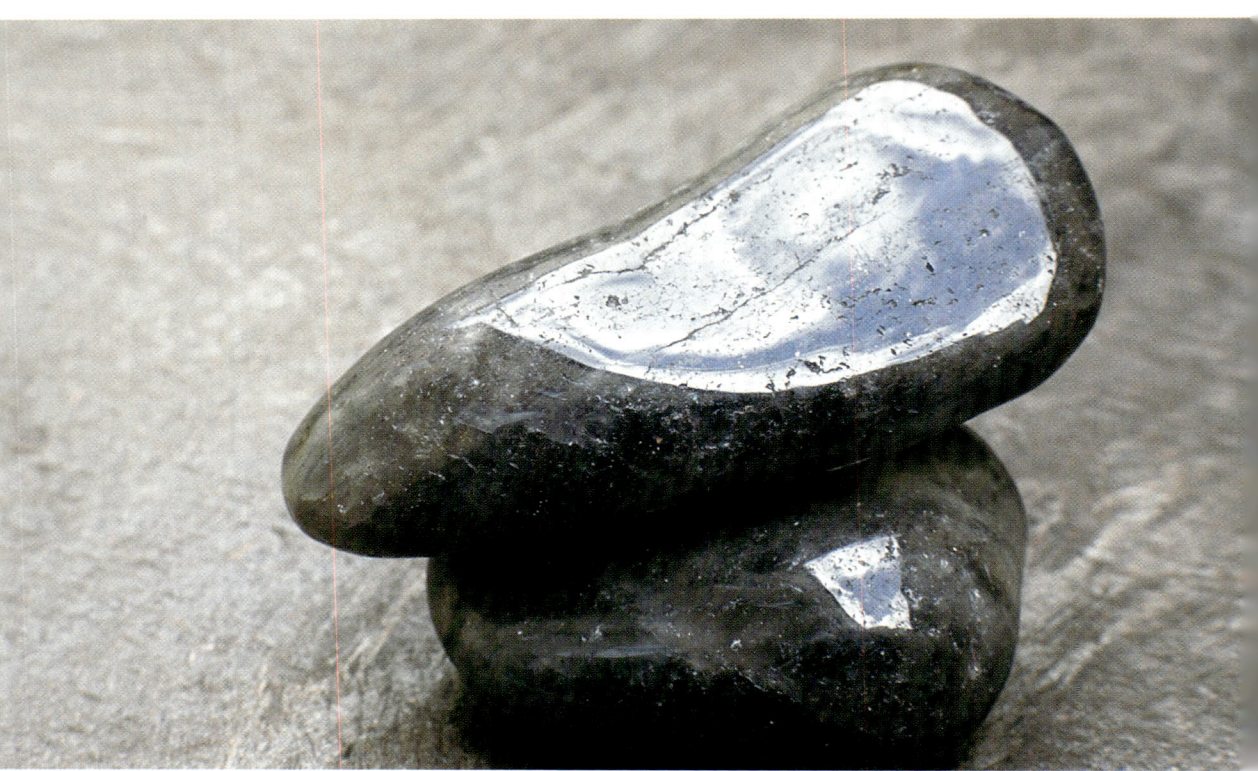

Magische Eigenschaften

Der Iolith ist das steingewordene Farbenspiel schlechthin. Durch seine lichtbrechende Eigenschaft wechselt er je nach Beobachtungsrichtung seine Farbe, vom schlichten Grau bis hin zu Saphirblau und Violettblau. Damit symbolisiert er seine vielschichtige Heilkraft.

Chakra-Zuordnung

Legen Sie den Iolith auf das Kehlchakra oder das Stirnchakra zur direkten Chakra-Therapie.

Sternzeichen

Keinem besonderen Sternzeichen zugeordnet.

Anwendung und Pflege

Einmal wöchentlich soll er unter fließendem warmen Wasser gereinigt werden. Dann wird er in einer Gruppe Bergkristalle oder in der Sonne höchstens eine Stunde wieder aufgeladen.

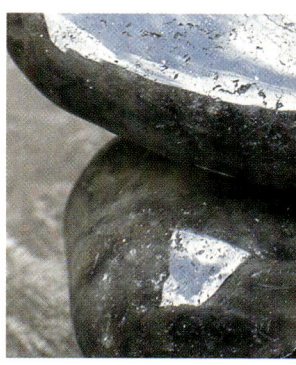

Je nach Blickwinkel erscheint der Iolith mal transparent, mal undurchsichtig.

Weitere/r Name/n	Cordierit, Wassersaphir, Dichroit
Fundort/e	China, Indien, Madagaskar, Sri Lanka, Brasilien
Farbe/n	grau, blau, violett
Chemische Zusammensetzung	$Mg_2Al_3 [AlSi_5O_{18}]$
Härte	7
Handelsübliche Formen	es gibt im Handel Roh- und Trommelsteine; aber auch als Schmuckstein ist der Iolith zu erwerben
Kristallisation 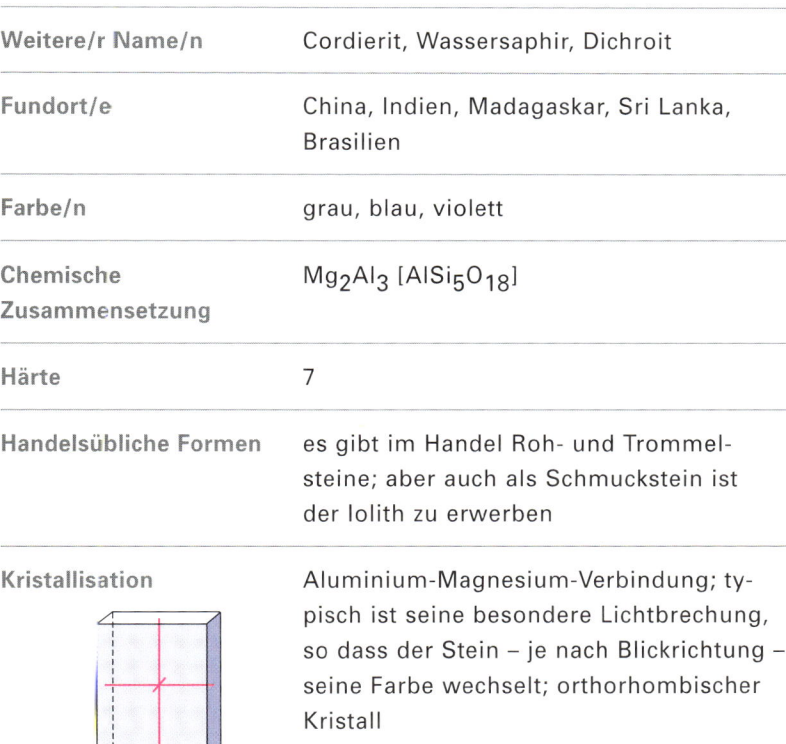	Aluminium-Magnesium-Verbindung; typisch ist seine besondere Lichtbrechung, so dass der Stein – je nach Blickrichtung – seine Farbe wechselt; orthorhombischer Kristall

Der Iolith wird aufgrund seiner schönen blauen Farbe auch als Wassersaphir bezeichnet, hat aber mit Saphiren nichts gemein.

Jade

Geschichte und Legende

Jade wird in China schon seit 5000 v. Chr. verwendet und verehrt. Die Chinesen erkannten, dass sie härter und widerstandsfähiger war als jedes andere damals bekannte Gestein und leicht zu erkennen: an ihrer schönen Farbe, ihrer Oberfläche und an dem Klang, der entstand, wenn man zwei Steine gegeneinander schlug. Für Ägypter und Majas hatten sie die Kraft, Liebe zu erwecken und zu bewahren.

Heilwirkungen

Das Talent, Träume zu deuten, wird durch Jade gefördert.

Jade wirkt blutstillend, weswegen eine werdende Mutter bei der Geburt eine Jadekette tragen sollte. Alle Drüsenfunktionen können durch die Jade unterstützt werden, sie kann Fieber senken und, über die Anregung der Nierenfunktion, entgiften; dazu soll man morgens nüchtern Jadewasser trinken. Seelisch wirkt sie beruhigend, wirkt gegen Vorurteile, macht gerecht und zufrieden.

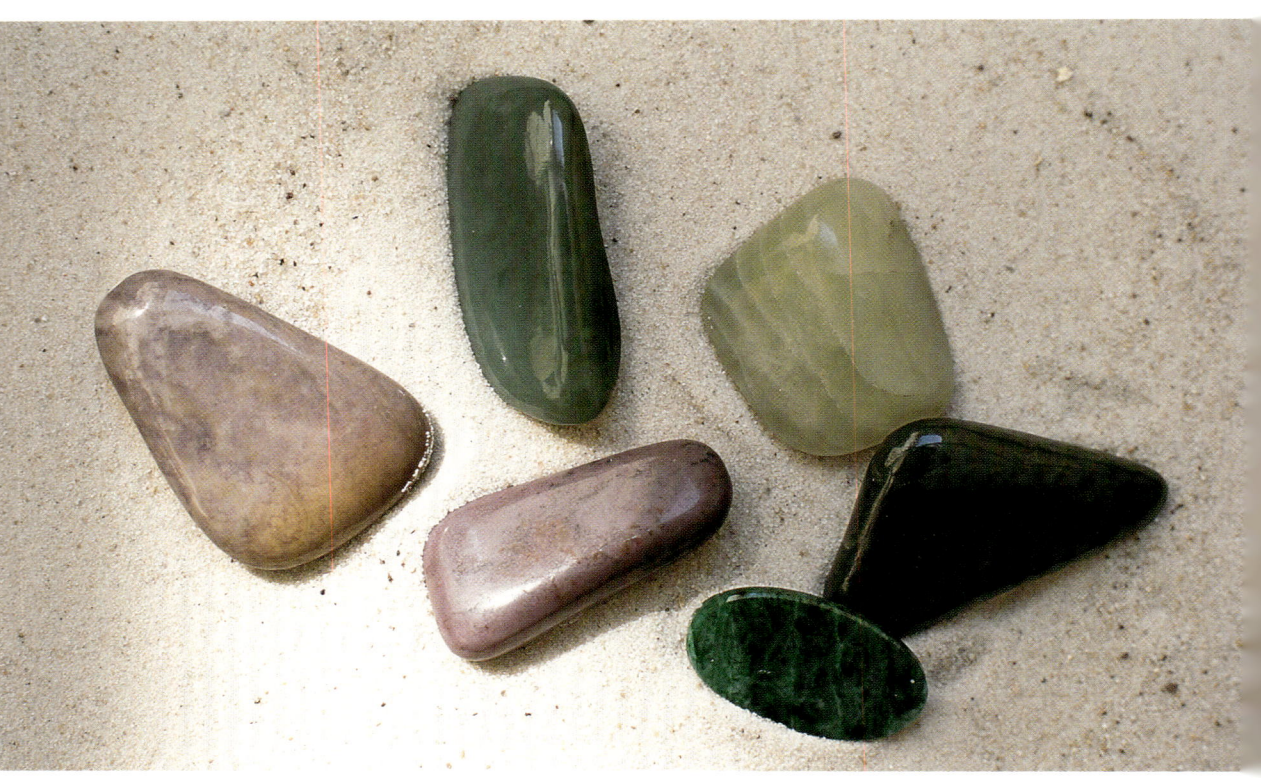

Magische Eigenschaften

Die Jade symbolisiert Erneuerung. In Asien gilt der Stein noch heute als Glücksbringer und wird häufig zu Amuletten verarbeitet.

Chakra-Zuordnung

Auf dem Sakral- oder Stirnchakra oder dem Solarplexus anzuwenden.

Sternzeichen

Vor allem für die Waage, aber auch für Fische und Krebs zu empfehlen.

Anwendung und Pflege

Vor dem Einschlafen soll Jade eine Viertelstunde auf die Stirn gelegt werden. Wird der Stein trüb oder auf dem Körper nur noch langsam warm, unter fließendem Wasser entladen. In einer Amethystdruse trockene Jade über Nacht aufladen.

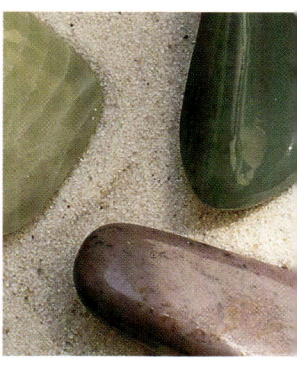

Jade gilt als der Stein für die Empfängnisbereitschaft.

Weitere/r Name/n	Jadeit
Fundort/e	Burma, China, Kanada, Neuseeland; kleinere Fundorte: Mexiko, Ägypten und Schlesien
Farbe/n	hellgrün bis dunkelgrün, durchsichtig; seltener: violette, gelbe und schwarze Jade
Chemische Zusammensetzung	$NaAl\,[Si_2O_6] + Ca, Fe, Mg, Mn$
Härte	6,5 bis 7
Handelsübliche Formen	geschnitten als Kunstgegenstände; geschliffen, gemugelt oder gefasst als Schmuck; Rohstücke zum Einlegen in Wasser; Amulette, meist als Pi (Jadescheibe mit Loch in der Mitte)
Kristallisation 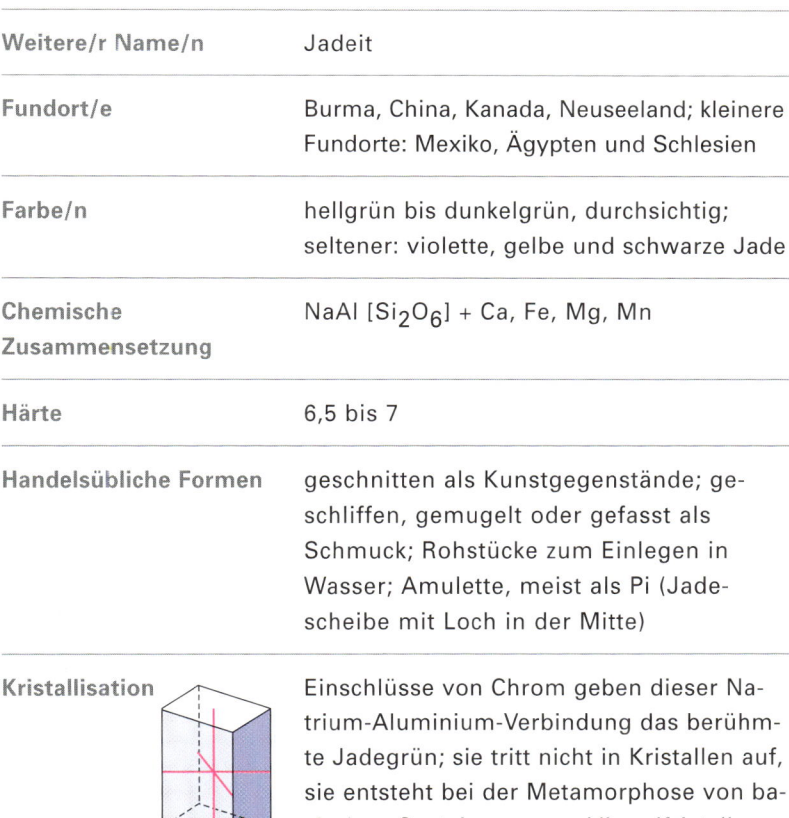	Einschlüsse von Chrom geben dieser Natrium-Aluminium-Verbindung das berühmte Jadegrün; sie tritt nicht in Kristallen auf, sie entsteht bei der Metamorphose von basischen Gesteinen; monokliner Kristall

In der chinesischen Kultur symbolisiert die Jade die fünf Tugenden des Menschseins: Weisheit, Gerechtigkeit, Bescheidenheit, Barmherzigkeit und Mut. In Jade wurden Symbole dieser Tugenden geschnitten.

Jaspis

Geschichte und Legende

Die Ägypter legten aus Jaspis geschnittene Skarabäen als Amulette auf, als starken Energiestein für die Sexualität. Massagen mit einem rund geschliffenen Jaspis sollen wie ein Aphrodisiakum wirken. Nach der Bibel ist der Jaspis direkt von Gott vorgegeben, und »er soll sein der erste unter den Grundsteinen des neuen Jerusalem«. Sowohl bei den Indern im Osten als auch bei den Indianern im Westen galt der gelbe Jaspis als Regenzauberstein und zum Kräftigen für Niere, Leber und Galle.

Heilwirkungen

Der rotbraune Jaspis hilft bei Verdauungsstörungen.

Der aufgelegte rote Jaspis dient der Anregung von Sexualität und Empfängnisbereitschaft, als Schmuckkette gegen Erschöpfung. Der rotbraune Jaspis eignet sich besonders zum Auflegen auf Leber, Milz und Bauchspeicheldrüse. Jaspiswasser eine Stunde vor jeder Mahlzeit getrunken soll zum Abnehmen (Stein über jede Nacht wieder in ein Glas

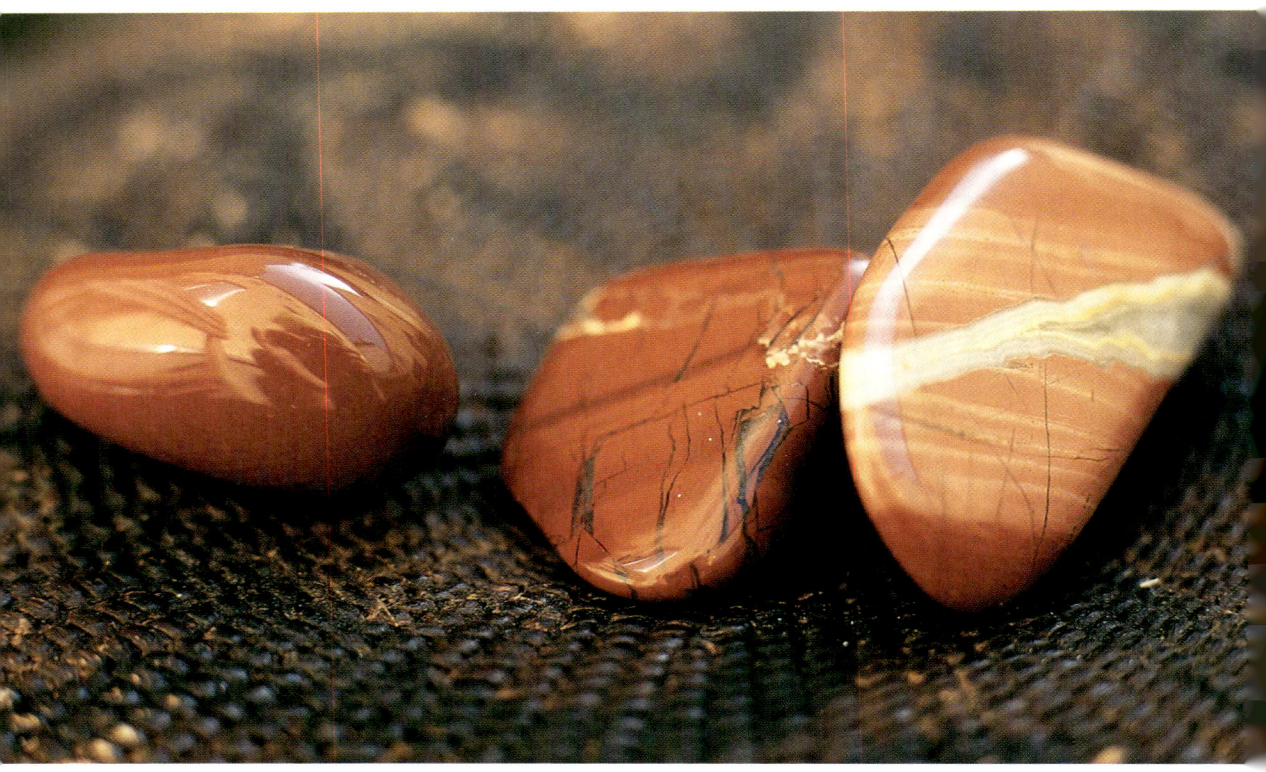

Wasser einlegen und zudecken) und gegen Verstopfung eingesetzt werden können: das ganze Glas Jaspiswasser jeden zweiten Morgen nüchtern trinken. Der gelbe Jaspis ist für Frauen in den Wechseljahren zu empfehlen – auch hier Jaspiswasser morgens trinken. Außerdem stärkt der gelbe Jaspis das Immunsystem.

Magische Eigenschaften
Der Jaspis symbolisiert die Willenskraft. Er galt im Mittelalter als Stein der Krieger und schmückte der Sage nach Siegfrieds Schwert.

Chakra-Zuordnung
Gelber Jaspis für den Solarplexus, roter für das Wurzelchakra.

Sternzeichen
Der Jaspis ist dem Widder und der Jungfrau zugeordnet.

Anwendung und Pflege
Jaspis braucht direkten Hautkontakt. Nach jedem Gebrauch soll der Stein unter fließendem lauwarmen Wasser entladen und über Nacht in einer Schale aus Hämatit-Trommelsteinen wieder aufgeladen werden.

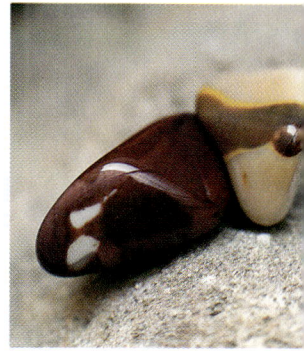

Der Mookait verbindet die Eigenschaften des roten und des gelben Jaspis.

Fundort/e	gelber: Indien, Mexiko; roter: Schwarzwald, bei Idar-Oberstein; Frankreich, Ägypten, USA, Afrika, Australien, Brasilien
Farbe/n	gelb, rot, rotbraun, grün; undurchsichtig
Chemische Zusammensetzung	SiO_2 + Fe, O, OH, Si
Härte	7
Handelsübliche Formen	poliert für die Hand oder zum Auflegen, geschliffene Formen als Schmuck
Kristallisation	feinkörniger Quarz, in trigonalen Aggregaten kristallisiert, mit vielen eingelagerten Fremdstoffen; Mangan lässt ihn gelb erscheinen, Eisen kräftig rot; trigonaler Kristall

Der rote Mookait mit seinen weißen oder gelblich fleckigen Einschlüssen ist eine Jaspisvariante. Er fördert die Gesundheit und das Wohlbefinden und unterstützt Ausgeglichenheit und innere Ruhe.

Karneol

Geschichte und Legende

Er ist einer der ältesten Schmuck- und Kraftsteine der Geschichte. Sein Name rührt vom lateinischen *corneolus* – Kirsche – her. Die Ägypter trugen ihn als Energie spendenden Stein bei sich, um alle Lebenskräfte stets zu erneuern. In die Gräber wurde er mitgegeben als »magische Rüstung« für das Leben nach dem Tod (Ägyptisches Totenbuch). Im Mittelalter beschrieb bereits Hildegard von Bingen seine Wirkungen.

Heilwirkungen

Der Karneol ist ein Quarz, das von seiner Struktur her das verbreitetste Mineral ist.

Legt man ihn auf, kann er regelmäßige Verdauung fördern. Bei weiblichen Unterleibsbeschwerden (Zysten), auch in der Schwangerschaft, soll er täglich 20 Minuten über dem Schambein aufgelegt werden. Blutbildung und alle Blutungen sprechen auf Karneol an, selbst Zahnfleischbluten, wenn regelmäßig mit Karneolwasser gespült wird. Wird das Wasser getrunken, strafft es über den Kreislauf von innen her die Haut.

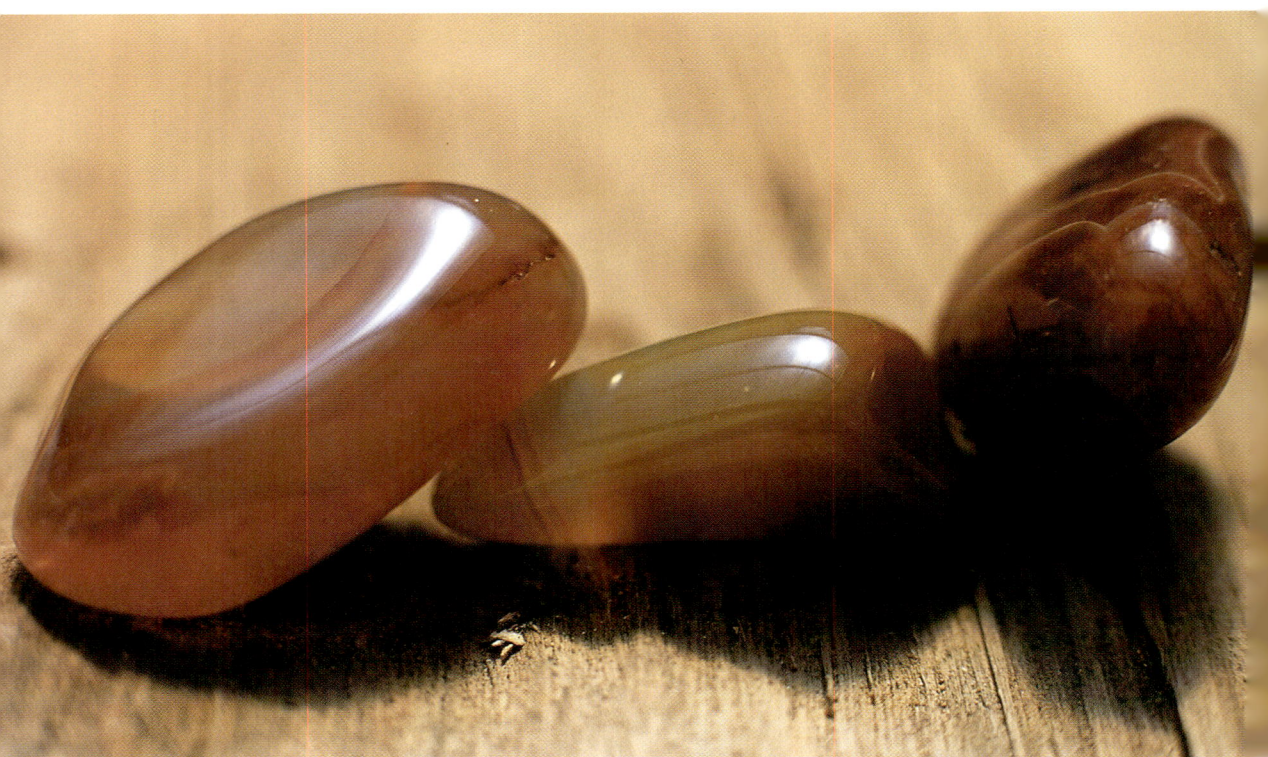

Psychisch gibt der Karneol Vitalität und Lebensfreude und unterstützt Standfestigkeit und Mut, sich den täglichen Anforderungen zu stellen.

Magische Eigenschaften

Der rötliche Karneol symbolisiert Aktivität. Er unterstützt Hilfsbereitschaft und Idealismus und fördert den Gemeinschaftssinn.

Chakra-Zuordnung

Der Karneol wirkt hauptsächlich auf das Sakralchakra.

Sternzeichen

Hauptsächlich ist er der Stein für die Kraft des Stieres. Aber auch für Widder, Zwillinge und Jungfrau ist er der Stein der Lebensfreude.

Anwendung und Pflege

Der Karneol soll einmal monatlich unter fließendem lauwarmen Wasser entladen und in der Sonne wieder aufgeladen werden, wobei er ruhig lange in der Sonne liegen kann. Tragen Sie ihn möglichst mit Hautkontakt. Karneolwasser wird über Nacht in einem Glas hergestellt.

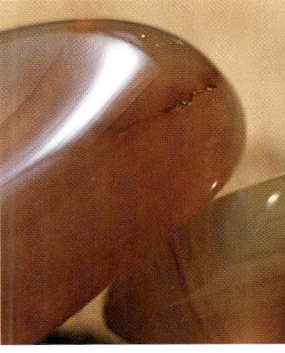

Mehrere Sternkreiszeichen profitieren von der Energiequelle des Karneol.

Weitere/r Name/n	–
Fundort/e	Brasilien, Uruguay, Indien, USA, Südafrika, Australien
Farbe/n	gelb, orange, rot, braun und alle Zwischentöne
Chemische Zusammensetzung	SiO_2 + (Fe, O, OH)
Härte	6,5 bis 7
Handelsübliche Formen	Rohstein, Trommelstein, Handschmeichler, Kette, Anhänger, Kugel
Kristallisation	es handelt sich um einen Quarz, der faserig trigonal auskristallisiert; wie dem Blut, so gibt auch dem Karneol Eisen seine Farbe; er gehört zu den Chalzedonen

Der orangerote bis dunkelrote durchscheinende Karneol erhält seine rote Farbe durch Anreicherungen von Eisen. Daraus leitet sich auch seine gute Wirkung gegen Bluterkrankungen und Blutstauungen ab.

Koralle

Geschichte und Legende

Als Grabbeigabe bei den Ägyptern war die Koralle ein Schutzstein gegen die Macht böser Geister, denn in ihr wirke ein göttlicher Blutstropfen. Auch in der griechischen Mythologie heißt es, als Perseus der Gorgo Medusa das Haupt abschlug, seien die Bluttropfen ins Meer gespritzt und dort zu Korallen erstarrt. Der altiranische Religionsstifter und Prophet Zarathustra nennt die Koralle einen magischen Schutzstein gegen Krankheit und Zauber, was auch Paracelsus (1494 – 1541) bestätigt.

Heilwirkungen

Die Koralle ist seit Menschengedenken ein magischer »Stein«.

Grundsätzlich schützt die Koralle vor negativen Energien und vor Energieverlust. In diesem Sinn ist Korallenschmuck für die Zeit der Wechseljahre einer Frau zu empfehlen. So wie sie hier der Gefahr der Knochenbrüchigkeit (Osteoporose) vorbeugen kann, so kann sie bei Kindern für gesundes Knochenwachstum sorgen. Wachstum und Aufbau aller Art

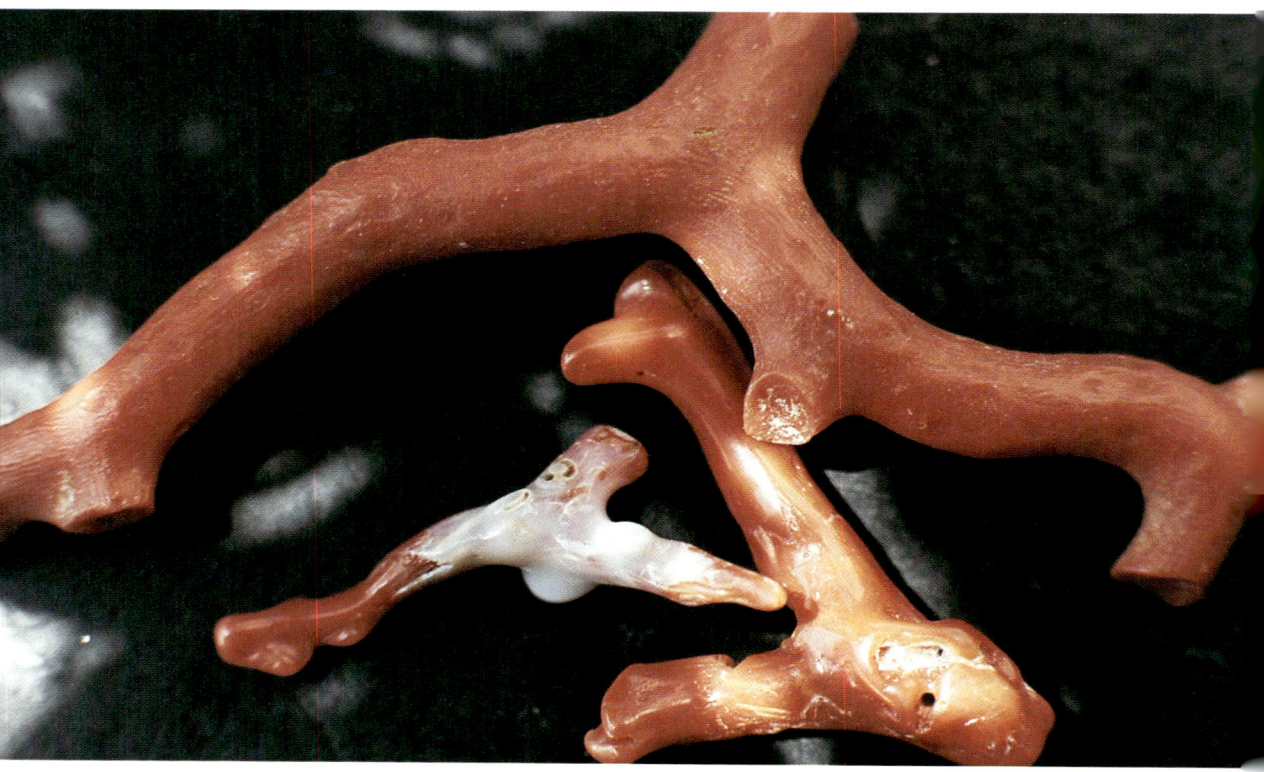

kann von der Koralle gefördert werden. Der roten Farbe entsprechend wird sie auch für Blut und Kreislauf eingesetzt. Seelisch stärkt sie die Liebe und das Bedürfnis nach Partnerschaft und macht unempfindlich gegen Neid und Missgunst.

Magische Eigenschaften

Die Koralle symbolisiert Freude. Sie lässt ihren Träger das Leben genießen. Dem Mythos nach ist sie aus göttlichem Blut.

Chakra-Zuordnung

Verwenden Sie rote Koralle für das Wurzelchakra, schwarze Koralle für den Solarplexus und rosa Koralle für das Herzchakra.

Sternzeichen

Rote Korallen werden dem Skorpion, schwarze dem Steinbock, rosafarbene dem Stier zugeordnet.

Anwendung und Pflege

Da sehr viele Fälschungen auf dem Markt sind, sollte man auf jeden Fall Vertrauen zu seinem Händler haben. Entladen werden Korallen einmal monatlich in Salzwasser über Nacht, man kann sie auch trocken in Meersalz betten.

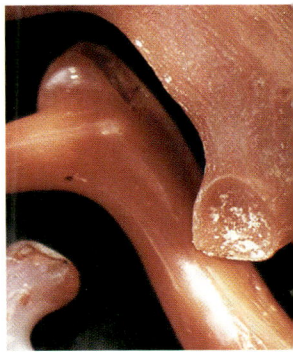

Die Koralle ist ein ganz starker Heilstein, der vielfach genutzt wird.

Fundort/e	Riffe an den Küsten warmer Meere, vor allem Ostaustralien (die farblich schönsten Korallen), rund um Japan, Afrika, Mittelmeer und Kanarische Inseln
Farbe/n	rosa, lachsrot, rot, aber auch weiß und schwarz
Chemische Zusammensetzung	organische Substanzen + $CaCO_3$
Härte	3 bis 4
Handelsübliche Formen	als Schmuck und größere Korallenstücke zum Aufstellen in Räumen
Kristallisation	amorpher Stein

Korallen sind keine Minerale, sondern Skelette von Meereslebewesen, also organischen Ursprungs. Sie sind über viele tausend Jahre gewachsen und bestehen aus fast reinem Kalzium.

Kunzit

Geschichte und Legende

Der Stein wurde erst zu Beginn des 20. Jahrhunderts in Amerika entdeckt. Er ist nach seinem Entdecker, dem Gemmologen G. F. Kunz, benannt. Er ist in seiner Wirkung erprobt, hat aber noch keine Geschichte.

Heilwirkungen

Kunzit ist ein sehr starker Heilstein, dem eine Reihe von positiven Wirkungen zugesprochen werden: In sich zerrissenen Menschen hilft er, das Gleichgewicht zwischen Verstand und Gefühl zu finden. Schmerzlindernd wirkt er bei Ischias und Gelenkbeschwerden, wenn er nachts direkt auf die Schmerzstelle geklebt wird. Als Kunzitwasser regelmäßig getrunken sorgt er für ausgewogene Produktion von Blutkörperchen und gesunden Kreislauf. Der violette Kunzit kann die Schilddrüsentätigkeit und den Hormonhaushalt regulieren. Der rosa Kunzit kann Gefäßverengung vorbeugen, Verspannungen der Muskulatur lösen und Gicht sowie

Der Kunzit wirkt entspannend im Herzbereich.

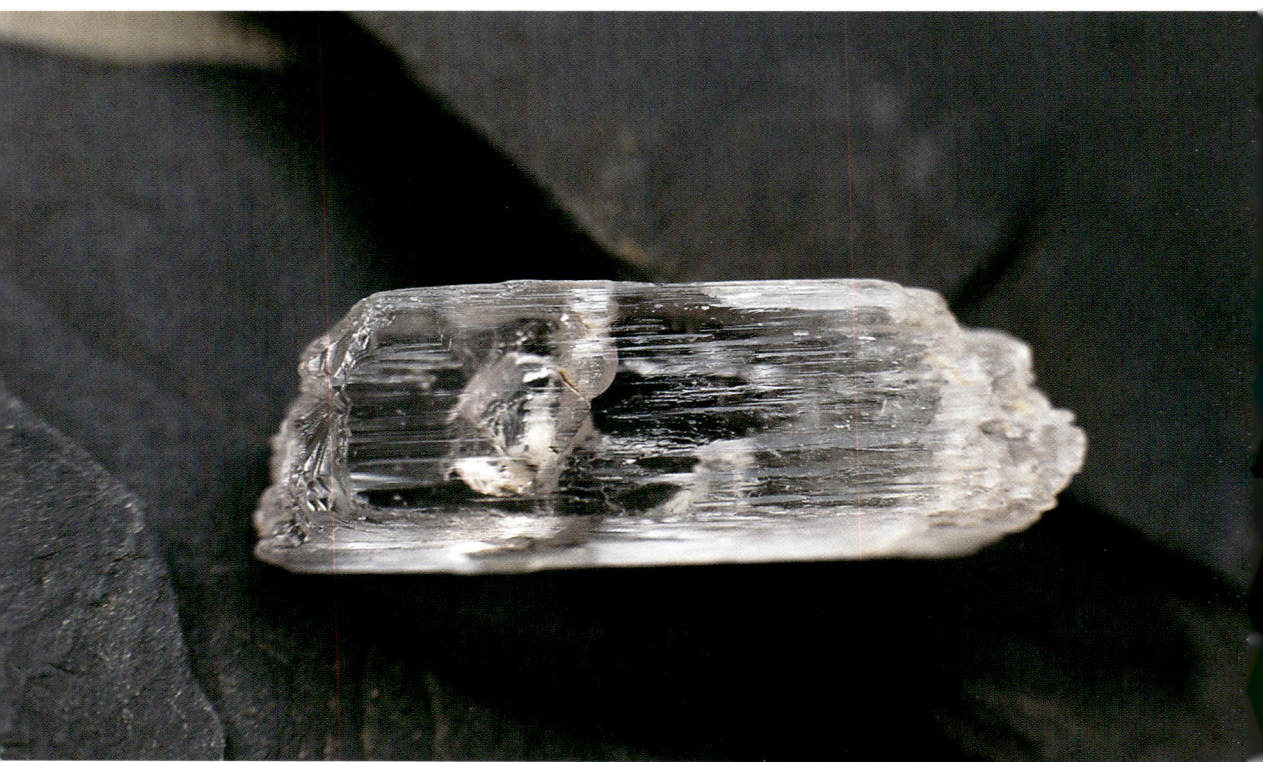

Arthritis lindern. Sogar bei Suchterkrankungen, Drogen oder Alkohol, kann der Kunzit hilfreich sein. Er führt bei vielen zu Toleranz gegenüber den Mitmenschen. Der Umgang mit Kritik wird mit Kunzit verbessert. Auch die eigene Entwicklung unterstützt der Stein positiv.

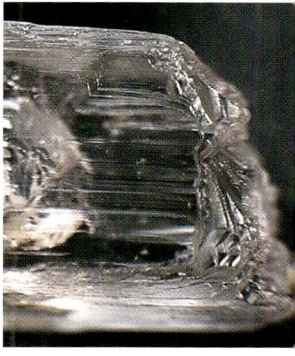

Magische Eigenschaften
Der Kunzit symbolisiert Geradlinigkeit und Einfachheit. Da der Stein zu vermehrter Toleranz führt, hilft er, Freundschaften zu stiften.

Chakra-Zuordnung
Der rosafarbene Kunzit empfiehlt sich für das Herzchakra, der violette für das Stirnchakra.

Der Kunzit hilft bei Minderwertigkeitsgefühlen, Hemmungen und Depressionen.

Sternzeichen
Keinem besonderen Sternzeichen zugeordnet.

Anwendung und Pflege
Der Kunzit soll direkt auf der Haut getragen, bei Schmerzen auf die entsprechende Stelle aufgelegt werden. Er wird regelmäßig vor dem Gebrauch unter fließendem warmen Wasser entladen und über Nacht in trockenen Hämatit-Trommelsteinen wieder aufgeladen.

Der Kunzit gehört zu den Pyroxenen, Mineralien, welche in magmatischem oder metamorphem Gestein entstehen. Die Bezeichnung stammt aus dem Griechischen und bedeutet feuerabweisend.

Fundort/e	Brasilien, Madagaskar, Afghanistan, Myanmar und USA
Farbe/n	weiß, rosa, rot, violett, durchsichtig
Chemische Zusammensetzung	$LiAl [Si_2O_6]$ + Ca, Mg, Mn, Na
Härte	6 bis 7
Handelsübliche Formen	naturbelassen oder geschliffen zu Schmuck verarbeitet; therapeutisch ungeschliffen direkt auf der Haut tragen
Kristallisation	der Kunzit ist ein Tonerde-Silikat in Aluminium-Lithium-Verbindung; seine Farbe erhält er durch Mangan; monokliner Kristall

Kupfer

Geschichte und Legende

Seit vielen Jahrhunderten gehört Kupfer zu den wichtigsten Metallen, die für uns Menschen von Nutzen sind. Es lässt sich aus unserem technisierten Zeitalter nicht mehr wegdenken. Kupfer ist ein verhältnismäßig weiches Metall (Härte 2,5 bis 3), es lässt sich gut schweißen, es ist sehr dehnbar und zäh. Außerdem weist es eine sehr gute Leitfähigkeit auf, die nur wenig geringer ist als die des Silbers. Kupfer war wahrscheinlich das erste Gebrauchsmetall zur Herstellung von Waffen und Geräten. Bis ins 4. Jahrtausend v. Chr. lässt sich seine Verwendung zu Pfeil- und Lanzenspitzen, Beilen und anderem Werkzeug zurückverfolgen (Vorderasien). Seine heilende Wirkung ist seit dem Mittelalter bekannt.

Seit dem Mittelalter nützt man die Heilkraft des Kupfers.

Heilwirkungen

Mit Kupfer können krampfartige Schmerzen während der Menstruation gelindert werden. Auch die reibungslose Funktion der Hormondrüsen

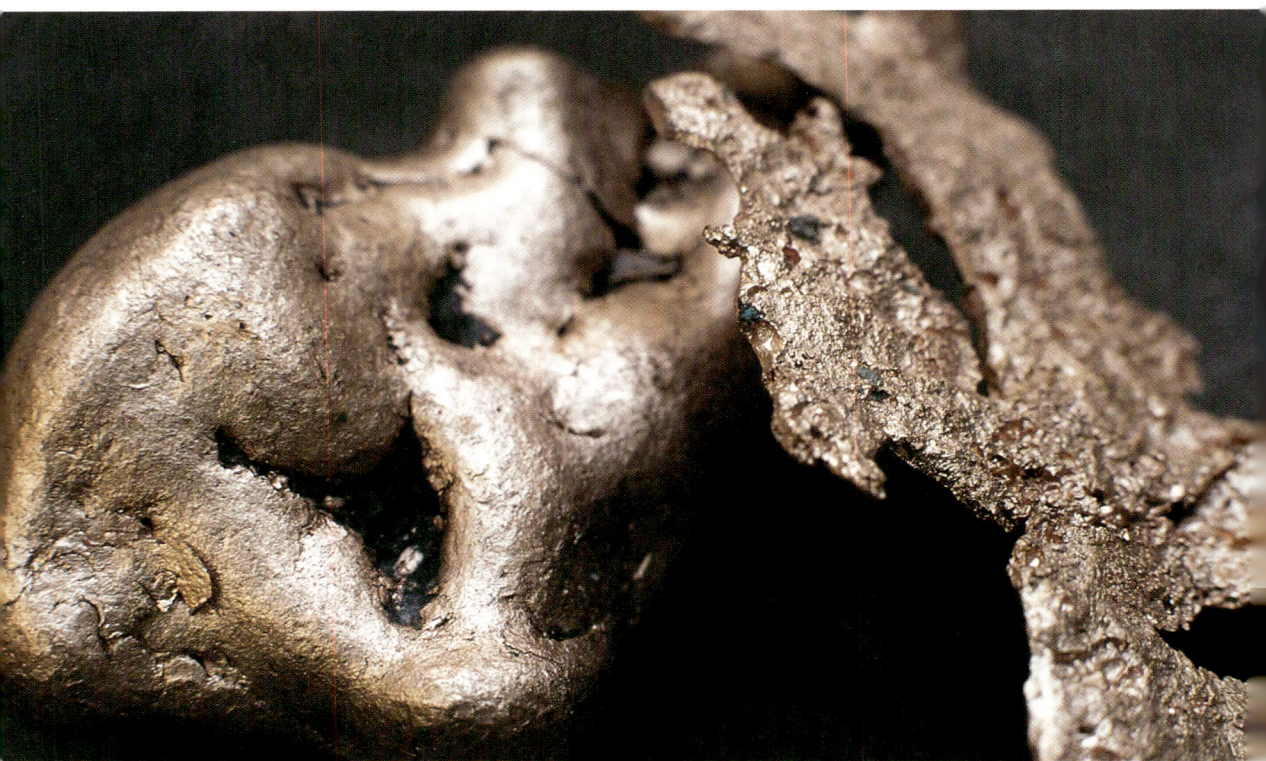

kann durch Kupfer angeregt werden. Außerdem kann es Gelenkabnutzung und Gelenkverkalkung vorbeugen. Auf psychischer Ebene wird Kupfer ebenfalls mit positiven Ergebnissen eingesetzt. Kupfer wirkt kräftigend auf das Selbstbewusstsein. Als Konsequenz daraus fördert es die Entscheidungskraft und harmonisiert das Verhältnis unter den Familienmitgliedern.

Chakra-Zuordnung
Kupfer lässt sich grundsätzlich für alle Chakren wirkungsvoll verwenden, wirkt jedoch für die Meditation besonders intensiv über Herz- und Wurzelchakra.

Sternzeichen
Keinem bestimmten Sternzeichen zugeordnet.

Anwendung und Pflege
Zum Reinigen und Entladen legen Sie das Kupfer über Nacht in eine Schale mit Hämatit-Trommelsteinen. Kupfer verträgt allerdings kein Wasser. Deswegen sollten Sie auch niemals Kupferwasser trinken. Zum Aufladen legen Sie es einfach in die Sonne. Tragen Sie Kupfer direkt auf der Haut, legen Sie es unter Ihr Kopfkissen, oder tragen Sie es in der Hosentasche.

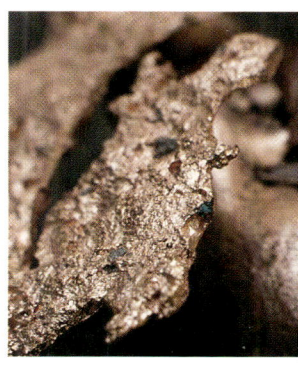

Kupfer ist ein orangefarbenes bzw. kupferrotes Metall.

Direkt auf der Haut getragen, z. B. in Form eines Armreifs oder eines Halsreifs, kann Kupfer seine Heilwirkungen gut entfalten.

Fundort/e	auf der ganzen Welt; bekannt sind die Lagerstätten in den USA (Michigan)
Farbe/n	orange, kupferrot
Chemische Zusammensetzung	Cu
Härte	2,5 bis 3
Handelsübliche Formen	Nugget, Handschmeichler, Anhänger, Armreifen
Kristallisation	kubische, meist verzerrte Kristallform; idiomorphe Struktur

Kyanit

Geschichte und Legende

Der Name leitet sich vom griechischen Wort für blau, *kynos*, ab. Aufgrund seiner Eigenschaft, in verschiedenen Richtungen unterschiedliche Härten auszubilden, gab man ihm außerdem den Namen Dis-Stenos, was zweifache Stärke bedeutet.

Wegen seiner dunkelblauen Farbe wurde der Stein schon von den Griechen als Schutzstein der Seefahrer angesehen, verschenkt und auf große Reisen mitgenommen.

Heilwirkungen

Menschen, die viel sprechen müssen, sollten einen Kyanit am Hals tragen.

Der Kyanit gilt als ideal für den Halsbereich, denn der Stein wirkt stark über den Kehlkopf. Er fördert das Sprechen, die Ausdrucksfähigkeit und das Erlernen von Sprachen. Kyanit löst Energieblockaden und aktiviert die Lebensenergie. Er hilft bei Störungen an Gehör, Augen und Geruchssinn.

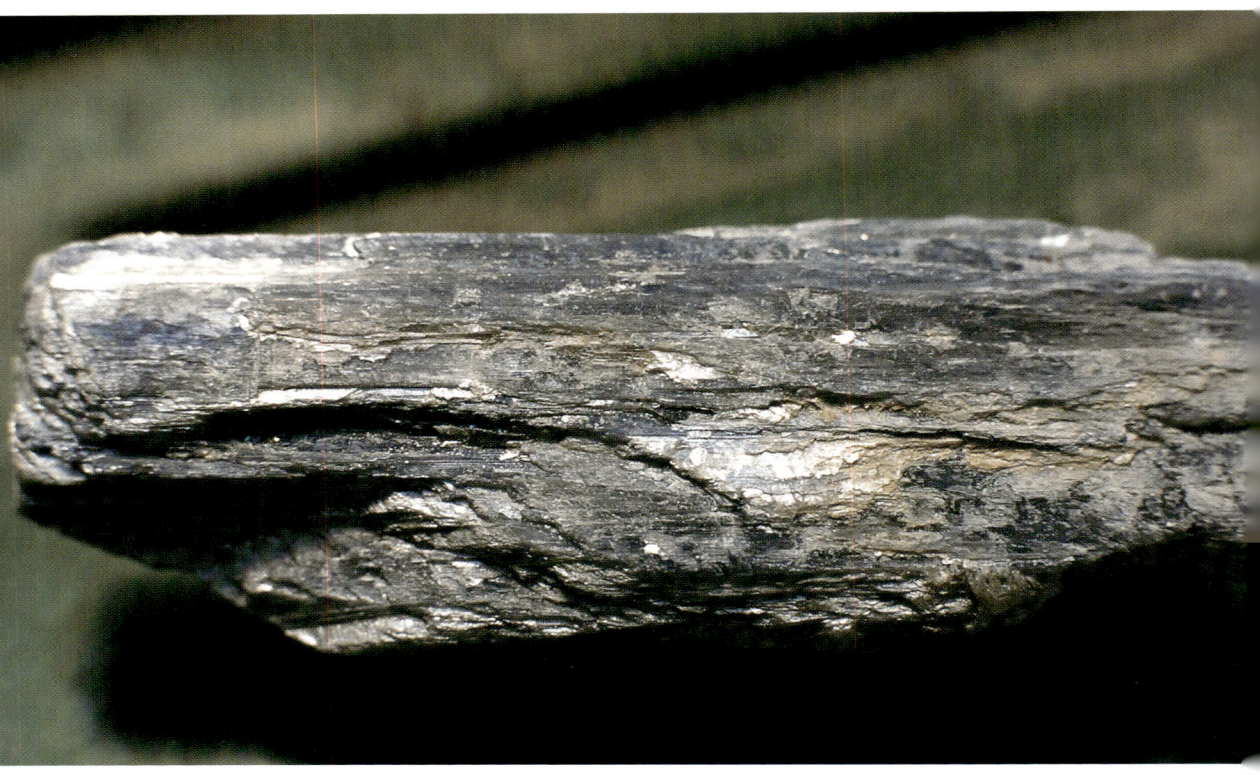

Auf der Ebene der Psyche baut der Kyanit positive Energien auf, schärft die Konzentration und sorgt für mehr Gelassenheit. Er beruhigt, vertreibt traurige Gedanken und macht das Leben wieder lebenswert.

Magische Eigenschaften
Der Kyanit – auch Disten genannt – symbolisiert die Leichtigkeit. Er führt hin zu neuen Gedanken.

Chakra-Zuordnung
Über dem Kehlchakra erhellt der Kyanit die Seele und wirkt gegen Gefühlskälte.

Sternzeichen
Der Kyanit ist dem Widder, dem Stier und der Waage zugeordnet.

Anwendung und Pflege
Nach dem Tragen oder Auflegen soll er unter fließendem warmen Wasser gereinigt werden. Dann in einer Gruppe Bergkristalle wieder aufladen.

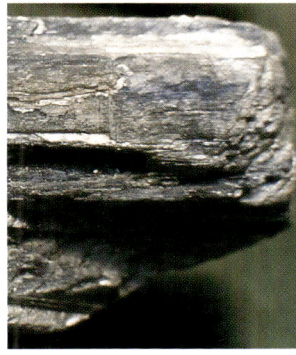

Kyanit ist der Heilstein für Kehlkopf, Stimme und Sprache.

Weitere/r Name/n	Cyanit, Disten
Fundort/e	Finnland, Österreich, Schweiz, Italien, Ostafrika, Brasilien, USA
Farbe/n	von weiß bis blau, gelegentlich auch rosa, gelbe oder grüne Streifen
Chemische Zusammensetzung	$Al_2O_3 \cdot SiO_2$ + Ca, Cr, Fe, K, Mg, Ti
Härte	4 bis 7
Handelsübliche Formen	Rohstein, Trommelstein (selten), Anhänger
Kristallisation	trikline Kristallform

Den Kyanit gibt es von weiß bis weißblau, hellblau bis hin zu einem kräftigen Blau. Je blauer er ist, desto stärker sind seine Eigenschaften. Besonders starke Heilsteine sind Kristallverwachsungen in Muttergestein.

Labradorit

Geschichte und Legende

Erst Ende des 18. Jahrhunderts wurde der Labradorit auf der kanadischen Halbinsel Labrador gefunden, nach der man ihn benannte. Der besonders schöne finnische Spektrolith wurde sogar erst im 20. Jahrhundert entdeckt und wegen seines Farbspiels sofort bekannt und als Schmuckstein gesucht. Auch therapeutisch erwies er sich als nützlich; in Mythen und Legenden jedoch konnte er noch keinen Einzug halten.

Heilwirkungen

Schmerzen im Skelettsystem, an der Wirbelsäule und Gelenkabnutzungen können durch ihn gelindert werden. Auch Rheumabeschwerden und Gicht können durch den Stein erträglich werden.

Auf die Psyche hat der Labradorit beruhigende und ausgleichende Wirkung: Damit ist er ein guter Stein für Choleriker. Der Labradorit stärkt die Intuition und verdeutlicht dem Träger die eigenen Absichten und Ziele.

Der Labradorit steigert die Phantasie und verbessert die Erinnerung.

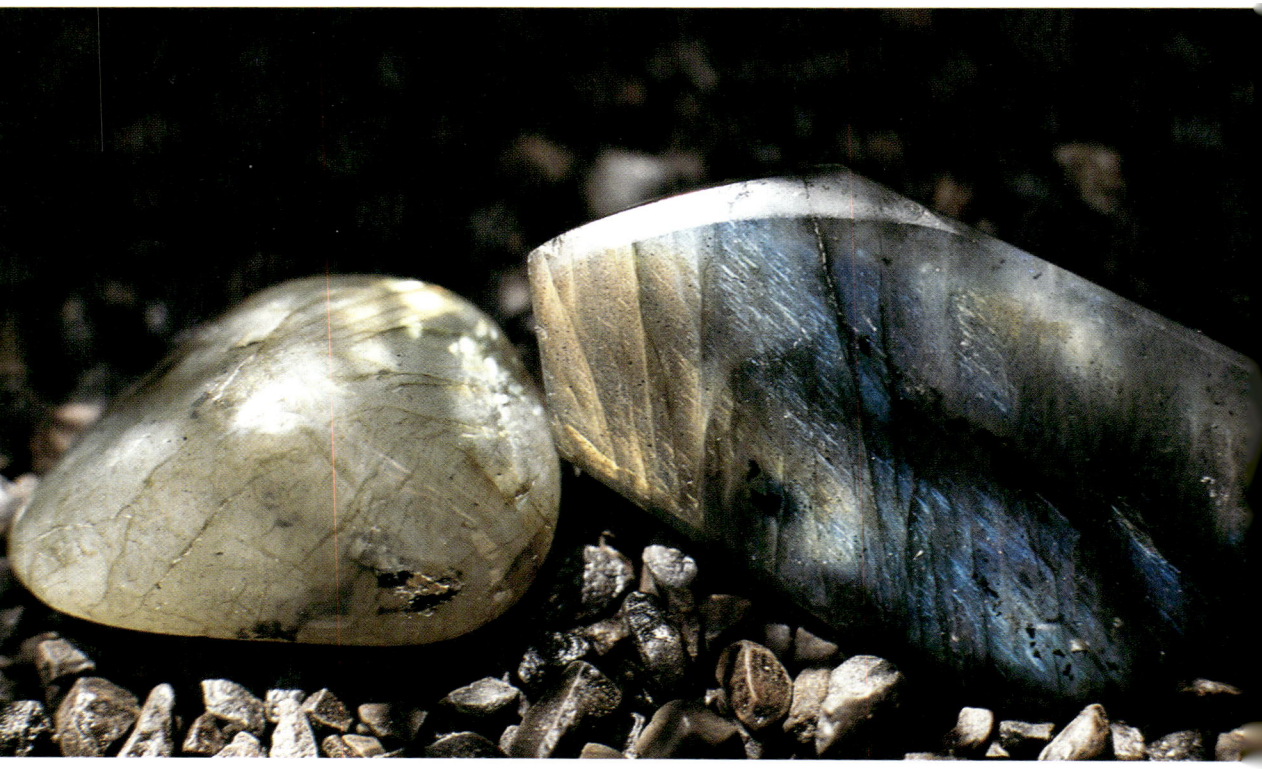

Magische Eigenschaften

Der Labradorit symbolisiert mit seinem schillernden Farbenspiel Phantasie und Kreativität. Der Stein wirkt wie ein Feuerwerk.

Chakra-Zuordnung

Der Labradorit wirkt gut im Nabel- und in den Nebenchakren der Hände.

Sternzeichen

Der Stein ist dem Wassermann zugeordnet.

Anwendung und Pflege

Der Labradorit sollte therapeutisch als Handschmeichler stets bei sich getragen und nach Gebrauch unter fließendem Wasser entladen werden. Wird die Oberfläche trüb, sollte man den Stein einige Tage in Mineralwasser an die Sonne stellen.

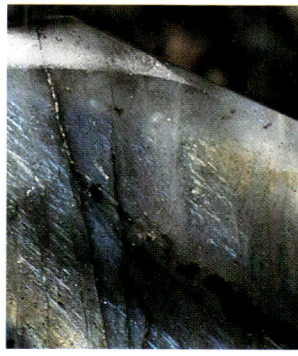

Der farbenschönste Labradorit ist der finnische.

Weitere/r Name/n	Spektrolith
Fundort/e	Finnland, USA, Kanada, Madagaskar, Australien, GUS und Mexiko
Farbe/n	graublauer Stein, dessen Oberfläche irisierend in allen Farben schillert
Chemische Zusammensetzung	Na [AlSi$_3$O$_8$]/Ca[Al$_2$Si$_2$O$_8$] + Fe, K, Ba, Sr
Härte	6 bis 6,5
Handelsübliche Formen	in moderner Architektur wird der Labradorit hochglanzpoliert als irisierender Spiegelstein verwendet; es gibt ihn als Ring, Brosche, Anhänger; therapeutisch wird er am besten als Amulett getragen
Kristallisation	gehört zu den Feldspaten, kristallisiert triklin in basischen Magmatiten in Lamellenstruktur, so dass das einfallende Licht sich bricht und das Irisieren hervorruft, auch Labradorisieren genannt; trikliner Kristall

Der Labradorit regt die Funktion der Thymusdrüse an und stabilisiert damit das körpereigene Immunsystem. Er kann gut bei Erkältungen helfen.

Lapislazuli

Geschichte und Legende

Legenden, Berichte und Erzählungen um den Lapislazuli reichen bis 5000 v. Chr. zurück. Für die Assyrer war der Lapislazuli der heilige Stein Uknu, der das Blau des Himmels und darin das Licht der Götter auf die Erde brachte. Das Wort ist eine Zusammensetzung des arabischen *azul* – blauer Himmel – und des lateinischen *lapis* – Stein.

Er war der Stein der antiken Herrscher. Schon in den alten Königsgräbern von Ur am Euphrat wurden Grabbeigaben aus Lapislazuli gefunden. Napoleon, der Sonnenkönig Ludwig XIV. und Kaiser Wilhelm I. schätzten seine Kräfte.

Heilwirkungen

Lapislazuli ist ein heilkräftiger Stein für den Kopf.

Klarer Verstand und Intuition werden gefördert; die Arbeit der Schilddrüse wird harmonisiert, Hals, Kehlkopf und Stimmbänder werden gestärkt. Wichtig ist seine blutdrucksenkende Wirkung (bei niedrigem

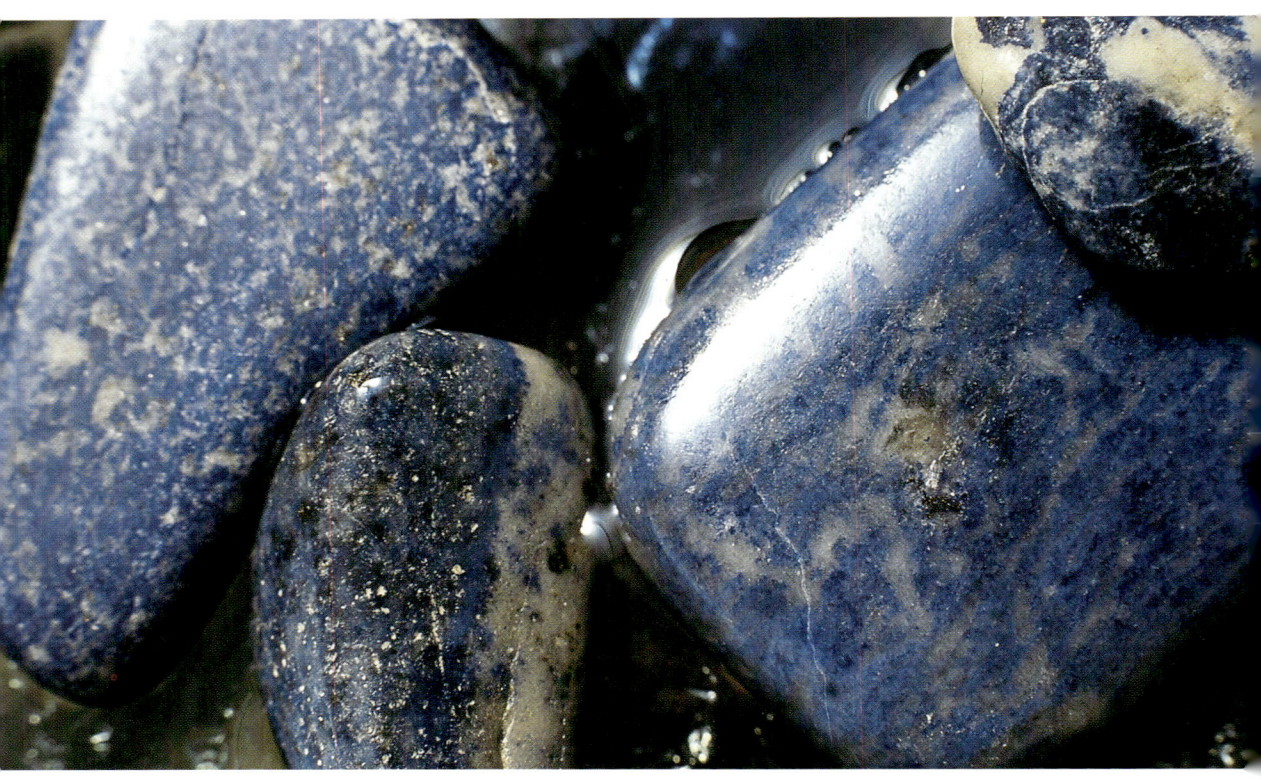

Blutdruck nie mit Lapislazuli therapieren). Er wirkt gegen Depressionen, macht bindungsbereit in Partnerschaften und verstärkt Idealismus.

Magische Eigenschaften
Der blaue Lapislazuli symbolisiert Inspiration und Weisheit. Herrscher trugen ihn als Schutz- und Schmuckstein.

Chakra-Zuordnung
Der Stein wirkt besonders gut über das Stirn- und Halschakra.

Sternzeichen
Der Lapislazuli gibt dem Schützen Kraft für Freundschaften und hilft ihm, Entscheidungen zu fällen.

Anwendung und Pflege
Lapislazuli soll einmal im Monat in einer Schale mit Hämatit-Trommelsteinen entladen werden. In einer Bergkristallgruppe wieder aufladen.

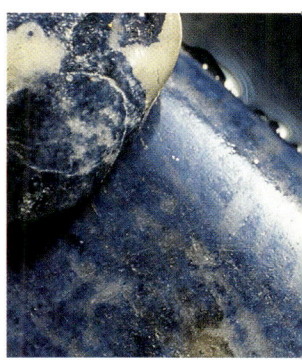

Lapislazuli ist ein hilfreicher Stein zur Stärkung des Immunsystems.

Weitere/r Name/n	Lasurit
Fundort/e	Afghanistan, Myanmar, Chile, Baikalsee
Farbe/n	hellblau, azurblau, blauviolett mit gold-schimmernden Einschlüssen, undurchsichtig
Chemische Zusammensetzung	$(Na, Ca)_8 [(S, SO_4, Cl_2)_2/(AlSiO_4)_6] + Fe$
Härte	5 bis 6
Handelsübliche Formen	rohe Stücke zum Aufstellen, als Amulett zum Auflegen, als Figuren geschnitten und zu Schmuck verarbeitet
Kristallisation	Lapislazuli entsteht bei der Umwandlung von Kalk zu Marmor; mehrere Mineralien sind beteiligt; es ist ein Natrium-Aluminium-Silikat, das selten einzelne Kristalle bildet; Pyriteinschlüsse bewirken »Gold«-Linien oder -Punkte; kubischer Kristall

Alle Kulturen in West und Ost haben diesen Stein als Schmuck für Götterstandbilder wie für Könige hoch geschätzt und seine Kräfte in der Magie und zum Heilen genutzt.

Larimar

Geschichte und Legende

Den amerikanischen Indianern galt der Larimar als Glücksbringer und Heilstein. Die gleichen Eigenschaften schrieben ihm die Bewohner der Karibik zu. Der Legende nach soll er mit dem untergegangenen Paradies zusammenhängen. Danach soll er das einzige übrig gebliebene Zeugnis der sagenumwobenen Insel Atlantis sein.

Heilwirkungen

Larimar ist ein guter Stein für die Selbstverwirklichung.

Man schreibt dem Larimar zu, er stärke die Knochen. Aufgrund dieser Wirkung wird er mit Kindern in Verbindung gebracht: Deshalb sei er wichtig für das kindliche Wachstum. Er kann auch bei Gelenkentzündungen, Ablagerungen in den Blutgefäßen, bei Muskelverhärtungen, Ischiasbeschwerden und Hexenschuss helfen. Der Stein löst aus alten Denkmustern, befreit, öffnet neue Wege im Denken und Handeln. Zudem gibt er Schutz vor negativen Energien.

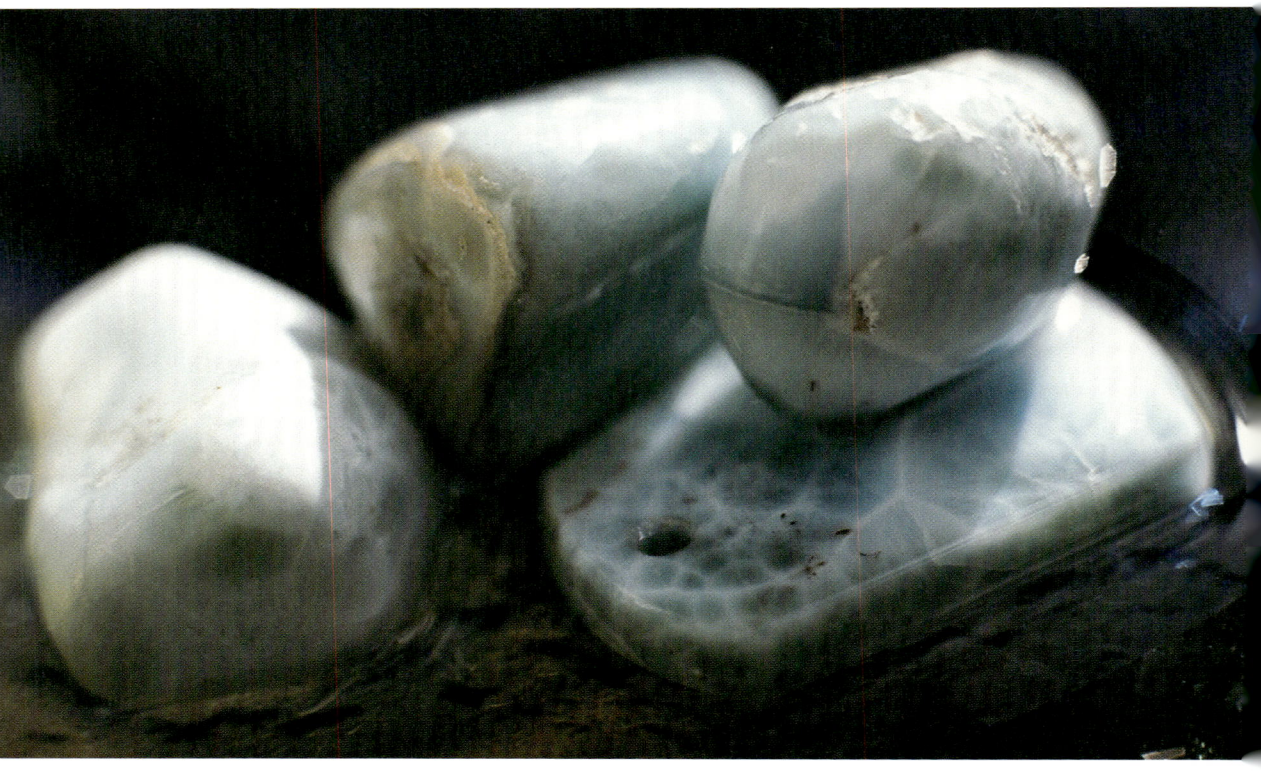

Magische Eigenschaften

Der Larimar ist auch bekannt unter dem Namen Atlantisstein. Er symbolisiert die Grenzenlosigkeit. Seine Farben variieren von Hellblau bis zu grünlichen Tönen. Durch seine Farbpalette verkörpert er die Weite von Himmel und Meer.

Chakra-Zuordnung

Verwenden Sie den Larimar auf dem fünften Chakra, dem Hals-, Kehlkopf- oder Kehlchakra.

Sternzeichen

Der Stein ist dem Löwen zugeordnet.

Anwendung und Pflege

Einmal wöchentlich soll der Larimar unter fließendem warmen Wasser gereinigt werden. Nach der Reinigung sollte er dann höchstens eine Stunde, wahlweise entweder morgens oder abends, in der Sonne wieder aufgeladen werden.

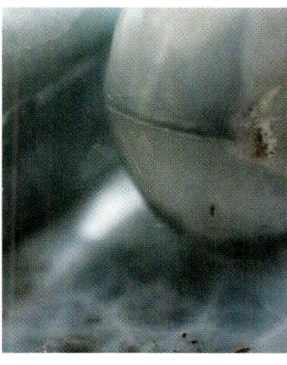

Verändert der Stein seine Farbe, soll er gerade besondere Dienste leisten.

Weitere/r Name/n	Atlantisstein
Fundort/e	ausschließlich in der Dominikanischen Republik
Farbe/n	hellblau bis grünlich
Chemische Zusammensetzung	$NaCa_2 [OH/Si_3O_8]$ + Fe, Mn
Härte	6
Handelsübliche Formen	den Larimar findet man als Trommelstein; aber auch Schmucksteine werden im Handel angeboten
Kristallisation	er ist ein Kalzium-Kupfer-Magnesium-Silikat mit trikliner Kristallform

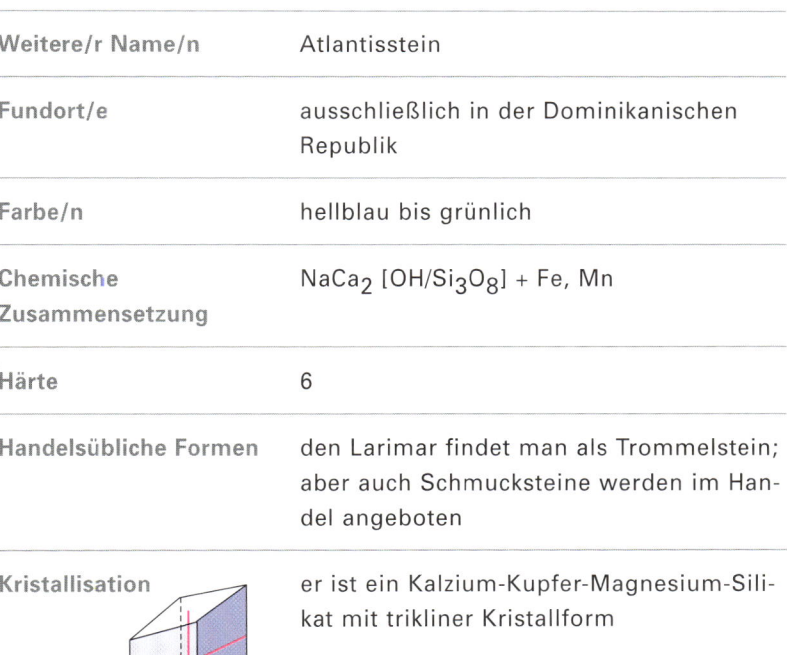

Der Larimar oder Atlantisstein existiert in verschiedenen hellen Blaunuancen, hellblau, weißblau, selten auch mit etwas Grün. Der Edelstein ist inzwischen fast ausgebeutet und dadurch sehr selten geworden.

Leopardenjaspis

Geschichte und Legende

Der rötlichbeigefarbene Leopardenjaspis, der an ein Leopardenfell erinnert, wurde vor allem von den Kulturen der Indianer Nord-, Mittel- und Südamerikas mit Legenden bedacht. Mexiko war für die indianischen Völker damals der Mittelpunkt ihrer Welt. Da der Leopardenjaspis dort gefunden wurde, glaubten sie, ihre Welt sei aus diesen Steinen gebaut. Für sie war der Leopardenjaspis ein Schutzstein vor wilden Tieren. Gleichzeitig glaubten sie, der Stein harmonisiere die Beziehung zwischen Mensch und Tierwelt.

Heilwirkungen

Der Leopardenjaspis soll Jagdleidenschaft mildern und verhüten, Tiere zu quälen.

Der Leopardenjaspis kann die Reinigung von Leber, Galle, Nieren und Blase unterstützen. Er kann helfen, Verspannungen zu lösen und Unterleibsschmerzen zu lindern. Außerdem kann er Schluckauf und Übelkeit bessern. Obendrein lassen sich eine Reihe positiver Wirkungen auf die

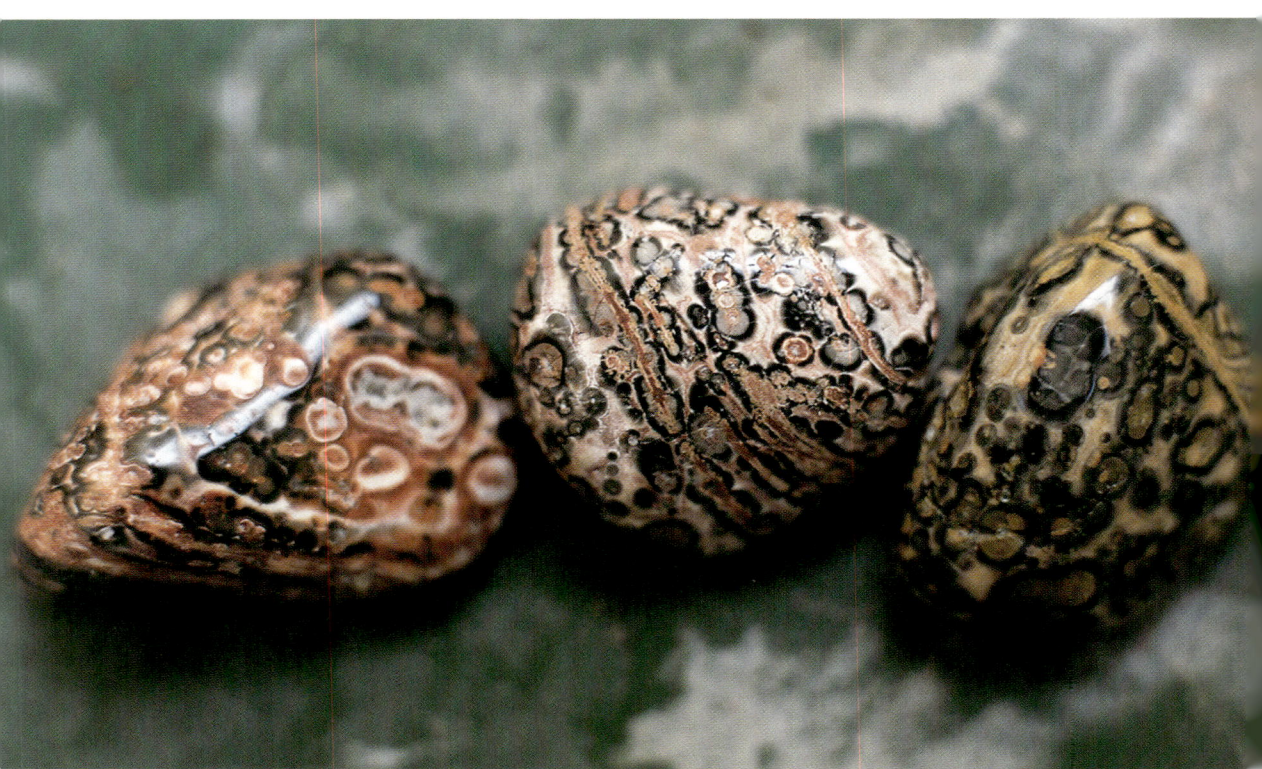

Psyche beobachten. Der Stein bringt den Menschen wieder in Einklang mit seiner Umwelt. Leopardenjaspis steigert das Durchhaltevermögen. Darüber hinaus beruhigt er seinen Träger und regt gleichzeitig die Phantasie an.

Chakra-Zuordnung
Benutzen Sie den Stein auf Ihrem Nabelchakra, dem Solarplexus, und dem Sakralchakra.

Sternzeichen
Keinem besonderen Sternzeichen zugeordnet.

Anwendung und Pflege
Reinigen Sie den Leopardenjaspis nach Gebrauch unter fließendem lauwarmen Wasser. Ketten sollten Sie in einer trockenen Schale mit Hämatit-Trommelsteinen über Nacht entladen. Aufladen können Sie den Leopardenjaspis an der Sonne oder in einer Bergkristallgruppe, auch über längere Zeit.

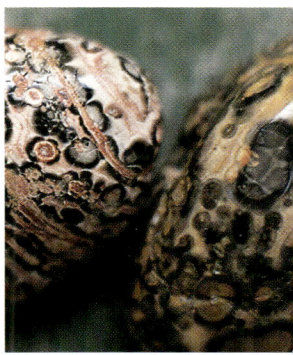

Eifersucht und Beziehungsangst kann der Leopardenjaspis abschwächen.

Fundort/e	Australien, Mexiko, Südafrika
Farbe/n	rötlichbeige (erinnert an ein Leopardenfell)
Chemische Zusammensetzung	SiO_2
Härte	7
Handelsübliche Formen	Trommelstein, Handschmeichler; auch als Schmuckstein wird der Leopardenjaspis verarbeitet, vor allem als Anhänger, Kette, Kugel
Kristallisation	trigonaler Kristall

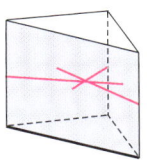

Der Leopardenjaspis fällt durch seine charakteristische Zeichnung auf. Er ist ein Quarz und erhält seine Muster durch Ansammlungen von Metallen und Mineralien, die in dem Jaspis auskristallisieren.

Magnesit

Geschichte und Legende
Ursprünglich wurde der Magnesit in Afrika gefunden. Den afrikanischen Kulturen diente er als Fruchtbarkeitsstein, im alten Ägypten wurde er als glücksbringender Talisman verehrt.

Heilwirkungen
Gut für Übergewichtige ist die Fähigkeit dieses Steins, den Fettstoffwechsel zu aktivieren und den Cholesterinspiegel zu senken. Außerdem wirkt er entspannend und entkrampfend und kann damit bei Kopfschmerzen, Migräne, Magen- und Darmkrämpfen helfen.

Magische Eigenschaften

Magnesit besteht fast aus reinem Magnesium.

Die weiße Farbe symbolisiert Reinheit und Freiheit, aber auch Fruchtbarkeit. Seine Träger soll er vor vorgetäuschter Liebe, falschen Freunden und Intrigen schützen.

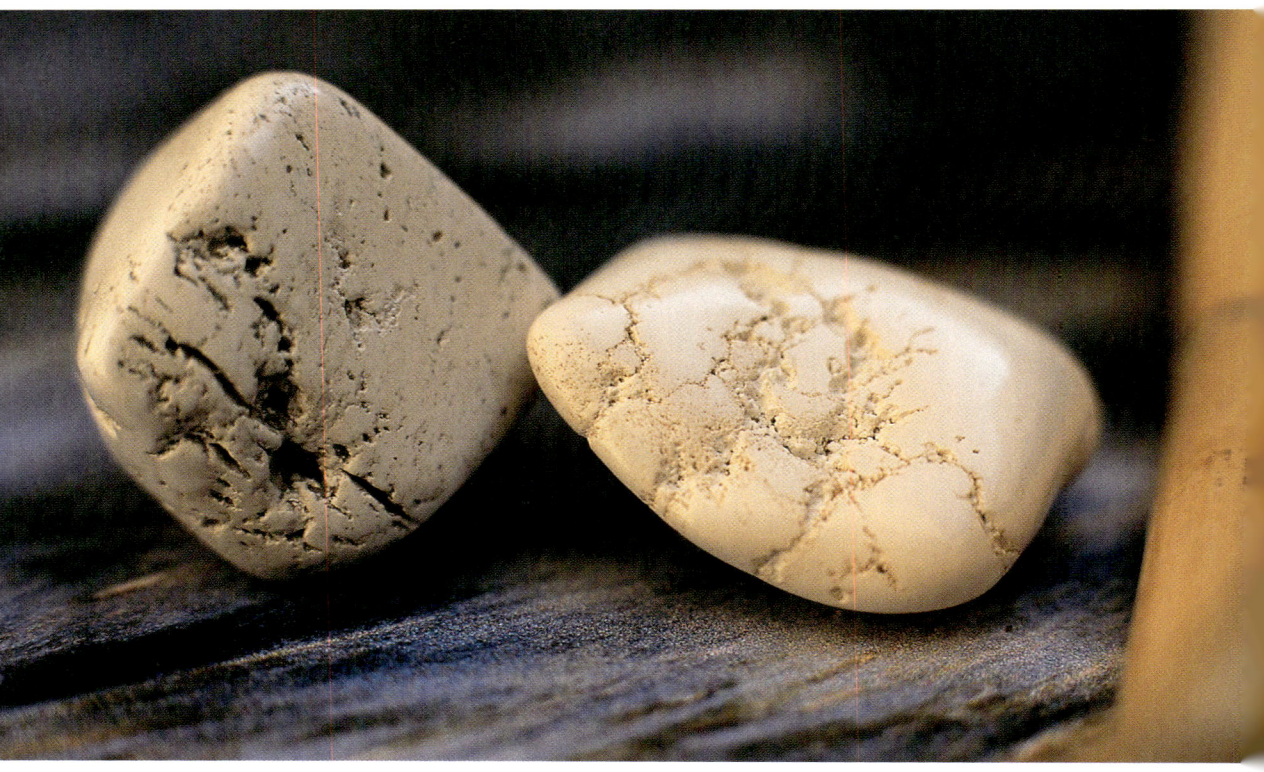

Chakra-Zuordnung

Die Kraft des Magnesits spricht gut die Nebenchakren der Knie und Hände an.

Sternzeichen

Der Magnesit wird dem Sternzeichen Waage zugeordnet.

Anwendung und Pflege

Ein Magnesit wird mit Hautkontakt getragen. Regelmäßig soll er unter fließendem warmen Wasser gereinigt und über Nacht unter Bergkristallen wieder aufgeladen werden.

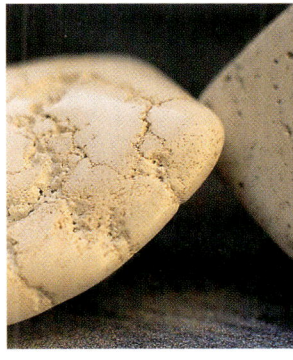

Wegen des hohen Magnesiumgehaltes ist der Stein wichtig für den Knochenbau.

Weitere/r Name/n	Bitterkalk, Bitterspat, Baldisserit, Baudisserit, Gelbspat, Giobertit, Magnesitspat, Mesitinspat, Morpholith, Pignolienspat, Pinolith, reine Talkerde, Roubschit, Talkspat, Talspat
Fundort/e	Österreich, Griechenland, Polen, Russland, USA, China
Farbe/n	weiß bis gelblich
Chemische Zusammensetzung	$MgCO_3$ + Ca, Fe, Mn
Härte	4 bis 4,5
Handelsübliche Formen	Roh- und Trommelsteine; wird aber auch als Schmuckstein verarbeitet
Kristallisation	Magnesit entsteht in erster Linie sekundär aus der Verwitterung magnesiumhaltiger Gesteine (z. B. Serpentin), wo er feinkörnig-dichte Gangfüllungen oder Trümmerstücke bildet; außerdem bildet er sich tertiär durch die metasomatische Verdrängung von Dolomit oder als kristalline Einschlüsse bei der Regionalmetamorphose von Kalk; trigonaler Kristall

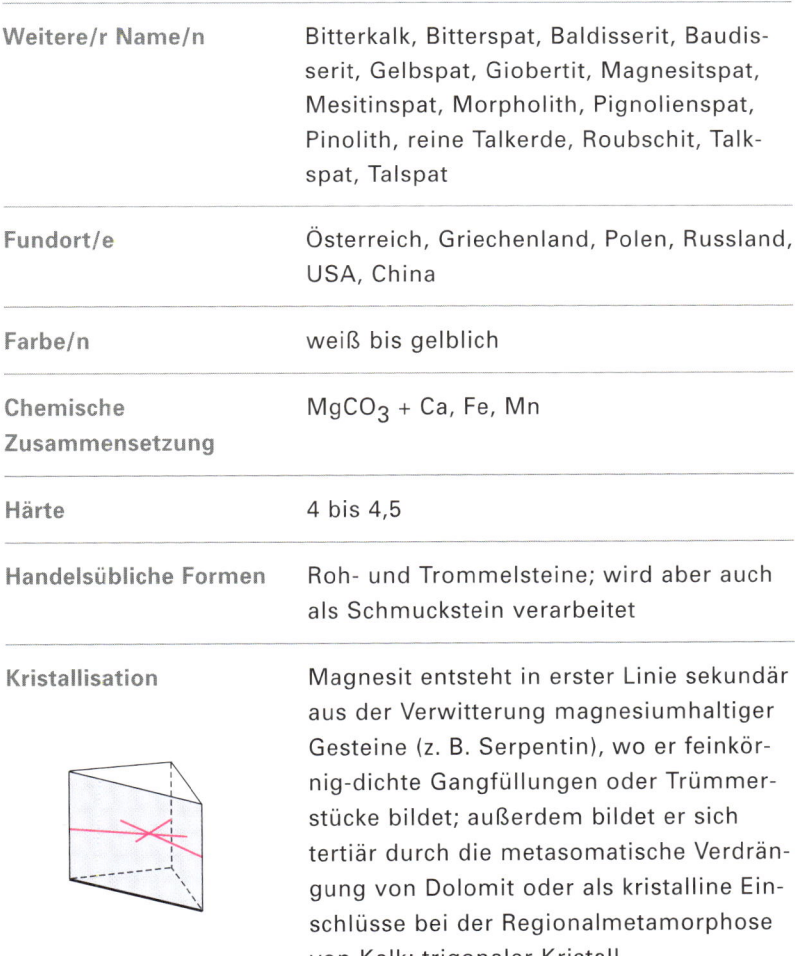

Der Kristall fördert die Entspannung und Lebensbejahung. Er nimmt negative Gefühle, Überempfindlichkeiten und Depressionen auf.

Magnetit

Geschichte und Legende

Im alten Griechenland wurde dieser Stein als Magnetis bezeichnet. Mit der Zeit erkannte man, dass er sowohl einen Plus- als auch einen Minuspol in sich birgt. Zur Zeit der Industrialisierung wurden gebräuchlichere Namen wie z. B. Magnet oder Magneteisenstein verwendet. Die Heilwirkungen des Magnetiten wurden bereits von Hildegard von Bingen (1098 – 1179) im frühen Mittelalter erkannt und werden auch heute in der Naturheilkunde und Medizin geschätzt.

Heilwirkungen

Der Magnetit wird als Roherz auf der ganzen Welt abgebaut.

Der Magnetit hat sehr unterschiedliche Heilerfolge. Er wird angewendet bei Lungenentzündung, Rheuma und Leberleiden. Er kann aber auch wirksam sein bei schlechtem Blutbild und sogar bei Knochenbrüchen. Das direkte Auflegen beeinflusst die Heilungsprozesse positiv. Obendrein hat er Einfluss auf die Psyche: Der Stein lehrt, Gegensätze zu über-

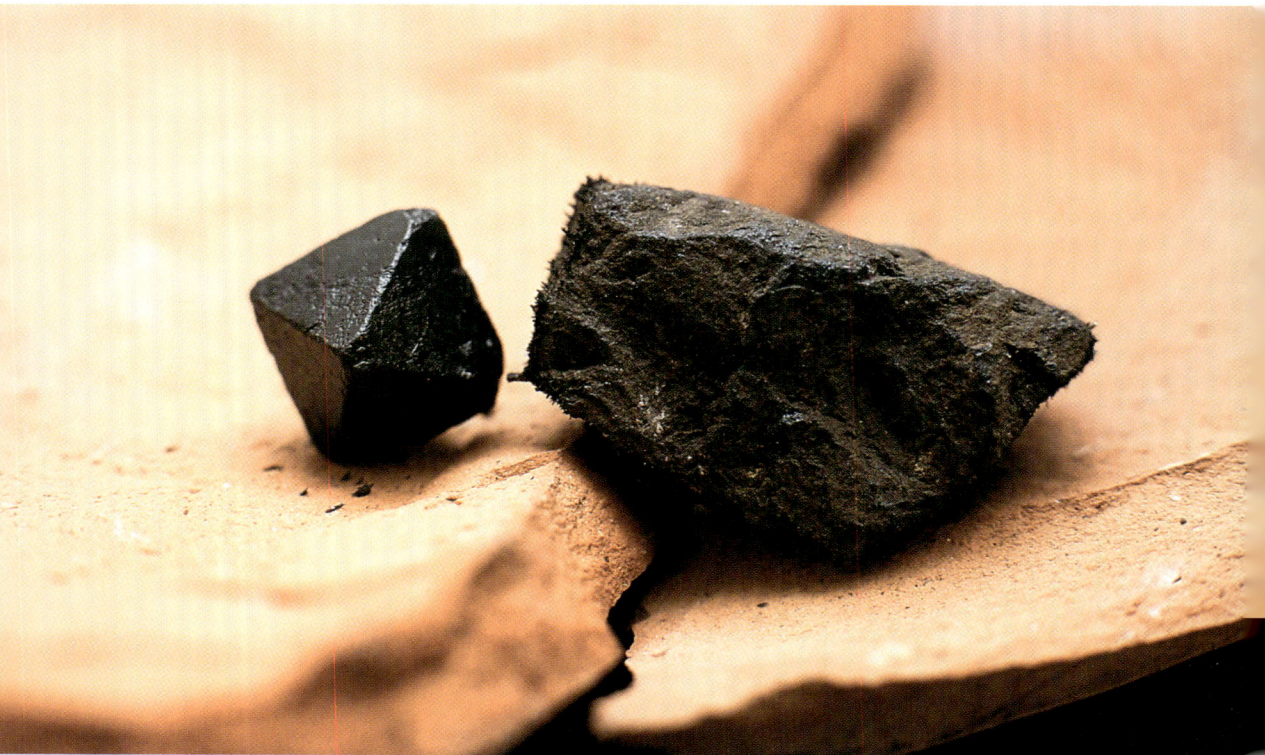

winden, Ausgeglichenheit zu erlangen. Damit symbolisiert er ein Stück Freiheit.

Magische Eigenschaften

Der schwarze, undurchsichtige Magnetit symbolisiert Freiheit. Schon die Griechen erkannten seine magnetische Wirkung.

Chakra-Zuordnung

Über das Scheitel- oder Kronenchakra bewirkt der Magnetit Entspannung und Entstrahlung.

Sternzeichen

Der Magnetit ist keinem besonderen Sternzeichen zugeordnet.

Anwendung und Pflege

Weil der Stein Eisen enthält, darf er nicht mit Wasser in Berührung kommen. Entladen wird er nachts unter Hämatit-Trommelsteinen, aufgeladen mit einem Magneten und gereinigt einmal monatlich mit trockenem Meersalz.

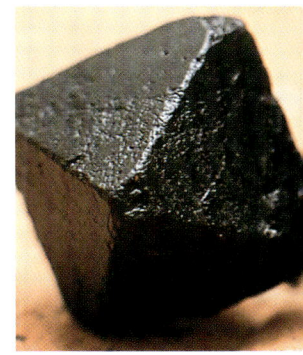

Charakteristisch ist die undurchsichtige, metallisch glänzende schwarze Farbe.

Weitere/r Name/n	Magnet, Magnetstein, Magnetes
Fundort/e	Schweden, Norwegen, Schweiz, Elba, Brasilien
Farbe/n	schwarz, metallisch und undurchsichtig
Chemische Zusammensetzung	Fe_3O_4
Härte	6
Handelsübliche Formen	Rohkristalle sind üblicher als Schmucksteine
Kristallisation	kubischer Kristall

Der Stein ist mehrfach konzentriertes Eisenoxid und bildet in seiner reinsten Form seltene oktaedrische Kristalle aus, die auch ein gutes Erkennungszeichen sind.

Malachit

Geschichte und Legende

Die alten Ägypter holten sich den Malachit von der Sinai-Halbinsel und verwendeten ihn als Amulett. Im Ägyptischen Totenbuch heißt es, die Himmelsgöttin »lässt Sterne als Grünsteine fallen«. Im Alpengebiet hat sich der Malachit durch Jahrhunderte bis heute als Stein der Schwangeren und Gebärenden bewährt. Seit dem 16. Jahrhundert sind dort mit Malachiten besetzte so genannte Wehenkreuze bekannt und inzwischen zu beliebten Sammlerobjekten geworden.

Heilwirkungen

Der Malachit wirkt wachstumsfördernd und kräftigend und ist in dieser Eigenschaft der Stein für die Schwangerschaft. Außerdem wird er gegen Herzschmerzen und Herzasthma eingesetzt. Die Sehnerven können gekräftigt werden, wenn die Augen täglich mit Malachitwasser gebadet werden. Der Malachit hilft auf psychischer Ebene bei Liebeskummer;

Der meist gebänderte dunkelgrüne Stein schafft harmonische Partnerschaften.

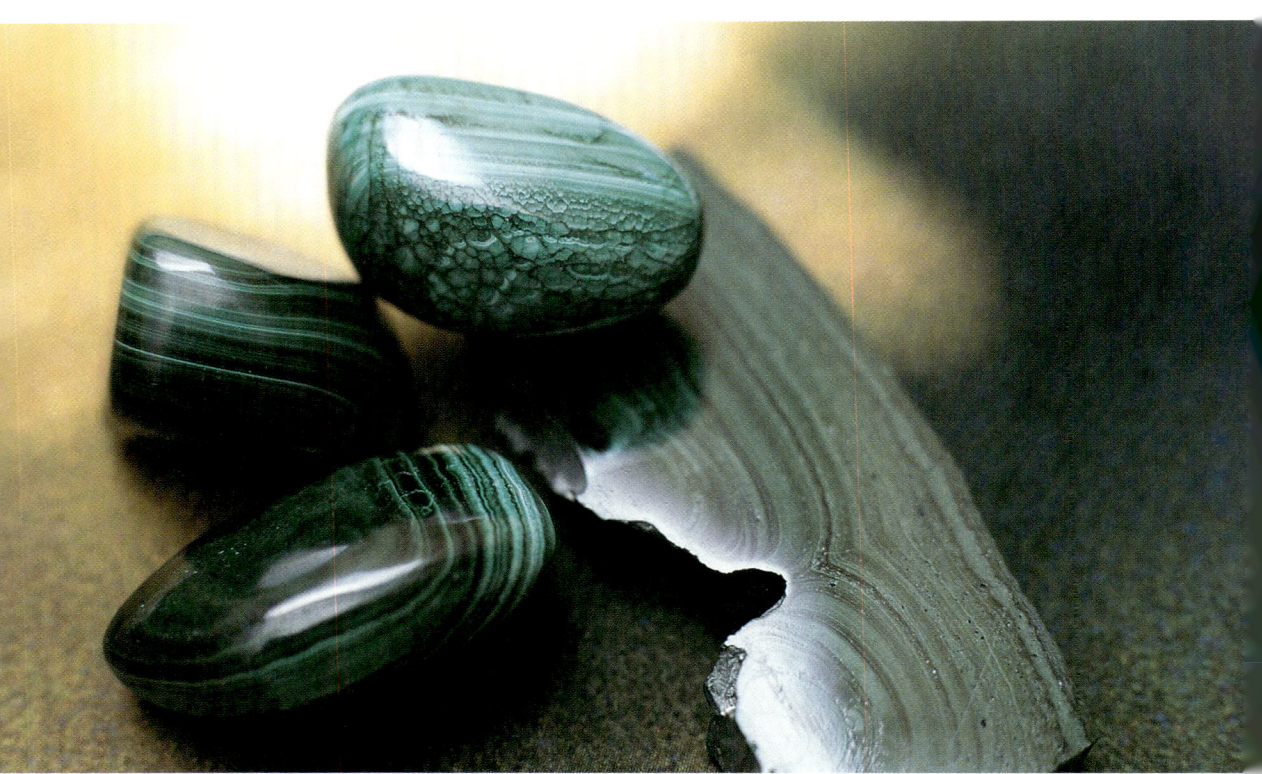

außerdem erweckt er Verständnisbereitschaft. Er fördert die Konzentration und die Spiritualität.

Magische Eigenschaften

Der Malachit symbolisiert Verständnis für sich selbst wie für andere. Damit ist er ein idealer Meditationsstein.

Chakra-Zuordnung

Der Malachit hat eine starke Wirkung auf alle Chakren. Die größte Energie entfaltet er jedoch über das Herzchakra.

Sternzeichen

Der Malachit ist ein Glücksstein für Wassermann und Steinbock.

Anwendung und Pflege

Malachitessenz ist sehr kräftig und soll täglich von einem Schluck bis auf ein Glas gesteigert werden. Da Malachit ein sehr starker Stein ist, reicht es, ihn bei sich zu tragen. Zum Entladen in ein Taschentuch einrollen und über Nacht in trockene Hämatit-Trommelsteine legen. Zum Aufladen legen Sie den Malachit am besten in eine Bergkristallgruppe.

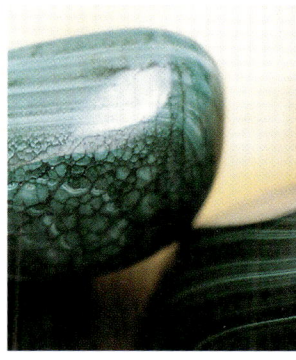

Die meisten Handarbeiten, Schmuck- und Trommelsteine kommen aus Zaire.

Da der Malachit kein sehr harter Stein ist, lässt er sich zu Pulver zermahlen. Seine kräftig grüne Farbe wurde früher zum Schminken der Augen als auch für Freskenmalerei verwendet.

Fundort/e	in der Nähe von Kupferlagerstätten in Zaire, Israel (dort Eilat-Stein genannt), USA, Australien, GUS, Südwestafrika
Farbe/n	hellgrün bis kräftig grün, meist gebändert
Chemische Zusammensetzung	$Cu_2CO_3(OH)_2 + H_2O + (Ca, Fe)$
Härte	3,5 bis 4
Handelsübliche Formen	roh und poliert, zum Auflegen, zum Aufstellen, als Handschmeichler, als Schmuck
Kristallisation	ein basisches Kupferkarbonat, das monoklin in nadeligen Kristallen oder faserigen Aggregaten auskristallisiert

Mondstein

Geschichte und Legende

Im Altertum hieß der Mondstein Selenitis. Über diesen schrieb Plinius, »er zeigt das Bild des Mondes und von Tag zu Tag dessen Zu- und Abnahme«. Als Stein des Mondes ist er seit je der Stein der Liebe und der Liebenden. In arabischen Ländern schenkt man einen Mondstein als Segensstein zur Familiengründung und den Frauen für große Fruchtbarkeit. Noch heute wird der Stein in Nachtgewänder eingenäht, um seine Kraft zu entfalten.

Heilwirkungen

Die schönsten Mondsteine kommen aus Sri Lanka und Indien.

Mondstein schafft bei Frauen ein natürliches, kräftiges hormonelles Gleichgewicht; es ist der Stein gegen Mensisbeschwerden, für Empfängnis und gute Schwangerschaft und Entbindung. Frauen um die 50 kann er durch das Klimakterium helfen. Er beeinflusst das Lymphsystem günstig, fördert damit die Abwehrstärke und hilft bei Schilddrüsen-

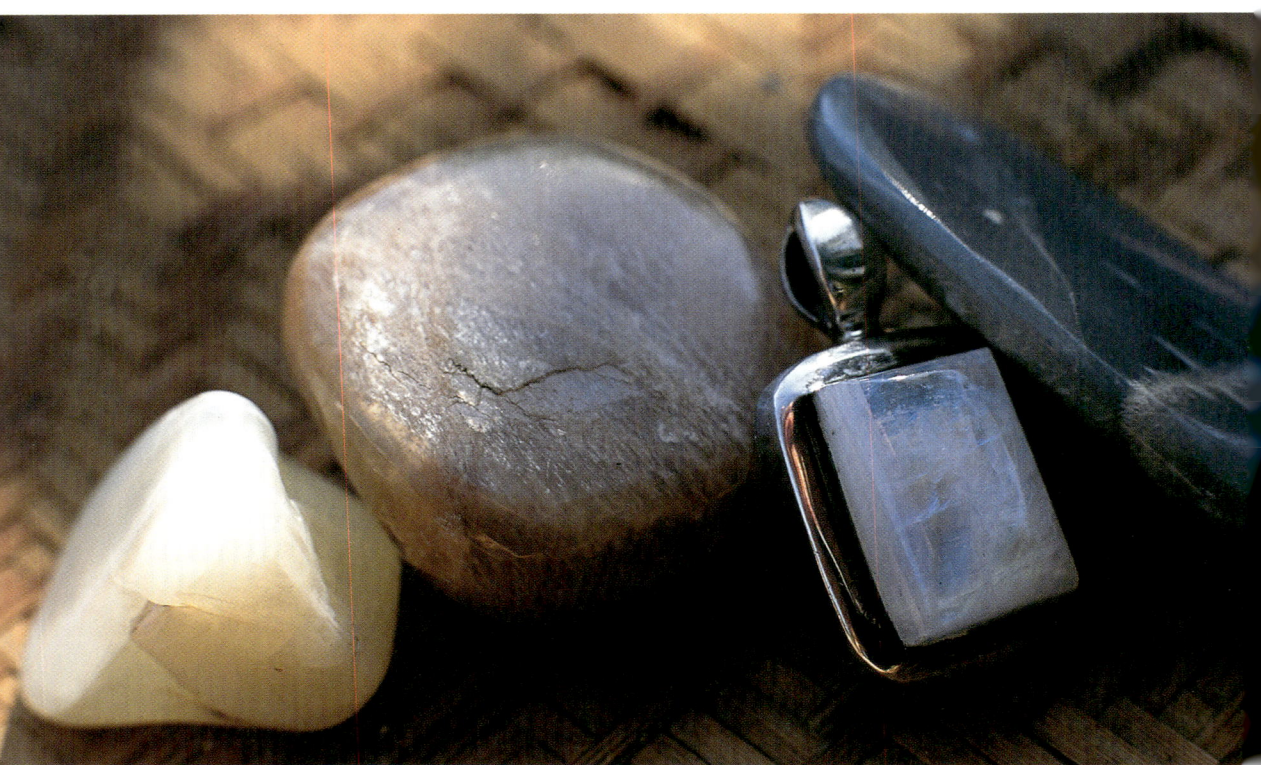

problemen. Zudem kann er die Hormonproduktion unterstützen, die Drüsen positiv beeinflussen und eine bessere Verdauung gewährleisten. Dieser Stein fördert die weiblichen Eigenschaften. Er unterstützt Liebe und Sensibilität. Er nimmt seinen Trägern Ängste, auch Zukunftsängste. Der Stein schenkt Lebensfreude und eine jugendliche Ausstrahlung bis ins Alter. Ausgeglichenheit stellt sich mit ihm ein.

Chakra-Zuordnung
Der Mondstein entfaltet seine Kraft über das Sakralchakra.

Sternzeichen
Der Mondstein beeinflusst besonders den Krebs und in den bläulichen Tönen Fische.

Anwendung und Pflege
Mondstein ist in erster Linie ein Frauenstein. Es genügt, den Stein zu tragen und jeweils nach der Mensis in trockenen Hämatit-Trommelsteinen zu entladen. Zum Aufladen legt man ihn am besten bei Vollmond auf die Fensterbank.

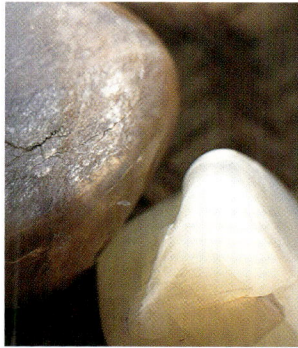

Der Mondstein gilt als besonders starker Heilstein für Frauen.

Fundort/e	Sri Lanka, Brasilien, Madagaskar und USA
Farbe/n	eierschalenfarben, gelblich, bläulich, blau
Chemische Zusammensetzung	$K [AlSi_3O_8] + Ba, Fe, Na$
Härte	6 bis 6,5
Handelsübliche Formen	er wird stets geschliffen, weil er erst dann den eigenartigen Schimmer erhält; ein sehr beliebter Schmuckstein und Amulettstein
Kristallisation	der Mondstein gehört zu den Feldspaten und kristallisiert als monoklines Gerüstsilikat, was eine innere Lamellenstruktur ergibt, an der sich das Licht bricht, so dass der milchige Mondschimmer entsteht

Mythen ranken sich um diesen Stein, da sein geheimnisvoller Schimmer, der vor allem beim Schleifen hervortritt, seit Jahrtausenden die Phantasie anregt.

Moosachat

Heilwirkungen

Die Heilkraft des Moosachats ist erst in jüngster Zeit beschrieben worden. Vor allem regt er die Insulinproduktion der Bauchspeicheldrüse an und wirkt damit gegen Diabetes und ausgleichend auf den Stoffwechsel. Die entschlackende Kraft von Nieren und Lymphbahnen wird gestärkt, vor allem bei längerem, regelmäßigem morgendlichen Trinken von Moosachatwasser. Damit verbessert sich auch die Verdauung. Das Immunsystem wird gestärkt, und der Körper ist weniger anfällig für Bakterien- und Virusinfektionen.

Frauen kann der Moosachat während der Schwangerschaft helfen, bei der Geburt und beim Stillen, denn er soll die Gebärmutter vergrößern, die Scheide lockern und die Milchdrüsen aktivieren. Darüber hinaus kann er Haut und Haare reinigen und kräftigen.

Der Moosachat stärkt die Erdverbundenheit. Er fördert die Kommunikationsfähigkeit und weckt den Verstand. Dieser Stein hilft allen, die sich

Moosachat hat eine anregende Wirkung auf die Insulinproduktion.

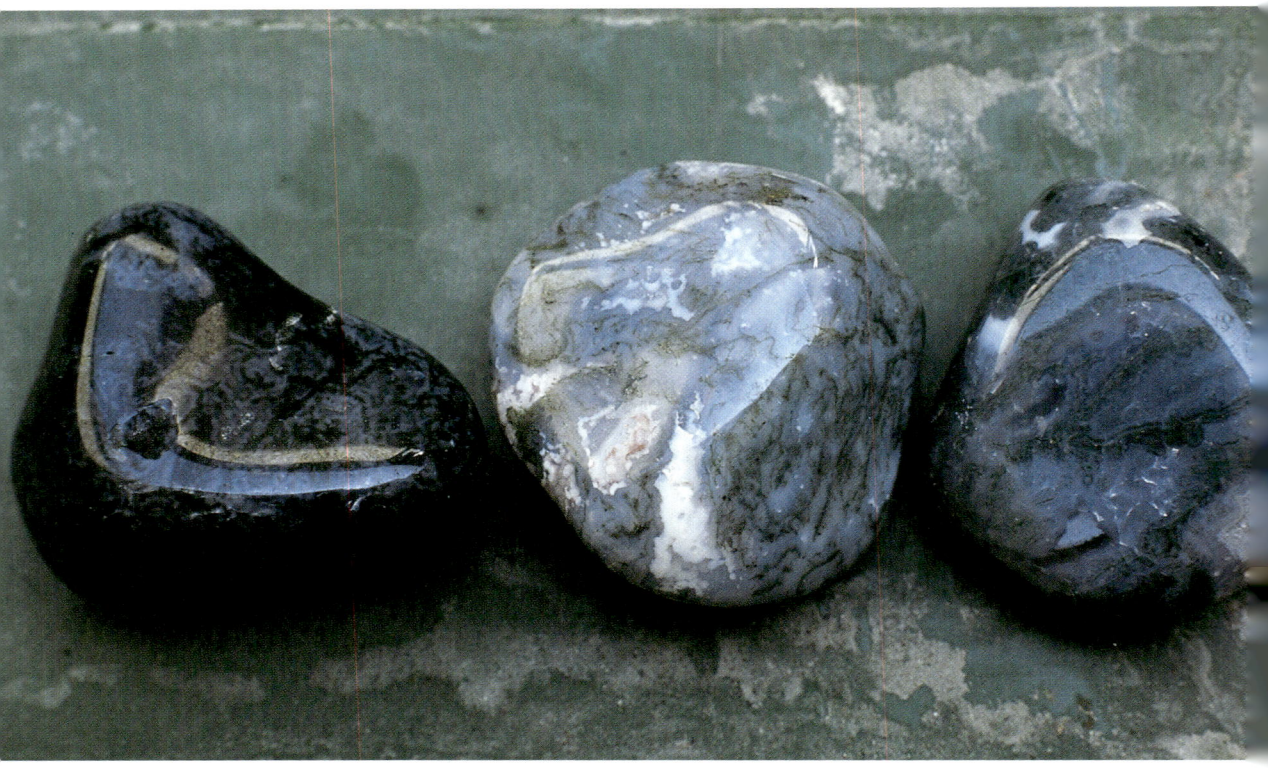

von einer bestimmten eingefahrenen Lebensweise oder gar einer Abhängigkeit wie beispielsweise einer Sucht befreien möchten.

Magische Eigenschaften
Moosachat ist der Glücksstein der Spieler; außerdem heißt es, durch Veränderung des Farbspiels warne der Stein vor falschen Freunden.

Chakra-Zuordnung
Das Herzchakra reagiert besonders sensibel auf den Moosachat.

Sternzeichen
Besonders auf den Steinbock übt der Moosachat einen günstigen Einfluss aus.

Anwendung und Pflege
Er entfaltet seine Energie nur in direktem Hautkontakt. Er wird unter fließendem lauwarmen Wasser entladen und möglichst einmal im Monat in einer Bergkristallgruppe über Nacht aufgeladen.

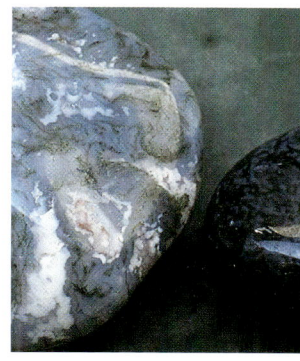

Moosachat – in Form einer Kette oder eines Anhängers – kann von Sucht befreien.

Fundort/e	USA, Indien, China und kleinere Mengen in Südafrika und Brasilien
Farbe/n	milchiger bis roter durchsichtiger Achat mit moosartigen grünen Einschlüssen
Chemische Zusammensetzung	SiO_2 + Al, Ca, F, Fe, K, Mg, Na, OH, Si
Härte	6,5 bis 7
Handelsübliche Formen	poliert als Handschmeichler und Talisman; es gibt ihn im Handel auch geschliffen als Schmuck
Kristallisation	als Achat gehört er zu den chalzedonen Quarzen, der mikrokristallin trigonal kristallisiert; meist als Spaltenausfüllung von Graniten; Beimengungen von Hornblende und Mangan ergeben das typische grüne Moos

Der Moosachat gehört zur Gruppe der Achate. Die Steine sind milchig, teilweise auch rot, mit den charakteristischen grünen moosartigen Einschlüssen durch Mangan und Hornblende.

Moqui Marbles

Geschichte und Legende

Die Moqui Marbles sind mythische Steine aus Nordamerika. Es sollen Steine aus dem Herzen der Erde sein. Weiter heißt es, dass es sich um Steine handeln soll, die nicht nachwachsen. Die Steine gibt es als so genannte weibliche – rund und kugelähnlich – mit glatterer Oberfläche und so genannte männliche Steine – flach und scheibenähnlich – mit rauerer Oberfläche.

Heilwirkungen

Der Name Moqui bedeutet bei den Indianern »treuer Liebling«.

Moqui Marbles werden, vor allem wenn sie paarweise, z. B. in den Händen während einer Meditation, eingesetzt werden, sehr starke energiespendende Wirkungen nachgesagt. Wenn man die Steine annimmt, entfalten sie ihre Energie und geben sie an Menschen weiter. Sie können den Blick und das Wissen für das Richtige und Natürliche schärfen und einem zu mehr innerer Ruhe und Ausgeglichenheit verhelfen.

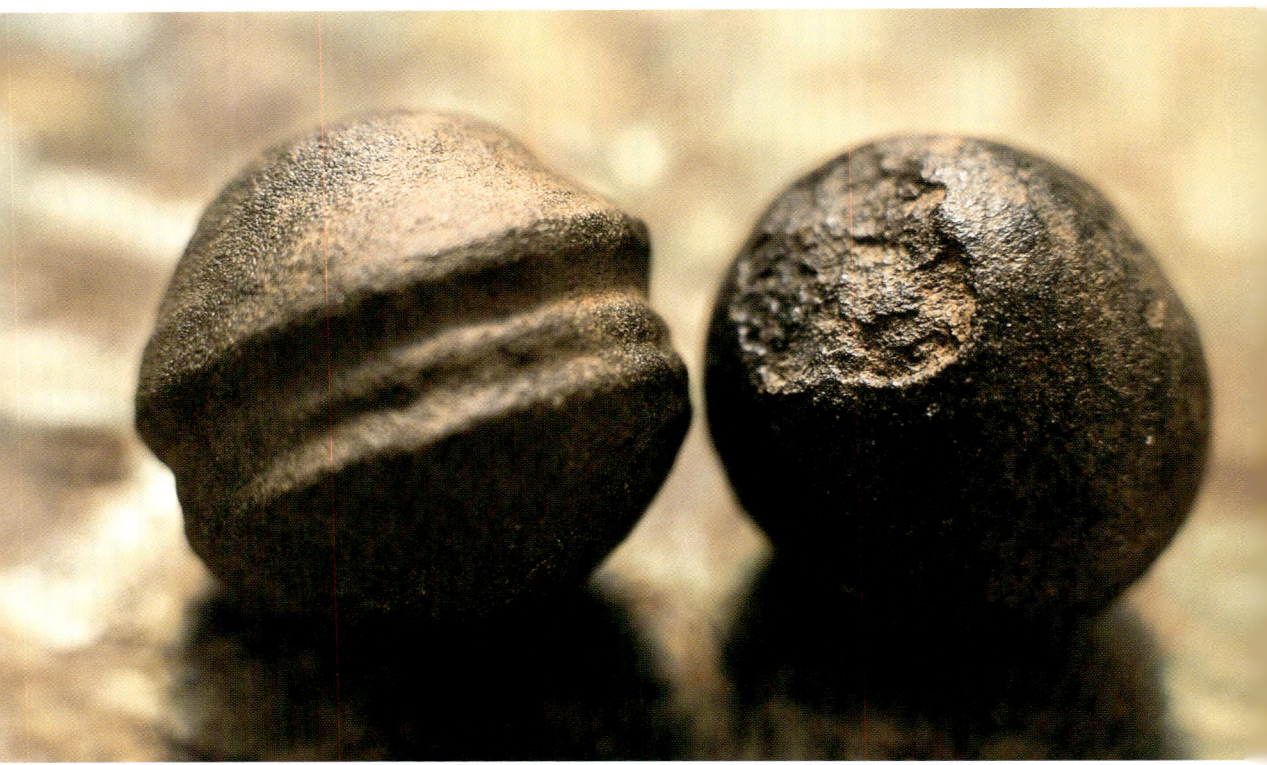

Magische Eigenschaften

Paarweise schenken sie dem Besitzer Energien fast übernatürlicher Art. Beachtet man sie nicht, sollen sie zu Staub zerfallen oder ganz verschwinden.

Chakra-Zuordnung

Die Moqui Marbles werden keinem bestimmten Chakra zugeordnet. Nehmen Sie sie bei Verwendung zur Meditation einfach in die Hände.

Sternzeichen

Keinem bestimmten Sternzeichen zugeordnet.

Anwendung und Pflege

Moqui Marbles sollen nie in einem Schrank oder einer Schublade eingeschlossen werden; sie sollen viel zur Kenntnis genommen und angefasst werden.

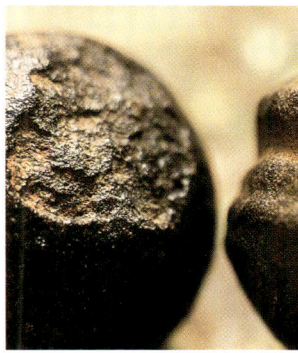

Laden Sie die Steine durch Licht und Streicheln wieder auf.

Fundort/e	hauptsächlich USA (Utah)
Farbe/n	sieht aus wie Granit, je nach Metalllegierung schimmernd
Chemische Zusammensetzung	SiO_2 + Legierung von verschiedenen Metallen, hauptsächlich Mangan, Eisen, Titan, Palladium
Härte	7,4 – obwohl die Teile der Legierung alle viel weicher sind; jedoch nur mit einer Härte über 7 sind die Steine in der Lage, aus dem Erdinnern »lebendig aufzusteigen«
Handelsübliche Formen	Moqui Marbles werden mit Zertifikat verkauft; bleiben wie gefunden
Kristallisation	trigonaler Kristall

Die Indianer hüten die Geheimnisse ihrer Fundstellen wie einen Schatz. Jede indianische Familie besitzt ein Paar dieser Steine als Schutz vor dem Bösen und vor falschen Freunden.

Nephrit

Geschichte und Legende

Der Name kommt vom griechischen *nephron* (Niere) wegen seiner tradierten Heilkraft bei Nierenerkrankungen. In der Götterverehrung Südamerikas war er ein altbekannter Kultstein, der über Jahrtausende als Schutzstein hoch in Ehren stand. Die Majas glaubten, er schütze vor Verwundung. Im alten China sollte er – in Herzform geschliffen und auf der Brust getragen – vor äußeren und inneren Verletzungen schützen. In alten Kulturen wurde der Nephrit häufig zu Waffen verarbeitet, wobei ihm magische Zeichen eingeschnitten wurden.

Heilwirkungen

Nephritwasser, morgens getrunken, soll die Sehkraft verbessern.

Häufige Blasenerkältungen, Reizblase und Inkontinenz sollen auf Nephrit gut ansprechen. Auf psychischem Gebiet werden dem Stein vielfältige Wirkungen zugewiesen: Nephrit macht kreativ und gibt innere Ruhe und Gelassenheit. Er schützt vor Aggression und hilft, die eigene

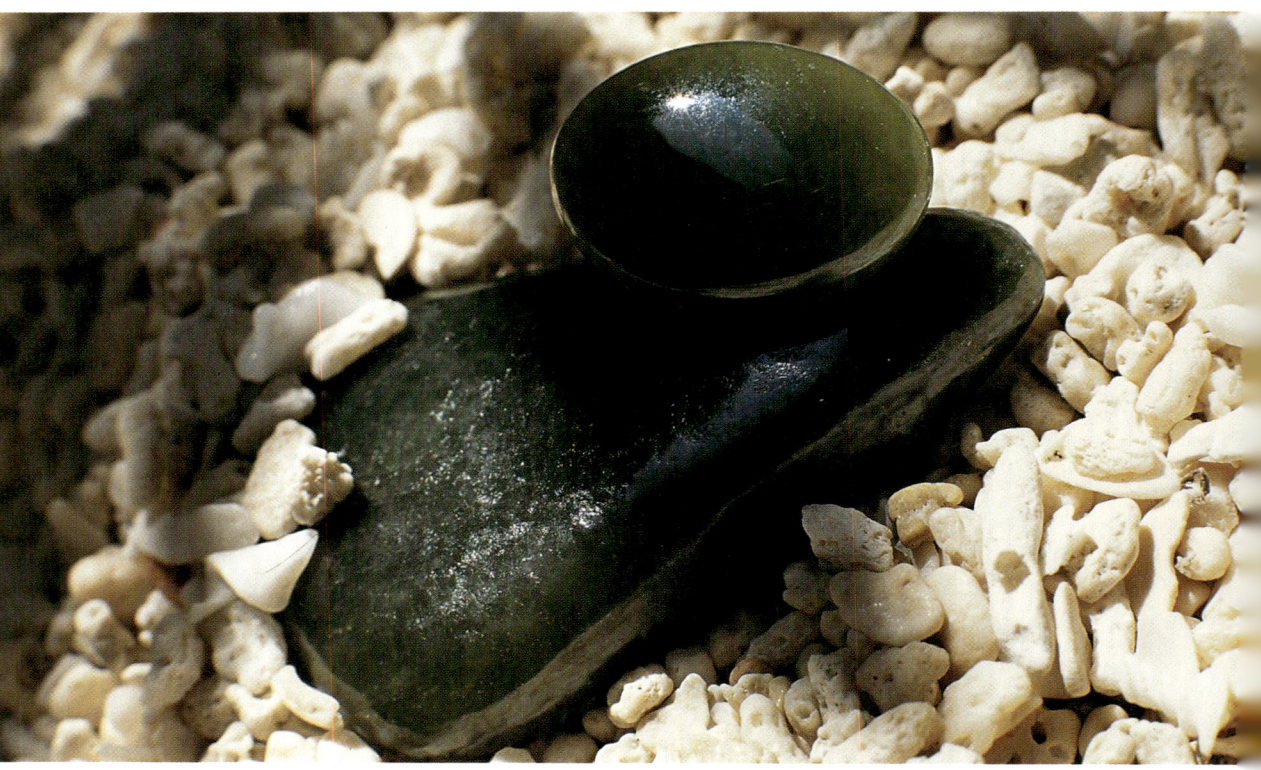

Identität auch in schwierigen Situationen zu wahren. Nachts schützt ein flacher Nephrit unter dem Kopfkissen vor schlechten Träumen. Und der Stein bringt seinen Trägern Hoffnung: auf privates Glück, beruflichen Erfolg und Anerkennung.

Magische Eigenschaften
Der Nephrit schützt vor falschen Freunden und soll gegenüber jeglichem Liebeszauber immun machen.

Chakra-Zuordnung
Herz- und Kehlchakra sind empfänglich für den Nephrit.

Sternzeichen
Der Nephrit beeinflusst den Krebs positiv.

Anwendung und Pflege
Bei akuten Problemen soll der Nephrit über Nacht mit Pflaster aufgeklebt, sonst über längere Zeit als Amulett direkt auf der Haut getragen werden. Erst entladen (unter fließendem warmen Wasser) und neu aufladen (einige Stunden in schwacher Sonne), wenn der Stein deutlich trüb wird.

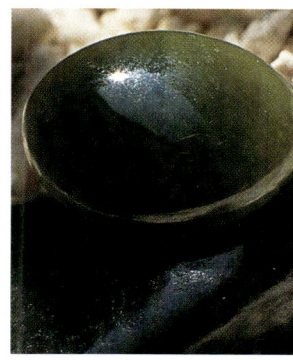

Langfristig führt der Stein zu innerem Frieden.

Fundort/e	Neuseeland, Kanada, Australien, China, USA
Farbe/n	grün und grünlichgrau, undurchsichtig, manchmal fleckig
Chemische Zusammensetzung	$Ca_2 (Mg, Fe)_5 [(OH, F) / Si_4O_{11}]_2$
Härte	6 bis 6,5
Handelsübliche Formen	Trommelstein, Handschmeichler, auch als Anhänger
Kristallisation 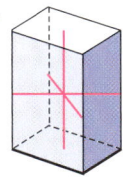	Einlagerungen wie Nester von dichten, verfilzten Kristallfasern eines Kalzium-Magnesium-Silikats, das bei der Bildung von Schiefern entsteht; monokliner Kristall

Der Nephrit kann die Nieren kräftigen und heilend auf sie einwirken; dafür soll eine Scheibe über Nacht direkt über den Nieren mit einem Pflaster aufgeklebt werden.

Obsidian

Geschichte und Legende
In der Steinzeit fertigte man Waffen und Klingen aus Obsidian.

Heilwirkungen
Dieser Stein hilft bei Schmerzen, Verspannungen und Energieblockaden. Er kann Blutungåen stillen und die Wundheilung beschleunigen. Durch die Verbesserung der Durchblutung ist er das richtige Mittel gegen kalte Hände und Füße. Er belebt bei Traumata, Schock und Ängsten.

Magische Eigenschaften
Der Obsidian wurde seit Menschengedenken bei magischen Ritualen eingesetzt. Er soll in der Wahrsagekunst als Spiegel verwendet worden sein.

Obsidiane erhalten ihre Farben durch Titan, Mangan und Eisen.

Chakra-Zuordnung
Die Chakra-Zuordnung erfolgt je nach Farbschimmer. Schwarz und gold-

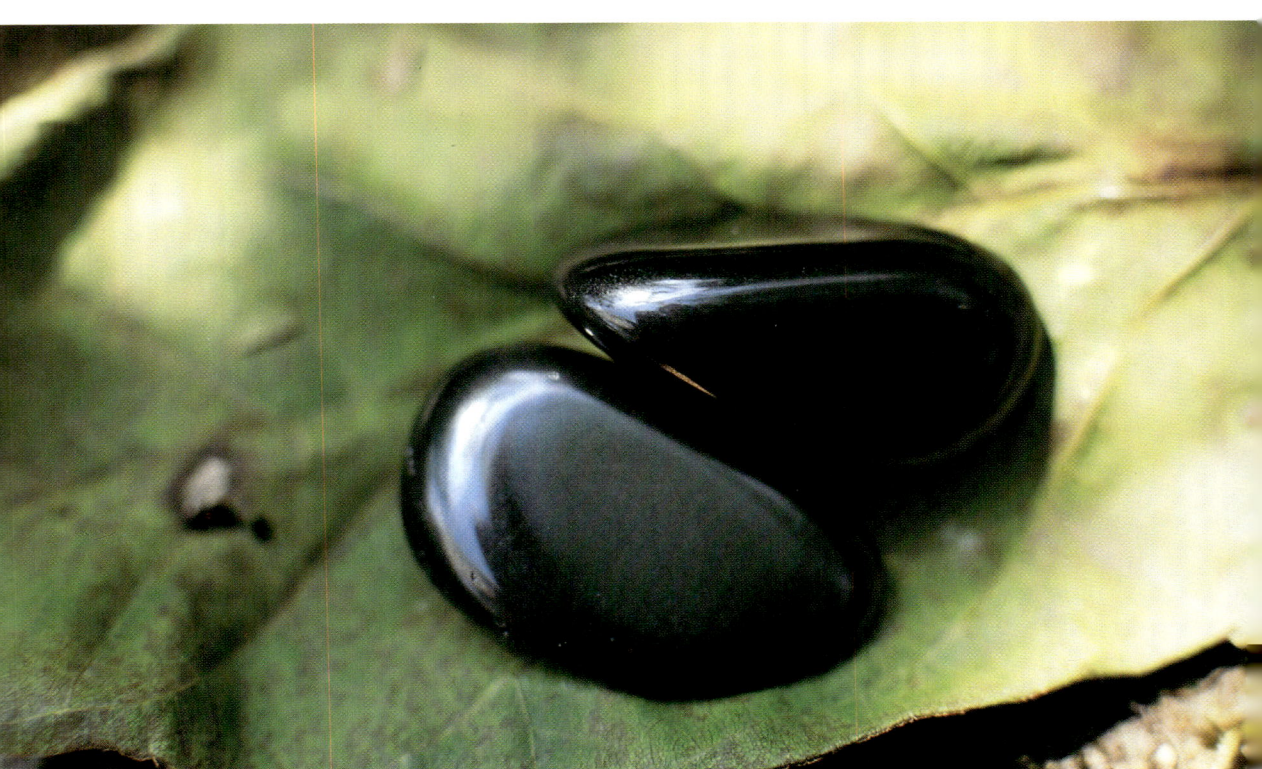

schimmernde Obsidiane wirken besonders gut auf das Stirnchakra, dunkelbraune auf das Wurzelchakra, regenbogenfarbene auf alle Chakren.

Sternzeichen

Der Obsidian wird dem Skorpion und dem Schützen zugeordnet.

Anwendung und Pflege

Entladen wird der Obsidian einmal im Monat unter fließendem warmen Wasser, aufgeladen in der Sonne oder in einer Bergkristallgruppe.

Verwandte Steine

Der mahagonibraune Stein mit schwarzen Einschlüssen trägt den Namen Mahagoni-Obsidian. Er aktiviert das logische Denken, bewahrt vor Ängsten und verschafft inneren Ausgleich. Zusätzlich hat er antibakterielle Wirkung. Er kann vor Entzündungen schützen und Allergien und Infektionen lindern. Außerdem regt er die Durchblutung an.

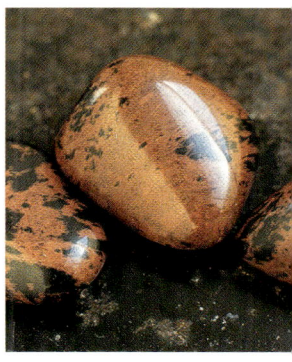

Der Mahagoni-Osidian aktiviert die Fähigkeit des logischen Denkens.

Weitere/r Name/n	Gesteinsglas, vulkanisches Glas
Fundort/e	alle Gebiete, die durch Lavaergüsse entstanden sind
Farbe/n	Gesteinsglas verschiedener Farben in Lavaergüssen
Chemische Zusammensetzung	SiO_2 + Fe_2O_3 + H_2O + Al, C, Ca, Fe, K, Na
Härte	5,5
Handelsübliche Formen	Rohkristalle und Trommelsteine, Anhänger, Kugeln, Chakrascheiben und Pyramiden
Kristallisation	amorph, d. h. er bildet keine kristalline Struktur aus, denn er entsteht aus schockartig abgekühlter kieselsäurereicher Lava im Kontakt mit kaltem Wasser; Obsidian hat vielfältige Formen, je nach Zusammensetzung der Magma, aus der er gebildet wurde

Der Mahagoni-Obsidian sollte auf dem Wurzelchakra verwendet werden. Besonders zu empfehlen ist er für im Sternzeichen des Skorpion-Geborene.

Olivin

Geschichte und Legende

Die Olivine der Antike kamen von der Vulkaninsel Zebirget im Roten Meer. Es ist überliefert, dass Moses einen Olivin als Schutzstein in seinem Brustpanzer getragen haben soll. Im Mittelalter betont Hildegard von Bingen (1098 – 1179), dass der Peridot, ein anderer Name für Olivin, einer der »Grundsteine« sei.

Heilwirkungen

Der meist olivgrüne, durchsichtige Olivin ist ein sehr kräftiger Stein.

Olivin schützt und stärkt die Organe im Brustkorb, vor allem Herz und Lunge. Über die Thymusdrüse wird das Immunsystem angeregt. Eine Olivinkette, direkt auf der Haut getragen, schützt vor Austrocknen und Sprödigkeit. Psychisch schafft der Olivin inneres Gleichgewicht und wirkt gegen Neid und Missgunst. Er hilft, Ärger abzubauen, Fehler einzugestehen und selbst verursachten Schaden wieder gutzumachen. Negative Gefühle wie Egoismus und Gefühlskälte werden in eine positive

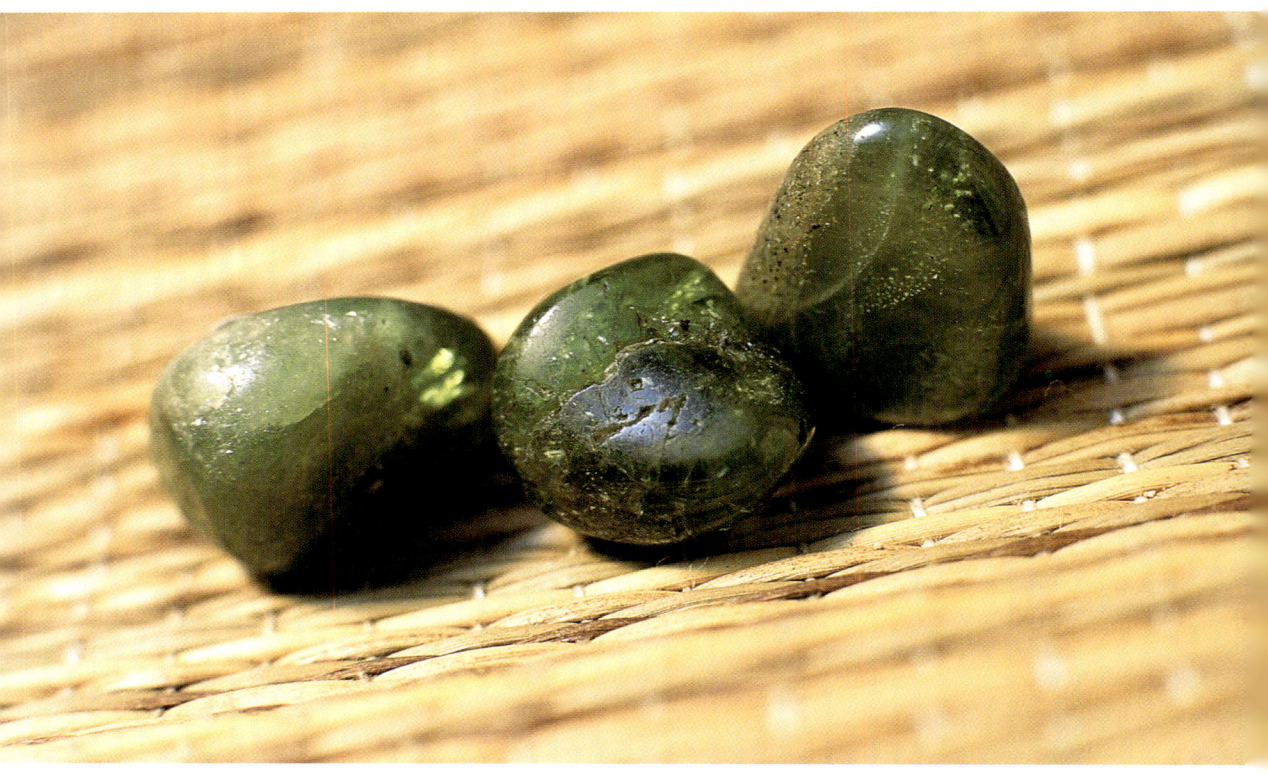

Einstellung umgewandelt. Traurigkeit, Melancholie und depressive Stimmungen werden ausgeglichen.

Magische Eigenschaften
Der Olivin symbolisiert Frohsinn. Er soll Freundschaften fördern.

Chakra-Zuordnung
Die Kraft des Olivins wirkt am besten durch das Herzchakra.

Sternzeichen
Der Olivin beeinflusst Krebs-Geborene günstig.

Anwendung und Pflege
Nach jedem Tragen sollte der Olivin unter fließendem Wasser entladen und möglichst einige Stunden an der Sonne wieder aufgeladen werden.

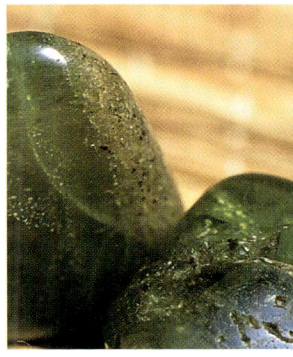

*Ungeknotete Kugel-
ketten verstärken die
Heilkräfte des Olivin.*

Weitere/r Name/n	Chrysolith, Peridot
Fundort/e	in verwitterter Lava: klare Kristalle in warmem Grün auf St. John (Ägypten); ansonsten: Norwegen, Arizona (USA), Myanmar, in der Eifel, am Vesuv (Italien), auf Lanzarote
Farbe/n	olivgrün bis gelb
Chemische Zusammensetzung	$(Mg, Fe)_2 [SiO_4]$ + Al, Ca, Mn, Ni, Co, Cr, Ti
Härte	6,5 bis 7
Handelsübliche Formen	geschliffen als geschätzter Schmuckstein; kleine Stückchen – die in Lavasand gefunden wurden – sind in Leinenbeutelchen als Heilsteine erhältlich
Kristalli-sation	Olivin ist ein Magnesium-Eisen-Silikat in prismatischen Kristallen des rhombischen Systems mit manchmal gerundeten Ecken; durchscheinend bis durchsichtig

Der Olivin, auch als Chrysolith und Peridot bekannt, wird meist nur in kleinen Krümeln gefunden. Durchsichtige Steine und Kristalle von der Größe eines Fingernagels und mehr sind sehr selten.

Onyx

Geschichte und Legende

Da der geschliffene Onyx durch weiße Einlagerungen Formen wie ein Auge freigeben kann, wurde ihm seit Jahrtausenden Heilkraft für die Augen nachgesagt, was die Bücher des Konrad von Megenberg (1309 – 1374), des Rektors der Wiener Stefansschule und Domherrn von Regensburg, im 14. Jahrhundert belegen. In der Antike gehörte der Onyx zu den bedeutendsten Steinen.

Heilwirkungen

Der schwarze Onyx dringt stark durch die Haut ein.

Onyx muss längere Zeit getragen oder aufgelegt werden, da er seine Wirkung nur langsam entfaltet. Er ist ein stark auf die Haut wirkender Stein, der eitrige Wunden heilen, aber auch gegen Pilze, Entzündungen und sogar Sonnenbrand helfen kann. Dazu sollte man Onyxwasser herstellen und die betroffenen Stellen tagsüber wiederholt betupfen und über Nacht Umschläge machen.

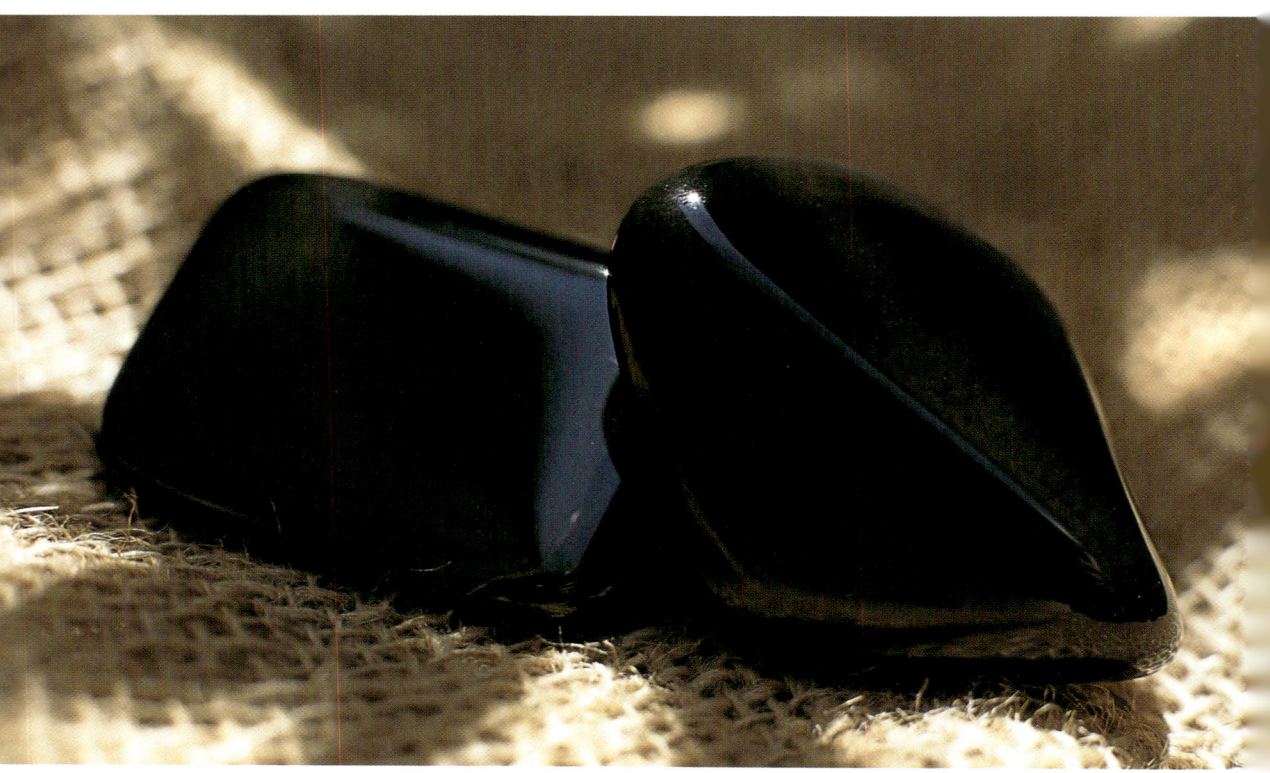

Der Onyx wirkt auch auf die Psyche: Er leitet Negativenergien ab, macht seinen Träger widerstandskräftig und schafft Harmonie. Er fördert das Selbstbewusstsein und Verantwortungsgefühl und hilft, sich durchzusetzen.

Magische Eigenschaften
Er wurde weltweit als magischer Stein benutzt, dessen Kraft durch Zauberinschriften noch gesteigert werden sollte, wie Grabfunde bei den Indianern Amerikas ebenso bezeugen wie bei Griechen und Römern.

Chakra-Zuordnung
Der Onyx beeinflusst alle Chakren, möglichst in Verbindung mit anderen Steinen, deren Energie er steigert.

Sternzeichen
Der Steinbock spricht sehr gut auf den Onyx an.

Anwendung und Pflege
Der Onyx braucht Zeit, um seine Energie freizugeben. Wöchentlich einmal sollte er unter fließendem Wasser entladen und nach längerem Gebrauch einmal monatlich über Nacht in Erde gelegt werden.

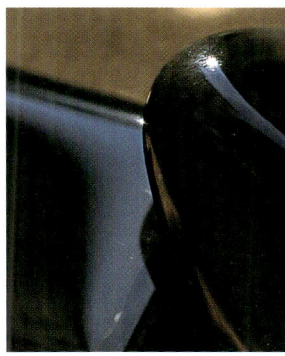

Seit der Antike gilt der Onyx als Schutzstein gegen schwarze Magie.

Fundort/e	Brasilien, Indien, Madagaskar, USA, Mexiko
Farbe/n	schwarz, undurchsichtig
Chemische Zusammensetzung	SiO_2 + C, Fe
Härte	7
Handelsübliche Formen	poliert als Handschmeichler oder als Heilstein zum Auflegen; geschliffen und gefasst als Schmuck
Kristallisation 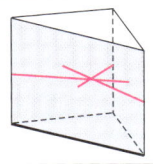	als Achat gehört der Onyx zu den Quarzen; er ist ein Oxid und kristallisiert trigonal in faserigen Aggregaten

Der schwarze, kaum durchsichtige Onyx hat nichts mit den oft als Onyx bezeichneten gelben, braunen und grünen Stücken gemeinsam, die Cacit-Aragonit-Varietäten sind.

Opal

Geschichte und Legende

Plinius d. Ä. schildert den Opal folgendermaßen: »Er hat das zarte Feuer des Karfunkels, das glänzende Purpur des Amethyst, das prächtige Meergrün des Smaragds, das goldene Gelb des Topas, das tiefe Blau des Saphirs, so dass alle Farben in wunderbarer Mischung zusammen glänzen.« Die alten Legenden bringen den Opal unmittelbar mit den Göttern in Verbindung, die in ihm ein Bild der Schönheit aller Edelsteine sahen. Nach der griechischen Mythologie sind es Tränen des Zeus nach dem Sieg über die Titanen, die im Opal gefangen sind.

Heilwirkungen

Der Opal erhält seine Farben durch mikroskopisch kleine Wasserkugeln im Stein.

Als Stein für das Herz, den Magen und die Verdauung regt er die Drüsentätigkeit an und steuert Säuren und Enzyme im Stoffwechsel. Für die Psyche ist der Opal Balsam gegen Herzeleid und schafft Harmonie. In der Meditation ist der Opal einer der stärksten Steine für die Seele.

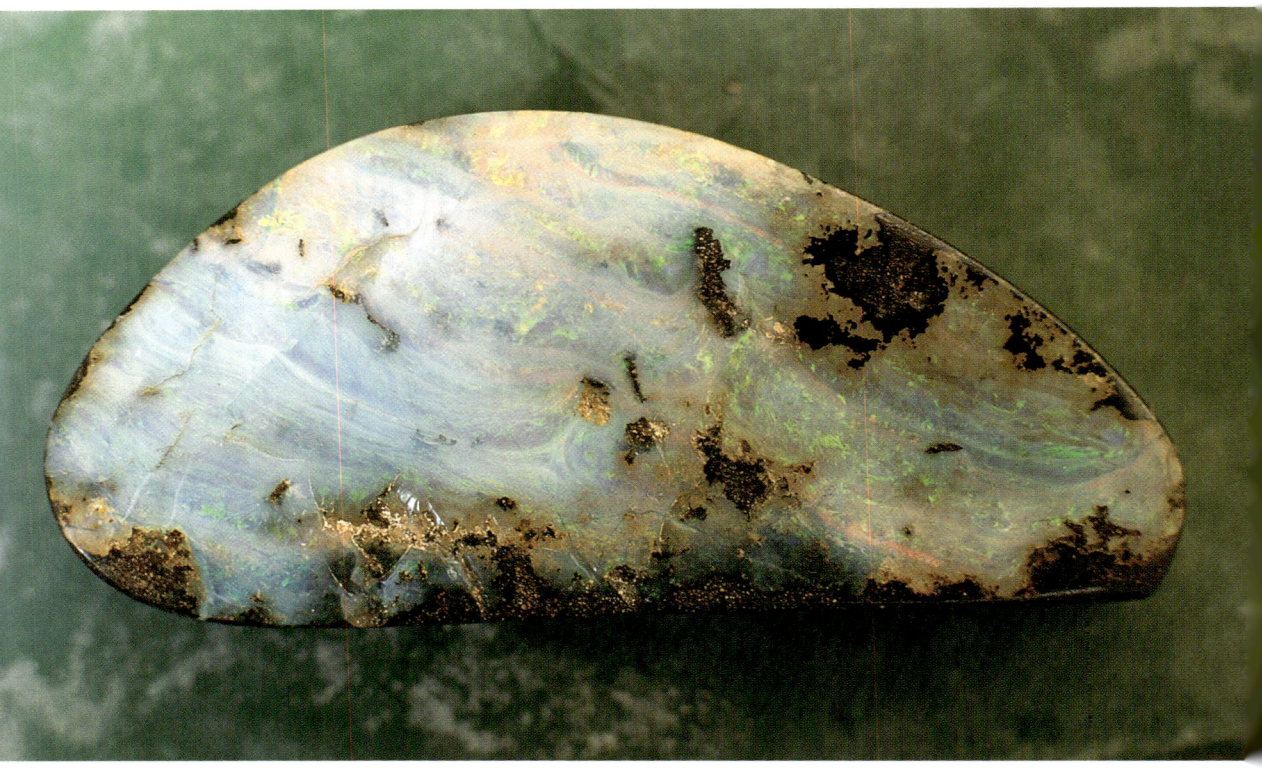

Magische Eigenschaften

Für die Inder ist der Opal ein Glücksbringer, im Orient ist er der Stein nie versiegender Hoffnung, zuweilen wird sein Irisieren aber auch als Zauber und Unglück verkündend angesehen.

Chakra-Zuordnung

Das Scheitelchakra ist empfänglich für die Energien des Opals.

Sternzeichen

Der Opal ist den Sternzeichen Fische und Krebs zugeordnet.

Anwendung und Pflege

Der Opal soll mit keinem anderen Stein kombiniert werden. Er büßt sein glänzendes Schimmern ein, wenn er mit Parfüm, Seife oder Make-up in Berührung kommt. Öfter für eine halbe Stunde in Wasser legen, nicht an der Sonne aufladen, sondern in einer Bergkristallgruppe.

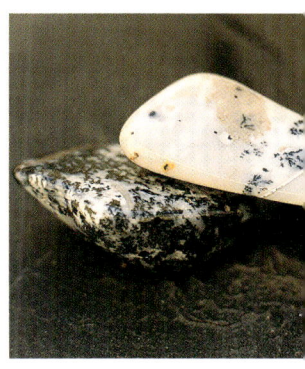

Der Moosopal entfaltet seine Kraft am stärksten über das Herzchakra.

Fundort/e	Südaustralien, Mexiko, Brasilien
Farbe/n	farblos, weiß, blau, grün, rot, purpurn, gelb, schwarz; meist – aber nicht immer – »opalisierend«, d. h. in den Farben des Regenbogens schimmernd
Chemische Zusammensetzung	SiO_2 + H_2O + Ca, C, Fe, Mg
Härte	5,5 bis 6,5
Handelsübliche Formen	Schmuckstein zum Tragen, zum Auflegen als Heilstein, zum Betrachten in der Meditation
Kristallisation	der Opal entsteht meist als Spaltfüllung in vulkanischem Gestein: er ist ein Siliziumdioxid von amorpher Form, die nur selten traubenähnlich kristallisiert; mikroskopisch kleine Wassertropfen unter der Oberfläche des Steins geben ihm sein Lichtschimmern; amorphes Gestein

Der hellblaue, manchmal beigefarbige Moosopal mit seinen dunklen Ablagerungen hilft, die Insulinproduktion anzuregen, den Stoffwechsel auszugleichen, Abwehrkräfte zu stärken, Entzündungen zu hemmen und Fieber zu senken.

Orthoklas

Geschichte und Legende

Der Orthoklas kam erst sehr spät nach Europa. Er wurde früher an die ostafrikanische Küste geschwemmt und wird auch heute noch vor allem in Madagaskar gefunden. Die Völker Afrikas schätzten den durchsichtigen Orthoklas als Heil- und Schutzstein, denn sie waren überzeugt, dass seine helles, zitronengelbes Leuchten sie vor Unglück bringenden Geistern schützen könnte.

Heilwirkungen

Der gelbe bis zitronengelbe durchsichtige Orthoklas ist der ideale Stein gegen altersbedingte Probleme. Er vertreibt Ängste vor dem Altern und verhilft bis ins hohe Alter zu geistiger Mobilität und Optimismus. Dieser Stein hat eine schützende Wirkung auf die inneren Organe des Körpers. Er beugt vorzeitigen altersbedingten Organveränderungen vor. Er kräftigt aber auch die Knochen und bewahrt vor rheumatischen Erkrankun-

Der gelbe Edelorthoklas wird hauptsächlich in Madagaskar gefunden.

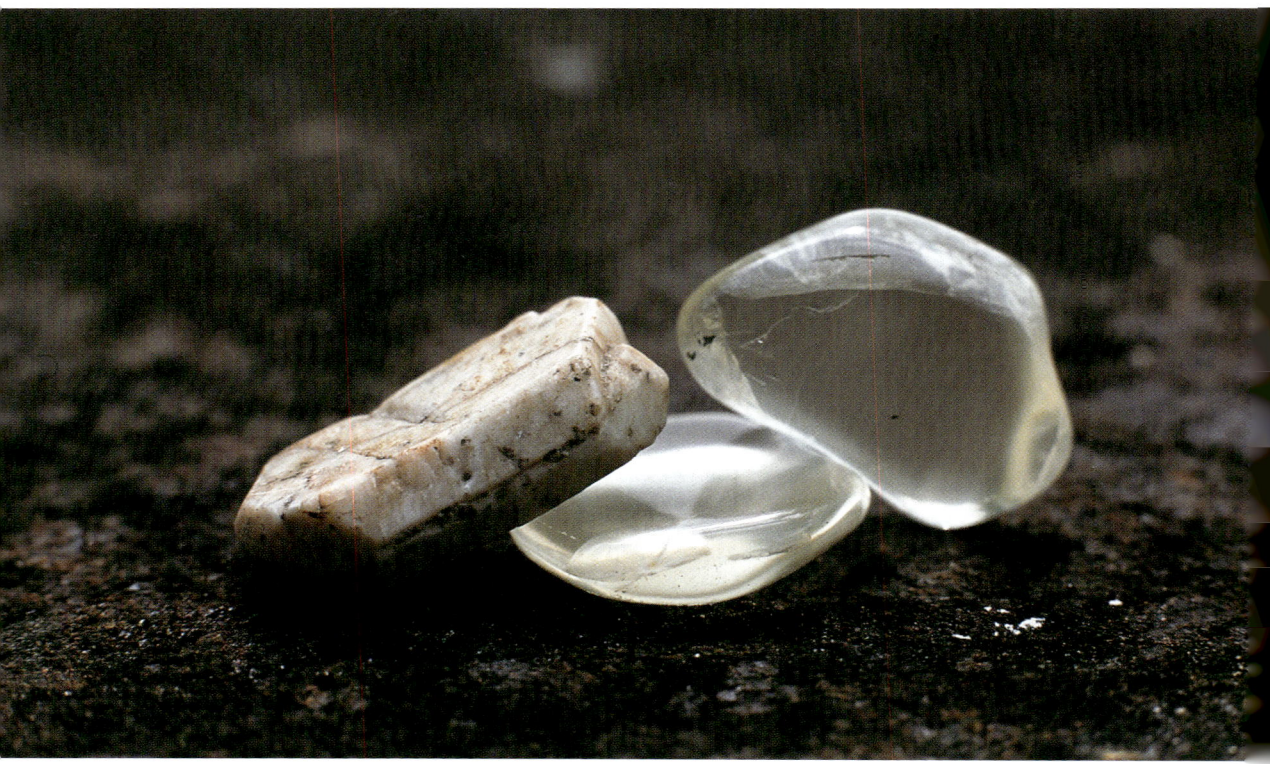

gen, Gliederschmerzen und Gicht. Auch bei altersbedingter Sehschwäche und bei Schwächeerscheinungen der Herz- und Kreislauforgane hilft der Stein, darüber hinaus bei Senilität. Aber auch gegen das Austrocknen der Haut kann der Orthoklas lindernd und befreiend verwendet werden. Im Bereich der Psyche vertreibt der Orthoklas Zukunftsängste, vor allem die Ängste, die mit dem Altern verbunden sind. Er vermittelt neues Lebensglück, mehr Zufriedenheit und lässt seinen Träger neue Lebensperspektiven entwickeln. Er ist ein starker Aktivitätsstein und verhilft zu reger geistiger Mobilität und Optimismus.

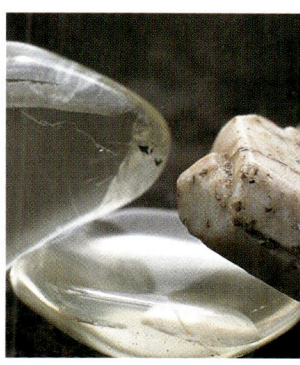

Ein Orthoklas als Kette hilft bei Angst vor dem Alter.

Chakra-Zuordnung
Über das Nabelchakra (Sonnengeflecht) kann sich die Kraft des Orthoklas gut entfalten.

Sternzeichen
Keinem bestimmten Sternzeichen zugeordnet.

Anwendung und Pflege
Entladen und reinigen Sie den Stein einmal die Woche unter fließendem lauwarmen Wasser. Laden Sie ihn danach für einige Stunden in einer Bergkristallgruppe auf.

Der Orthoklas warnt frühzeitig vor Veränderungen des Körpers, so dass es kaum zu plötzlichen Organschwächen kommt.

Fundort/e	Madagaskar, Deutschland, Italien
Farbe/n	zitronengelb, durchsichtig
Chemische Zusammensetzung	$K\,[AlSi_3O_8]$
Härte	6
Handelsübliche Formen	Kristall, Trommelstein, Handschmeichler; es gibt den Orthoklas auch als Schmuck, meist in Form eines Anhängers
Kristallisation 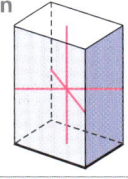	monokliner Kristall

Perle

Geschichte und Legende

Vor über 4000 Jahren trug die persische Königin Achemenid eine Perlenkette, die noch heute erhalten ist. Der Perlenschmuck der Königin von Saba wird als Legende weitergegeben. Kleopatra soll besonderen Gästen Perlenpulver in Wein kredenzt haben. Die Kostbarkeit der Perlen beschreibt Luthers Bibelübersetzung mit »die Weisheit ist höher zu wägen denn Perlen« (Hiob 28,18). Und Luzifer soll in seiner Gier nach Perlen sich die Zähne daran ausgebissen haben. Eigentlich gehört die Perle zum Tierreich des Wassers, wird aber seit Menschengedenken den Edelsteinen zugeordnet.

Die Perle war stets Metapher für die vollkommene Schönheit einer Frau.

Heilwirkungen

Perlenwasser über längere Zeit regelmäßig getrunken soll den Hormonhaushalt stabilisieren. Chronische Kopfschmerzen und Migräne können durch eine Perlenkette, auf der Haut getragen, abnehmen oder ver-

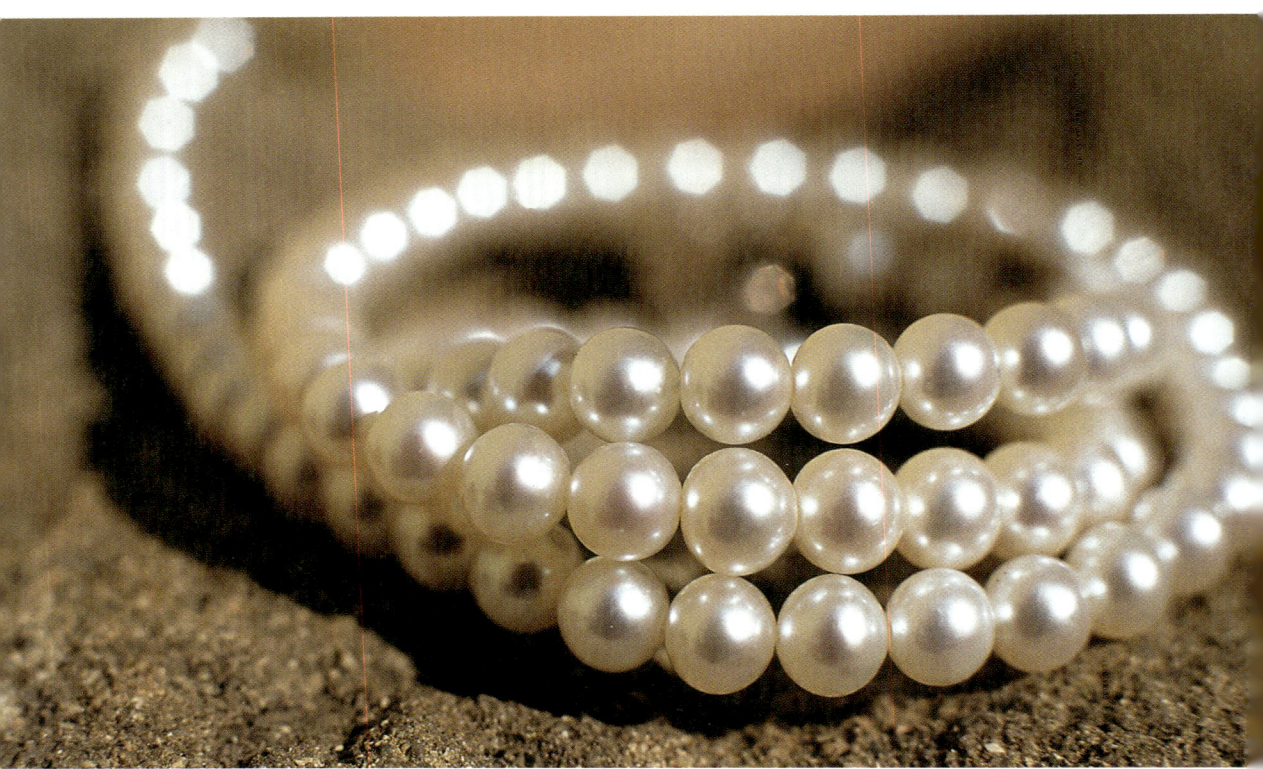

schwinden. Zugleich lindern Perlen Allergien. Auf psychischer Ebene unterstützen Perlen die Weisheit und vermitteln Zufriedenheit bis ins hohe Alter.

Magische Eigenschaften

Sensible Menschen soll eine Perlenkette vor Unheil warnen.

Chakra-Zuordnung

Perlen wirken gut über das Nabelchakra (Sonnengeflecht).

Sternzeichen

Die Perle beeinflusst den Krebs. Für den Steinbock ist die schwarze Perle geeignet.

Anwendung und Pflege

Perlen wollen auf der Haut getragen werden und nicht mit Parfüm oder Make-up in Berührung kommen. Ohne regelmäßigen Hautkontakt werden sie stumpf. Und zwischen dem Tragen sollen sie nicht im Dunklen liegen (Schublade). Entladen werden Perlen über Nacht in Meersalzwasser und aufgeladen in einer Muschel.

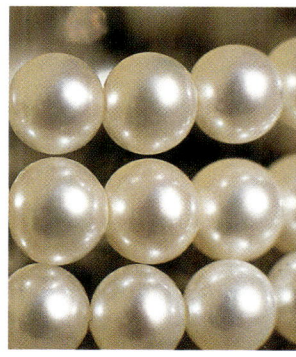

In Muscheln entstehend, gehört die Perle eigentlich zum Tierreich des Wassers.

Fundort/e	Persischer Golf, Küsten Mittelamerikas und Nordaustraliens, Golf von Mannar
Farbe/n	silber-, creme-, goldfarben, grün, blau, schwarz, stets schimmernd
Chemische Zusammensetzung	$CaCO_3$ + organische Substanzen
Härte	3 bis 4
Handelsübliche Formen	lose Perlen, Perlenketten
Kristallisation	besteht aus kohlensaurem Kalk und organischen Substanzen von Muscheln, dem Perlmutt, das ihr den Glanz gibt, indem es sich einem in die Muschel eingedrungenen Fremdkörper, einem Sandkorn beispielsweise, anlagert

Als kostbarer Schmuck von Königen, Kaisern, Zaren, Maharadschas und Fürsten sind Perlenverarbeitungen in den Museen aller Länder zu bewundern.

Phantomquarz

Geschichte und Legende

Der Phantomquarz hat seinen Namen nach der Besonderheit seiner Kristallisation: In dem ausgebildeten Kristall zeigen sich die Umrisse mehrerer feiner Kristalle, die Phantome genannt werden. Es handelt sich um Bergkristalle, die im Laufe von Millionen Jahren bereits bestehende Bergkristalle überwachsen haben.

Heilwirkungen

Manche Phantomquarze zeigen in einem Kristall mehrere Generationen von Bergkristallen.

Phantomquarz ist ein sehr kräftiger Heilstein. Durch seine mehrfache Kristallisation hat er eine noch größere Kraft als der Bergkristall. Abgesehen davon besitzt der Phantomquarz die gleichen Eigenschaften wie der Bergkristall. Zusätzlich ist er hilfreich bei nervösen Schlafstörungen. Auf dem Gebiet der Psyche schützt der Phantomquarz vor Ängsten und schlechten Einflüssen. Er erweitert die Wahrnehmung und stärkt dadurch die Aufnahmefähigkeit. Die Art und Weise, wie der Phantomquarz

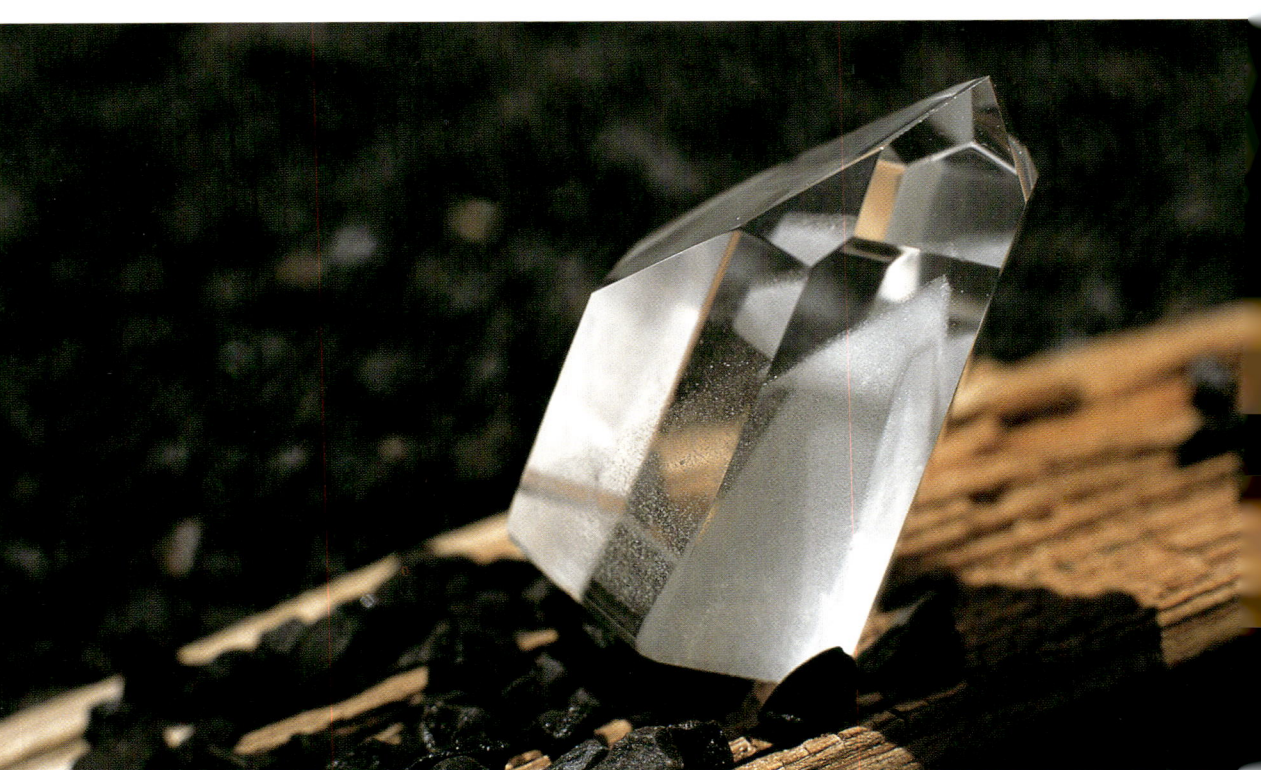

gewachsen ist, macht ihn besonders geeignet, Grenzen zu überwinden und Blockaden zu lösen.

Chakra-Zuordnung
Der Phantomquarz ist ein guter Stein für die Aura: Für die Meditation einfach in die Nähe legen.

Sternzeichen
Keinem besonderen Sternzeichen zugeordnet.

Anwendung und Pflege
Besonders starke Heilwirkung haben in Silber gefasste Kristalle, Kugeln und große Einzelkristalle. Mindestens einmal pro Woche unter fließendem warmen Wasser reinigen und entladen, wenn der Phantomquarz am Körper getragen wird. Nach dem Aufladen kann der Phantomquarz einige Stunden in der Mittagssonne aufgeladen werden.

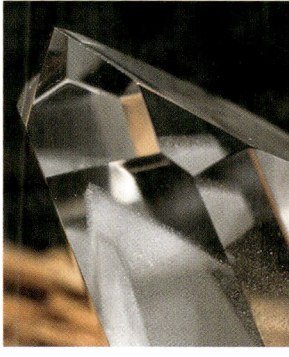

Phantomquarze sind gute Meditationssteine und stärken die Aura.

Achten Sie beim Kauf eines Phantomquarzes darauf, dass die charakteristischen Eigenschaften deutlich ausgebildet sind.

Weitere/r Name/n	Geisterquarz
Fundort/e	Schweiz, Österreich, USA, Brasilien, Madagaskar
Farbe/n	wie Bergkristall, aber mehrere Kristalle zusammengewachsen
Chemische Zusammensetzung	SiO_2
Härte	7
Handelsübliche Formen	Kristallgruppen, einzelne Kristalle, Kristallspitzen, Handschmeichler, Trommelsteine; als Schmuckstein findet man ihn meist in Form eines Anhängers
Kristallisation	trigonaler Kristall

Prasem

Geschichte und Legende

Der Name Prasem kommt aus der griechischen Sprache und bedeutet lauchgrün – auf Griechisch *prasinos*. Der Prasem war nach den Überlieferungen eher ein Schutz- und Heilstein als ein Schmuckstein. Die heilende Wirkung des Prasems ist seit der Antike bekannt. Der Tempel Apolls in Delphi war weitgehend aus kostbarem Prasem erbaut, um der dort waltenden Priesterschaft innere Ruhe und ein ausgeglichenes Urteil zu garantieren. Im Mittelalter wurde der Stein für die Heilung der Augen genutzt.

Heilwirkungen

Prasem mildert ein cholerisches Temperament.

Der Prasem kann Schmerzen, Verspannungen und Energieblockaden lösen. Es wird aber auch berichtet, dass der Stein Blutungen stillen und die Wundheilung beschleunigen kann. Darüber hinaus kann er zu einer Verbesserung der Durchblutung beitragen und ist dadurch das richtige

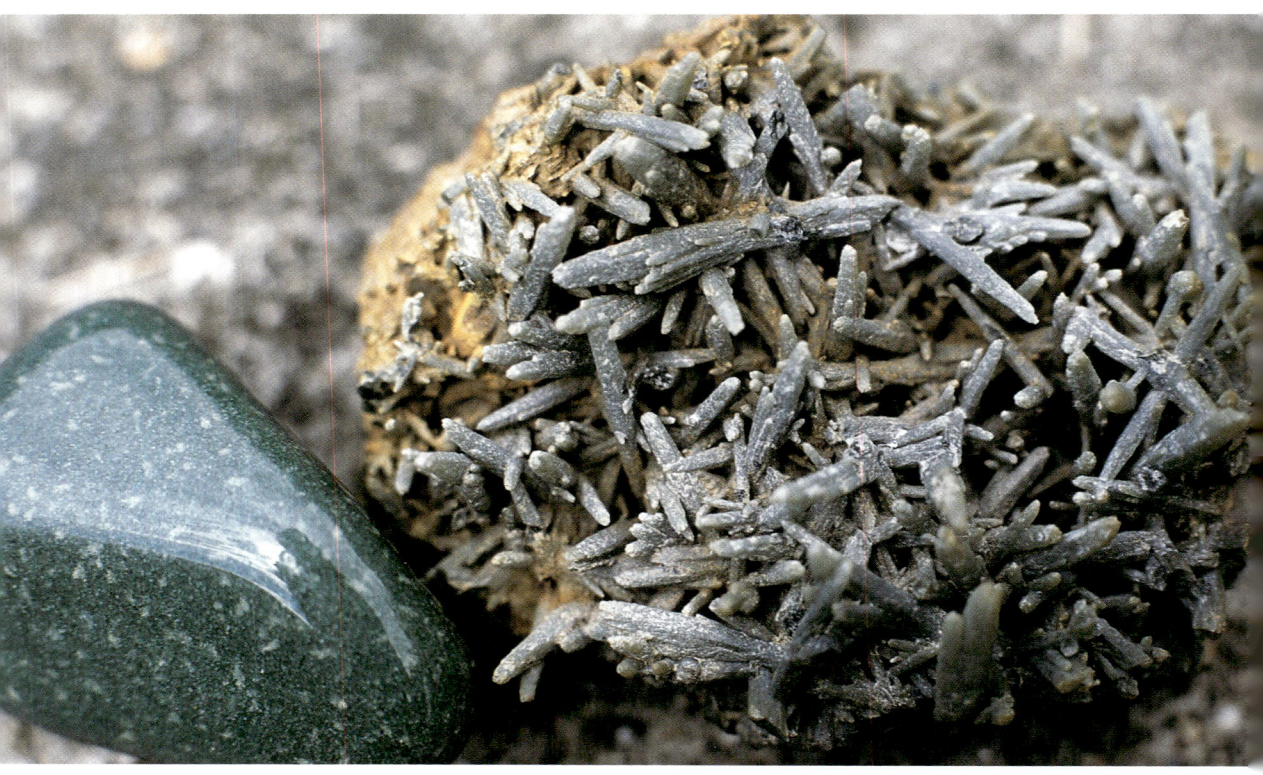

Mittel für alle, die zu kalten Händen und Füßen neigen. Der grüne Prasem mit seiner ausgleichenden und beruhigenden Wirkung ist ein sehr geeigneter Stein für Choleriker, denn er fördert die Beherrschung und kühlt den Zorn ab.

Magische Eigenschaften
Seit alters her symbolisiert der grüne Prasem Ruhe und innere Einkehr.

Chakra-Zuordnung
Seine stärkste und beste Wirkung entfaltet der Prasem über das Herzchakra.

Sternzeichen
Keinem bestimmten Sternzeichen zugeordnet.

Anwendung und Pflege
Entladen wird der Prasem einmal wöchentlich unter fließendem lauwarmen Wasser, aufgeladen in der Sonne in einer Gruppe von Hämatit-Trommelsteinen.

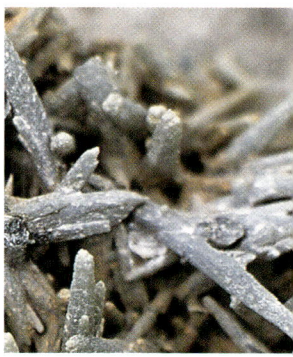

Der Prasem wird auch als Smaragdquarz bezeichnet.

Oft wird der Prasem auch als afrikanische Jade bezeichnet. Das ist allerdings irreführend: Er hat mit der Jade nur die grüne Farbe gemeinsam und gehört zur Familie der Quarze.

Fundort/e	USA, Australien, Südafrika
Farbe/n	den Stein gibt es in verschiedenen Grüntönen, teilweise mit schwarzen Einschlüssen
Chemische Zusammensetzung	$SiO_2 + Ca_2 (Mg, Fe)_5 [(OH, F)/Si_4O_{11}]_2$
Härte	7
Handelsübliche Formen	Trommelsteine; es sind im Handel aber auch Anhänger oder Chakrascheiben erhältlich
Kristallisation	Quarz mit Aktinolitheinschlüssen; trigonaler Kristall

Pyrit

Geschichte und Legende

Der Name kommt vom griechischen *pyros* – Feuer –, da der Stein beim Anschlagen Funken sprüht und schon in der Steinzeit zum Feuermachen verwendet wurde. Als »Feuerstein« ist er in Mythologie und Legenden ein magischer Stein. Die Alchimisten des Mittelalters glaubten, mit dem Pyrit dem Gewinnen von Gold ganz nahe zu kommen, woher auch der Name Katzengold stammt.

Heilwirkungen

Der Pyrit gilt als starker Heilstein für die Bronchien, der auch gegen Erkältungskrankheiten bis zur Lungenentzündung helfen kann. Stottern, krampfartiges Zucken, Spasmen, die oberhalb der Taille liegen, können durch regelmäßiges Tragen einer Pyritkette gebessert werden. Der Pyrit löst psychische Blockaden und Ängste (z. B. als Handschmeichler in Prüfungen).

Als Heilstein stand der Pyrit seit der Antike in hohen Ehren.

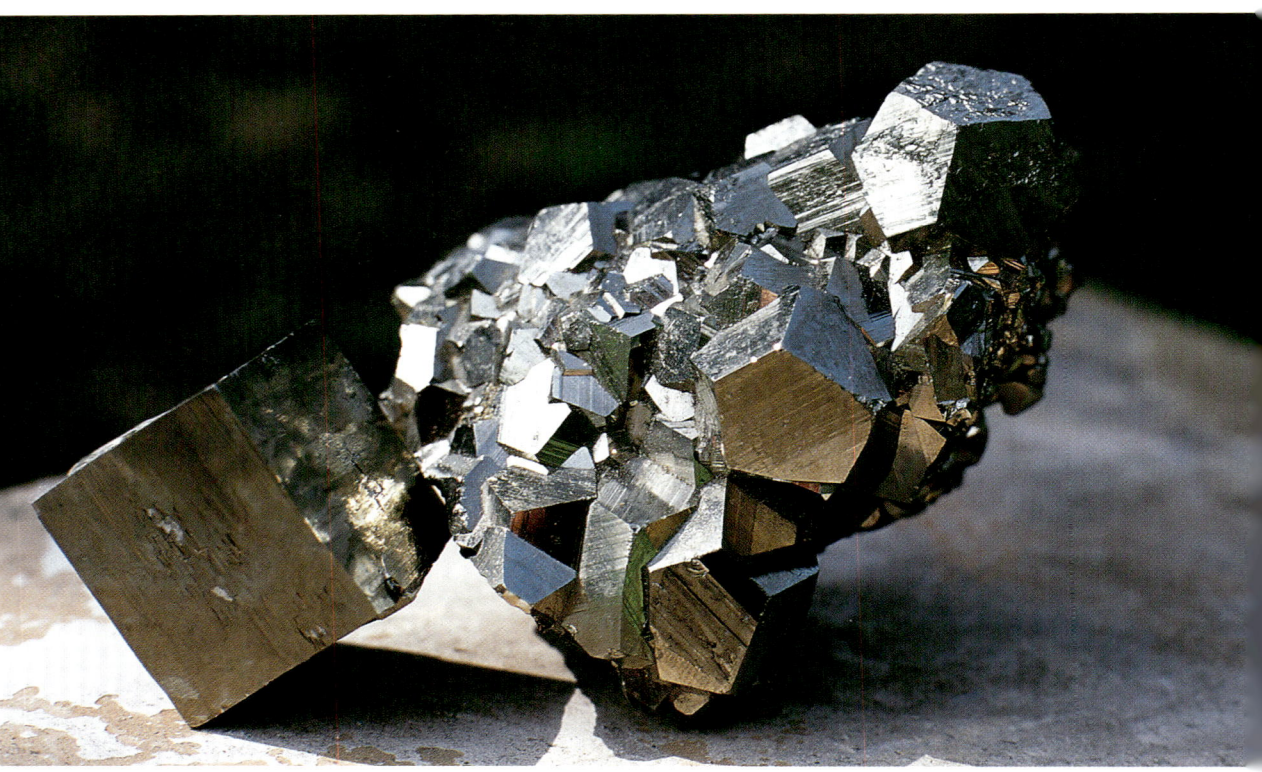

Magische Eigenschaften
Pyrit symbolisiert die Lösung. Mit diesem Stein klären sich alle Probleme.

Chakra-Zuordnung
Der Pyrit wirkt über das Nabel- und Kehlchakra.

Sternzeichen
Als magischer Grundstein dient der Pyrit allen Sternkreiszeichen.

Anwendung und Pflege
Pyrit soll nur mit trockenem Meersalz gereinigt, ent- und gleichzeitig wieder aufgeladen werden. Er liebt Sonne, um seinen Glanz richtig zu entfalten. Nicht mit Wasser in Berührung bringen!

Verwandte Steine
Die gold- oder silberschimmernde Pyritsonne kommt nur aus den Kohlgruben von Illinois/USA, eingebettet in Schieferplatten. Anders als beim Pyrit sind zusätzlich organische Substanzen beteiligt. Zum Entladen in Hämatit-Trommelsteine legen, zum Aufladen in eine Bergkristallgruppe.

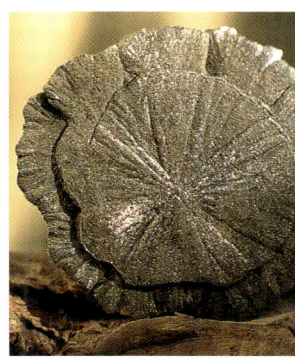

Die Pyritsonne ist einer der stärksten Energiesteine.

Die Pyritsonne wirkt beruhigend auf das vegetative Nervenzentrum; Leber, Galle und Darm werden gekräftigt, Magensäure und Menstruationsschmerzen gemindert.

Fundort/e	Schweden, USA, Mexiko, Peru, Chile, Australien; die schönsten Pyrite aber kommen von der Insel Elba (Italien)
Farbe/n	silbern, messinggelb bis goldfarben
Chemische Zusammensetzung	FeS_2 + Co, Ni, Sb + (Ag, Au, Cu, Zn)
Härte	6 bis 6,5
Handelsübliche Formen	Naturfunde zum Aufstellen oder Auflegen; besonders schöne Kristallisationen werden ungeschliffen zu Schmuck verarbeitet
Kristallisation 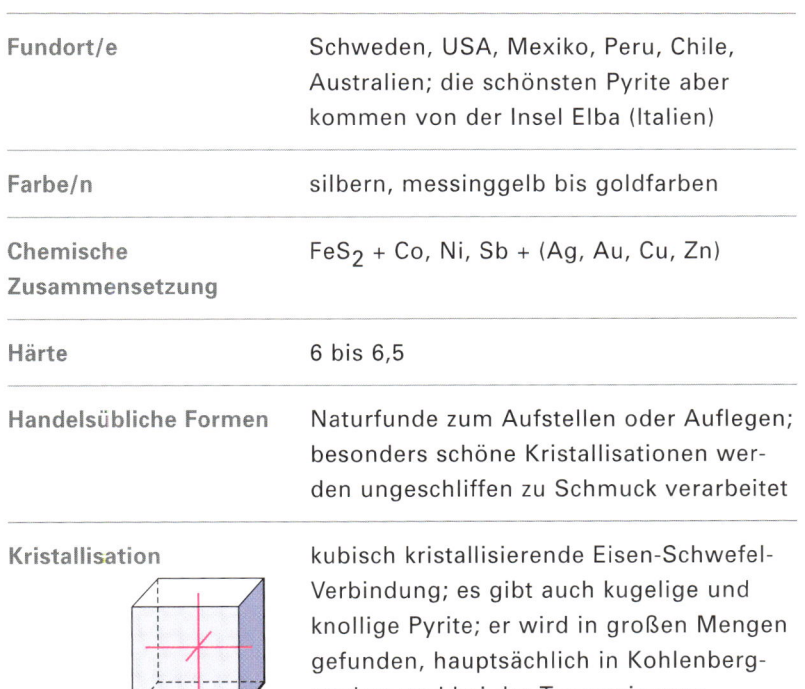	kubisch kristallisierende Eisen-Schwefel-Verbindung; es gibt auch kugelige und knollige Pyrite; er wird in großen Mengen gefunden, hauptsächlich in Kohlenbergwerken und bei der Tongewinnung

Rauchquarz

Geschichte und Legende

Der Rauchquarz wird schon seit der Antike als Schutzstein angesehen. Soldaten sollte er im Kampf warnen, indem er sich dunkler färbte. Durch seine dunkle Farbe war er für die Römer der Stein der Trauer, die es zu überwinden galt. Besonders schöne Rauchquarzkristalle kommen aus Brasilien, den USA, Australien und den Alpen. In den Alpenländern werden Rosenkranzperlen und Kruzifixe noch heute aus dem Schutzstein Rauchquarz geschnitten.

Heilwirkungen

Fast schwarze Kristalle bezeichnet man auch als Morion.

Es ist ein Stein, der das Stützgewebe stärken, Gelenke stabilisieren, Bindegewebe und Muskeln festigen kann. Über die Hormonproduktion der Geschlechtsdrüsen kann er die Zeugungsfähigkeit und Empfängnisbereitschaft erhöhen; dafür sollen beide Partner über längere Zeit täglich morgens Rauchquarzwasser trinken.

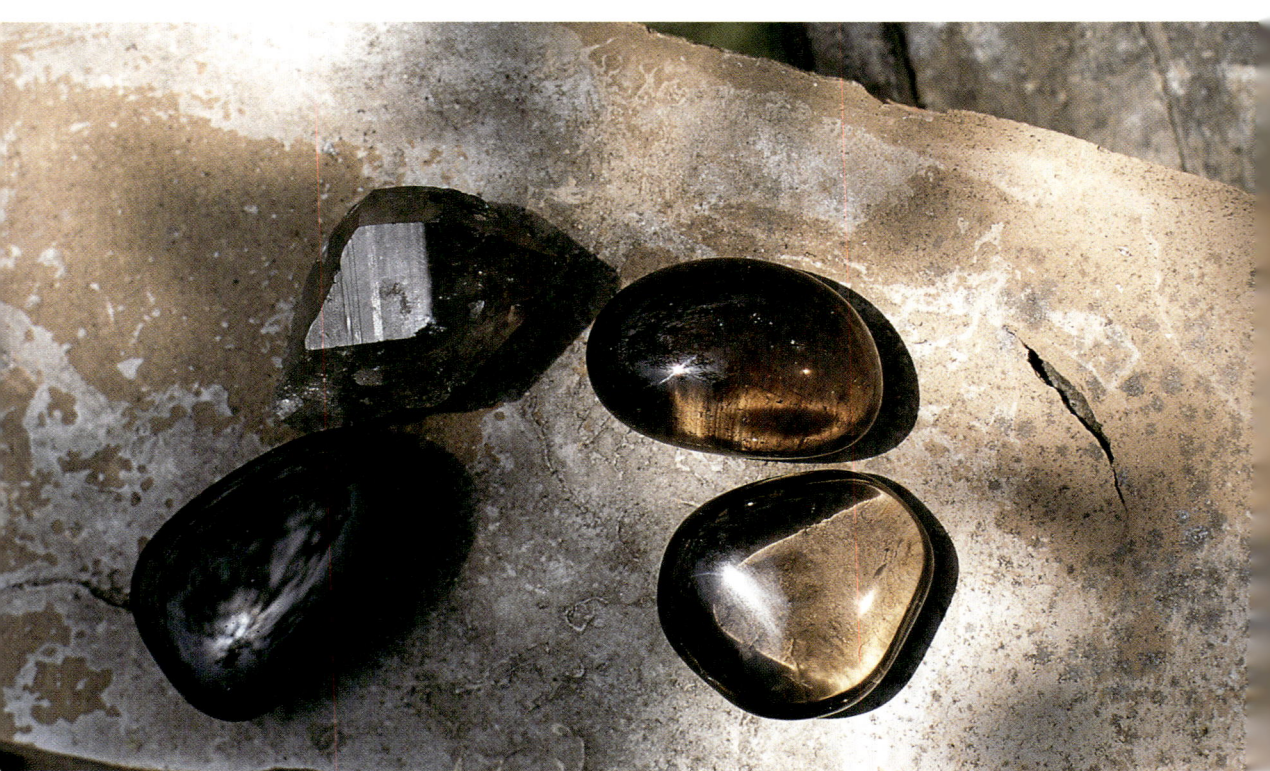

Auf die Psyche wirkt der Rauchquarz reharmonisierend. Dazu sollte man in Stresssituationen in jede Hand einen Rauchquarz nehmen, auch ungeschliffene Steine eignen sich gut. Er hilft, Trauer mit neuer Kraft zu überwinden.

Magische Eigenschaften
Rauchquarz symbolisiert die Herausforderung. Neue Aufgaben stellen sich mit diesem Stein, der seinen Träger frisch motiviert.

Chakra-Zuordnung
Der Rauchquarz entfaltet seine Wirkung besonders gut durch Auflegen auf das Sakralchakra.

Sternzeichen
Der Rauchquarz ist der Waage zugeordnet.

Anwendung und Pflege
Rauchquarz sollte unter fließendem lauwarmen Wasser einmal monatlich entladen werden und kann über Nacht in einer Bergkristallgruppe wieder aufgeladen werden.

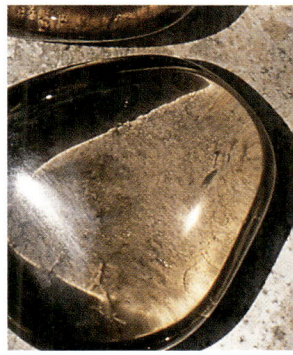

Rauchquarz ist ein guter Begleiter der Trauernden.

Rauchquarz ist ein transparenter rauchbrauner bis schwarzer Bergkristall. Es sind auch bestrahlte Rauchquarze aus Arkansas/USA im Handel, die jedoch eine schwächere Tiefenwirkung haben.

Fundort/e	weltweit
Farbe/n	rauchbraun bis fast schwarz, durchscheinend; sehr dunkle Varietäten werden Morion genannt
Chemische Zusammensetzung	SiO_2 + (Al, Li, Na)
Härte	7
Handelsübliche Formen	oft in Drusen zum Aufstellen, sonst geschliffen
Kristallisation	meist in Drusen trigonal kristallisierendes Siliziumoxid, das seine Farbe durch Aluminium, Lithium und radioaktive Strahlung gewinnt

Regenbogenjaspis

Geschichte und Legende

Von den Chinesen wird der Regenbogenjaspis seit Jahrtausenden als besonders wirksamer Heilstein verehrt. Die Bezeichnung »Jaspis« entwickelte sich aus dem griechischen Wort »iaspis«, und die Bedeutung ist »gesprenkelt, geflammt«.

Heilwirkungen

Der Regenbogenjaspis hat ausgleichende Wirkungen auf die Drüsen und wirkt sich damit auf die Hormonproduktion aus. Darüber hinaus trägt er auch zu einer verbesserten Regulierung der Schweiß- und Talgaussonderung bei.

Auf psychischem Gebiet macht er sensible Menschen widerstandsfähiger. Vor allem hilft er ihnen, sich gegen die Angriffe von missgünstigen Mitmenschen zu wappnen. Er bereitet einen auf entscheidende Momente und große Chancen vor.

Der rötlich-, gelblich- bis beigefarbene Regenbogenjaspis ist ein Quarz.

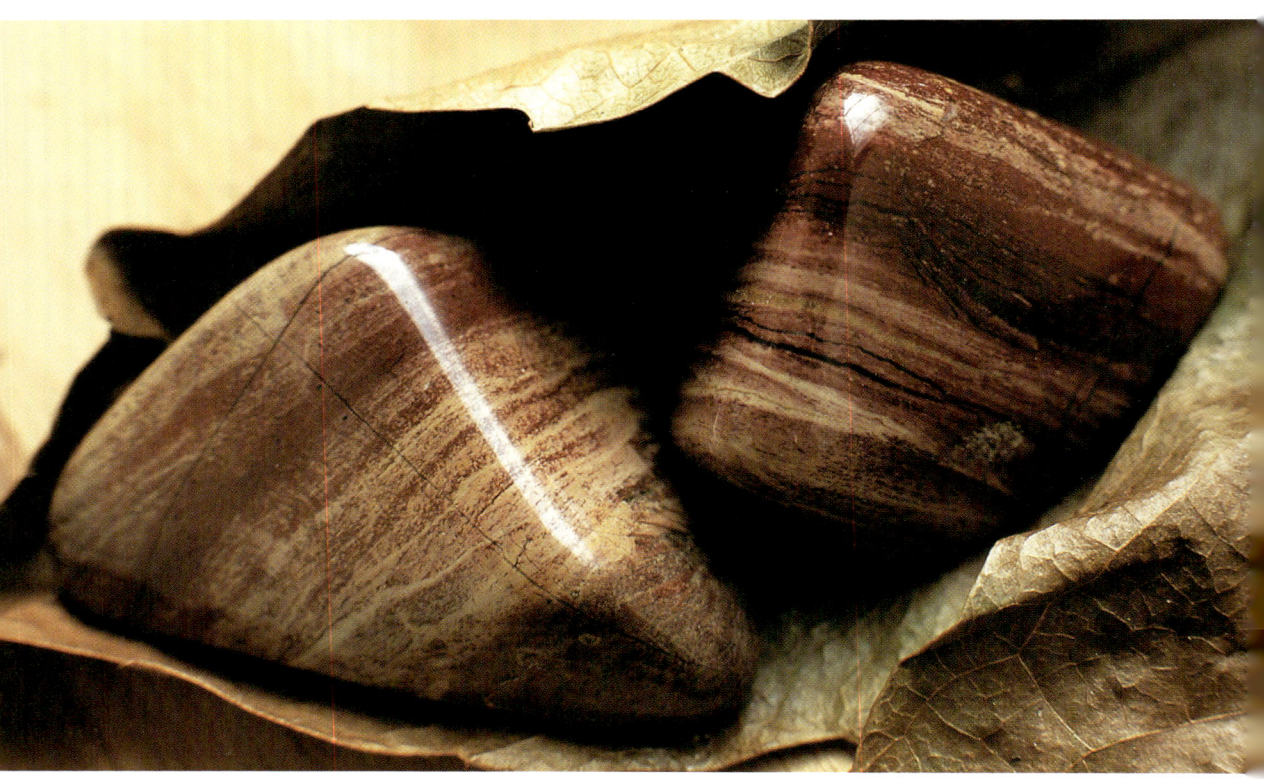

Magische Eigenschaften

Der Regenbogenjaspis soll den Intellekt anheben und die Vernunft stärken.

Chakra-Zuordnung

Die Kraft des Regenbogenjaspis wirkt besonders gut auf das Sakralchakra.

Sternzeichen

Keinem besonderen Sternzeichen zugeordnet.

Anwendung und Pflege

Ein- bis zweimal im Monat unter fließendem lauwarmen Wasser reinigen und entladen. In einer Bergkristallgruppe mit anderen Jaspisen entladen. (Siehe auch Jaspis, Seite 178)

Verwandte Steine

Der braune Schlangenjaspis hat eine antibakterielle Wirkung und schützt vor Infektionen. Er beeinflusst die Leber positiv und reguliert den Cholesterinspiegel. Auf der Ebene der Psyche fördert er die Verbindung zwischen Geist und Seele. Er unterstützt den Überlebenswillen und verleiht auch in schwierigen Situationen Kraft und Durchhaltevermögen.

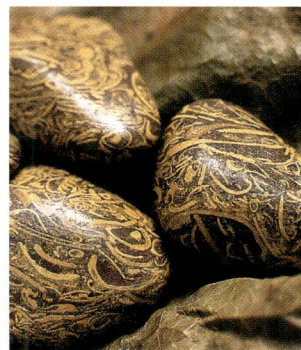

Der Schlangenjaspis ist braun mit schlangenähnlichen Einschlüssen.

Fundort/e	China, Australien
Farbe/n	beige bis rötlich
Chemische Zusammensetzung	SiO_2
Härte	7
Handelsübliche Formen	Trommelstein, Handschmeichler, Anhänger
Kristallisation	trigonaler Kristall

Der Schlangenjaspis wirkt über alle Chakren. Er wird einmal im Monat unter fließendem warmem Wasser gereinigt und in der Sonne oder in einer Bergkristallgruppe aufgeladen.

Regenbogen-Obsidian

Geschichte und Legende
Die Indianer Mexikos verehrten den Regenbogen-Obsidian als Hort ihrer Götter. Sie glaubten, dass diese in einem Regenbogen-Obsidian wohnten, wenn sie persönlich auf die Erde kamen.

Heilwirkungen
Der Regenbogen-Obsidian harmonisiert die Drüsenfunktionen, indem er stärkend auf Schilddrüse, Eierstöcke, Bauchspeicheldrüse, Nebenniere und Hirnanhangdrüse wirkt. Außerdem unterstützt er die Steuerung des Nervensystems. Der Stein kann begleitend zur Behandlung von Suchtkrankheiten eingesetzt werden. Der Regenbogen-Obsidian stärkt die geistige und mentale Kraft und zeigt Schwächen auf.

Der Regenbogen-Obsidian hat seinen Namen aufgrund seines regenbogenartigen Farbenspiels.

Chakra-Zuordnung
Der Regenbogen-Obsidian lässt sich für alle Chakren verwenden.

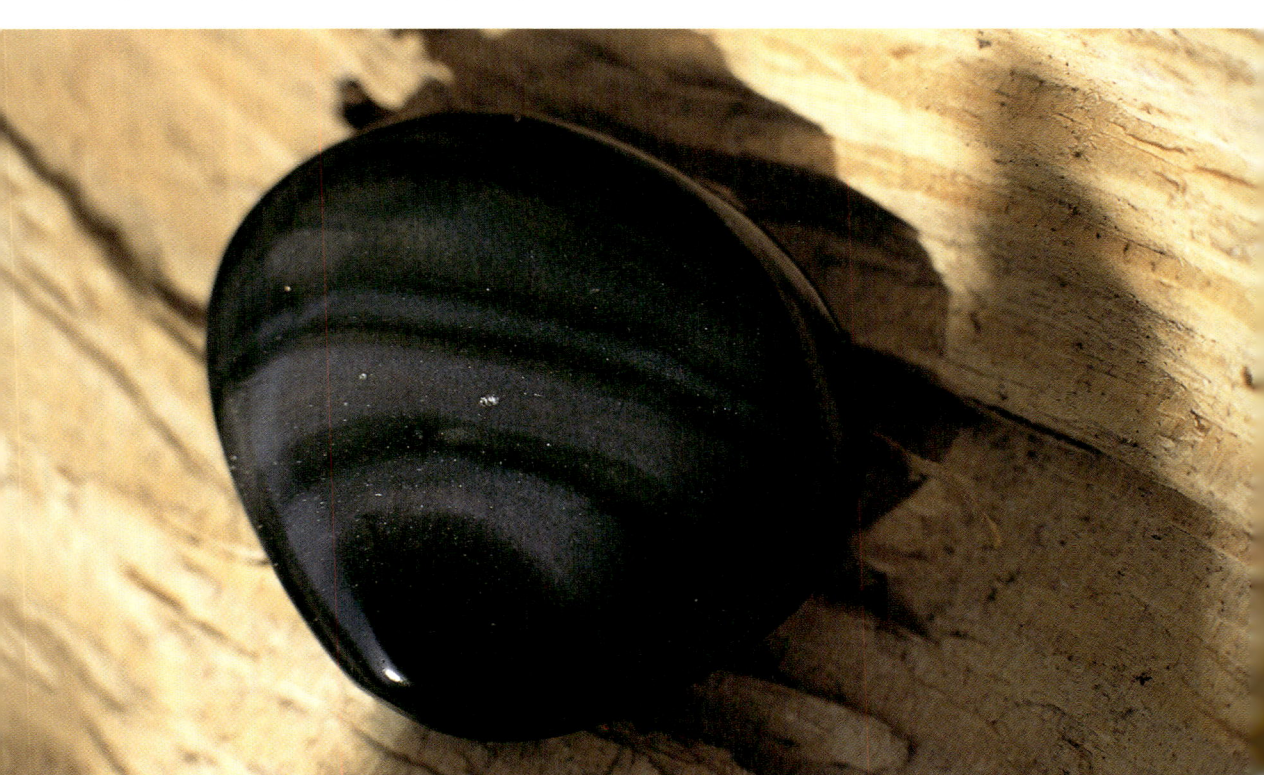

Sternzeichen

Keinem bestimmten Sternzeichen zugeordnet.

Anwendung und Pflege

Entladen Sie den Stein regelmäßig unter fließendem lauwarmen Wasser. Zum Aufladen legen Sie ihn in die Sonne oder über Nacht in eine Bergkristallgruppe. (Siehe auch Obsidian, Seite 212/213)

Verwandte Steine

Ebenfalls zur Gruppe der Obsidiane gehört der Schneeflocken-Obsidian. Man findet ihn vor allem als Trommelstein, Handschmeichler, Anhänger, Kette, Kugel, Pyramide oder Chakrascheibe. Er eignet sich besonders gut zum Auflegen auf die Nebenchakren. Der schwarz glänzende Schneeflocken-Obsidian zeichnet sich durch seine schneeflockenartige Musterung aus. Er kann den Blutdruck erhöhen und ist dadurch ein guter Helfer gegen kalte Füße. Auf dem Gebiet der Psyche schärft er den Blick seines Trägers für die eigene Persönlichkeit. Dabei hilft er, an verborgene Potenziale zu gelangen. Er fördert die intuitive Kraft und ermöglicht eine tiefere Einsicht in die eigenen Fehler. Außerdem soll er seinen Träger vor negativen Einflüssen aller Art bewahren. Der Schneeflocken-Obsidian ist der richtige Stein für alle Menschen, die im Sternzeichen der Waage geboren sind. Er kommt vor allem in Mexiko vor, aber auch im US-Bundesstaat Utah, genauer im Millard County.

Der amorphe Stein ist im Handel in vielen unterschiedlichen Formen erhältlich. Es gibt ihn als Trommelstein, Handschmeichler, aber auch als Schmuck verarbeitet, z. B. in Form von Anhängern, Kugeln oder Chakrascheiben, darüber hinaus gibt es Pyramiden aus diesem Stein.

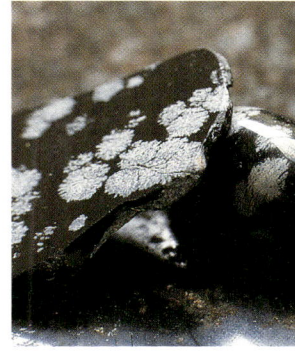

Der Schneeflocken-Obsidian ist der Stein für alle Waagen.

Fundort/e	in vulkanischen Gebieten
Farbe/n	schwarzgrau, bunt schimmernd
Chemische Zusammensetzung	SiO_2 + Fe_2O_3 + H_2O+ Al, C, Ca, Fe, K, Na
Härte	5,5
Handelsübliche Formen	Kugel, Linse, Ei, Cabochon
Kristallisation	amorpher Stein

Der Schneeflocken-Obsidian regt die Durchblutung an, stärkt die Abwehrkräfte, wirkt Allergien entgegen und lindert Hautausschläge. Er kann den Blutdruck erhöhen, fördert die intuitive Kraft und bewahrt vor negativen Einflüssen.

Rhodochrosit

Geschichte und Legende

Der Name kommt vom griechischen *rhodochrosis* (rosenfarbig). Bei den Indianern wurde der Stein seit je als Liebespfand geschenkt und war als heiliger Stein verehrt. Bei uns wurde der Rhodochrosit erst 1950 den Edelsteinen zugerechnet.

Heilwirkungen

Blutdruck und Kreislauf können stabilisiert, Sklerotisierungen (Verhärtungen) und Verengungen der Gefäße können abgebaut werden. Daher gilt der Rhodochrosit als ein guter Stein gegen chronische Migräne, was allerdings langen Gebrauch erfordert. Im Fall eines akuten Anfalls wird ein Stein auf die Schmerzstelle des unteren Hinterkopfes gelegt, bis der Schmerz nachlässt.

Auf dem Gebiet der Psyche verhilft der Rhodochrosit seinem Träger zu Selbsterkenntnis und schützt ihn gegen Verleumdungen.

Die Indianer verehrten den Rhodochrosit als Stein der Liebe und des Herzens.

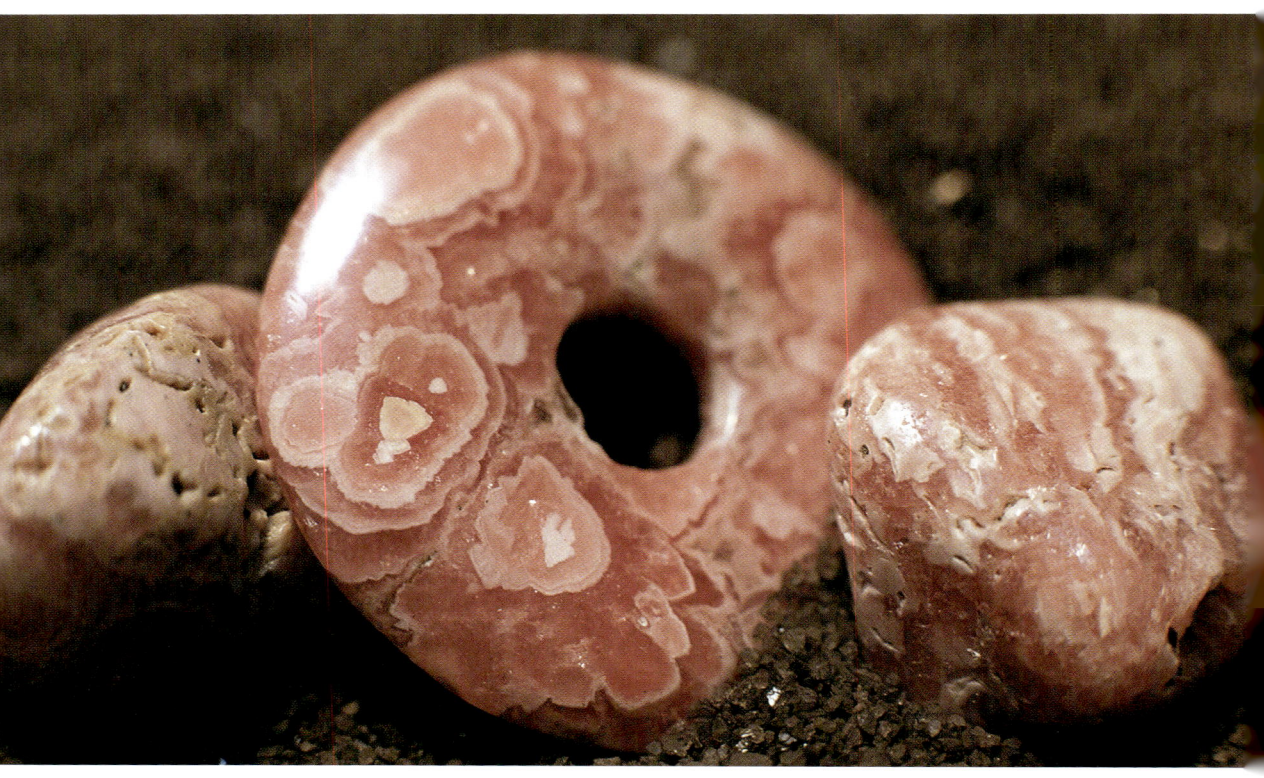

Magische Eigenschaften

Der Rhodochrosit symbolisiert die Offenheit. Er regt zu einer allumfassenden Liebe an, die sich nicht auf eine bestimmte Person beschränkt.

Chakra-Zuordnung

Am stärksten wirkt der Rhodochrosit auf das Herzchakra und das Nabelchakra.

Sternzeichen

Der Rhodosit ist dem Stier zugeordnet.

Anwendung und Pflege

Nach jeder therapeutischen Anwendung soll der Stein kurz unter fließendem Wasser entladen werden; laden Sie ihn eher in einer Bergkristallgruppe als an der Sonne wieder auf. Stellt man Trübungen oder Verfärbungen fest, dann sollte der Stein so lange am Körper getragen werden, bis diese verschwinden.

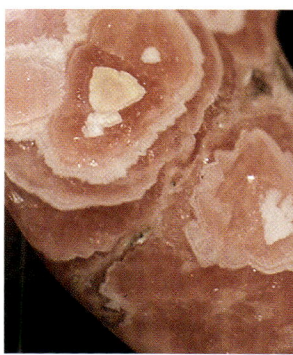

Die Inkas gaben dem Rhodochrosit den Namen Inkarose.

Weitere/r Name/n	mit konzentrischen Ringen auch Inkarose
Fundort/e	in vielen Erzabbaustellen der Erde, jedoch meist in kleinen Kristallen; große kommen aus Peru und Colorado (USA)
Farbe/n	rosa, teils mit weißen Streifen, undurchsichtig
Chemische Zusammensetzung	$MnCO_3$ + Ca, Fe, Zn
Härte	4 bis 4,5
Handelsübliche Formen	poliert zum Auflegen oder als Handschmeichler; gemugelt zu Perlenketten; geschliffen zu Schmuck
Kristallisation	es handelt sich um ein trigonal kristallisierendes Karbonat, das in Manganerzlagerstätten als Stalagmiten wächst oder Hohlräume füllt

Der Rhodochrosit hat reinigende Wirkung im gesamten Stoffwechsel. Wegen dieser Fähigkeiten zur Entschlackung gilt er als ein guter Heilstein für Hautunreinheiten, selbst gegen chronische Akne.

Rhodonit

Geschichte und Legende

Der Name stammt vom griechischen Wort *rhodon*, übersetzt Rose. In der Antike wurde der Rhodonit Reisenden stets als Schutzstein mitgegeben. Er sollte sie vor Gefahren warnen, indem er den Herzschlag beschleunigte.

Heilwirkungen

Der Rhodonit kann das Herz bei einer beginnenden Herzschwäche stärken. Er kann sowohl die Atemwege als auch die Lunge fördern. Der Stein kann auch anregend auf die Sexualität wirken. Der Rhodonit stärkt das Immunsystem seines Trägers und schützt diesen gegen Allergien. Dieser Stein entzaubert Urängste und Phobien. In extremen Situationen bleibt man mit einem Rhodonit klar und gefasst. Er ist aber auch der Stein für Veränderungen. Dabei ist es ganz gleichgültig, ob eine private Trennung, ein neuer Arbeitsplatz, ein Umzug oder eine große Reise be-

Der Rhodonit ist der Stein der Wandernden.

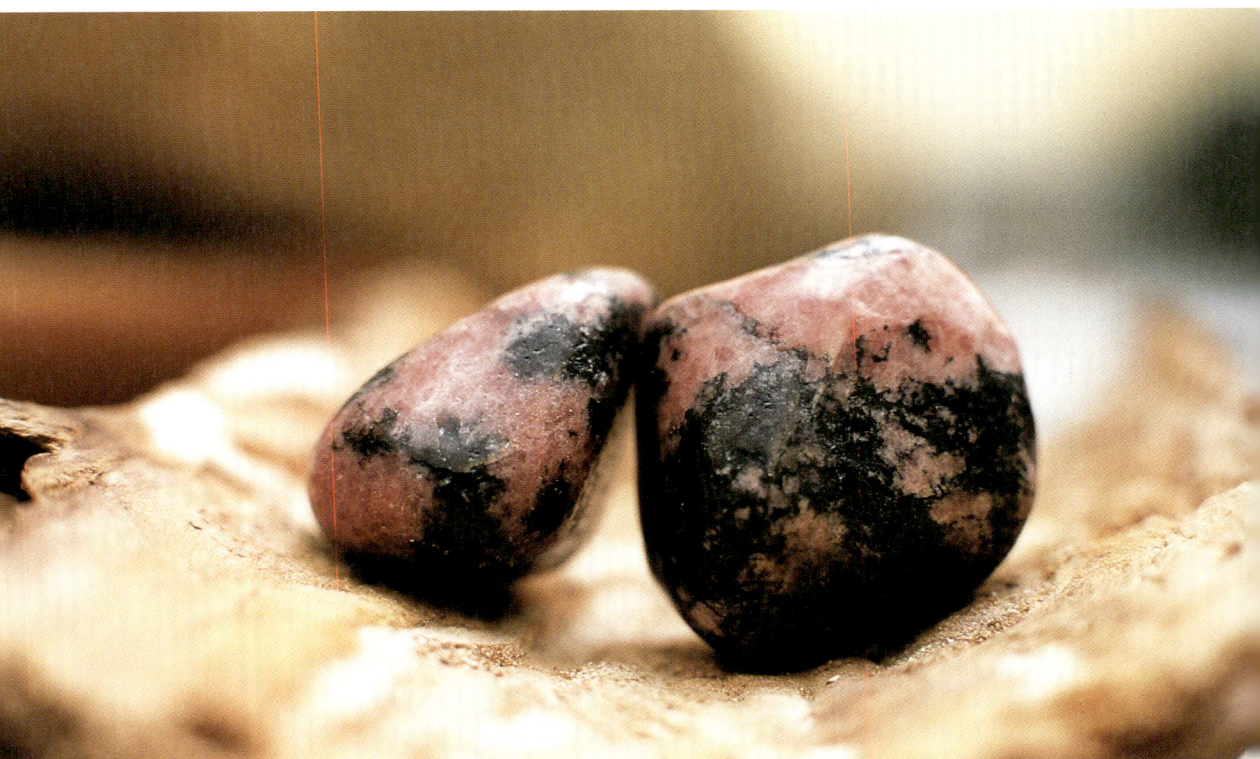

vorstehen. Zudem hilft er bei Prüfungsangst und verschont seinen Träger vor geistigem Blackout.

Magische Eigenschaften

Der Rhodonit symbolisiert Selbstverwirklichung. Er ist bekannt als Erste-Hilfe-Stein und ein geeigneter und seit langem tradierter Reisebegleiter. Der rosafarbige Rhodonit mit seinen dunklen bzw. schwarzen Einlagerungen ist ein guter Schutzstein gegen Ängste.

Chakra-Zuordnung

Am besten wirkt der Rhodonit über das Herz- und das Sakralchakra.

Sternzeichen

Der Rhodonit ist dem Stier zugeordnet.

Anwendung und Pflege

Alle zwei Wochen sollte der Rhodonit unter fließendem Wasser entladen und dann erneut in der Sonne über einige Stunden wieder aufgeladen werden.

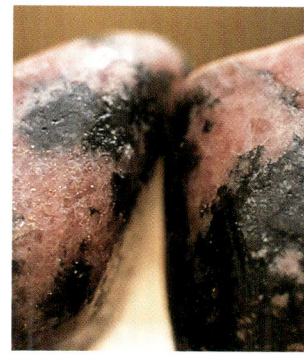

Rhodonit und Rhodochrosit sind Partner gegen Ängste und Neurosen.

Fundort/e	Südafrika, Australien, China, USA, Mexiko; darüber hinaus im gesamten Uralgebiet
Farbe/n	altrosa mit dunklen Einlagerungen
Chemische Zusammensetzung	$CaMn_4 [Si_5O_{15}]$ + Al, Ca, Fe, K, Li, Na
Härte	5,5 bis 6,5
Handelsübliche Formen	poliert und geschliffen als Schmuckstein erhältlich
Kristallisation	er bildet sich meist durch Metamorphose in Manganerz-Lagerstätten, wo er triklin als Kettensilikat kristallisiert, in das sich die schwarzen Flecken von Mangandioxid einlagern

Soll der Rhodonit gegen Prüfungsangst eingesetzt werden, empfehlen sich Rhodonitketten aus Steinen ohne Schwarzanteile. Diese sind besonders kräftig.

Rosenquarz

Geschichte und Legende

Amor und Eros sollen den Rosenquarz auf die Erde gebracht haben, damit er mit seiner lebensfrohen Farbe Liebe anrege und Begehren wecke. Er war und ist seit Jahrhunderten ein verehrter Fruchtbarkeitsstein. Gibt er im Schliff einen Stern frei, so wird der Rosenquarz seit dem Mittelalter zum Liebeszauber genutzt, dem vor allem junge Mädchen erliegen sollen.

Heilwirkungen

Die schönsten und farbintensivsten Rosenquarze kommen aus Madagaskar.

Rosenquarz als natürliches faustgroßes Quarzstück ist der wichtigste Stein zum Entstören schädlicher Strahlen: Auf den PC gestellt können Kopfschmerzen und Augenermüdung vermieden werden, neben das Bett gelegt kann er gegen Erd- und Wasserstrahlen wirken und damit zu besserem Schlaf verhelfen. Wichtig ist, dass der Stein einmal wöchentlich unter fließendem Wasser entladen wird. Durch seine durchblutungssteigernde Wirkung kann der Rosenquarz Sexualität und Frucht-

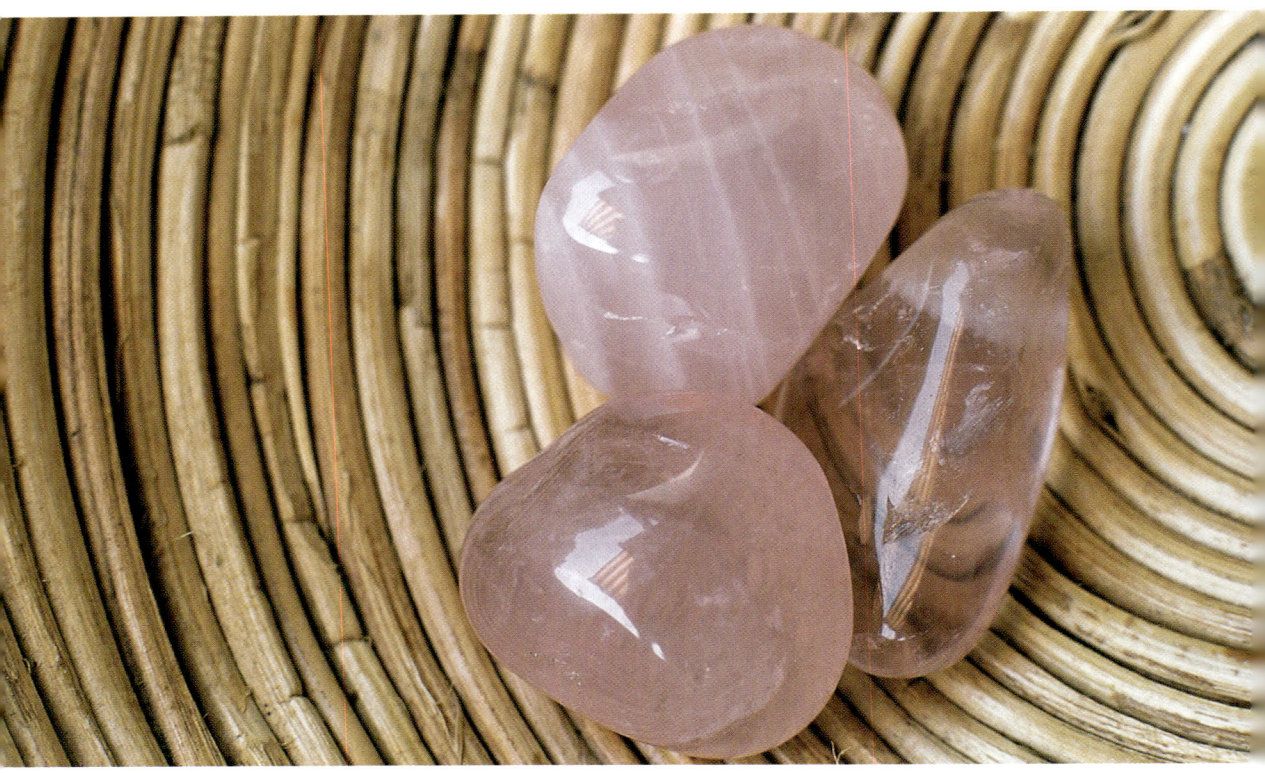

barkeit fördern. Zudem soll er schmerzlindernd und erfrischend bei Gürtelrose wirken. Psychisch bindet der Rosenquarz in Freundschaft, hilft gegen Liebeskummer und macht offen für alles Schöne.

Magische Eigenschaften
Der Rosenquarz symbolisiert Vertrauen und Nächstenliebe. Er hilft auch in Herzensangelegenheiten.

Chakra-Zuordnung
Der Rosenquarz wirkt am besten über das Herzchakra.

Sternzeichen
Der Rosenquarz ist dem Stier zugeordnet und – als Nebenstein – der Waage.

Anwendung und Pflege
Rosenquarz entfaltet seine starke Energie bereits, wenn er als Rohstein im Raum aufgestellt wird. Entladen Sie ihn unter fließendem Wasser oder in Hämatit-Trommelsteinen, und laden Sie ihn am besten über Nacht in einer Amethystdruse wieder auf.

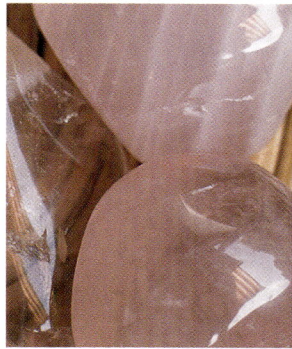

Der Rosenquarz erhält seine Farbe durch Mangan und Eisen-Rutil-Nadeln.

Dem Rosenquarz werden sehr vielseitige Heilwirkungen zugeschrieben, hauptsächlich auf Herz, Blut und Kreislauf. Lange Rosenquarzketten sollen Herzschmerzen und Liebeskummer heilen.

Fundort/e	Madagaskar, Brasilien, USA, Österreich
Farbe/n	rosa, durchscheinend
Chemische Zusammensetzung	SiO_2 + Al, Fe, Na, Ti + (Ca, Mg, Mn)
Härte	7
Handelsübliche Formen	poliert zum Auflegen und als Handschmeichler; faustgroße rohe Steine zum Aufstellen als Kraftstein; geschliffen zur Schmuckverarbeitung
Kristallisation	ein trigonal kristallisierendes Quarzoxid; Mangan und feinste Eisen-Rutil-Nädelchen ergeben die Farbe; liegen diese Nädelchen konzentrisch günstig, so kann der Schliff Asterismus, d. h. einen Stern ergeben

Rubin

Geschichte und Legende

Vom lateinischen *rubeus* (rot) leitet sich der Name her. Seiner Schönheit und Seltenheit wegen bezeichneten die Griechen ihn als Mutter aller Edelsteine. Aristoteles schreibt: »Einer ist rot wie reines Blut und heißt Rubinus. Dieser ist der beste von allen.« Die Römer sprachen von der »Blume unter den Steinen«.

Als steingewordene göttliche Liebesenergie soll der Rubin Eros, die sinnliche Liebe, und Agape, die geistige Liebe, vereinen. Im Mittelalter war der Rubin Zauberstein gegen die Pest; verdunkelte sich seine Farbe, so floh sein Besitzer in eine andere Gegend, um sich vor Ansteckung zu bewahren. Und er kehrte erst zurück, wenn der Stein heller wurde.

Heilwirkungen

Der Rubin fördert die sexuelle Energie, wenn er über dem Schambein bewegt wird. Er kann die Abwehrkraft bei Infektionskrankheiten, Herz

Der Rubin ist blutrot, manchmal auch mit einem Stern als Sternrubin.

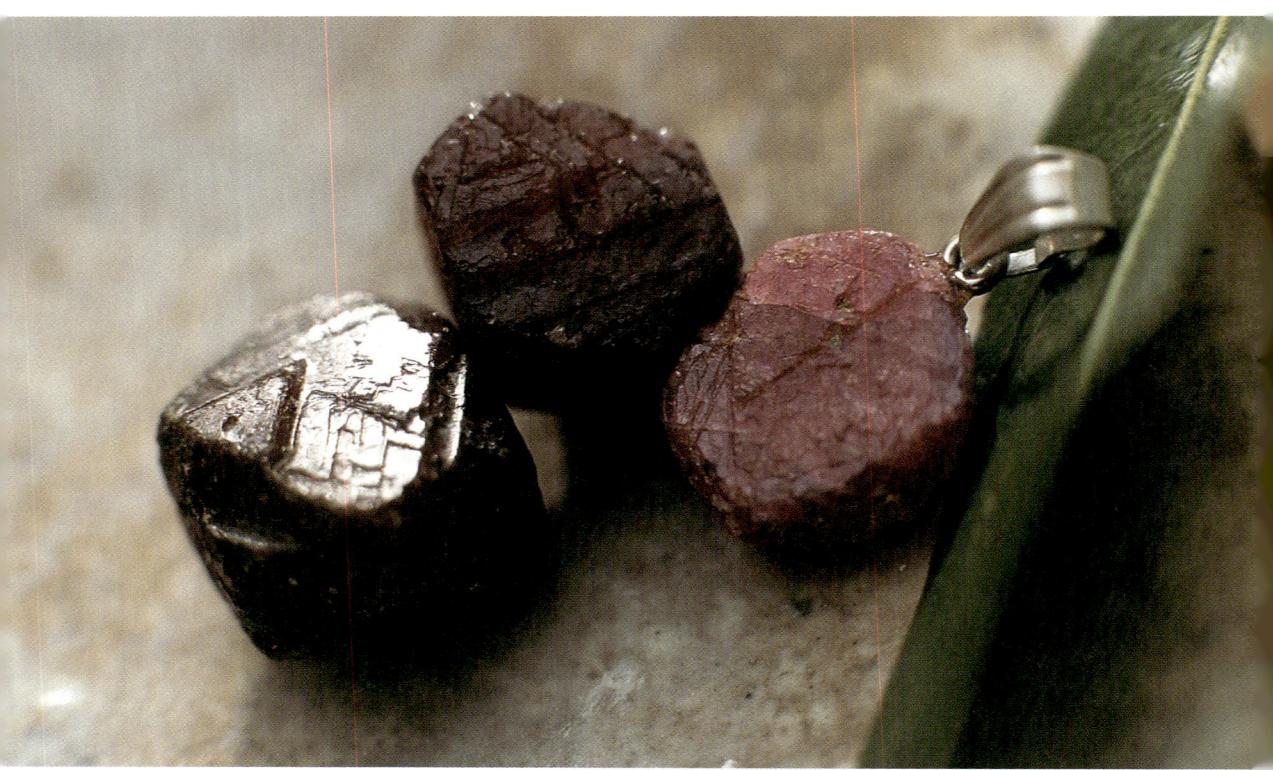

und Kreislauf stärken und gegen zu niedrigen Blutdruck wirken. Augenentzündungen können abklingen, wenn ein Rubin – auch als Schmuck gefasst – aufgelegt wird.

Psychisch ist der Rubin ein Glücksstein der Liebe; er macht sensibel in der Partnerschaft.

Magische Eigenschaften

Der rote Rubin symbolisiert die Liebe und Leidenschaft. Der Stein steht für Lebenskraft und starke Gefühle.

Chakra-Zuordnung

Er wirkt am besten über das Wurzel- und das Herzchakra.

Sternzeichen

Der Rubin ist der Stein des Widders.

Anwendung und Pflege

Zweimal monatlich sollte er unter fließendem Wasser entladen und über zwei Stunden in der Sonne wieder aufgeladen werden.

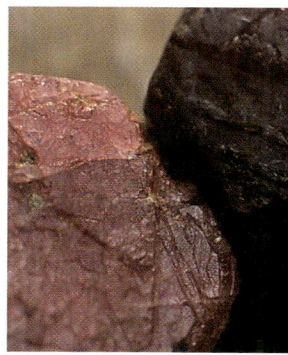

Nach dem Diamant sind Rubin und Saphir die härtesten Edelsteine.

Weitere/r Name/n	Karfunkel
Fundort/e	Sibirien, Thailand, Indien, Myanmar, Siam, Sri Lanka, Brasilien
Farbe/n	rot, selten durchscheinend
Chemische Zusammensetzung	$Al_2O_3 + Cr$
Härte	9
Handelsübliche Formen	geschliffen zu Schmuck oder zum Auflegen
Kristallisation	gehört zu den Korunden, trigonal kristallisierten Aluminiumoxiden; Einlagerungen von Chrom ergeben die Farbe, konzentrische Rutilnädelchen machen selten den Schliff eines Sternrubins möglich

Rubin oder Granat soll der sagenumwobene Karfunkelstein sein, der als Gralsgefäß einige Tropfen von Christi Blut bewahrt.

Rutilquarz

Geschichte und Legende

Rutilquarz wurde von alters her als Venushaar, später auch als Sagenit bezeichnet. Er galt als eingefangenes Sonnenlicht und sollte bei verdunkeltem Gemüt und Husten helfen.

Heilwirkungen

Bei Bronchitis und bei Asthma unterstützt der Rutilquarz das Abhusten. Er beeinflusst Lunge, Bronchien und Atemwege positiv und kann so Entzündungen im Atemsystem lindern. Auf das Nervensystem hat er eine ausgleichende Wirkung. Außerdem kann er das Immunsystem stärken.

Rutilquarz gilt seit Tausenden von Jahren als Wahrheits- und Schutzstein.

Der Rutilquarz wirkt beruhigend auf die Psyche und unterstützt den Schlaf. Er aktiviert Selbstheilungskräfte und löst Blockaden. Neigt sein Träger zu negativen Gedanken, hilft er, die Wahrheit zu finden. Dadurch schafft er die Voraussetzungen dafür, Veränderungen herbeizuführen.

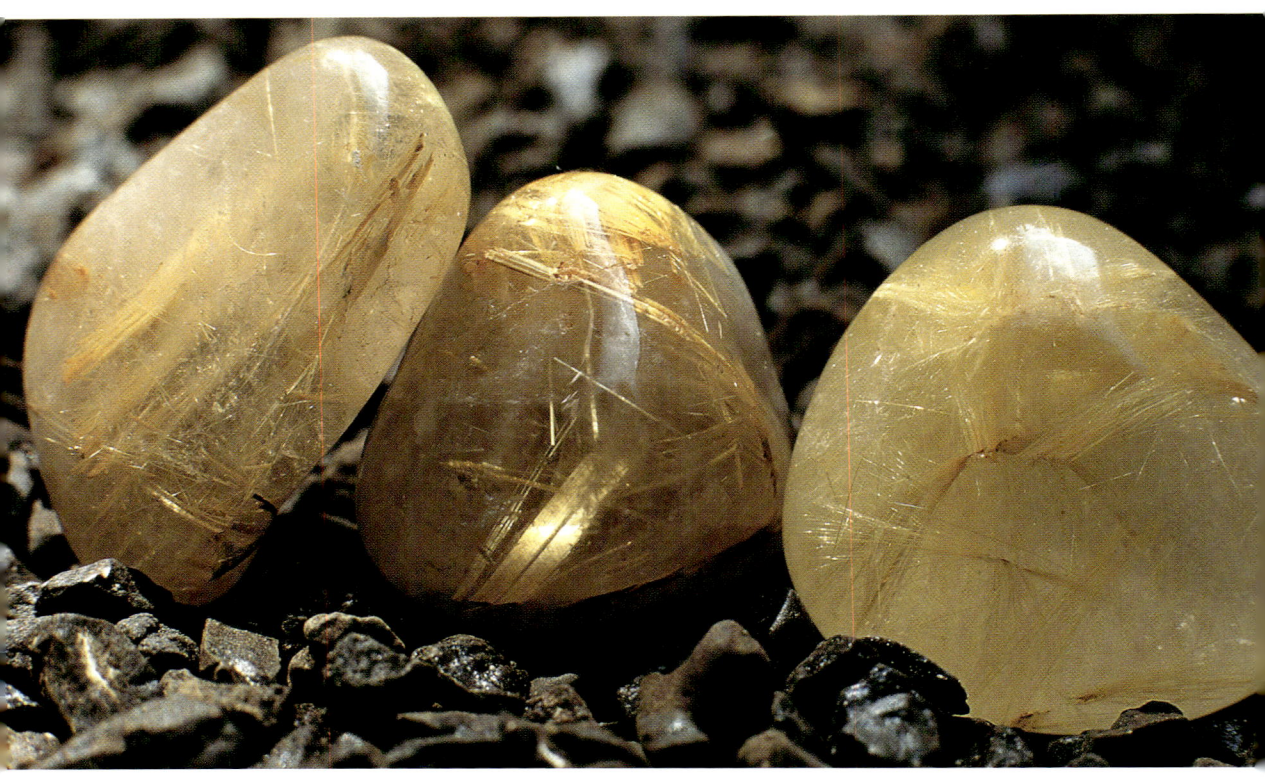

Magische Eigenschaften

Der Rutilquarz steht spirituell für Wahrheit.

Chakra-Zuordnung

Der Rutilquarz wirkt am besten über das Nabelchakra und über das Kehlchakra.

Sternzeichen

Keinem bestimmten Sternzeichen zugeordnet.

Anwendung und Pflege

Reinigen Sie den Rutilquarz ein- bis zweimal im Monat unter fließendem Wasser, und laden Sie ihn in einer Bergkristallgruppe oder in der Sonne auf.

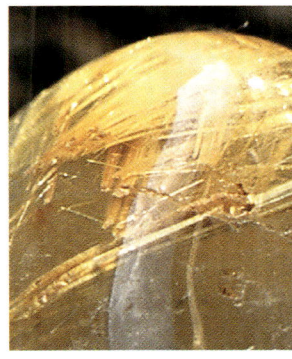

Je goldener die eingeschlossenen Rutilnadeln, desto stärker sind die Wirkungen.

Weitere/r Name/n	Venushaar, Sagenit
Fundort/e	Brasilien, Australien, USA; man findet den Stein aber auch im Gebiet der Alpenländer
Farbe/n	durchsichtig mit nadelförmigen rötlichen Einschlüssen
Chemische Zusammensetzung	$SiO_2 + TiO_2$
Härte	7
Handelsübliche Formen	Rohstein, Kristall, Handschmeichler, Trommelstein; als Schmuckstein wird er meist in Form eines Anhängers angeboten; Rutilquarz lässt sich mit allen Steinen gut kombinieren
Kristallisation	trigonaler Kristall

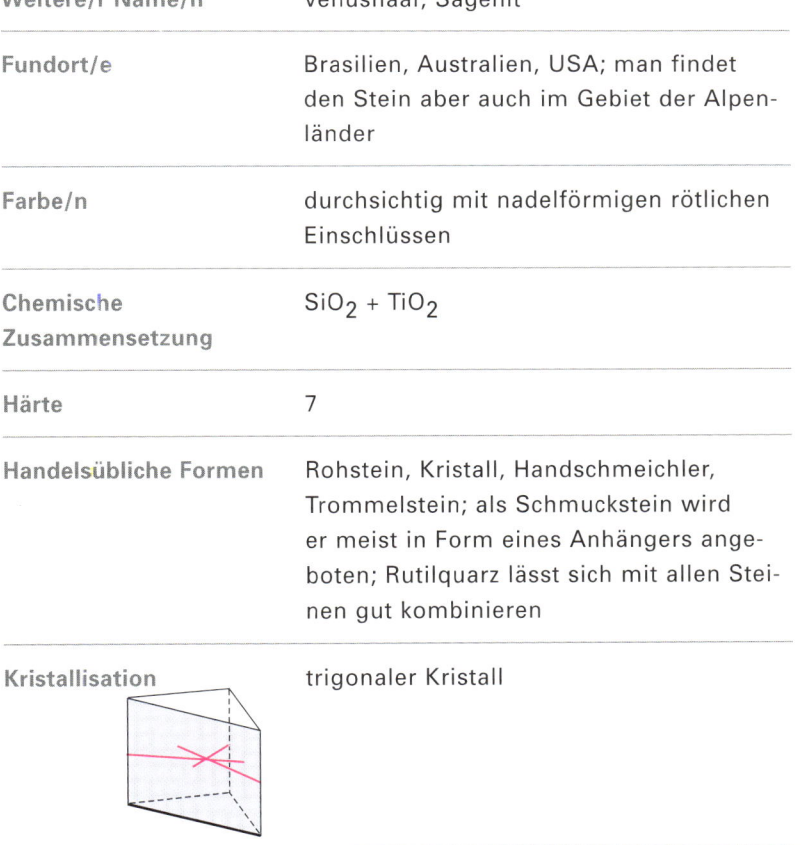

Das durchsichtige Rutilquarz, gekennzeichnet durch rötliche, braune oder goldene Einschlüsse, ist ein Bergkristall. Die Farbnadeln sind Rutilkristalle, mit denen der Kristall durchwachsen ist.

Saphir

Geschichte und Legende

Die Bibel vergleicht den Saphir mit dem Himmelsblau: »Siehe, über der festen Platte, die sich zu Häupten der Cherubine befand und anzusehen war wie ein Saphir, war etwas wie ein Thron zu sehen«, heißt es bei dem Propheten Hesekiel. In der Apokalypse wird der Saphir als einer der Grundsteine des einstigen Jerusalem genannt. Er ist der durch die Kraft des Saturn schützende Stein, den sich schon Kaiser und Könige der Antike nutzbar machten. Damigeron schreibt 200 n. Chr.: »Der Saphir ist von Gott großer Ehren teilhaftig, Könige pflegen ihn um den Hals zu tragen, denn er ist der kräftigste Schutz.«

Der Name Saphir kommt aus dem Sanskrit von sani *(Saturn).*

Heilwirkungen

Saphir soll der stärkste Stein für das Nervenkostüm sein; über die Funktion der Schilddrüsen wirkt er ausgleichend. Auf diesem Weg kann er auch gegen Appetitlosigkeit und das so genannte Cor nervosum (ner-

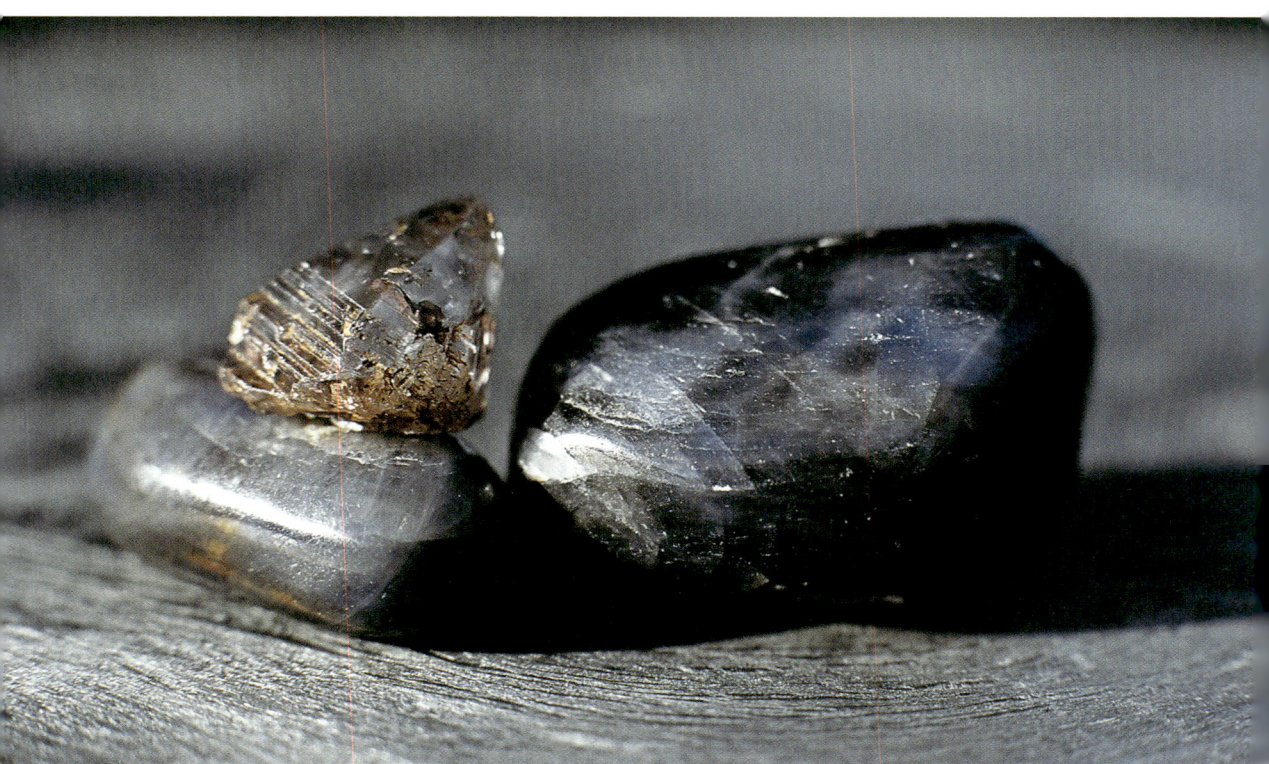

vöse Herzbeschwerden) helfen. Psychisch stärkt er den Willen seines Trägers und gibt Kraft zur Gesundung.

Magische Eigenschaften

Der Saphir symbolisiert den Glauben. Mit seiner blauen Farbe stellt er den Himmel dar, zugleich Treue und Freundschaft.

Chakra-Zuordnung

Der Saphir entfaltet seine Energie sehr wirkungsvoll über das Stirnchakra (Drittes Auge).

Sternzeichen

Der blaue Saphir ist den Fischen, der helle dem Stier, der gelbe den Zwillingen und der Sternsaphir der Waage zugeordnet.

Anwendung und Pflege

Der Saphir soll in trockenem Meersalz ent- und gleichzeitig wieder aufgeladen und möglichst nicht der Sonne ausgesetzt werden.

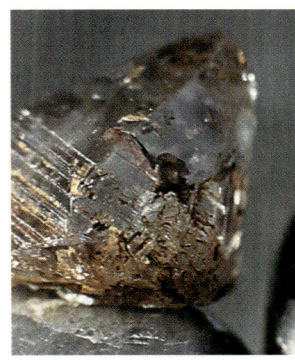

Ein heißes Saphirbad wirkt übrigens Wunder bei Rheuma.

Fundort/e	Sri Lanka, Myanmar, Hinterindien, Australien, Brasilien, auch Nordamerika
Farbe/n	meist blau, aber auch grün, gelb und violettschwarz
Chemische Zusammensetzung	Al_2O_3 + Fe, Ti
Härte	9
Handelsübliche Formen	geschliffen zu Schmuck, Schmuckstücke auch zum Auflegen
Kristallisation	Saphir ist ein Aluminiumoxid und gehört zu den sehr harten Korunden; er kristallisiert trigonal in Schiefern, Marmor, Gneisen; metallische Einlagerungen lassen verschiedene Farben entstehen; der berühmte blaue Saphir erhält seine Farbe durch Eisen und Titan

Dem Saphir wurden so starke Kräfte zugewiesen, dass man ihm sogar magische Kräfte zuschrieb. Hildegard von Bingen soll sogar Besessenheit mit ihm kuriert haben.

Sarder

Geschichte und Legende

Der Name soll aus dem Altertum von der kleinasiatischen Stadt Sardes herrühren. Die Griechen und Römer nannten ihn »Stein des Feuers«. Die Bibel spricht in der Apokalypse vom Sarder, aber in der Überlieferung überschneiden sich Karneol und Sarder. Dieser war stets mehr Kult- als Schmuckstein.

Heilwirkungen

Er ist einer der wichtigen Steine, der gegen Tumore, Geschwüre und Myome unterstützend wirken kann. Regelmäßiges Trinken von Sarderwasser kann darüber hinaus die Leber- und Gallentätigkeit unterstützen. Als so genannter »Stein des Feuers« kann das Auflegen des Sarder bei Arthritis, Gicht und Rheuma helfen.

Auf psychischem Gebiet festigt der Stein Freundschaften und Partnerschaften und löst Egozentrik und Fanatismus. Er schärft den Verstand

Der Sarder zählte bei Hildegard von Bingen zu den stärksten Heilsteinen.

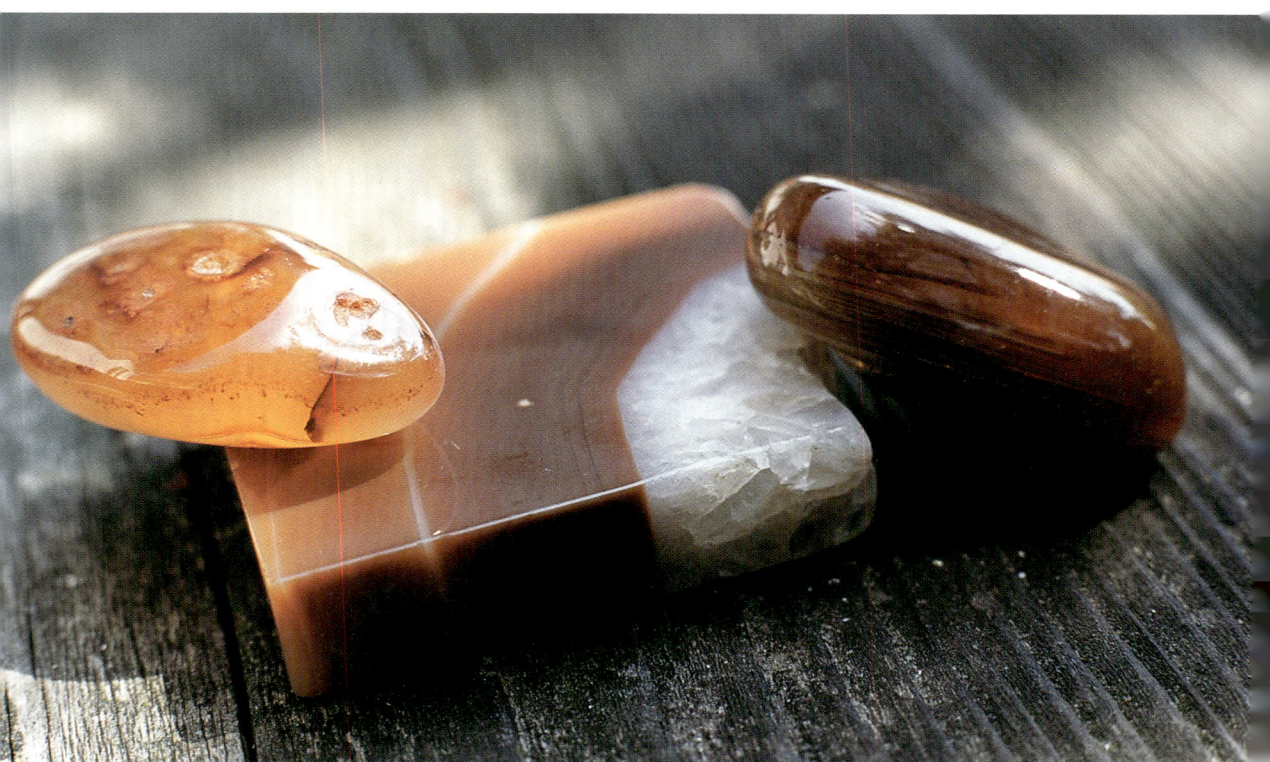

und sorgt für Offenheit im Umgang mit den Mitmenschen. Er ist ein guter Heilstein gegen Egoismus und Introvertiertheit.

Magische Eigenschaften

Der Sarder symbolisiert Gerechtigkeit. Von alters her wird er überwiegend als Kult- und Heilstein, weniger als Schmuckstein, verwendet.

Chakra-Zuordnung

Am besten wirkt der Sarder über das Wurzelchakra.

Sternzeichen

Der Sarder ist dem Skorpion zugeordnet.

Anwendung und Pflege

Zum Entladen geben Sie ihn in eine Schale mit Wasser und Hämatit-Trommelsteinen; zum Aufladen sollten Sie den Stein in die heiße Mittagssonne legen.

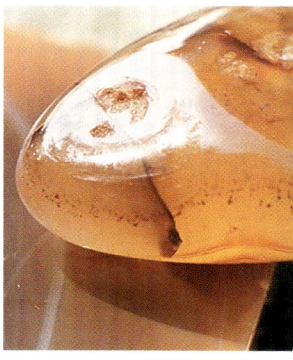

In Brasilien werden riesige Sardersteine bis zu Kopfgröße gefunden.

Fundort/e	vor allem Brasilien, wo Sarder bis zu Kopfgröße gefunden wurde; sonst: Indien, Madagaskar, Australien, Südwestafrika, aber auch Deutschland
Farbe/n	rot bis bräunlich mit diversen Schattierungen
Chemische Zusammensetzung	SiO_2 + Fe
Härte	7
Handelsübliche Formen	gibt es im Handel meist nur als Handschmeichler
Kristallisation 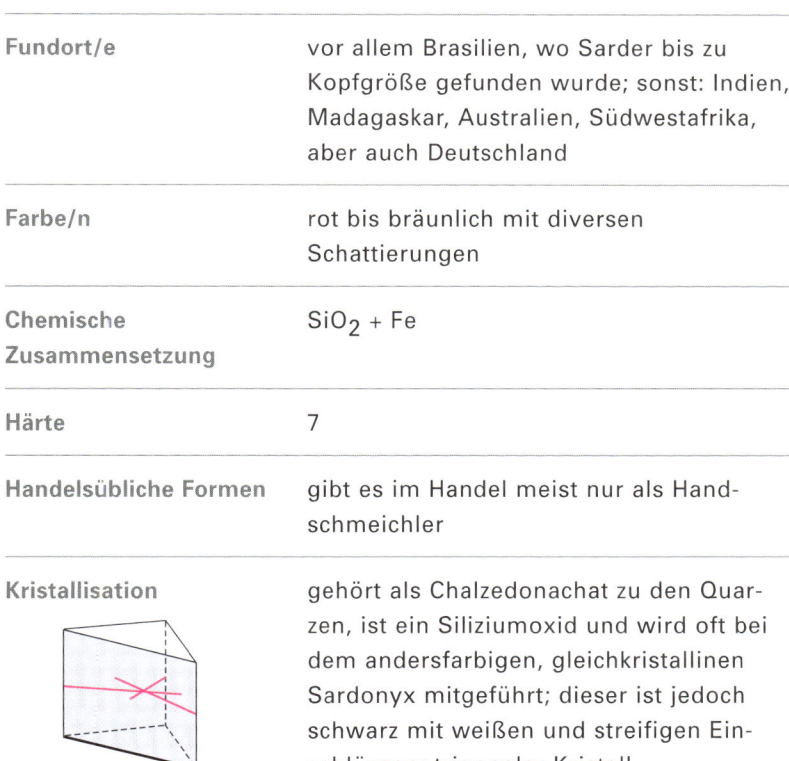	gehört als Chalzedonachat zu den Quarzen, ist ein Siliziumoxid und wird oft bei dem andersfarbigen, gleichkristallinen Sardonyx mitgeführt; dieser ist jedoch schwarz mit weißen und streifigen Einschlüssen; trigonaler Kristall

Der rötlich braune Sarder ist ein Chalzedonachat und gehört zur Familie der Quarze. Die unverkennbare Farbe kommt durch verschiedene Limonit- und Eisenoxidkonzentrationen zustande.

Sardonyx

Geschichte und Legende

Der Name dieses Steins ist eine Zusammensetzung aus den beiden Heilsteinen Sarder und Onyx. Die Wirkung des Sardonyx als Schutz- und Heilstein war schon in der Antike bekannt; er galt als Stein der Fülle, Tugend und Beredsamkeit. In der Bibel (Offenbarung des Johannes) wird er als Bestandteil der zwölf Grundmauern des himmlischen Jerusalem und als einer der zwölf Steine im Brustschild des Hohepriesters beschrieben, der ihn »durch und durch glühend« machen sollte. Hildegard von Bingen (1098 – 1179) verwendete ihn gegen Fieber und andere Arten von hitzigen Gefühlen.

Weiße Streifen verleihen diesem dunklen Onyx sein Erscheinungsbild.

Heilwirkungen

Sardonyx ist der Stein der Sinne. Er sorgt für eine bessere Sinneswahrnehmung und stärkt das parasympathische Nervensystem. Er stärkt das Immunsystem durch Anregung der Körperflüssigkeiten. Vor allem

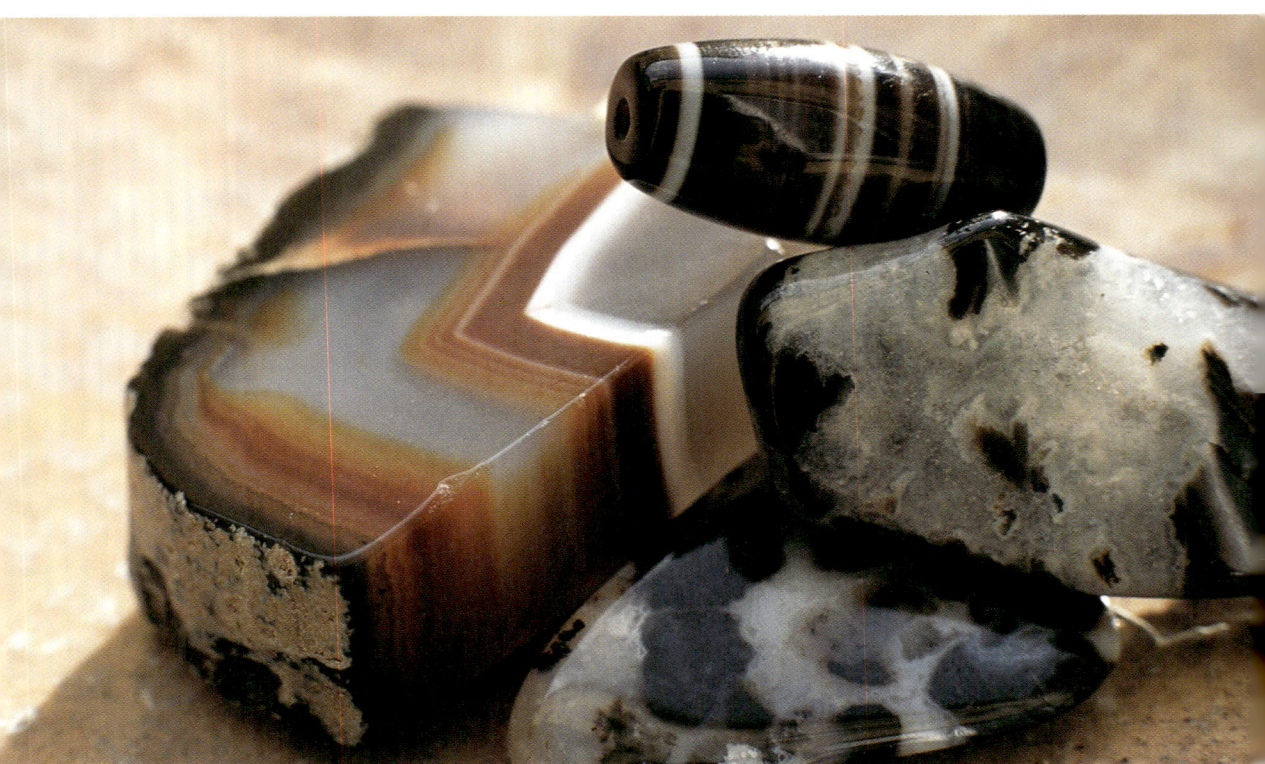

Bronchitis und Infektionen der Atemwege können durch Sardonyx vermieden werden. Auch Rücken- und Lebererkrankungen können durch Auflegen über dem betroffenen Organ gebessert werden.

Sardonyx schärft den Verstand. Er hilft, der Welt mit offenen Augen entgegenzutreten und sich nicht in Träumereien und Wunschvorstellungen zu verlieren. Er fördert Optimismus und Zuversicht seines Trägers und hilft trauernden Menschen, auch die positiven Seiten des Lebens wieder zu genießen.

Chakra-Zuordnung
Sardonyx beeinflusst am stärksten das Kehlchakra, wirkt aber auch auf Stirn- und Wurzelchakra.

Sternzeichen
Der Sardonyx lenkt den Realitätssinn des Steinbocks und fördert den Blick auf das Wesentliche beim Widder.

Anwendung und Pflege
Sardonyx wird wöchentlich unter fließendem Wasser entladen oder über Nacht in eine Schale mit Hämatit-Trommelsteinen gelegt. Aufgeladen wird er mehrere Stunden in der Sonne.

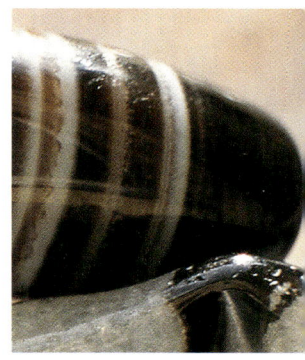

Schön gemaserter und schwarzweiß gestreifter Sardonyx ist selten zu finden.

Fundort/e	China, Indien, Südwestafrika, Australien, Brasilien und Uruguay
Farbe/n	schwarzweiß, rotbraun gebändert
Chemische Zusammensetzung	SiO_2 + C + Fe, O, OH
Härte	6,5 bis 7
Handelsübliche Formen	Trommelstein, polierte Scheiben oder zu Ketten verarbeitet
Kristallisation	der Sardonyx ist ein Chalzedon, der in Gesteinshohlräumen entstanden ist; trigonaler Kristall

Diese Chalzedonvarietät, die zur Familie der Quarze gehört, findet man hauptsächlich in Brasilien.

Serpentin

Geschichte und Legende

Serpentin galt bei den Römern als Schutzstein gegen dunkle Mächte: Trinkbecher aus Serpentin sollten der Sage nach zerspringen, wenn sie mit Gift in Berührung kamen. Oft wurden aus Serpentin Gefäße geschnitten. Im Mittelalter bewahrte man darin Medizin auf, weil man überzeugt war, diese dadurch haltbarer und heilkräftiger zu machen. In China trank man aus besonders geformten Bechern aus Serpentin Aphrodisiaka sowie Heil- und Zaubertränke. Dort, wie auch in den Kulturen des alten Amerika, sah man in dem Stein einen Bewahrer der Lebenskraft und Schützer der Seele vor jenseitigen Mächten.

Der grünlich glänzende Serpentin ist ein Magnesiumsilikat.

Heilwirkungen

Der Serpentin kann bei sehr unterschiedlichen Beschwerden hilfreich sein. So wird ihm heilende Wirkung zugeschrieben bei Herzrhythmusstörungen, Nierenleiden, Magen-Darm-Beschwerden und Menstrua-

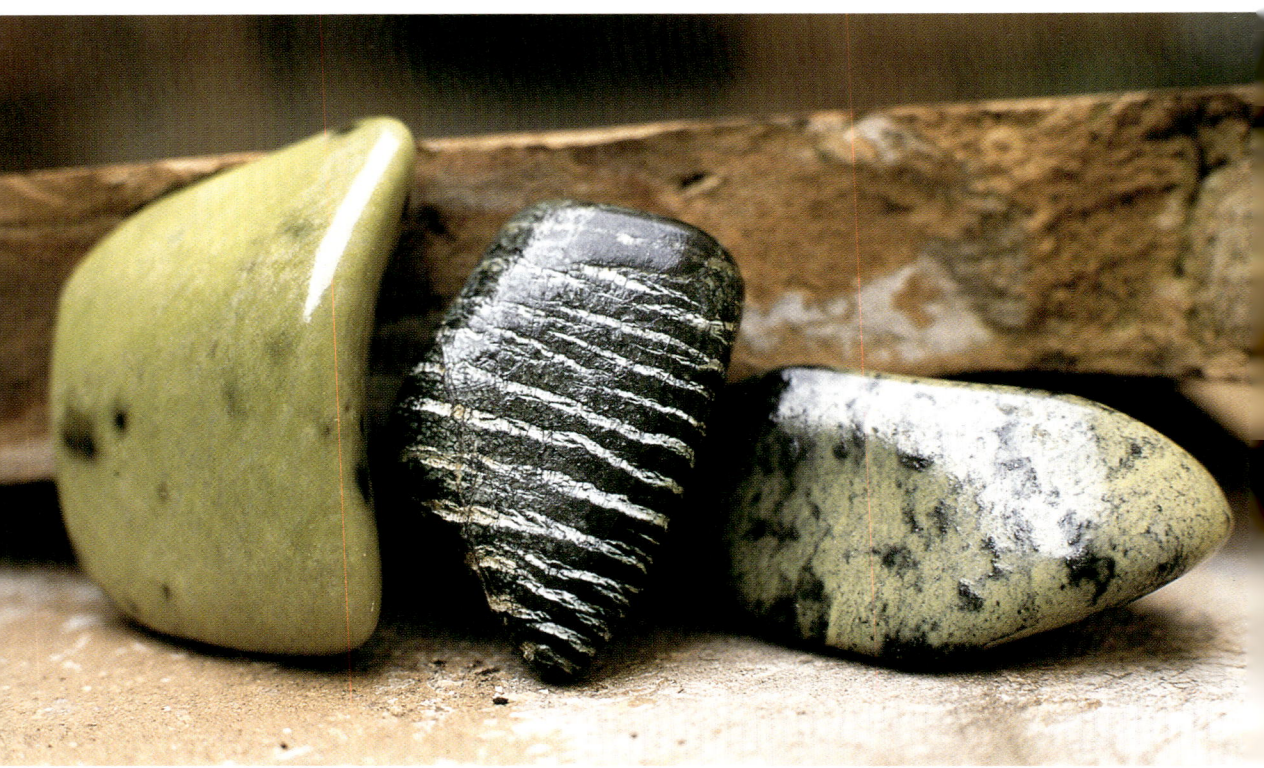

tionsproblemen. Dieser Stein gleicht die Stimmungsschwankungen seines Trägers aus und beruhigt bei Stress und Hektik.

Magische Eigenschaften

In frühen Kulturen diente der Serpentin als Talisman. Vor allen Dingen sollte er dämonische Mächte abschirmen und Fruchtbarkeit bewirken. Auch heute noch wird er als Schutzstein gegen Schlangenbisse, Gifte und Zauberei verehrt und wird in China und Indien zu Altären, Kircheneinrichtungen und Schnitzereien verarbeitet. Er gilt als Schutzstein, der Frieden bringt.

Chakra-Zuordnung

Der Serpentin entfaltet besonders intensive Wirkung über das Herz- und das Sakralchakra.

Sternzeichen

Keinem bestimmten Sternzeichen zugeordnet.

Anwendung und Pflege

Entladen wird der Serpentin unter fließendem lauwarmen Wasser, aufgeladen wird er über Nacht im Wasser in einer Bergkristallgruppe oder aber in einigen Stunden an der Sonne. Dabei sollte er allerdings nicht zu heiß werden.

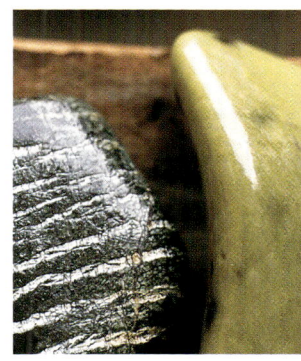

Für die Meditation sollte der Serpentin durch Jade oder Chrysopras unterstützt werden.

Im 19. Jahrhundert erkannte man die hohe Feuerfestigkeit des Serpentins, woraufhin er in vielen verschiedenen Stoffen und Geweben zur Anwendung kam.

Fundort/e	Südwestafrika, China, Indien, USA, auch Italien
Farbe/n	gelblich, grünlich, braun, fettig glänzend
Chemische Zusammensetzung	$Mg_6 [(OH)_{10} / Si_4O_{10}]$ + Al, Cr, Fe, Mn, Ni
Härte	3 bis 4
Handelsübliche Formen	als Rohstein, Trommelstein und Handschmeichler; auch als Schmuckstein erhältlich, vor allem in Form von Kugeln, Ketten und Anhängern
Kristallisation	amorphes Gestein

Silber

Geschichte und Legende

Die Rolle, die das Silber in alten Kulturen spielte, ist der des Goldes ähnlich. Bis ins 18. Jahrhundert hielt man Silber fast für gleichwertig mit Gold.

Schon aus dem 4. Jahrtausend v. Chr. sind uns silberne Schmuckstücke überliefert. Sachsen war lange Zeit Hauptlieferant für Silber und wurde durch dieses Metall reich. Nach der Entdeckung Amerikas durch die Europäer wurde in den USA und Mexiko so viel Silber gefördert, dass sowohl Wert als auch Preis stark sanken. Heute liegen die bedeutendsten Silbervorkommen in Mexiko, Australien und den GUS-Staaten. Silber ist ein Edelmetall, kein Mineral.

Seine stärkste Heilkraft entfaltet Silber in Verbindung mit einem Heilstein.

Heilwirkungen

Silber überträgt und steigert teilweise die Energien von Heilsteinen, so dass diese – in Silber gefasst – besonders stark wirken. Silber selbst re-

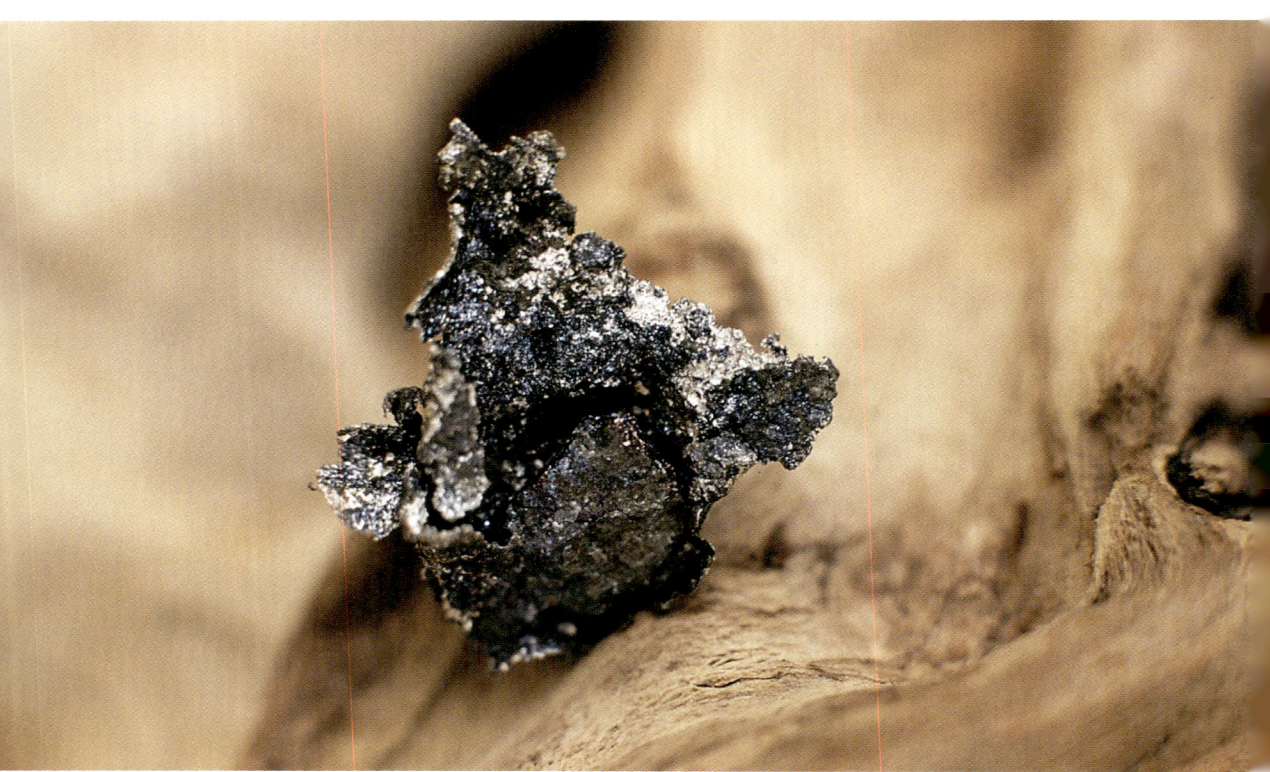

guliert den Flüssigkeitshaushalt des Körpers und begegnet Übersäuerung. In Kombination mit einem Heilstein unterstützt Silber die Reduktion des Körpergewichtes. Auch bei Übelkeit oder Gliederschmerzen sowie bei migräneartigen Kopfschmerzen kann man Silber unterstützend zu den jeweiligen Heilsteinen wirkungsvoll anwenden. Auf psychischer Ebene wirkt Silber beruhigend gegen Jähzorn und ausgleichend auf die Psyche.

Magische Eigenschaften

Silber symbolisiert – vergleichbar mit Gold – Reichtum und Wert. Daher ist es auch das beliebteste Münzmetall geworden. Menschen, die zu Grobheit und Wutausbrüchen neigen, können durch Silber besänftigt werden.

Chakra-Zuordnung

Silber wirkt über alle Chakren gut.

Sternzeichen

Keinem bestimmten Sternzeichen zugeordnet.

Anwendung und Pflege

Silber verstärkt die Wirkung der meisten Edelsteine, vor allem von Türkis und Koralle. Setzen Sie es also hauptsächlich unterstützend ein. Ein Bad in Kukidentlösung hält Silber glänzend.

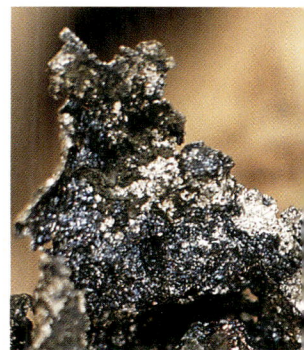

Silber stärkt das Selbstbewusstsein und befreit von Hemmungen.

Silber steigert die Schwingungen schwacher Steine und mindert die Kraft starker Steine. Ist ein Edel- oder Heilstein für Sie zu stark oder zu schwach, kombinieren Sie ihn mit Silber.

Fundort/e	Australien, Mexiko, GUS-Staaten
Farbe/n	silbrig glänzend
Chemische Zusammensetzung	Ag
Härte	2,5 bis 3
Handelsübliche Formen	industriell; Tafelsilber, Kunstgegenstände, Schmuck
Kristallisation	es handelt sich um ein weiches Edelmetall; kein Mineral

Smaragd

Geschichte und Legende

In der Mythologie ist der Smaragd der Stein Merkurs, des Götterboten und Gottes der Wege; daher gilt er auch als Schutzstein aller Reisenden. Die Smaragde aus der Nähe des Roten Meeres begründeten den Reichtum der Pharaonen. Kleopatra versuchte, ewige Jugend und Schönheit durch den Widerschein der kostbarsten Smaragde auf ihrer Haut zu erreichen.

Etwa 6000 Jahre später bezeichnet Goethe in den »Wahlverwandtschaften« Ottilie als einen Smaragd an Schönheit. Viele der berühmtesten Smaragde haben die Konquistadoren bei den Inkas geraubt und nach Europa gebracht.

Zu allen Zeiten schätzten alle Kulturen und Herrscherhäuser den Smaragd.

Heilwirkungen

Plinius d. Ä. schrieb: »Wenn die Augen geschwächt sind, so werden sie durch das Betrachten des Smaragds wieder gestärkt; des Steines sanf-

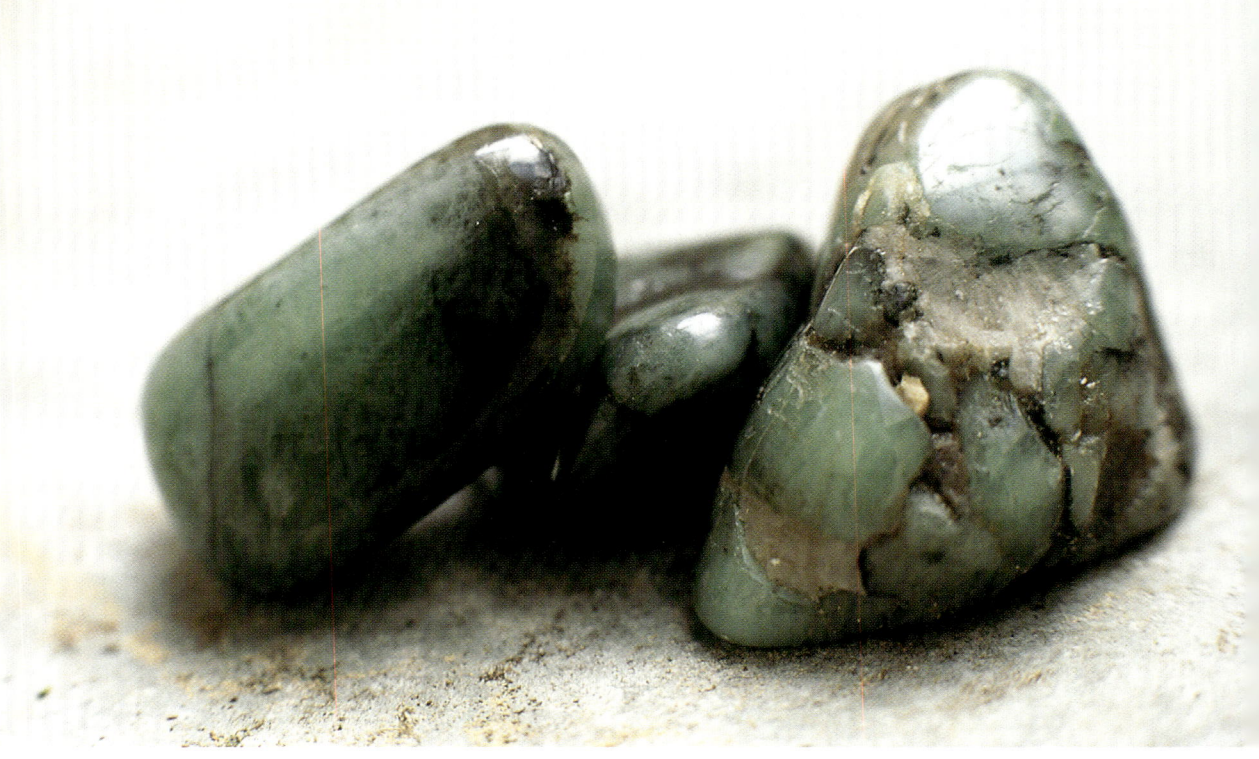

tes Grün vertreibt die Mattigkeit.« Noch heute legt man Smaragdsplitter in die Augenwinkel, um die Sehkraft zu stabilisieren. Er kann auch gegen Kopfschmerzen wirkungsvoll sein. Er fördert geistiges Wachstum, Weitsicht und Hellsichtigkeit. Schicksalsschläge sind mit ihm besser zu bewältigen.

Magische Eigenschaften

Der grüne Smaragd symbolisiert Hoffnung und Entwicklung. Er steht für Reife und galt den Griechen als Stein göttlicher Eingebung.

Chakra-Zuordnung

Über das Herzchakra fließt die Energie des Smaragds am besten.

Sternzeichen

Der Smaragd ist dem Krebs zugeordnet.

Anwendung und Pflege

Der Stein soll regelmäßig, nach jedem Gebrauch, unter fließendem Wasser entladen werden. Einmal monatlich sollte er zum Aufladen an der Sonne liegen. Seine Kraft entfaltet er besonders zusammen mit Bergkristall und Rubin.

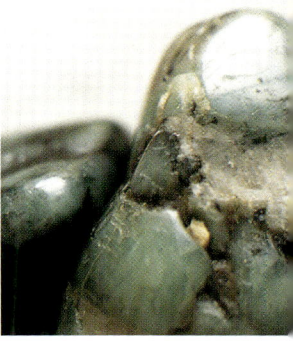

Der Smaragd verhilft zu Harmonie und Gleichgewicht.

Fundort/e	Kolumbien, Ural, Rhodesien, Australien, Brasilien, Indien und Pakistan
Farbe/n	grün verschiedener Farbtiefe
Chemische Zusammensetzung	$Al_2Be_3 (Si_6O_{18})$ + K, Li, Na + (Cr)
Härte	7 bis 8
Handelsübliche Formen	Edelsteinessenz, kleine Splitter zum Auflegen oder als Kette gefasst; geschliffen zu kostbarem Schmuck
Kristallisation	gehört zu den Beryllen, kristallisiert hexagonal in sechsseitigen Stängeln; die grüne Farbe entsteht durch Chrombeimengung

Der Smaragd gilt als starker Stein bei allen Gleichgewichtsstörungen; er wird bei multipler Sklerose, bei Parkinson, bei Epilepsie und Schwindel verschiedener Genese eingesetzt.

Sodalith

Geschichte und Legende

Der Name setzt sich aus den griechischen Begriffen *soda* (Salz) und *lithos* (Stein) zusammen, da der Stein einen hohen Salzgehalt aufweist. Er galt seit dem Altertum als Stein der Künstler, Sänger, Maler und Bildhauer – für Inspiration, Kreativität und Schutz. Im Mittelalter verlor sich seine Bedeutung, und erst die Neuzeit entdeckte den Sodalith wieder als beliebten Schmuck- und Heilstein.

Heilwirkungen

Der Sodalith gilt als ein sehr guter Stein gegen zu hohen Blutdruck, wenn man ihn immer bei sich trägt. Vor allem Kugelketten aus Sodalith, die bis zum Herzen reichen, können diese blutdrucksenkende Eigenschaft verstärken. Er kann beruhigend und harmonisierend über die Schilddrüse auf das vegetative Nervensystem und harmonisierend für alle Drüsentätigkeiten wirken. Sodalithwasser, täglich nüchtern getrun-

Der Sodalith hat Einschlüsse aus Kalzium, Salz und Mangan.

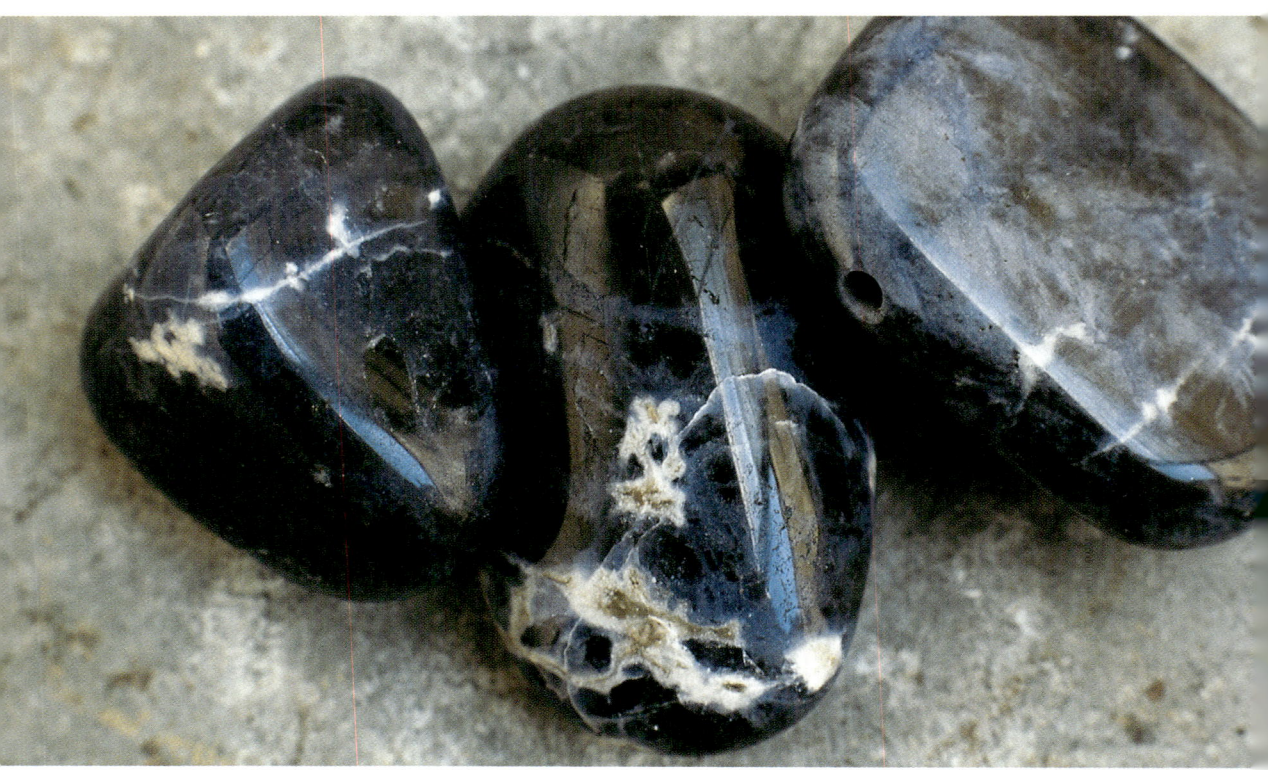

ken, kann ein erfolgreiches Mittel gegen Diabetes sein. Dieser Stein verhilft zu seelischem Gleichgewicht und wirkt künstlerisch inspirierend. Zudem ist dies ein Stein zur Beruhigung eines Cholerikers.

Magische Eigenschaften

Der blaue Sodalith symbolisiert Selbstvertrauen und Treue. Künstler und Sänger trugen den Stein im antiken Griechenland bei sich. Er soll seinem Träger zur stärkeren Entfaltung seiner musischen Fähigkeiten verhelfen.

Chakra-Zuordnung

Der Sodalith wirkt am besten über das Stirnchakra (Drittes Auge).

Sternzeichen

Der Sodalith empfiehlt sich vor allem für den Schützen.

Anwendung und Pflege

Um seine Energie zu entfalten, muss man den Stein über längere Zeit tragen oder als Handschmeichler bei sich haben. Er ist einmal wöchentlich – oder auch wenn der Stein trüb wird oder seine Farbe verändert – unter fließendem Wasser zu entladen und in einer Schale Wasser, zusammen mit Bergkristall, wieder aufzuladen.

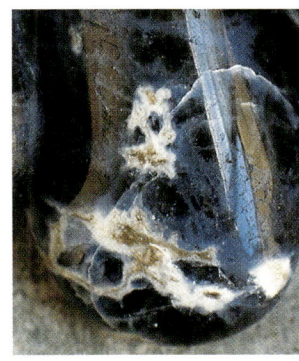

Der Sodalith kann die Wärme durch Sonnenlicht nicht speichern.

Der dunkelblaue Sodalith ist eine quarzige Natrium-Kalzium-Verbindung. Er ist erkennbar an seinen weißen Einschlüssen, die aus Kalzium bestehen.

Fundort/e	Brasilien, Südwestafrika, China
Farbe/n	dunkelblau
Chemische Zusammensetzung	$Na_8 [Cl_2/(AlSiO_4)_6] + Be, K, Mg$
Härte	5 bis 6
Handelsübliche Formen	poliert als Handschmeichler und zum Auflegen, geschliffen als Schmuck
Kristallisation	ein kubisch kristallisierendes Natrium-Quarz in Gerüstsilikatform, dem Kalziumeinschlüsse weiße Stellen geben

Sonnenstein

Geschichte und Legende

Der Sonnenstein wurde durch seinen goldenen Glanz dem griechischen Sonnengott Helios gewidmet. Die Griechen glaubten, dass der Sonnenstein die Erde vor Unheil bewahre und die Sonne fest auf ihrer Bahn halte.

Heilwirkungen

Der Sonnenstein regt die Selbstheilungskräfte an. Er stimuliert das vegetative Nervensystem und sorgt für ein harmonisches Zusammenwirken aller Organe. Er wirkt gut gegen Erschöpfungszustände, die ihre Ursachen in Schlafmangel haben. Er bringt Herz, Rücken, Augen und Nieren wieder Lebenskraft, und außerdem ist er hilfreich bei Durchblutungsstörungen.

Der Sonnenstein schafft Abhilfe bei Schlafstörungen.

Seine Wirkungen auf die Psyche sind sehr positiv: Der Sonnenstein schenkt ein sonniges Gemüt, durch nichts zu beeinträchtigende Fröhlichkeit und unerschütterliche gute Laune. Er bringt Schwung und Ener-

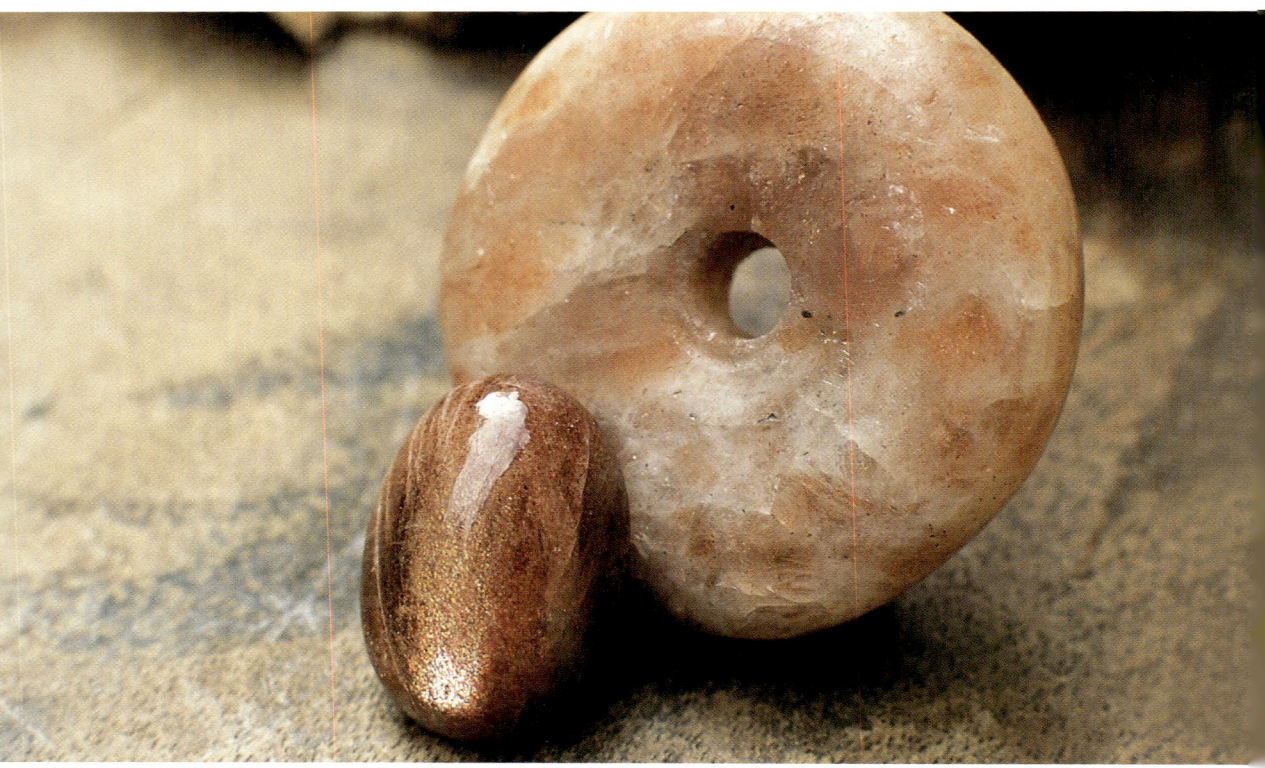

gie, um Vorhaben endlich anzupacken. Er bringt das eigene Licht zum Leuchten und gibt selbstsicheres Auftreten. Der Sonnenstein hilft, den eigenen Wesenskern zu entdecken und zu leben. Er hilft, das eigene Leben zu bejahen und die eigenen Stärken und Sonnenseiten strahlen zu lassen. Er wirkt stimmungsaufhellend, antidepressiv und hilft, sich von Gefühlen der Benachteiligung und des Versagens sowie Bildern einer schlechten Welt zu lösen. Sonnenstein steigert das Selbstwertgefühl und das Selbstvertrauen.

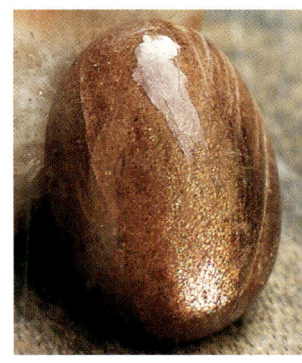

Sonnensteinwasser kann gegen Gicht helfen.

Chakra-Zuordnung

Der Sonnenstein entfaltet seine Energie am wirkungsvollsten über das Sakralchakra.

Sternzeichen

Keinem bestimmten Sternzeichen zugeordnet.

Anwendung und Pflege

Einmal im Monat sollte man den Sonnenstein unter fließendem lauwarmen Wasser reinigen und entladen und ihn mehrere Stunden in der Sonne aufladen.

Fundort/e	USA, Kanada, Madagaskar, Indien, Norwegen
Farbe/n	rotbraun irisierend, durchscheinend
Chemische Zusammensetzung	Na $[AlSi_3O_8]$ + Fe
Härte	6 bis 6,5
Handelsübliche Formen	Rohsteine, Trommelsteine, Handschmeichler, Anhänger; sehr selten findet man ihn auch als Kette
Kristallisation	trikliner Kristall

Verwechseln Sie den klassischen Sonnenstein nicht mit dem Aventurin-Sonnenstein, der in die Familie der Quarze gehört.

Speckstein

Geschichte und Legende

Seit 4000 Jahren vor Christi Geburt und bis heute sind alle möglichen Formen von Specksteinschnitzereien bekannt, da sich der weiche Stein sehr gut bearbeiten lässt. Die berühmten Friedenspfeifen der Indianerstämme bestanden fast alle aus Speckstein. So alt wie die Geschichte der Menschheit ist auch die Überlieferung, dass pulverisierter Spekkstein, zu Pasten verarbeitet, verjüngend und regenerierend auf die Haut wirke. Hildegard von Bingen (1098 – 1179) beschreibt diese Wirkung ausführlich. Noch heute ist der Talk aus Speckstein Bestandteil vieler Kosmetika.

Heilwirkungen

Speckstein ist sehr weich und lässt sich gut schnitzen.

Speckstein wirkt sanft gegen Hautprobleme: Kleinere Rötungen oder juckende Stellen werden bestrichen oder mit einem Stein belegt; chronische Problemstellen oder größere Flächen wie beispielsweise Akne,

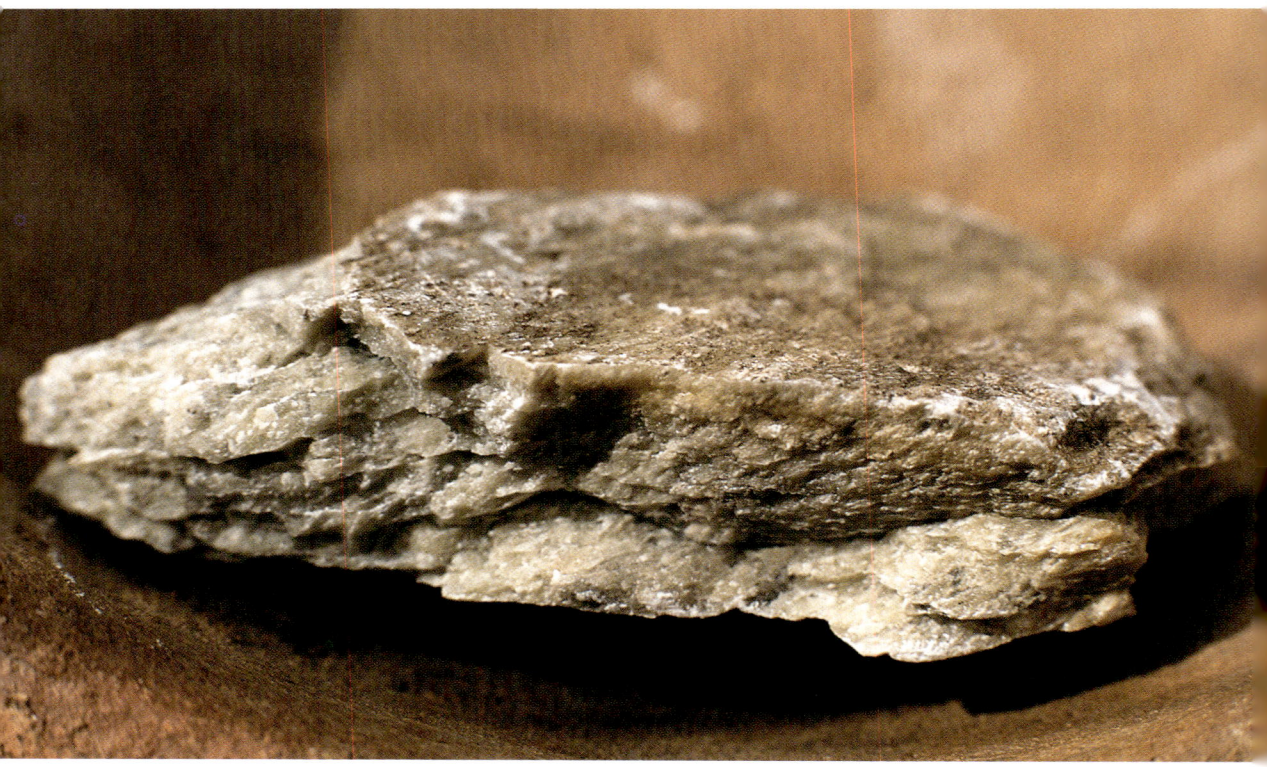

Sonnenbrand oder auch Allergien werden mit Specksteinsalbe bedeckt. Specksteinpuder hilft gegen feuchte Hände und schafft den Menschen Erleichterung, die zu starkem Schwitzen neigen. Psychische Wirkungen hat der Stein für junge Menschen, und zwar wenn es um die Entfaltung einer eigenen Persönlichkeit geht. Darüber hinaus weckt er Ehrgeiz in Schule und Beruf.

Magische Eigenschaften
Der Speckstein als extrem weiches Material lehrt den gefühlvollen Umgang mit einem natürlichen Material.

Chakra-Zuordnung
Der Speckstein ist kein Meditationsstein.

Sternzeichen
Keinem bestimmten Sternzeichen zugeordnet.

Anwendung und Pflege
Gemahlen zum Ansetzen von Essenzen oder als Badezusatz. Fühlt ein Stein sich matt an, soll er für einige Tage in Erde eingegraben werden, dadurch wird seine Energie wieder aufgebaut.

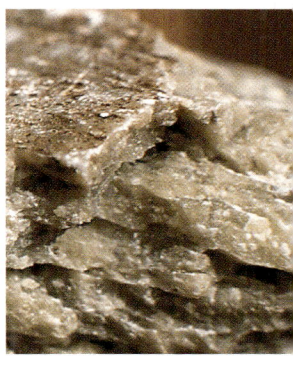

Speckstein wird auf der ganzen Welt gefunden.

Weitere/r Name/n	Talk, Pipe-Stone
Fundort/e	weltweit
Farbe/n	weiß, grau, rosa, rot, gelb und grünlich
Chemische Zusammensetzung	$Mg_3\,[(OH)_2\,/\,Si_4O_{10}]$
Härte	1
Handelsübliche Formen	pulverisiert, als Schnitzmaterial
Kristallisation	monokliner Kristall

Seit jeher wird Speckstein, vor allem pulverisiert, als Puder und zu Pasten verarbeitet, als Pflege- und Heilmittel für die Haut eingesetzt.

Spinell

Geschichte und Legende

Bis vor 150 Jahren verwechselte man den Spinell mit Rubinen oder Saphiren. Als vermeintlicher Rubin oder Saphir liegt er heute noch in den Schatzkammern vieler Herrscher. Der Schmelzpunkt des Spinells liegt – ganz besonders hoch und kaum erreichbar – bei unglaublichen 2135 Grad Celsius.

Heilwirkungen

Spinelle werden nur selten in Form größerer Kristalle gefunden.

Der Spinell wirkt beruhigend auf Entzündungen aller Art; selbst Nervenentzündungen und ihre Folgen sind positiv zu beeinflussen. Magengeschwüre und -übersäuerung reagieren sehr gut auf das Trinken von Spinellwasser. Auch Muskelbeschwerden heilen besser mit einem Spinell. Der Stein unterstützt die Besserung bei allen Krankheiten, die zu einer Beeinträchtigung der Beweglichkeit führen: Muskel-, Gelenk- und Knochenbeschwerden.

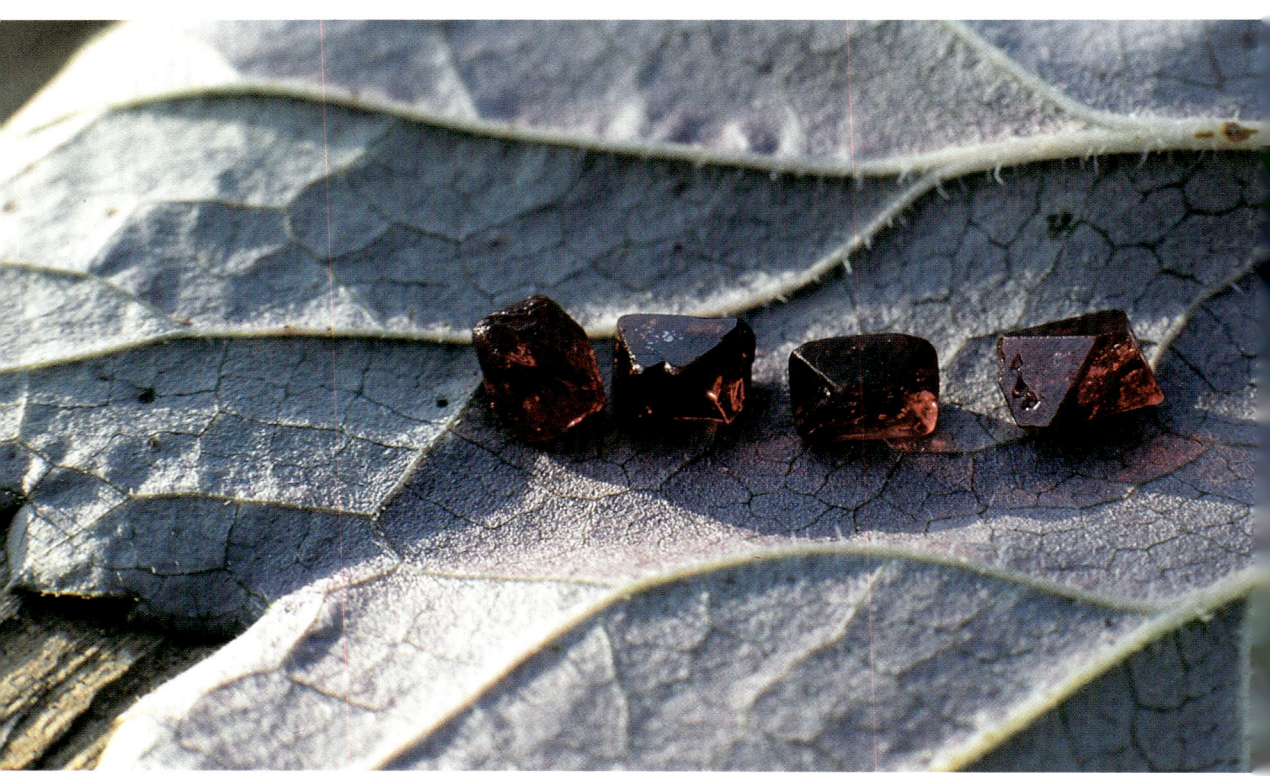

Er ist ein Stein der Ruhe, Treue und Meditation. Er hilft bei Belastungen und baut Ängste ab. In Krisen, vor einem Berufswechsel oder z. B. im Falle einer Trennung oder Scheidung kann er helfen. Der Spinell stärkt seinen Träger und seine Selbstheilungskräfte. Dadurch wird es auch möglich, sich vor lästigem Einfluss durch andere zu bewahren.

Magische Eigenschaften
Der Spinell symbolisiert Zielstrebigkeit. Seine Träger erkennen das für sie Richtige und erhalten die Energie, es in die Tat umzusetzen.

Chakra-Zuordnung
Der rote Spinell wirkt am besten über das Wurzelchakra, der blaue über das Stirnchakra (Drittes Auge), der violette über das Scheitel-(Kronen-)chakra.

Sternzeichen
Der dunkelblaue Spinell ist dem Schützen zugeordnet. Der rote beeinflusst den Skorpion stark.

Anwendung und Pflege
Einmal im Monat unter fließendem Wasser entladen und für kurze Zeit in der Sonne wieder aufladen.

Spinelle gehören zu den edelsten Steinen und sind nur selten zu finden.

Fundort/e	Schweden, Afghanistan, USA, Sri Lanka
Farbe/n	rosa, rot, violett, orange, blau, dunkelgrün, schwarz, durchscheinend
Chemische Zusammensetzung	$MgAl_2O_4$
Härte	8
Handelsübliche Formen	geschliffen und gefasst
Kristallisation	kubisch kristallisierende Oktaeder von Magnesium-Aluminium-Oxid, die sehr selten und meist nur sehr klein in metamorphen Gesteinen von Seifenlagerstätten gefunden werden

Der Name Spinell geht auf das griechische Wort spinther zurück, was funkeln bedeutet. Aufgrund ihrer funkelnden Farben waren sie bei Griechen und Römern beliebte Edel- und Schutzsteine.

Staurolith

Geschichte und Legende

Seinen Namen hat der Staurolith aus dem Griechischen: *Stauros-Lithos* bedeutet übersetzt Kreuzstein. Es ist die alte Bezeichnung für den Chiastolith. Fast alle Völker verehrten ihn als Glücksbringer und Schutzstein. Die Christen sahen in ihm den Verbindungsstein zwischen Himmel und Erde. Den Staurolith gibt es meist in Form eines Andreaskreuzes, seltener in der klassischen Kreuzform. Beide Formen sind in ihrer Wirkung identisch.

Heilwirkungen

In Salzbergwerken bis zu 100 Meter Tiefe wird Steinsalz abgebaut.

Der Staurolith kann Kinder vor Krampfanfällen, Hirngeschwülsten und Benommenheit schützen und sie vor zerebraler oder spastischer Kinderlähmung bewahren. Rauchern kann der Staurolith dabei helfen, sich von ihrem Laster zu lösen. Er kann bei Infektionserkrankungen und Fieber Linderung bringen. Der Stein kann auch begleitend bei Erkrankun-

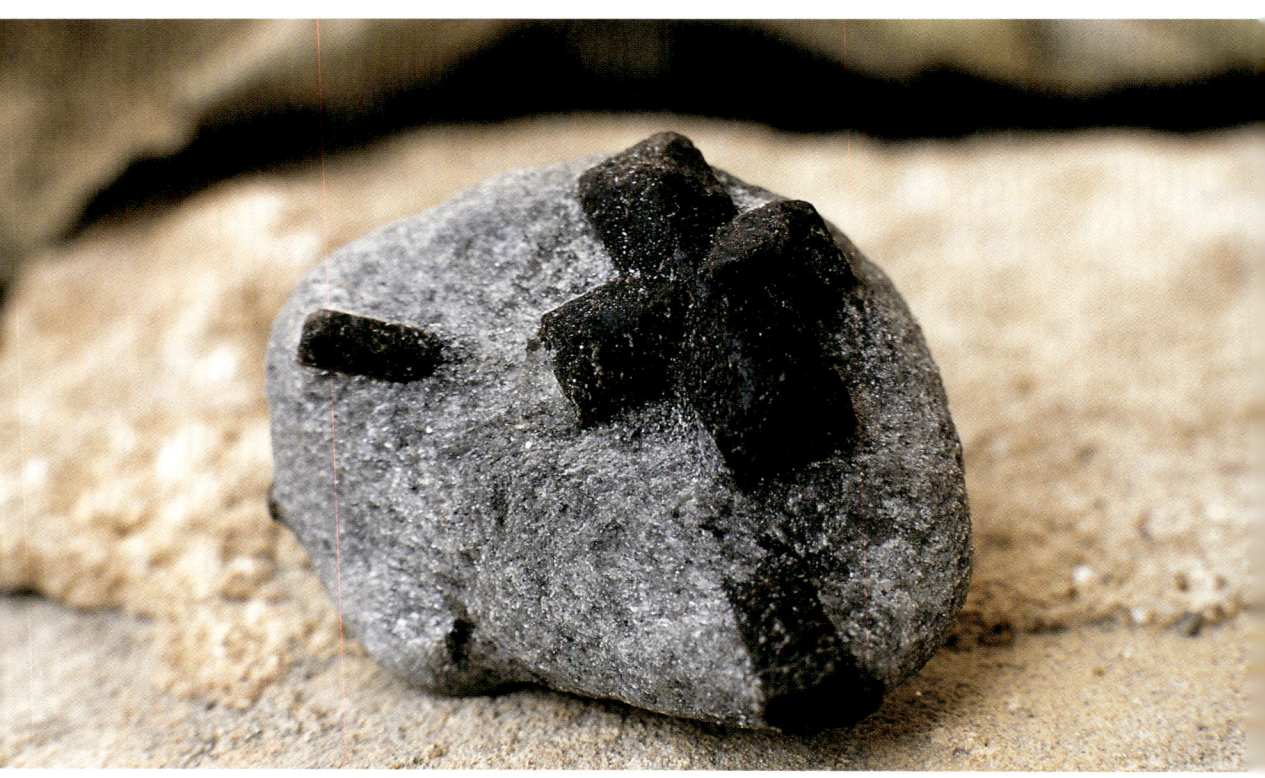

gen des Gehirns und des zentralen Nervensystems angewendet werden und Kopfschmerzen lindern. Auch epileptische Krämpfe und Epilepsien, die zu Bewusstseinsstörungen führen, können gelindert werden. Der Staurolith holt seinen Träger wieder in die Realität zurück, vor allem Menschen, die zu Übertreibungen und Größenwahn neigen. Er ist hilfreich bei Schizophrenie. Stresssituationen werden durch ihn entschärft und depressive Phasen erleichtert.

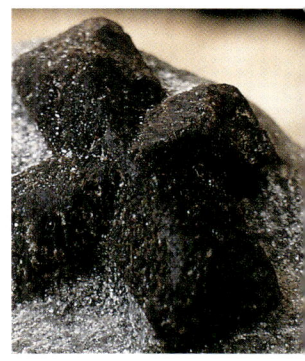

Staurolithe sind meistens nur als Kristalle erhältlich.

Chakra-Zuordnung
Der Staurolith wirkt besonders gut auf dem Stirnchakra, das auch Drittes Auge genannt wird.

Sternzeichen
Keinem bestimmten Sternzeichen zugeordnet.

Anwendung und Pflege
Reinigen und entladen Sie den Stein regelmäßig ein- bis zweimal im Monat unter fließendem lauwarmen Wasser. Zum Aufladen legen Sie ihn über Nacht in eine klare Bergkristallgruppe.

Der Staurolith ist ein meist brauner, grauer oder braungrauer Stein, der in Form eines Kreuzes kristallisiert. Er ist im Handel meist nur in Form dieser charakteristischen Kristallbildung erhältlich.

Fundort/e	USA, Frankreich, Madagaskar, Australien und Brasilien
Farbe/n	in verschiedenen Grau- und Braunnuancen, z. B. rötlich braun, dunkelbraun, gelbbraun, bräunlich schwarz, bräunlich gelb
Chemische Zusammensetzung	$2FeO \cdot AlOOH \cdot 4Al_2[O/SiO_4]$
Härte	7 bis 7,5
Handelsübliche Formen	Kristalle
Kristallisation	rhombische Kristallform

Steinsalz

Geschichte und Legende

Einst brachte das Salz vielen Kaufleuten großen Reichtum, und Straßen waren nach ihm benannt. Salzstraßen waren in Europa die ersten großen Handelsrouten. Auf ihnen wurde das Salz von seinen Gewinnungsorten zu den Städten gebracht. Die erhobenen Zölle und Wegerechte über diese begehrten Handelswege waren eine lukrative Einkommensquelle für weltliche und kirchliche Grundbesitzer.

Heilwirkungen

Steinsalz aktiviert sowohl den Stoffwechsel als auch den Kreislauf, besonders wenn man schon morgens ein Glas Salzwasser zu sich nimmt. Es ist lebensnotwendig für den Flüssigkeitshaushalt in unserem Körper. Salzbäder verschönern die Haut und Haare, können sogar bei schweren Hautleiden (Neurodermitis) helfen. Zu viel Salz aber ist schädlich.

Steinsalz wird in Salzbergwerken bis zu 1000 Meter Tiefe abgebaut.

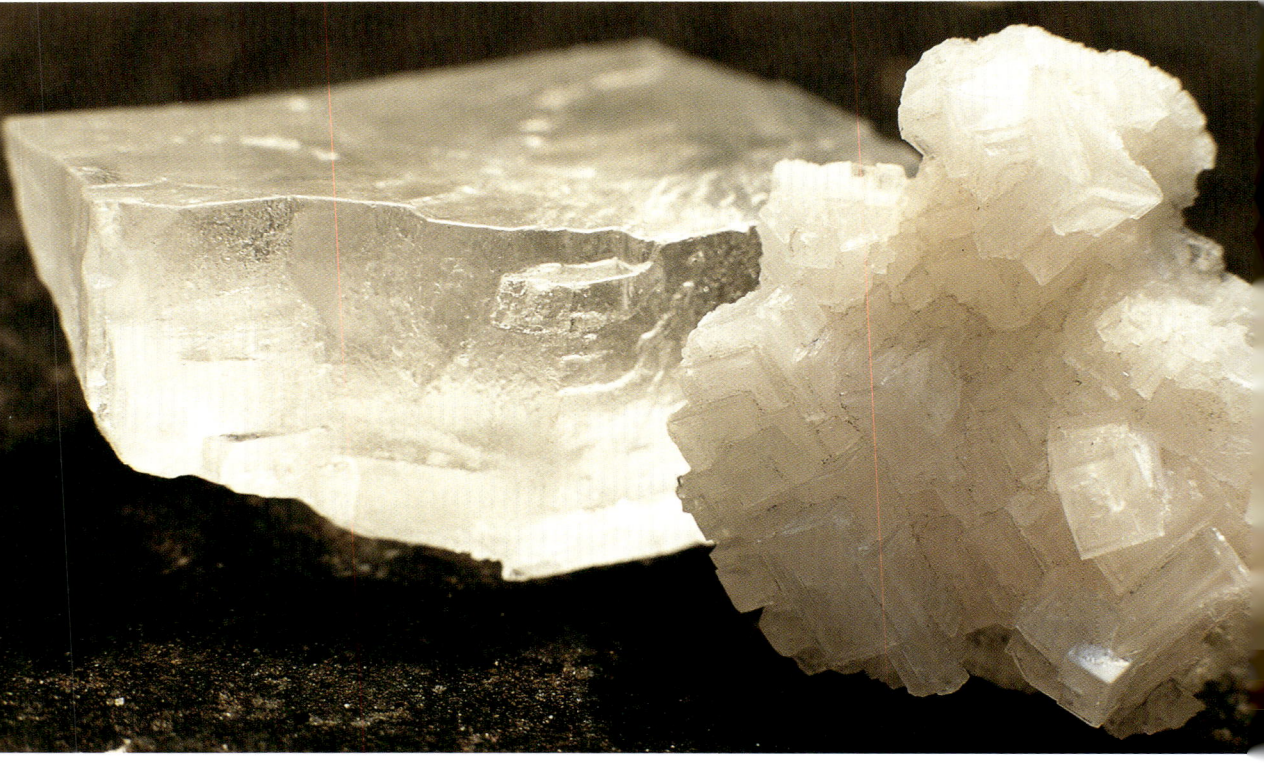

Magische Eigenschaften

Steinsalz, chemisch als Halit bezeichnet, ist als Gewürz seit Jahrtausenden bekannt.

Chakra-Zuordnung

Steinsalz ist nicht für die Meditation geeignet, sondern eignet sich nur zu Heilzwecken.

Sternzeichen

Keinem bestimmten Sternzeichen zugeordnet.

Anwendung und Pflege

Kurz vor Gebrauch mit Wasser spülen (nur kurz!). Trocken aufbewahren. Im Gegensatz zum Meersalz ist das Steinsalz viel reiner und hat eine höhere Konzentration an Mineralstoffen und Spurenelementen. Es hat eine würfelige Kristallstruktur und kommt in ganz verschiedenen Farbtönen vor.

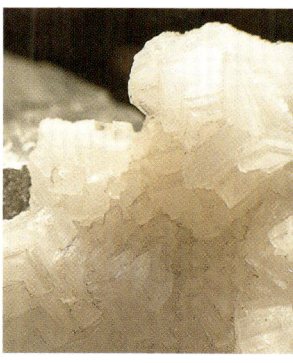

Menschen, Tiere und Pflanzen benötigen Salz zum Leben.

Weitere/r Name/n	Halit
Fundort/e	USA, GUS-Staaten, Deutschland und China
Farbe/n	farblos, rosa, bläulich; Steinsalz ist durchsichtig
Chemische Zusammensetzung	NaCl
Härte	2
Handelsübliche Formen	bei Ihrem Einkauf im Supermarkt sollten Sie ganz genau hinsehen, sonst greifen Sie zum verkehrten Salz; Steinsalz enthält keine chemischen Zusätze
Kristallisation	Natrium-Chlorid-Verbindung; kubischer Kristall

Steinsalz, das auch unter dem Namen Halit bekannt ist, ist eine Natrium-Chlorid-Verbindung. Häufig findet man es in Würfelform auskristallisiert.

Sugilith

Geschichte und Legende

Der Sugilith ist nach dem Japaner Dr. K. Sugi benannt, der ihn 1944 entdeckte. Wer magische Bezüge sucht, glaubt, dieser Stein weise auf die lebenszerstörende Kraft kosmischer Strahlen hin und sei eine letzte Warnung an die Menschheit. Daher gilt er bei Esoterikern als New-Age-Stein.

Heilwirkungen

Der Sugilith ist einer der neuesten und seltensten Funde unserer Zeit.

Der Sugilith wirkt beruhigend auf das Nervenkostüm. Man schreibt ihm zu, dass er Schmerzen lindern und bei Epilepsie und Bewegungsstörungen helfen kann. Es heißt sogar, er könne besonders lebensbedrohende Krankheiten bei Mensch und Tier, selbst im fortgeschrittenen Stadium, bekämpfen. Der Sugolith soll auch dabei helfen, konsequent und selbstbestimmt zu leben und sich Unangenehmem zu stellen. Bei Kindern kann er gegen Legasthenie eingesetzt werden.

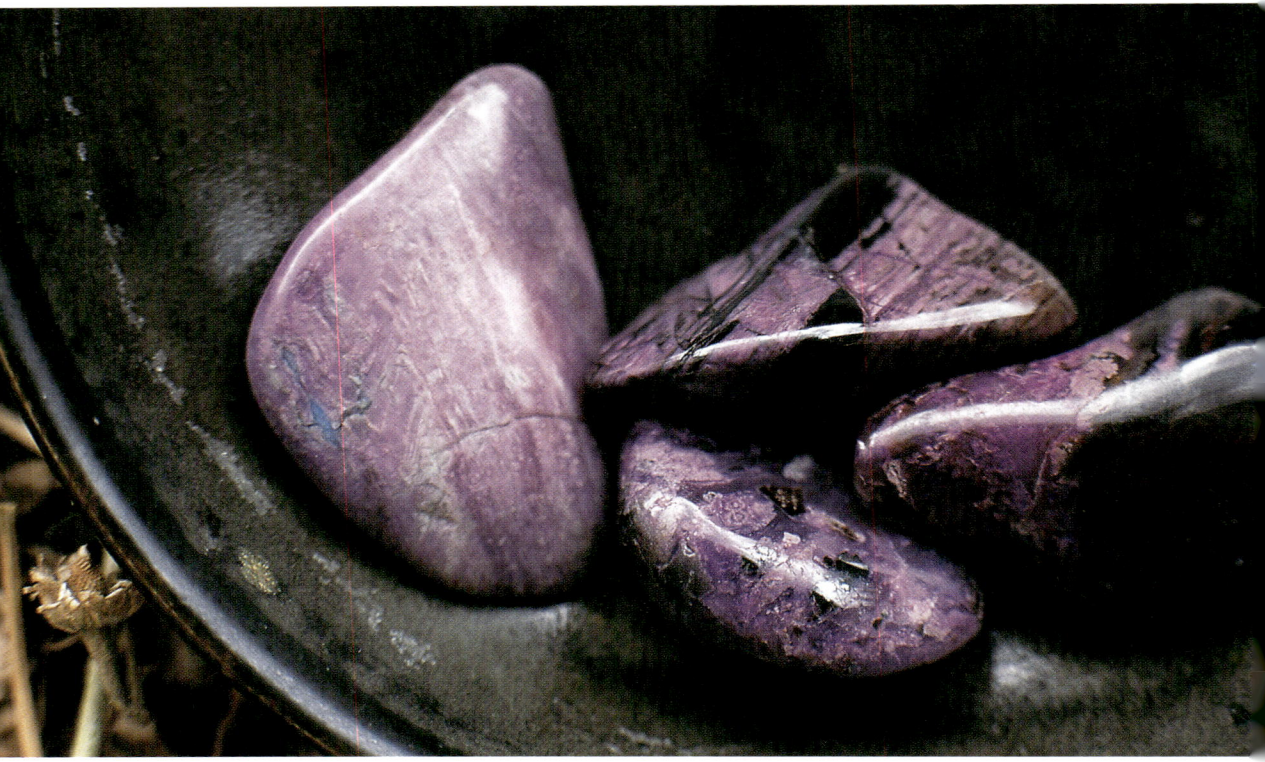

Magische Eigenschaften

Der Sugilith symbolisiert die Selbstkontrolle. Auch soll er den Menschen vor dem Weltuntergang warnen. Da der Stein dort gefunden wurde, wo man in Afrika die Wiege der Menschheit vermutet, glauben manche Menschen, er sei durch die Kraft aller Planeten für die Menschheit aus der Tiefe der Erde geholt worden, um diese vor den bösen Strahlen des Kosmos zu schützen und sie vor schwersten Krankheiten sowie Größenwahn zu behüten.

Chakra-Zuordnung

Er wirkt auf alle Chakren intensiv.

Sternzeichen

Der Stein ist den Fischen und der Waage zugeordnet.

Anwendung und Pflege

Der Stein wird monatlich unter Hämatit-Trommelsteinen entladen und braucht keine neue Ladung, weil er sehr energiereich ist.

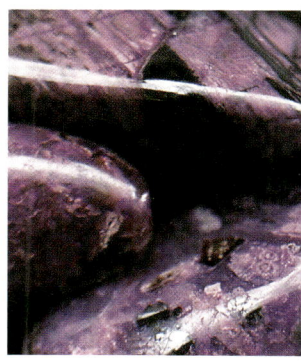

Die reinste Kraft haben linsenförmige Sugilithketten und -kugelketten.

Weitere/r Name/n	New Age Stone
Fundort/e	Südafrika, Japan (sehr selten)
Farbe/n	lila, undurchsichtig
Chemische Zusammensetzung	$(K, Na)_2 / (Ti, Fe)_2 (Li, Al)_3 [Si_{12}O_{30}]$
Härte	6,5 bis 7
Handelsübliche Formen	poliert als Handschmeichler oder zum Auflegen, als Kugeln oder Pyramiden; gemugelt oder geschliffen gibt es ihn auch als Schmuck
Kristallisation	er entsteht in gasreichen Resten basischer Magmen; hexagonaler Kristall

Der Sugilith ist ein lila-, manchmal dunkellila-farbiges, undurchsichtiges mineralienreiches Siliziumoxid. Der Stein ist einer der wertvollsten Edelsteine.

Tigerauge

Geschichte und Legende

Wie bei dem Katzenauge und dem Falkenauge entstehen auch bei entsprechendem Schliff des Tigerauges aus den braunen Einlagerungen so genannte Augen, die dem Stein den Namen gaben. Seit etwa 100 Jahren wird er systematisch gesucht und zu Schmuck oder Therapiezwecken angeboten.

Heilwirkungen

Das Tigerauge gilt als ein besonders guter Heilstein für die Bronchien, wenn er über dem Nabelchakra, dem so genannten Sonnengeflecht, aufgelegt oder – bei akuter Bronchitis – über Nacht aufgeklebt wird. Bei Asthma sollte stets ein Tigerauge mitgeführt werden. Außerdem sollen Kopfschmerz und sogar Migräne gut auf Tigerauge reagieren.
Seelisch wirkt der Stein gegen Depressionen. Er soll auch die Konzentrationsfähigkeit fördern.

Das Tigerauge hat heilende Wirkungen auf den Kopfbereich.

Magische Eigenschaften

Das seidig schimmernde, golden glänzende Tigerauge gehört zur Familie der Quarze. Den so typischen Katzenaugeneffekt erhält es durch Hornblendefasern, die alle in die gleiche Richtung auskristallisieren. Es symbolisiert die Einheit. Gemeint ist vor allem die Einheit bezüglich der eigenen Persönlichkeit. Außerdem schenkt es Distanz.

Chakra-Zuordnung

Das Tigerauge wirkt gut auf das Nabelchakra und den Solarplexus.

Sternzeichen

Das Tigerauge ist der Jungfrau zugeordnet.

Anwendung und Pflege

Das Tigerauge soll als Schmuck nie länger als einige Tage getragen werden, da es den Energiefluss hemmt. Nach dem Benutzen als Therapiestein sollten Sie es unter fließendem Wasser entladen und einige Stunden an der Sonne wieder aufladen.

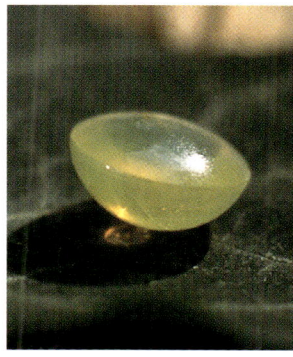

Das goldgelbe Katzenauge eignet sich für den Skorpion-Geborenen.

Weitere/r Name/n	dunkle Varietät des Falkenauges
Fundort/e	Südafrika, Westaustralien, Indien, USA
Farbe/n	goldbraun schimmernd, mit Streifen
Chemische Zusammensetzung	SiO_2 + FeOOH
Härte	6,5 bis 7
Handelsübliche Formen	polierte Steine eignen sich als Handschmeichler oder zum Auflegen; sind sie gemugelt oder geschliffen, werden sie meist als Schmuck angeboten
Kristallisation	ein trigonal kristallisiertes, parallelstängeliges Quarzaggregat mit eingebetteten Limonitfasern (= Brauneisen); es handelt sich um ein durch Verwitterung weiteroxidiertes Falkenauge

Das Katzenauge lindert Gelenk- und Knochenschmerzen und hilft bei Sehnenscheiden- und Nervenentzündungen. Es sollte mit einem Tigerauge in einer Bergkristallgruppe aufgeladen werden.

Topas

Geschichte und Legende

Der Name kann vom arabischen *topazos* (gefunden) oder vom indischen *tapas* (Glut) herrühren. Sicher ist, dass der Topas einer der ganz alten Kraft- und Schmucksteine der Menschheit ist. In der Antike galt er als Stein des Jupiter und damit als Machtsymbol eines Herrschers, dem er Weisheit verleihen sollte. Über 480 Goldtopase, die einst im Erzgebirge gefunden wurden, sind in die englische Königskrone eingearbeitet. Nach der Bibel ist der Topas einer der Schutzsteine des neuen Jerusalem. Im alten Mexiko diente er bei Streitfällen der Wahrheitsfindung, indem er leicht die Farbe verdunkelte.

Heilwirkungen

Der Topas stärkt die Nerven mit seiner kräftigen Energie.

Der Topas regt Stoffwechsel und Verdauung an, intensiviert die Geschmacksnerven und soll – seit der Antike überliefert – blutstillend wirken. Im seelischen Bereich sorgt er für Entspannung und löst Verkramp-

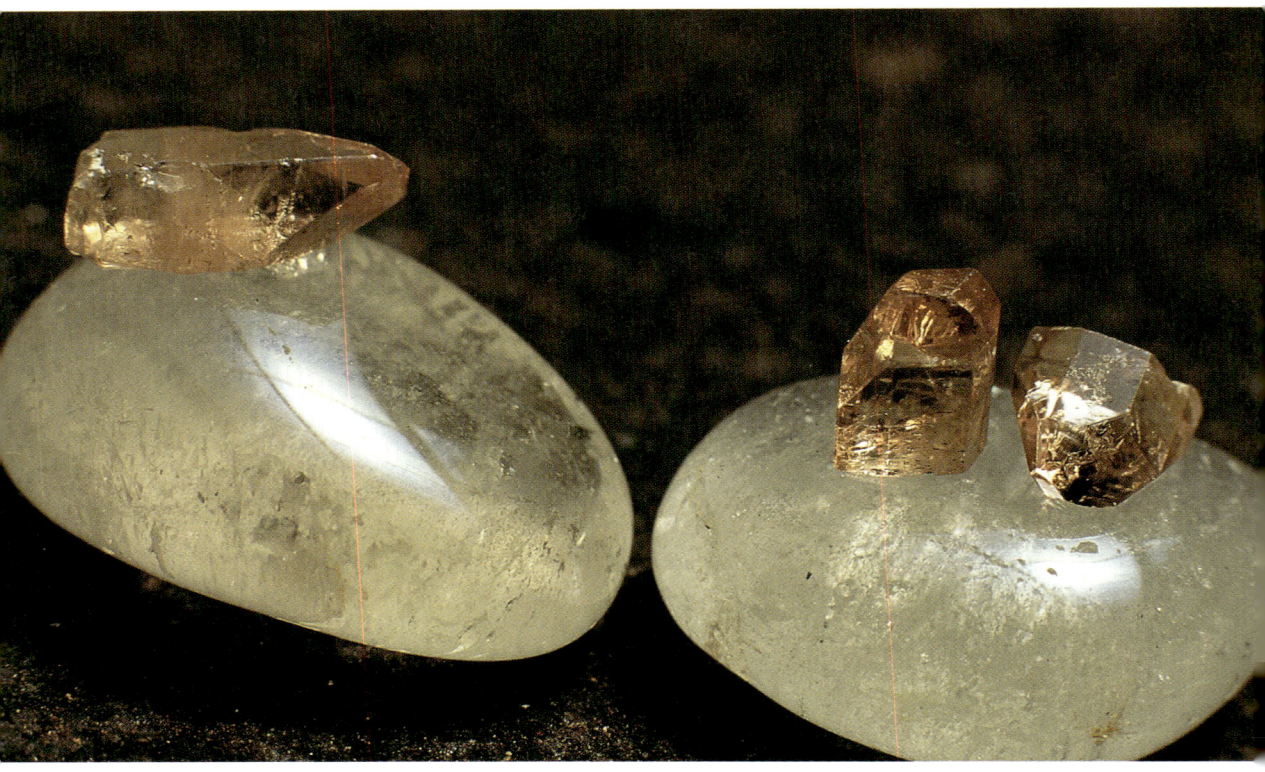

fungen. Der weiße Topas hilft dabei, sich auf etwas Neues einzustellen; der blaue Stein fördert die künstlerische Inspiration; der goldfarbene Topas wirkt gegen schlechte Laune und Reizbarkeit bei Schlafdefizit.

Magische Eigenschaften

Der Topas symbolisiert das Entzücken an der Welt, am Leben, an sich selbst – denn er verleiht die Fähigkeit zur Selbstverwirklichung.

Chakra-Zuordnung

Goldtopas wirkt gut auf Nabel- und Sakralchakra; der weiße Topas auf alle Chakren, der blaue Topas auf das Halschakra.

Sternzeichen

Goldtopas ist der Jungfrau zugeordnet, der rosafarbene Topas dem Löwen, der blaue Topas dem Wassermann.

Anwendung und Pflege

Nach jedem Gebrauch soll Topas unter fließendem Wasser gereinigt und für einige Stunden an der Sonne wieder aufgeladen werden.

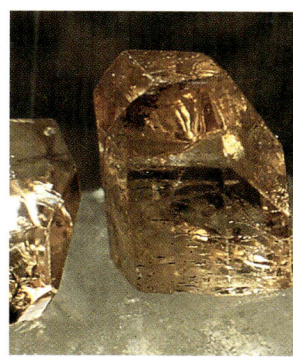

Den Topas gibt es weiß, blau, rosa und wie hier gelblich bis orange durchscheinend.

Fundort/e	Ural, Sri Lanka, Südwestafrika, USA und in Zinnminen in Brasilien
Farbe/n	Edeltopas oder Goldtopas: hellgelb bis goldgelb; Varietäten in Weiß, Silbrig, Blau und Rosa
Chemische Zusammensetzung	$Al_2 [F_2/SiO_4] + OH + (Cr, Fe, Mn)$
Härte	8
Handelsübliche Formen	kleine Rohsteine, Handschmeichler, geschliffen zu Schmuck
Kristallisation	Topase sind rhombisch kristallisierende Prismen mit flächenreichen Köpfen; durch Chrom wird die Farbe gelb, durch Phosphor golden, durch Mangan bräunlich und durch Eisen blau

Topase bilden eine eigene Gesteinsgruppe. Der weiße oder silbrige Edeltopas ist eine Aluminium-Fluor-Silizium-Verbindung. Durch die Beimengung unterschiedlicher Metalle sind die verschiedenen Farben entstanden.

Türkis

Geschichte und Legende

Kreuzfahrer lernten den Stein in der Türkei kennen und benannten ihn danach. Schon lange vorher war Türkis der heilige Stein der Indianer, die ihn als magischen Stein gegen drohenden Schaden benutzten. Grabbeigaben bei Ägyptern und Griechen bezeugen, dass der Stein auch in der Antike bereits als Schutzstein geehrt wurde. Man verwendete ihn zum Schutz für Reiter und Pferd auf Reisen. Im Mittelalter sollte der Stein Frauen Zufriedenheit und Glück, Männern Erfolg und Macht garantieren. Hildegard von Bingen (1098 – 1179) nutzte ihn als einen ihrer zwölf Hauptsteine bei der naturheilkundlichen Behandlung.

Heilwirkungen

Heute gilt der Türkis als Schutzstein für Flugreisen.

Dem Türkis werden eine Reihe von heilsamen Wirkungen auf den Körper zugeschrieben: Er soll gegen Hals- und Lungenentzündung helfen, gegen Übersäuerung wirken und daher hilfreich bei Magenschmerzen

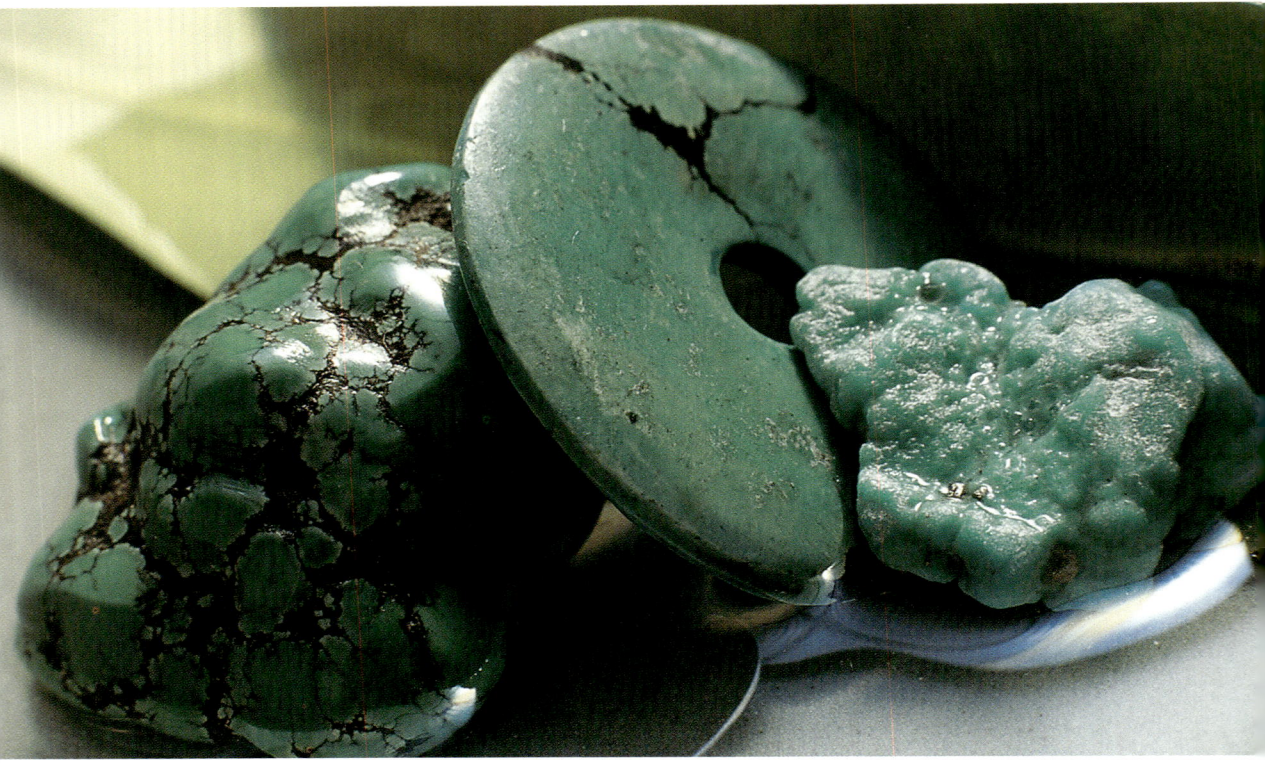

sein, aber auch bei Rheuma und Gicht. Er soll Infektionen heilen, allgemein die Genesung nach Krankheiten unterstützen, Schmerzen lindern und Entzündungen hemmen. Außerdem kann der Türkis sowohl krampflösend als auch entgiftend wirken. Im psychischen Bereich hilft er bei Depressionen, stärkt das Selbstvertrauen und fördert das Durchsetzungsvermögen.

Magische Eigenschaften

Der Türkis symbolisiert die Schönheit. Im Mittelalter glaubte man, dass er Frauen Tugendhaftigkeit und Treue vermitteln könne.

Chakra-Zuordnung

Der Türkis wirkt besonders gut auf dem Kehlchakra.

Sternzeichen

Der Türkis ist dem Wassermann zugeordnet.

Anwendung und Pflege

Entladen Sie ihn einmal im Monat in einer trockenen Schüssel mit Hämatit-Trommelsteinen, und laden Sie ihn über Nacht in einer Bergkristallgruppe auf (nicht in der Sonne!).

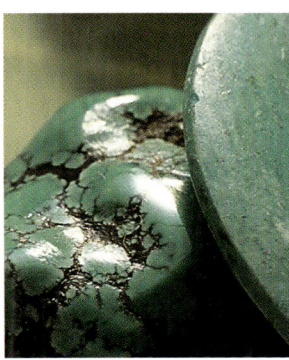

Die bisher schönsten Stücke wurden in Arizona gefunden.

Der Stein steuert extremen Gemütsschwankungen entgegen und löst übertriebene Gleichgültigkeit. Er schenkt neue Energie und macht aktiv.

Fundort/e	Arizona (USA), sonst in Mexiko, Tibet, Myanmar, China, Israel (dort Eilat-Stein) und im ehemaligen Schlesien, heute Polen
Farbe/n	hellblau bis türkisblau
Chemische Zusammensetzung	$CuAl_6 [(OH)_2 / PO_4]_4 \cdot 4H_2O + Fe$
Härte	5 bis 6
Handelsübliche Formen	knollenartige Stücke wie gefunden; geschliffen und gemugelt als Schmuck
Kristallisation 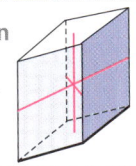	ein Tonerdephosphat, das triklin traubenartig kristallisiert, meist in Spalten aluminiumreichen Gesteins in der Nähe von Kupferabbaugebieten

Turmalin

Geschichte und Legende
In der Antike glaubte man, der Stein leuchte aus sich selbst. Durch Reiben lädt sich der Stein elektrostatisch auf.

Heilwirkungen
Grüner Turmalin (Verdilith) wirkt regulierend auf den Blutdruck und kann Herzmuskel und Nervensystem kräftigen, die Verdauung anregen und das Immunsystem stärken. Schwarzer Turmalin (Schörl) kann vor zu hoher Strahlenbelastung schützen, sich positiv auf den Bewegungsapparat auswirken und das vegetative Nervensystem und die Muskulatur stärken. Blauer Turmalin (Indigolith) unterstützt die Entwässerung und Entgiftung des Organismus, stärkt die Abwehrkräfte und kann Halsentzündungen sowie Erkrankungen der Bronchien lindern. Der Wassermelon-Turmalin kann Schmerzen lindern, die Abwehrkräfte stärken und die Nervenzellen schützen.

Sein Name stammt von dem singhalesischen turmali – »verschiedenartiger Stein«.

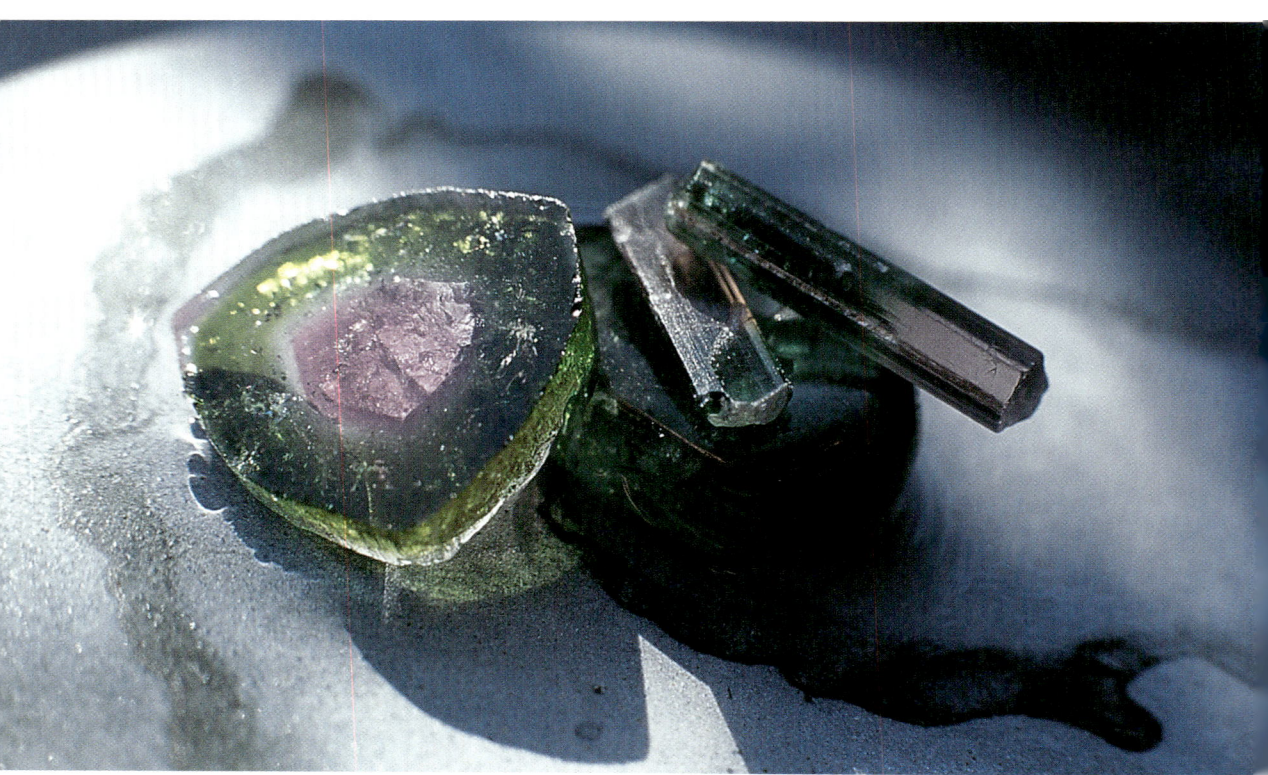

Magische Eigenschaften

Er symbolisiert Reichtum und verspricht Freundschaft und Liebe .

Chakra-Zuordnung

Grüne, wassermelon, rosafarbene und rote Turmaline wirken auf das Herzchakra, schwarze auf das Wurzel-, blaue auf das Kehlchakra.

Sternzeichen

Blaue Turmaline sind der Waage, grüne dem Steinbock, rosafarbene und rote dem Skorpion zugeordnet.

Anwendung und Pflege

Turmaline werden einmal im Monat unter fließendem Wasser entladen und für einige Stunden in der Sonne wieder aufgeladen; nur der rosafarbene Turmalin wird nicht an der Sonne, sondern in einer Amethystdruse wieder aufgeladen.

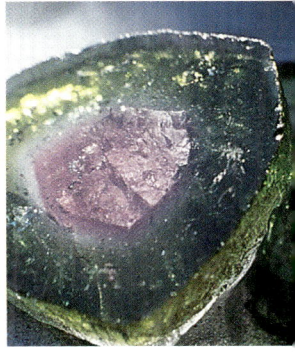

In Deutschland war Turmalin der Lieblingsstein des Biedermeier.

Fundort/e	Madagaskar, Sri Lanka, Angola, Mozambique, Südwestafrika, Brasilien, USA, Pakistan, Afghanistan
Farbe/n	farblos (Elbait), rosa, rot (Rubelith), violett, bräunlich, dunkelbraun, gelb (Dravit), blau (Indigolith), fast schwarz (Schörl), grün (Verdelith); außen grün, innen rosa bis rot (Wassermelon); durchscheinend
Chemische Zusammensetzung	$(Na,K)(Mg,Fe,Li,Al)_3\,Al_6\,[(OH,F)_4/(BO_3)_3/Si_6O_{18}]$
Härte	7 bis 7,5
Handelsübliche Formen	geschliffen als Schmuck, kleine Stücke als Amulett oder Heilstein gefasst
Kristallisation 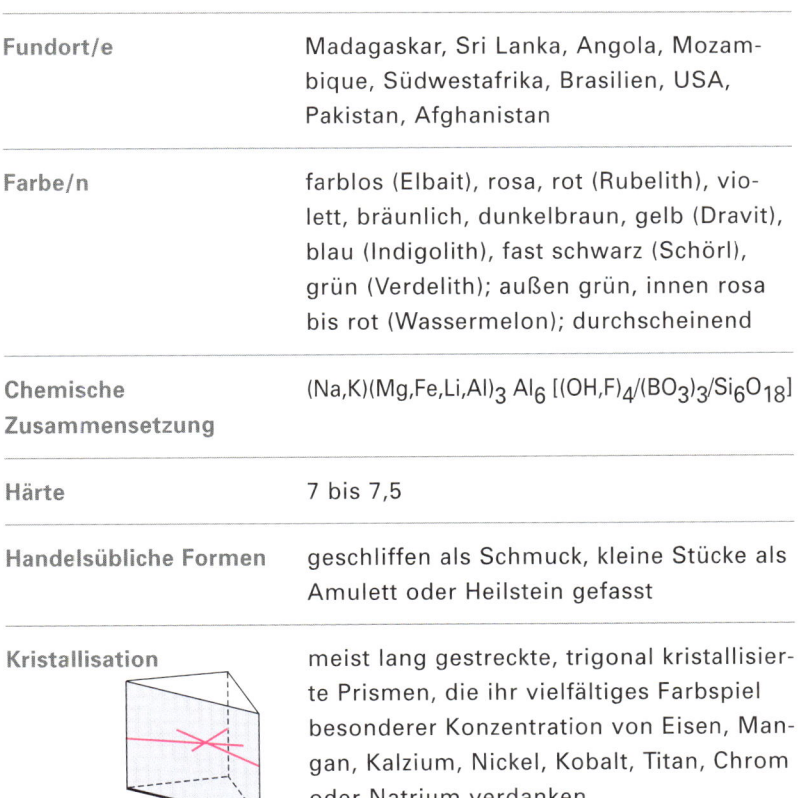	meist lang gestreckte, trigonal kristallisierte Prismen, die ihr vielfältiges Farbspiel besonderer Konzentration von Eisen, Mangan, Kalzium, Nickel, Kobalt, Titan, Chrom oder Natrium verdanken

Rosa und roter Turmalin (Rubelith) reguliert den Stoffwechsel und die Entgiftung des Körpers und regt die Durchblutung an. Auf die weiblichen Geschlechtsorgane wirkt er harmonisierend.

Turmalinquarz

Geschichte und Legende

Schon im alten China wurde der Turmalinquarz zum Harmoniestein ernannt, der die beiden Pole Yin und Yang, das männliche und das weibliche Prinzip, Himmel und Erde, zu einem harmonischen Ausgleich bringen soll.

Heilwirkungen

Turmalinquarz wird erfolgreich eingesetzt bei Verdauungsstörungen und Entgiftungen. Besonders gut entfaltet sich seine befreiende Kraft gegen negative Energien in Kugelform. Der Stein ist auch wirkungsvoll bei der Behandlung von Gleichgewichtsstörungen, die verschiedensten Schmerzen unterschiedlicher Ursache und Nervenverletzungen. Auch Ischias und Hexenschuss können mit Turmalinquarz therapiert werden. Er gilt als ein Harmoniestein, der Neutralität und Gelassenheit mit sich bringt und Aggressionen vertreibt.

Turmalinquarz ist von schwarzem Turmalin durchwachsener Bergkristall.

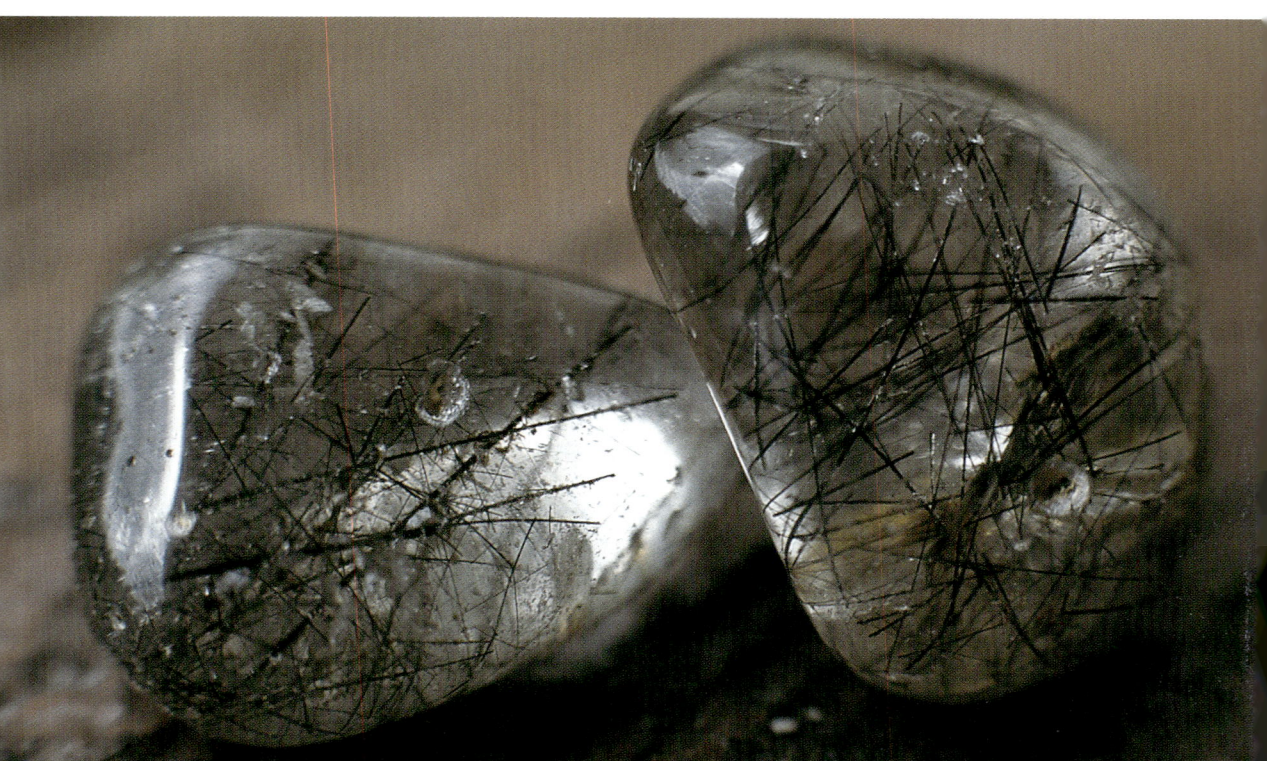

Magische Eigenschaften

Der Turmalinquarz symbolisiert die Vereinigung. Der Stein, der zur Familie der Quarze gehört, umhüllt im durchsichtigen Quarz schwarze Turmalinnadeln.

Chakra-Zuordnung

Der Stein wirkt besonders gut, wenn man ihn auf die Nebenchakren der Hände und Füße auflegt. Er eignet sich aber auch zum Auflegen auf dem Stirnchakra.

Sternzeichen

Der Turmalinquarz ist den Menschen zugeordnet, die im Sternzeichen des Steinbocks geboren sind.

Anwendung und Pflege

Entladen Sie den Stein unter Bergkristall- oder Hämatit-Trommelsteinen, und laden Sie ihn an der Sonne auf.

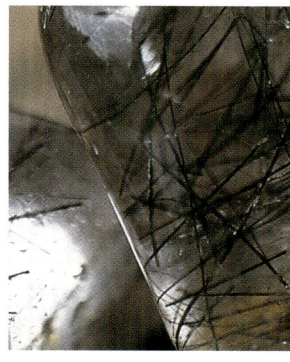

Turmalinquarz-kugeln haben eine ganz besondere Kraft.

Fundort/e	China, Australien, Brasilien sowie Madagaskar
Farbe/n	wie Quarz, mit schwarzen Einschlüssen
Chemische Zusammensetzung	es handelt sich bei diesem Stein um einen Bergkristall mit eingeschlossenem schwarzen Turmalin: $SiO_2 + NaFe_3(Al, Fe)_6[(OH, F)_4/(BO_3)_3/Si_6O_{18}]$
Härte	7
Handelsübliche Formen	poliert wird der Stein als Handschmeichler oder zum Auflegen angeboten; besonders ist er allerdings als Schmuck- oder Trommelstein beliebt
Kristallisation	Quarz, mit Einschlüssen von schwarzem Turmalin; trigonaler Kristall

Turmalinquarz gehört zur Familie der Quarze. Durch das feste Verwachsen von Bergkristall mit Turmalin hat er seine besonderen mineralogischen und geologischen Eigenheiten.

Ulexit

Der Ulexit hat eine
samtige weiße bis
graue durchschei-
nende Textur.

Geschichte und Legende

Benannt wurde der Ulexit nach dem Hamburger Chemiker G. L. Ulex (1811 – 1883). Die merkwürdig anmutenden Bezeichnungen TV-Rock oder Fernsehstein sind Namen aus neuerer Zeit. Sie resultieren aus der Tatsache, dass der Stein – allerdings nur bei einer bestimmten Art von Schliff – genauso wie ein Glasfaserkabel funktioniert: Die Kristalle des Ulexits leiten das Bild, auf dem sie liegen, an ihre Oberfläche.

Heilwirkungen

Der Ulexit hat eine antibakterielle und desinfizierende Wirkung. Indirekt kann er auch vorbeugend gegen das Tetanus-Bakterium (Wundstarr-krampf) wirken. Man kann ihn auch für Augenbeschwerden verwenden. Auf psychischem Gebiet hilft der Stein bei einer Entscheidungsfindung. Er eignet sich auch als Helfer bei der weiteren Planung der Vorgehens-weise, um zu einem angestrebten Ziel zu gelangen. Er bewahrt seinen

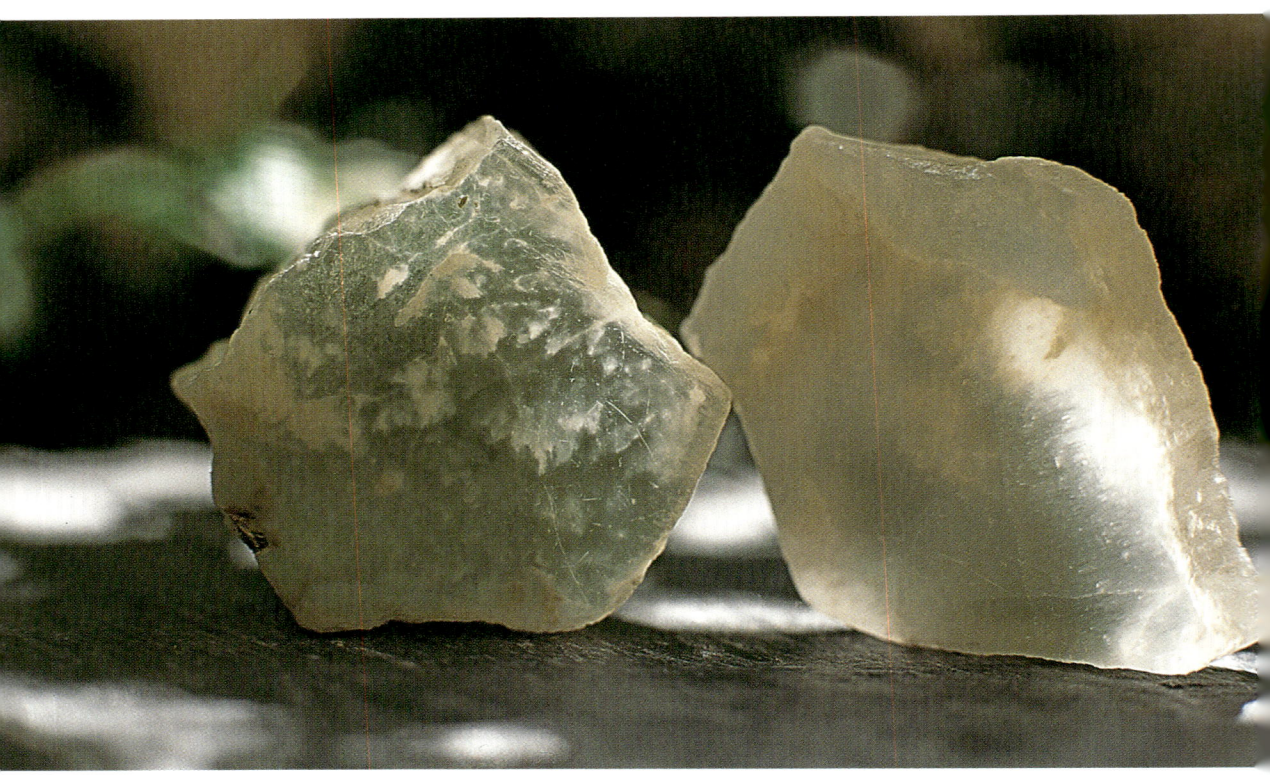

Träger vor zu großem Vertrauen und schärft seinen Blick für die Realität. Außerdem kann der Ulexit das Gedächtnis stärken und die Lernbereitschaft erhöhen.

Chakra-Zuordnung

Benutzen Sie den Ulexit für die Nebenchakren der Hände und Füße, bei den anderen Chakren eignet er sich vor allem als verstärkender Begleitstein.

Sternzeichen

Keinem besonderen Sternzeichen zugeordnet.

Anwendung und Pflege

Reinigen Sie den Stein einmal im Monat unter lauwarmem fließenden Wasser. Verwenden Sie ihn unter dem Kopfkissen, reinigen Sie ihn zweimal im Monat. Aufgeladen wird der Ulexit über Nacht in einer Bergkristallgruppe.

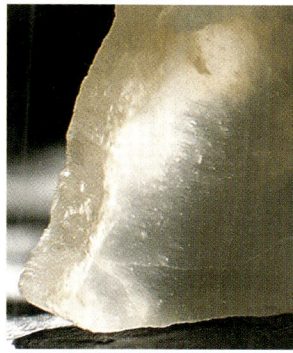

Bereits die Indianer kannten die antiseptische Wirkung des Ulexits.

Dem Ulexit wird vorbeugende Wirkung gegen das Tetanus-Bakterium zugeschrieben. Durch Auflegen oder Tee kann die Wunde desinfiziert und das Gift der Bakterien neutralisiert werden.

Weitere/r Name/n	Boronatrocalit, borsaurer Kalk, Hydroborocalcit, Natroborocalcit, Hayesin, Raphit, Tinkalcit, Tiza und TV-Rock
Fundort/e	USA, und zwar in den Bundesstaaten Nevada, Oregon und Kalifornien
Farbe/n	weiß bis grau, durchscheinend
Chemische Zusammensetzung	$NaCa [B_5O_6 (OH)_6] \cdot 5H_2O$
Härte	1
Handelsübliche Formen	den Stein gibt es im Handel nur als Naturstein
Kristallisation 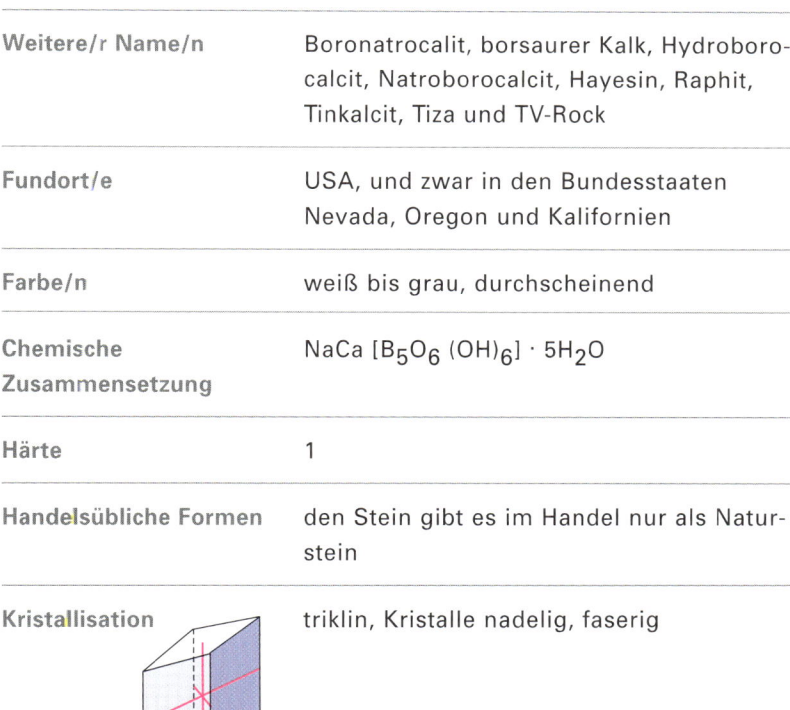	triklin, Kristalle nadelig, faserig

Unakit

Geschichte und Legende

Der Stein wurde bei den Griechen *unakis epidosis* genannt, was zusammenwachsen bedeutet. Er besteht aus fest miteinander verwachsenem roten Jaspis und grünem Epidot. Daraus leitete man ab, er führe zusammen, was zusammengehört.

Heilwirkungen

Der Unakit stärkt die körpereigene Kondition und das Immunsystem. Er kann bei allen Krankheiten wegen dieser Wirkung zusätzlich angewendet werden und mindert die jeweilige körperliche Schwäche. Außerdem gilt er als verdauungsfördernd und stoffwechselanregend. Ebenso soll er helfen, Verlorenes wieder zu finden. Nach schweren Krankheiten und zehrenden Phasen kann er regenerierend wirken. Er entspannt den Unterleibsbereich und hilft bei der Schleimlösung in den Atemwegen. Der Unakit vermittelt Geduld, er entspannt die Psyche und gibt Zuver-

Der Unakit ist für seine ausgleichende Wirkung bekannt.

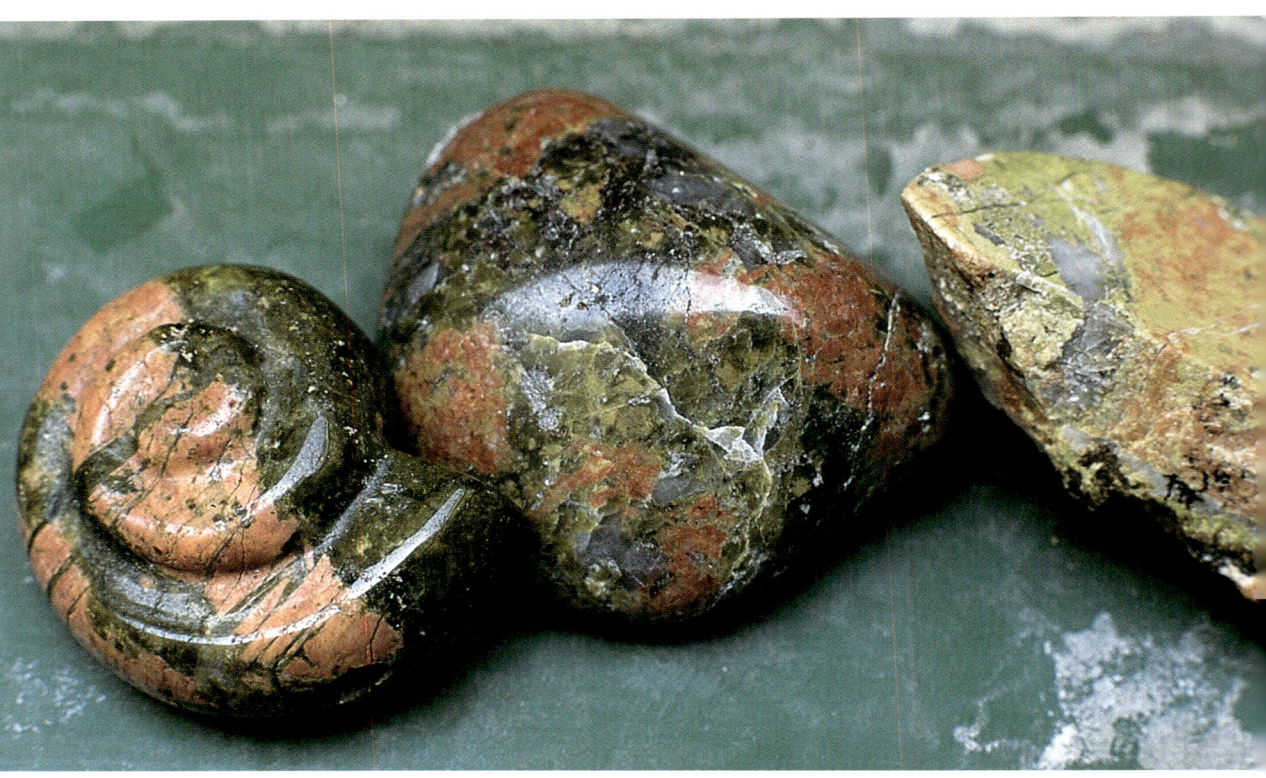

sicht und Selbstvertrauen. Kummer kann seinem Träger nichts anhaben, ebenso wenig wie Verzagen und Selbstmitleid.

Magische Eigenschaften
Der Unakit ist auch unter dem Namen Epidot bekannt. Man soll ihn bei sich tragen, da er dabei hilft, Verlorenes wieder zu finden.

Chakra-Zuordnung
Er wirkt auf das Herzchakra und die Nebenchakren der Hände.

Sternzeichen
Der Stein ist sowohl dem Sternzeichen der Zwillinge als auch dem Zeichen Waage zugeordnet.

Anwendung und Pflege
Den Therapiestein sollten Sie unter fließendem Wasser entladen, bei größeren Stücken besser trocken unter Hämatit-Trommelsteinen; dann einmal im Monat mehrere Stunden in einer Bergkristallgruppe wieder aufladen.

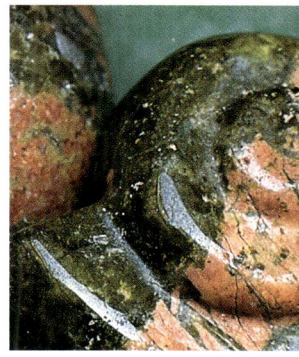

Der Unakit ist ein rötlicher Stein mit grünen Epidotfeldern.

Weitere/r Name/n	Epidot
Fundort/e	Südafrika, Brasilien, China
Farbe/n	rötlich mit grünen Sprenkeln oder umgekehrt
Chemische Zusammensetzung	$Ca_2 (Al, Fe) Al_2 [O/OH/SiO_4/Si_2O_7]$ + K, Mg, Mn, Sr, Ti
Härte	6 bis 7
Handelsübliche Formen	Trommelsteine, Ketten und Anhänger sind im Handel zu finden
Kristallisation	Kalzium-Eisen-Aluminium-Verbindung, mineralienreich; monokliner Kristall

Seine besonderen Wirkungen entfaltet der Unakit auf den unteren Genitalbereich von Mann und Frau, wo er entspannend und entkrampfend wirkt.

Versteinertes Holz

Geschichte und Legende

Bei dem Versteinerten Holz handelt es sich um Versteinerungen urwelt-
licher Bäume, so genannter Mammutbäume, die seit Jahrmillionen luft-
dicht verschlossen lagen. Schon die Etrusker machten sie zu Kult-
objekten. Heute werden sie von Esoterikern verwendet, um sich an ein
früheres Leben zu erinnern.

Heilwirkungen

Versteinertes Holz stabilisiert allgemein die Gesundheit und die Abwehrkraft. Es beruhigt und macht zufrieden. Das Holz verhilft zu einer gesunden Bodenständigkeit.

*In vielen kräftigen
Erdfarben leuchtet
das versteinerte
Mammutholz.*

Magische Eigenschaften

Versteinertes Holz gilt in der Mythologie als Gegenstand mit göttlichen
Kräften, der zudem Naturverbundenheit symbolisiert.

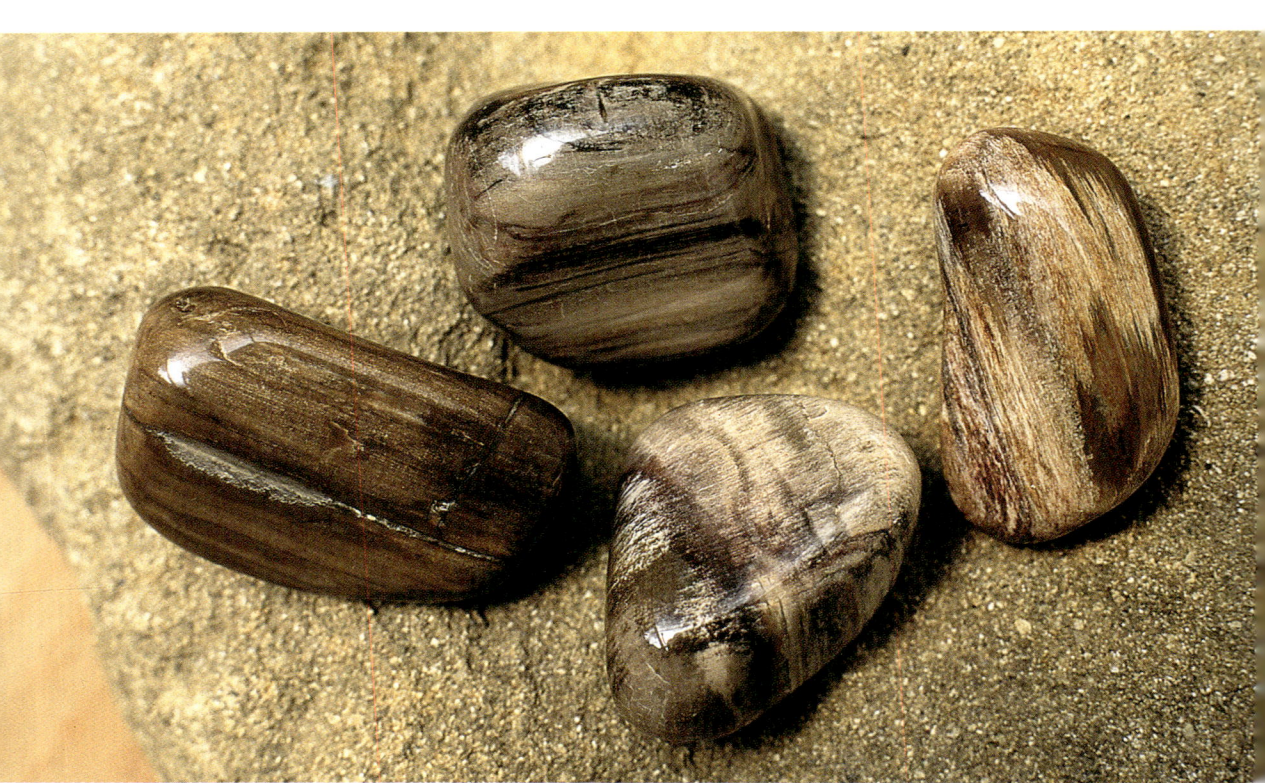

Chakra-Zuordnung

Versteinertes Holz ist ein guter Energiespender auf dem Herzchakra.

Sternzeichen

Keinem bestimmten Sternzeichen zugeordnet.

Anwendung und Pflege

Versteinertes Holz wird mit Wasser entladen und in der Sonne kurz aufgeladen (30 Minuten).

Verwandte Steine

Baumquarz ist ein versteinerter Ast mit Rinde, dessen Entstehung vor mehr als 150 Millionen Jahren durch die Verschmelzung von Kieselsäure mit einem abgestorbenen Baum begann. Im Laufe der Zeit erhärtete die mineralienreiche Lösung, und das Holz versteinerte. Das braun-rötlich orangefarbene Baumquarz mit seiner weißgrauen Rinde findet man nur auf Madagaskar. Es sind nur wenige Heilwirkungen von Baumquarz bekannt. Auf das Wurzelchakra kann es besonders intensive Energie abgeben. Baumquarz entlädt sich unter fließendem warmen Wasser und lädt sich in einer Bergkristallgruppe wieder auf.

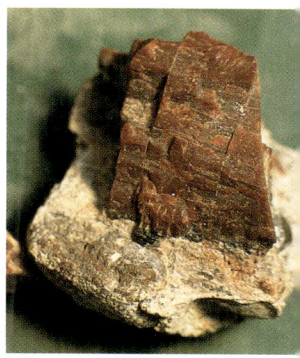

Baumquarz gibt es als Rohstein, Handschmeichler und Anhänger.

Das amorphe Baumquarz wirkt auf dem Wurzelchakra und schützt vor Arterienverkalkung und Gefäßverengung. Baumquarzwasser auf nüchternen Magen regt Kreislauf und Nervensystem an.

Fundort/e	USA (Arizona), Brasilien, Australien, Kanada, Afrika, Deutschland (Sachsen)
Farbe/n	graubraun, braun, von Mammutbäumen auch in kräftigen Farben (braun, rot, violett, blau, grün, gelb)
Chemische Zusammensetzung	SiO_2 (C, Fe, OH)
Härte	je nach Ausgangsholz
Handelsübliche Formen	das Holz wird in seiner Rohform angeboten oder zu Kugeln, Pyramiden und Anhängern verarbeitet
Kristallisation	totes Holz erstarrt in der Erde ohne Sauerstoff unter Einfluss von Kieselsäure und wird zu Quarz oder Opal; amorpher Stein

Vesuvian

Geschichte und Legende

Schon vor Christi Geburt war der Vesuvian sowohl als Heil- als auch als Schutzstein bekannt. Die Griechen nannten ihn *Idokras* (konzentrierte Mischung). Die Römer gaben ihm später den Namen Vesuvian, da er zuerst am Fuße des Vesuv gefunden wurde. Griechen wie Römer kannten und nutzten die Heilkraft dieses mineralienreichen Steines. Er zählt zu den ersten Steinen, die als Pulver zermahlen für heilende Zwecke benutzt wurden.

Heilwirkungen

Speziell als Badezusatz und Tee entfaltet der Vesuvian seine Wirkung.

Der Vesuvian lindert chronische Erkrankungen, die durch Umweltgifte wie Blei und Quecksilber entstanden sind, und ist damit ein nützlicher Helfer in der modernen Zivilisation. Er hat eine reinigende und entschlackende Wirkung auf den Körper. Nach längerer Krankheit unterstützt er die Genesung. Obendrein ist er ein erfolgreicher Helfer für die

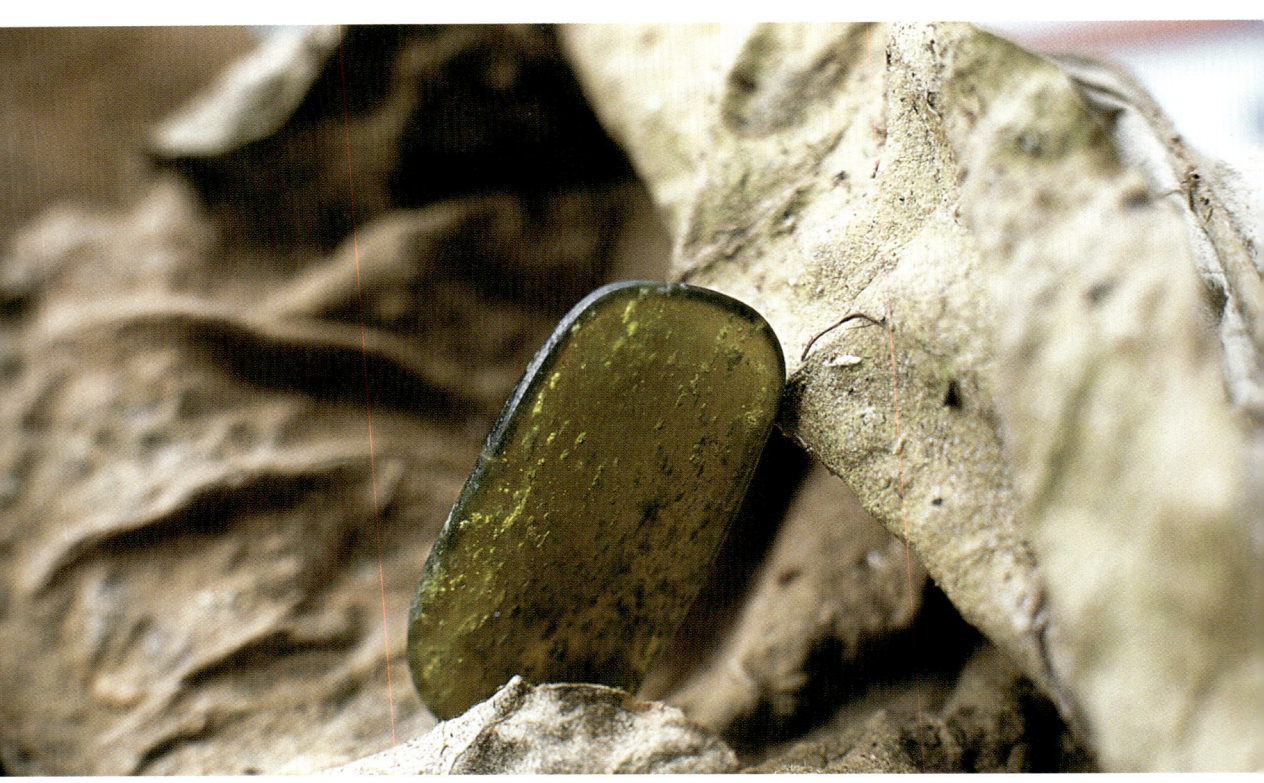

Psyche seines Trägers, denn er nimmt Ängste, besänftigt und wirkt der Schwermut entgegen. Er macht den Träger offen für seine Umwelt und regt dessen Tatendrang an. Menschen, die einen Vesuvian bei sich haben, gelingt es nicht, sich zu verstellen.

Chakra-Zuordnung

Der Vesuvian wirkt gut auf dem Herzchakra. Legen Sie sich zur Harmonisierung und Stärkung Ihres Herzchakras ganz entspannt auf den Rücken. Den Vesuvian legen Sie in die Mitte Ihrer Brust. Schließen Sie nun die Augen, und lenken Sie Ihre ganze Konzentration auf Ihr Herzchakra.

Sternzeichen

Keinem besonderen Sternzeichen zugeordnet.

Anwendung und Pflege

Entladen und reinigen Sie den Stein einmal im Monat unter fließendem lauwarmen Wasser. Laden Sie ihn danach für einige Stunden in einer Bergkristallgruppe auf.

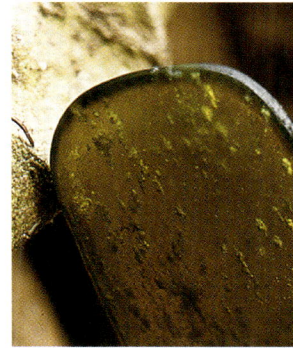

Der Vesuvian war schon vor Christi Geburt als Heil- und Schutzstein bekannt.

Der Vesuvian oder Idokras ist eine sehr mineralstoffreiche Verbindung aus Kalzium, Magnesium und Eisen. Daher hat er besonders reinigende und entschlackende Wirkung auf den Organismus.

Weitere/r Name/n	Idokra, Wiluit
Fundort/e	vor allem kommt der Stein, wie es sein Name nahelegt, vom Vesuv (Italien); ferner: USA, GUS-Staaten
Farbe/n	von grün über gelb bis braun
Chemische Zusammensetzung	$Ca_{10} (Mg, Fe) Al_4 [(OH)_4/(SiO_4)_5/(Si_2O_7)_2]$
Härte	6,5
Handelsübliche Formen	den Vesuvian gibt es als Naturstein oder auch als Kristallstück
Kristallisation	tetragonal, Kristalle prismatisch, gestreift, quadratischer Querschnitt

Zinkblende

Geschichte und Legende
Als so genannte Blende ist Zinkblende schon seit dem Mittelalter im Bergbau bekannt. Überlieferungen zu ihrer Heilwirkung gibt es jedoch nicht.

Heilwirkungen
Da es aus der weiteren Vergangenheit keine Schilderung über die heilenden Wirkungen der Zinkblende gibt, kann man nur auf die neueren Erfahrungen zurückgreifen. Die Zinkblende wirkt auf die erotische Beziehung zweier Menschen zueinander. Hat sich die Partnerschaft ein wenig abgekühlt, vermag die Zinkblende sie wieder zu beleben. Sie kann auch die Gehirnfunktionen unterstützen und bei Prostataerkrankungen helfen. Ihr hoher Gehalt an Spurenelementen hilft dem Wachstum. Außerdem kann sie den Heilungsprozess von Hauterkrankungen wie Ekzemen und Akne beschleunigen.

Zinkblende wird eine stark erotisierende Wirkung nachgesagt.

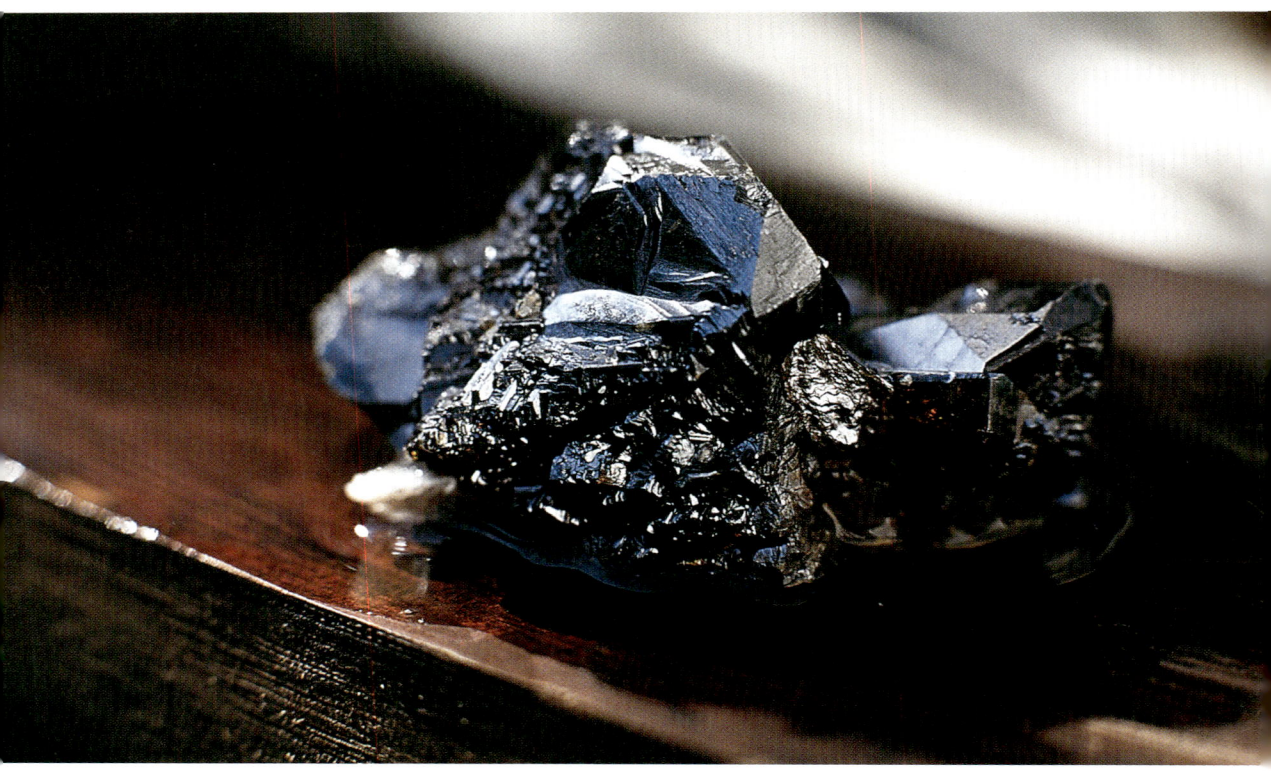

Die Zinkblende ist ein guter Energiespender bei psychischen Erschöpfungszuständen. Sie macht zuversichtlich bei Mutlosigkeit. Außerdem hält sie vom Grübeln ab. Dadurch ermöglicht sie ihrem Träger abzuschalten, loszulassen und Ruhe zu finden.

Chakra-Zuordnung
Die Zinkblende entfaltet ihre positiven Wirkungen vor allem über das Wurzelchakra.

Sternzeichen
Keinem bestimmten Sternzeichen zugeordnet.

Anwendung und Pflege
Entladen Sie die Zinkblende einmal im Monat unter fließendem lauwarmen Wasser. Zum Aufladen empfiehlt es sich, sie über Nacht in eine Bergkristallgruppe zu legen.

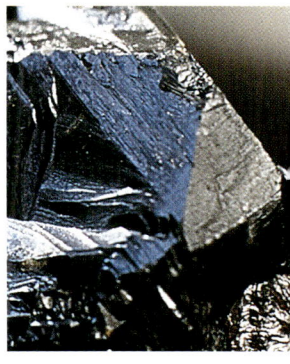

Spurenelementen verdankt die Zinkblende ihre Heilwirkung.

Weitere/r Name/n	Sphalerit
Fundort/e	Spanien, Ex-Jugoslawien, Peru, Russland, Kanada
Farbe/n	in diversen Tönen: schwarzbraun, braun, gelb, orange
Chemische Zusammensetzung	(Zn, Fe) S
Härte	3,5 bis 4
Handelsübliche Formen	meist findet man im Handel die Zinkblende als Rohstück oder als Kristalle; selten wird Zinkblende zu Schmuck verarbeitet
Kristallisation	Kristallisation kubisch, Kristalle häufig tetraedrisch, gestreift, Zwillinge

Die Zinkblende, eine Zink-Schwefel-Verbindung, ist daran erkennbar, dass sie an ihren Bruchflächen sehr stark glänzt und oft sehr intensiv farbig durchscheint, wenn man sie gegen das Licht hält.

Zinnober

Geschichte und Legende

Schon 700 v. Chr. wurde der Zinnober abgebaut; damals wurde in den Gruben von Almadén in Spanien von den Griechen bereits das giftige Quecksilber daraus gewonnen. Doch die heilende Kraft des Zinnobers wurde auch von Naturvölkern beobachtet.

Heilwirkungen

Zinnober überträgt seine heilenden Eigenschaften auf das Blut. Er kann die Bildung weißer Blutkörperchen im Blut aktivieren, den Körper entgiften und entschlacken. Damit gewährleistet er positive Wirkungen auf die körpereigenen Abwehrkräfte und wirkt stärkend gegen Krankheitserreger. Auf diese Weise baut er das Immunsystem auf und hilft, Infektionen zu vermeiden. Aufs Ohr aufgelegt soll Zinnober Hörprobleme lösen. Außerdem soll er bedrückende Gedanken, Niedergeschlagenheit und sogar Depressionen vertreiben. Er befreit von Problemen,

Hinter dem Namen Zinnober verbirgt sich ein Quecksilbersulfid.

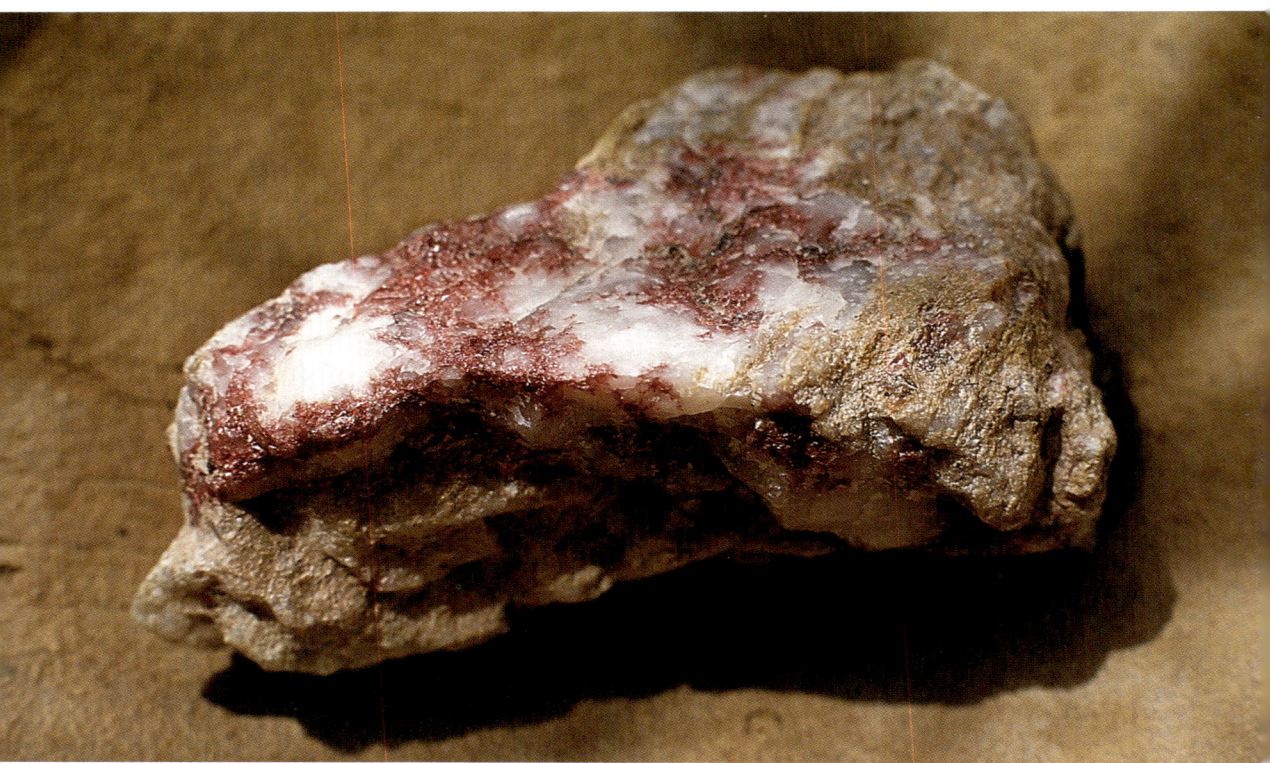

die seinen Träger seelisch und geistig bewegen, belasten oder sogar bremsen.

Magische Eigenschaften

Der Zinnober enthält negative wie auch positive Komponenten. Einerseits ist er die Grundsubstanz für das giftige Quecksilber, andererseits besitzt er vielfältige Heilkräfte.

Chakra-Zuordnung

Er entfaltet seine Heilkraft intensiv auf dem Wurzelchakra.

Sternzeichen

Keinem bestimmten Sternzeichen zugeordnet.

Anwendung und Pflege

Den Therapiestein einmal monatlich unter fließendem warmen Wasser entladen und anschließend kurze Zeit in der Sonne wieder aufladen. Zinnober sollte nie als Tee oder Elixier zur inneren Anwendung genommen werden!

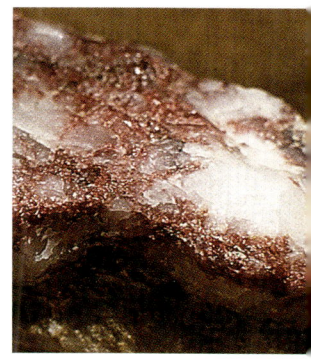

Zinnober gab der Farbe Zinnoberrot ihren Namen.

Weitere/r Name/n	Cinnabrit
Fundort/e	hauptsächlich Spanien, aber auch GUS-Staaten, Algerien, USA
Farbe/n	rot
Chemische Zusammensetzung	HgS
Härte	2 bis 2,5
Handelsübliche Formen	Zinnober wird normalerweise nur als Rohkristall angeboten
Kristallisation	Quecksilber-Schwefel-Verbindung; meist nicht in Kristallen, sondern als Quecksilbererz gefunden; trigonaler Kristall

Zinnober, der auch unter dem Namen Cinnabrit bekannt ist, kommt nur selten in Kristallform vor. Meist wird es in groben Stücken als Quecksilbererz gefunden.

Zirkon

Geschichte und Legende

Im Altertum nannte man den Zirkon Hyazinth. Unter diesem Namen ging er in die Überlieferung ein. Der Name soll der Mythologie entstammen und vom jungen Hyakinthos abgeleitet sein, den Apollo aus Eifersucht auf dessen Schönheit tötete; seinem Blut entwuchs die Hyazinthe, deren Schönheit sich im Hyazinth widerspiegelte.

Heilwirkungen

Zirkon wurde zum Stein, der Frieden stiftet.

Eine Reihe von Wirkungen auf den Körper werden diesem Stein zugesprochen: Über die Anregung von Leber und Galle wirke er krampflösend; er sei ein beruhigender Stein bei Asthma und allen Allergien und lindere Lungen- und Bronchienerkrankungen, schwere Erkältungen und Beschwerden in den Atemwegen. Auch bei Darmstörungen und durch Verdauungsprobleme hervorgerufene Unterleibskrämpfen kann er eingesetzt werden. Er regt den Stoffwechsel an und beugt Wasseransamm-

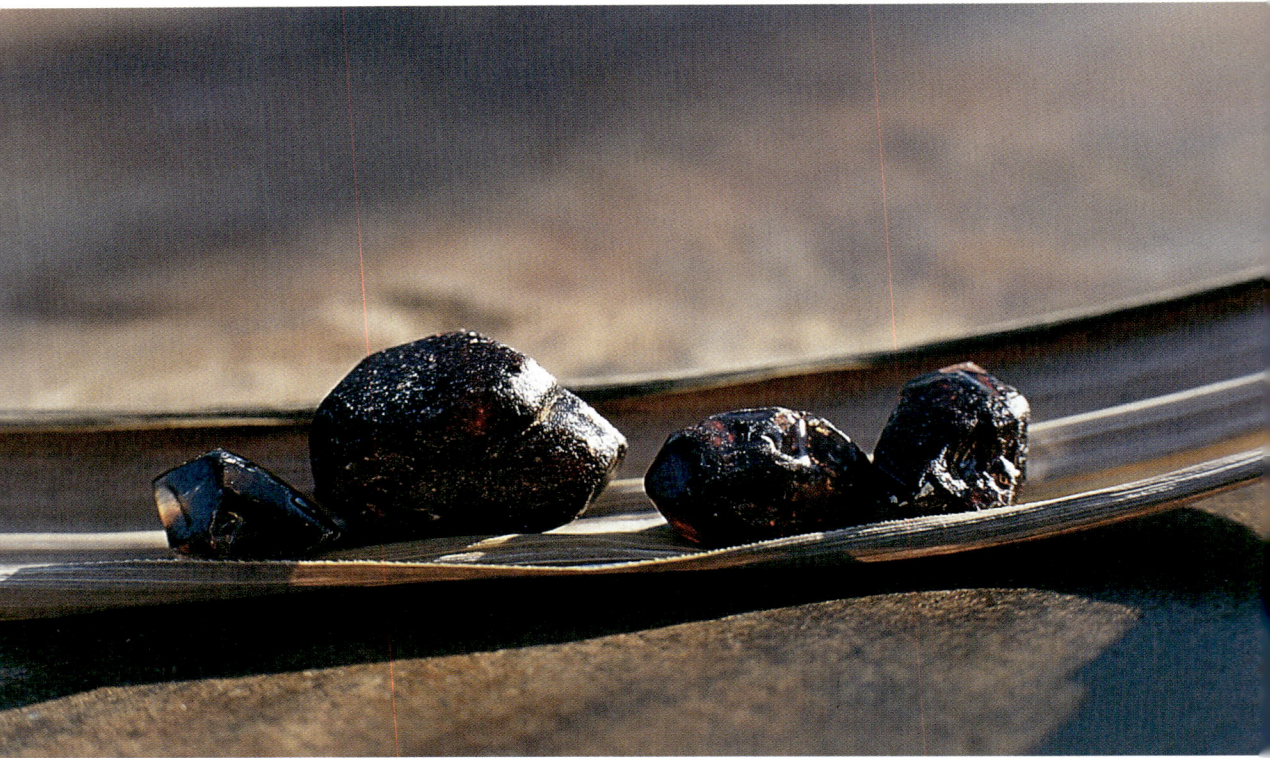

lungen im Gewebe sowie dem dadurch bedingten hohen Blutdruck vor. Auch Schmerzen lindert er. Frauen hilft er bei Menstruationsbeschwerden und verspäteten Regelblutungen.

Wer meint, zu materialistisch zu denken, sollte sich einen Zirkon anschaffen.

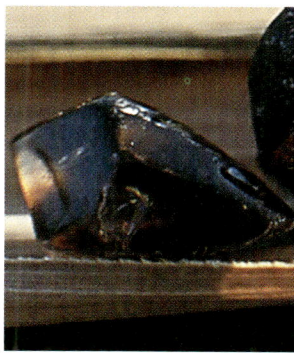

Magische Eigenschaften

Der Zirkon symbolisiert Heilung. Er hilft seinem Träger, Verluste zu überwinden, soll Wahnsinn heilen und den Verstand fördern.

Chakra-Zuordnung

Der Zirkon wirkt gut auf das Wurzel- und Sakralchakra.

Der Zirkon kann Fieber senken und hilfreich sein bei allen Entzündungen.

Sternzeichen

Der helle Zirkon ist dem Stier, der blaue dem Schützen zugeordnet.

Anwendung und Pflege

Der Zirkon soll einmal im Monat in trockenes Meersalz gelegt werden, dort entlädt er sich und lädt zugleich wieder auf.

Weitere/r Name/n	Hyazinth (orange und rotbraun)
Fundort/e	Australien, Kambodscha, Thailand, Sri Lanka, Norwegen
Farbe/n	farblos, gelb, orange, braun bis violett, blau und grün
Chemische Zusammensetzung	$ZrSiO_4$ + Al, Ca, Ce, Fe, Hf, P, Th, U, Y
Härte	6,5 bis 7,5
Handelsübliche Formen	wie in der Natur gefunden zum Auflegen, geschliffen zu Schmuck verarbeitet
Kristallisation	gedrungene, vierseitige Prismen von Inselsilikaten, die in Graniten gefunden werden; tetragonaler Kristall

Der Zirkon hilft, bei Trennungen loszulassen, und macht die Vergänglichkeit bewusst. Er regt die Auseinandersetzung mit der Realität an und fördert Träume.

Zoisit

Geschichte und Legende

Der Zoisit wurde erst im 19. Jahrhundert bekannt. Er wurde erstmals in Österreich gefunden und erhielt seinen Namen nach seinem Finder, Baron von Zois. Er ist ein moderner Stein, der erst 1967 in seiner blauen Variante, als Tansanit, in der Nähe des afrikanischen Berges Kilimandscharo gefunden wurde und durch den New Yorker Juwelier Tiffany zu schnellem Ruhm kam. Seitdem ist er heiß begehrt.

Heilwirkungen

Der Zoisit unterstützt das Wachstum und stärkt die Abwehrkräfte.

Der Zoisit gilt als eine Art Fruchtbarkeitsstein, der sich bei Mann und Frau gleichermaßen positiv auswirkt, und ebenso als Schutzstein für die Schwangerschaft. Er soll die Zellteilung anregen, den Organismus entgiften und dabei das Immunsystem aufbauen. Er wirkt allerdings langsam. Insgesamt unterstützt er kreative und konstruktive Tendenzen und ist damit auch bei langsamer Rekonvaleszenz ein guter Begleiter.

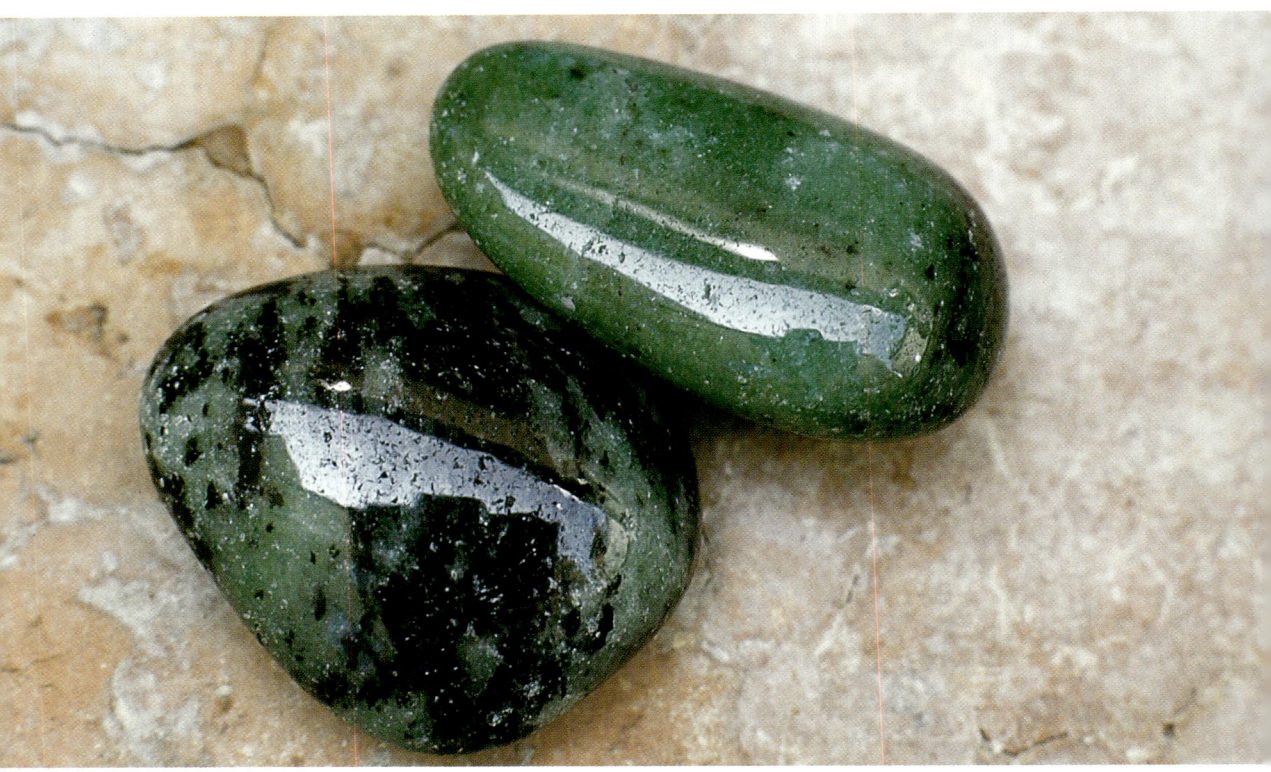

Magische Eigenschaften

Der Zoisit steht für sexuelle Wünsche, Fruchtbarkeit und Gesundheit der zu erwartenden Kinder.

Chakra-Zuordnung

Er entfaltet seine volle Kraft auf dem Herzchakra, indem er Herz und Kreislauf mit seinen sanften Schwingungen harmonisiert. Er hat eine gute Wirkung auf dem Wurzelchakra.

Sternzeichen

Keinem bestimmten Sternzeichen zugeordnet.

Anwendung und Pflege

Der Zoisit wird einmal monatlich unter fließendem warmen Wasser entladen, dann in der Sonne wieder aufgeladen. Nur die blauen Steine mögen es komplizierter: Sie laden sich in einer Schüssel Wasser unter Bergkristallen und Saphiren auf.

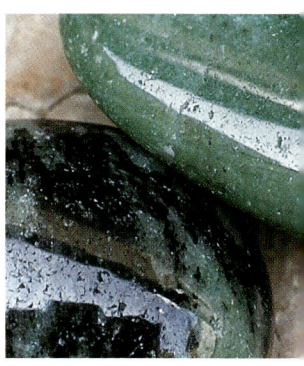

Elizabeth Taylor soll den schönsten Schmuck aus blauem Zoisit besitzen.

Weitere/r Name/n	in Blau heißt er Tansanit
Fundort/e	ausschließlich im ostafrikanischen Land Tansania
Farbe/n	grün, rosa, blau
Chemische Zusammensetzung	$Ca_2Al_3 [O/OH/SiO_4/Si_2O_7] + Cr, Mg, Sr, V$
Härte	6,5
Handelsübliche Formen	es gibt im Handel kleinere Kristalle, aber auch Trommelsteine; darüber hinaus sind Scheiben in Geschäften erhältlich
Kristallisation	er entsteht bei der Umwandlung basischer Magmatite; rhombischer oder trigonaler Kristall

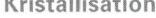
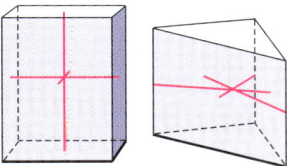

Als Zoisit bezeichnet man die grüne Farbvariante. Der rosa gefärbte Zoisit heißt Thulit; er unterscheidet sich durch seinen hohen Mangananteil. Darüber hinaus existiert der blaue Tansanit sowie der Rubin-Zoisit mit Rubineinschlüssen.

Ihr persönliches Stein-Abc

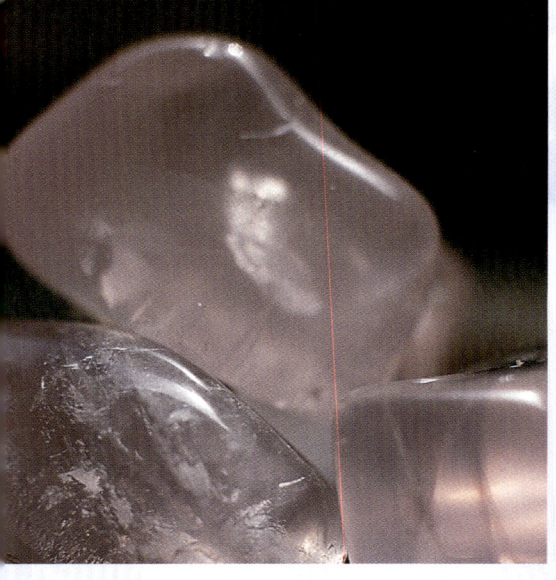

Stellen Sie sich Ihre persönliche Steinapotheke zusammen. Auf einen Blick finden Sie die wichtigsten Heilsteine, die häufigsten Beschwerden, die Symbole der wesentlichen Elemente und die sich oft wiederholenden chemischen Formeln.

Die steinerne Hausapotheke

Krankheiten, leichte oder ernstere Beschwerden – sei ihre Ursache körperlicher oder psychischer Natur – lassen sich mit Heilsteinen lindern, manchmal sogar ganz beseitigen. Nützen Sie diese Heilkraft der Natur, die frei von Nebenwirkungen ist und sich überall problemlos anwenden lässt. Gerade wer immer unter den gleichen Symptomen leidet, sollte sich überlegen, ob er sich eine kleine Hausapotheke aus Heilsteinen anlegt. Sie benötigen lediglich einige Edel- oder Halbedelsteine. Oder Sie können sich eine individuelle Chakren- oder Therapiekette zusammenstellen. Gerade die persönliche Heilkette ist – wie mehrere Trommelsteine – leicht mitzunehmen und kann selbst auf Reisen gute Dienste leisten. Die am häufigsten gebrauchten Heilsteine sollten Sie für sich und Ihre Familie in einer steinernen kleinen Hausapotheke stets griffbereit haben. Einzelne kleine Roh- oder Trommelsteine reichen. Die steinerne Hausapotheke kann nicht nur helfen, sie ist auch optisch eine Bereicherung. In einem kleinen Regal oder hinter Glas schmückt sie Ihre Wohnung. In der folgenden Übersicht erhalten Sie einen Überblick über die verbreitetsten Heilsteine und Ihre Einflussbereiche, in denen Sie sie unterstützend zur Heilung einsetzen können.

Eine Grundausstattung der wichtigsten Steine immer im Haus zu haben kann nicht schaden. Dazu bedarf es keines großen Aufwands. Etwa 20 Steine genügen bereits.

Die wichtigsten Heilsteine von A bis Z

Heilstein	Anwendungsgebiete	Heilstein	Anwendungsgebiete
Achat	Schwangerschaftsschutzstein für Mutter und Kind, Kopfschmerz und Schwindel, fiebrige Infektionen, Hautkrankheiten; ermüdete Augen	Bernstein	Abszess, Allergie, allgemeine Abwehrschwäche, Asthma, Bronchitis, Durchblutungsstörungen, Fieber, Furunkel, Gicht, Herzschwäche, Heuschnupfen, Hexenschuss, Ischias, Kopfschmerz, Migräne, Nervenentzündung, Rheuma, Stoffwechselstörung, Stress, Zahnfleischentzündung
Aquamarin	Angina, Erkältung, geschwollene Lymphknoten, Mandelentzündung, Schilddrüsenstörung, Sprachstörungen, Unruhe		
Bergkristall	Grüner/grauer Star, Bandscheibenbeschwerden, Blutungen, Migräne, Verbrennungen	Beryll	Durchfall, Magen-Darm-Beschwerden, Augenleiden, Angina und Erkältungen, Stress

Heilstein	Anwendungsgebiete
Chrysoberyll	Schärft die Sehkraft, hilft bei Schielen, Augenentzündungen, Erblindungen; Bauchschmerzen (Chrysoberyllwasser); Leberbeschwerden, Nervosität, Alpträume
Falkenauge	Kurzsichtigkeit, Augenentzündungen, Augenstörungen jeder Art (in Scheiben geschnittenen Stein in Wasser erwärmt auf die Augenlider legen); Kopfschmerzen, Migräne
Granat	Durchblutungsstörungen, Herzschwäche, Impotenz, gestörte Sexualität
Hämatit	Hämorrhoiden, Krampfadern, Kreislaufschwäche, Nierenerkrankung, Schlafstörungen
Heliotrop	Blasenentzündung (20 Minuten auf den Unterbauch legen); Herzschmerzen, Herzrhythmusstörungen, Durchblutungsstörungen der Herzkranzgefäße; Leber-, Nieren-, Milzbeschwerden, Lungenerkrankungen; Infektionskrankheiten; guter Schwangerschaftsstein
Jade	Blutungen, Fieber, unerfüllter Kinderwunsch, Nierenerkrankung
Jaspis, gelber	Übergewicht, Verstopfung, Wechseljahrebeschwerden
Jaspis, rotbrauner	Blähungen, Gallenbeschwerden, Gastritis, Hepatitis, Leberbeschwerden, Magen-Darm-Störungen, Magengeschwür, Verdauungsstörungen, Zuckerkrankheit

Heilstein	Anwendungsgebiete
Karneol	Bauchschmerzen, Eierstockentzündung, Kreislaufschwäche, Menstruationsbeschwerden, Schwangerschaftsbeschwerden, Verstopfung, Zysten; im Allgemeinen wirksam bei Unterleibsbeschwerden
Koralle	Starker Heilstein: schützt vor negativen Energien und Energieverlust; Knochenbrüchigkeit (Osteoporose), bei Kindern gesundes Knochenwachstum; Wachstum und Aufbau jeder Art; Blutkrankheiten, Kreislaufbeschwerden
Pyrit	Blähungen, Erkältung, Gastritis, Menstruationsbeschwerden, Nervosität, Sodbrennen, Stoffwechselstörung, Stress, Unruhe, Wechseljahrebeschwerden, Zuckerkrankheit
Rosenquarz	Abszess, Alpträume, müde Beine, Bettnässen, Gallenbeschwerden, unerfüllter Kinderwunsch, Kopfschmerz, Schlafstörung
Speckstein	Akne, Hautunreinheiten, Hauterkrankungen
Tigerauge	Asthma, entzündete Bauchspeicheldrüse, Bronchitis, Kopfschmerz, Leberleiden, Migräne
Topas	Gicht, Leberleiden, Magengeschwür, Mandelentzündung, Nervosität, Sprachstörungen, Verstopfung
Türkis	Hals-, Mandel-, Lungenentzündung, Rheuma, Sodbrennen

Beschwerden von **A** bis **Z**

Die folgende alphabetische Zusammenstellung häufiger körperlicher und psychischer Beschwerden soll Ihnen den direkten Zugriff auf die passenden Heilsteine erleichtern. Bitte beachten Sie, dass Steine keine Schnellheiler sind, keine Wunder vollbringen können und den Gang zum Arzt nicht ersparen.

Abszess Bernstein mit einem Heftpflaster auf die betroffene Hautstelle kleben. Nachts und tagsüber sollten Sie den Bernstein so lange tragen, bis der Abszess abschwillt. Rosenquarz dagegen beruhigt den Schmerz.

Abwehrkraft Bei geschwächtem Immunsystem sollte mindestens ein halbes Jahr lang ein Labradoritamulett direkt auf der Haut getragen werden. Bei einer Familiendisposition zu Krebs empfiehlt es sich, viel Lapislazulischmuck zu tragen. Die allgemeine körperliche Abwehrkraft stärken Olivin, grüner Turmalin und Rubin, den man über Nacht in etwas Rotwein einlegen kann (auch ein zum Schmuckstück gefasster Rubin eignet sich); am nächsten Tag trinkt man in kleinen Schlucken den Wein.

Aids Steine können keine Wunder vollbringen. Allerdings können alle Steine, die das Immunsystem stärken – dazu viel Bernstein, direkt auf der Haut getragen, beispielsweise als flache Ketten, die Männer unter dem Hemd tragen können – die Abwehrkraft bei Aids stärken. Auch eine Turmalinkette kann hilfreich sein.

Akne Eine Paste aus geriebenem Specksteinpulver sollte für einige Stunden aufgetragen werden. Rhodochrosit als Handschmeichler bei sich tragen und sich regelmäßig jeden Abend mit Aventurinwasser waschen – einen Aventurinstein dazu tagsüber in Regen- oder Quellwasser einlegen. Frauen sollten Aventurin auch als Schmuck tragen.

Allergien Das beste Mittel gegen Allergien – auch gegen Heuschnupfen und gegen Tierhaarallergie – ist Bernstein in Trommelsteinform als Handschmeichler oder Schmuck. Außerdem sind Perlen, Aquamarin, Beryll und Zoisit hilfreich. Beruhigend wirken Hyazinth und Türkis. – **Vorbeugung für Allergiker** Macht jemand mit einer Allergie gegen Tierhaare einen Besuch bei Hunde- oder Katzenbesitzern und die Augen beginnen schon zu jucken und zu tränen, dann hilft eine rasch umgelegte Bernsteinkette.

Alpträume Sie lassen sich oft verhindern, wenn man nachts einen Heliotrop bei sich trägt. Auch Chalzedon wirkt gegen plagende Angstträume. Oder Sie legen einen ungeschliffenen Rosenquarz neben das Bett; Sie sollten ihn jede Woche einmal unter fließendem Wasser entladen.

Anämie Bei einer Anämie (Blutarmut) über längere Zeit eine Hämatitkugelkette direkt auf der Haut tragen und jeden Abend unter fließendem Wasser entladen.

Angina Beryll- oder Aquamarinscheiben täglich eine halbe Stunde auf das Halschakra auflegen; langfristig kurze Türkiskette um den Hals tragen.

Angst Malachit, Rhodonit und Türkis tragen. Turmalin auf das Herzchakra auflegen. Wer allgemein ängstlich ist, sollte eine Aventurinkette tragen. Bei Angst in bestimmten Situationen, z. B. bei Vorstellungsgesprächen, kann Pyrit auch als Handschmeichler helfen.

Antriebslosigkeit Apatit und/oder Karneol geben neuen Schwung in Lebenslagen, in denen man sich nur passiv treiben lässt und keine Initiative ergreifen kann. Sie vermitteln oft auch den Mut, sich neuen Aufgaben zu stellen.

Arthritis und Arthrose So oft wie möglich Bernstein – in jeder Form – tragen; auch Malachit wirkt gut. Wichtig ist, dass der Stein Hautkontakt hat.

Asthma und Atembeschwerden Bernstein tragen, auch Tigerauge, Zoisit, Falkenauge und Prasem. Malachitwasser trinken oder Malachitbad nehmen.

Augenbeschwerden Bei nachlassender Sehkraft: Smaragdkörnchen 20 Minuten in die Augenwinkel legen oder auf die Brillenbügel kleben. Bergkristall, Beryll und Chrysoberyll tragen. – Bei Entzündung: Mit Onyx- oder Smaragdwasser die Augen waschen (dazu ein frisches, sauberes Läppchen aus Baumwolle verwenden). Achat, Apatit oder Bergkristall auflegen. – Bei grünem und grauem Star: Regelmäßig dreimal täglich Bergkristall direkt auf die Augen legen.

Bandscheibenbeschwerden Bergkristall tragen und bei Rotlichtbestrahlung 20 Minuten auf den Rücken auflegen (siehe auch »Rückenschmerzen«, »Ischias« und »Hexenschuss«). Lassen Sie die eigentlichen Ursachen von einem Facharzt abklären.

Bauchschmerzen Bei psychosomatischer Ursache: Malachit tragen. – Bei Verdauungsschmerzen: Karneol und rotbraunen Jaspis tragen; Rauchquarz eine Viertelstunde direkt auf den Bauch legen. – Bei Menstruationsschmerzen: Karneol tragen, Feueropal oder Feuerachat auflegen.

Beine, müde und geschwollene Hämatit, Bernstein und Chalzedon – am besten zusammen als Kette – tragen.

Bettnässen Einen ungeschliffenen Rosenquarz etwa 80 Zentimeter entfernt vom Bett auf den Boden legen und einmal wöchentlich unter fließendem Wasser entladen.

Bindegewebsschwäche Rauchquarz tragen, auch als Handschmeichler bei sich führen.

Blähungen Jeden Abend vor dem Einschlafen eine Pyrit- oder Citrinscheibe 20 Minuten lang auf das Nabelchakra legen, zugleich eine rotbraune Jaspisscheibe direkt danebenlegen.

Blasenentzündung Bei akuter Entzündung sollten Sie Nephritwasser trinken, zwei Liter täglich. – **Bei chronischer Entzündung:** Heliotrop tragen und täglich eine halbe Stunde auf die Blase auflegen.

301

Blutdruck Bei zu hohem Blutdruck: Sodalith tragen und vor dem Einschlafen auf das sechste Chakra eine Sodalithscheibe eine Viertelstunde lang auflegen. Lapislazulischmuck tragen. Auch Chrysopras hilft. Bei zu niedrigem Blutdruck: Amethyst und Rubin tragen. Vorsicht: Patienten mit zu niedrigem Blutdruck sollten nie Lapislazuli tragen!

Blutungen Hämatit, Bergkristall, Jade und Topas bei Blutungen tragen; die Ketten oder Anhänger sollten bis zum dritten Chakra am Nabel reichen. – Bei Magenblutungen: Spinellwasser trinken und abends einen Spinell auf den Magen auflegen.

Blutzucker, erhöhter Regelmäßig abends und morgens rotbraunen Jaspis eine Viertelstunde oberhalb des Nabels auflegen, den Stein über Nacht in ein Glas Wasser legen und dieses morgens nüchtern trinken.

Brandblasen Sofort nach der Verbrennung Bergkristall oder Karneol direkt auf die betroffene Hautstelle auflegen.

Bronchitis Bernstein tragen und abends eine Pyritscheibe auf das Brustbein auflegen – vor allem bei chronischer Bronchitis. Als Schmuck zusätzlich Tigerauge tragen. Wichtig: Der Schmuckstein muss unbedingt direkten Hautkontakt haben. Tragen Sie gefasste Steine, fassen Sie sie immer wieder an.

Denken, unkonzentriertes Unklares und unkonzentriertes Denken wird vom Amethyst verjagt, er fördert die klaren Gedanken. Kopfarbeiter sollten morgens ein Glas Amethystwasser nüchtern trinken.

Depressionen Turmalinkette tragen; grüner Turmalin hilft besonders in den Wechseljahren. – Amazonit auf das Herzchakra auflegen oder/und als Amulett tragen. Lapislazuli als Schmuck ist altbewährt bei Depressionen jeder Art; er wirkt beruhigend, wenn die Seele um Hilfe ruft. Kunzit, Tigerauge und Türkis (nicht zu klein) helfen als Handschmeichler.

Durchblutungsstörungen Am besten Bernstein, Turmalin und Granat wahlweise tragen.

Durchfall Mehrmals täglich Beryllwasser trinken.

Eifersucht Sie wird beschwichtigt durch die Anwendung von Diamant und schwarzem Turmalin.

Energie, fehlende Das Tragen von Jaspis gibt neue Energie, wenn man sich schlaff und ausgelaugt fühlt. Der Stein setzt beim Träger vor allem neue Tatkraft frei.

Entbindungsschwierigkeiten Schon während der Schwangerschaft sollte die werdende Mutter stets Karneol und Jade bei sich tragen – in welcher Form auch immer. Auch während der Entbindung kräftigt der Karneol die Unterleibsfunktionen der werdenden Mutter, während Jade die Blutung bei und nach der Geburt stoppt.

Entzündungen Umschläge mit Spinellwasser und Auflegen eines Spinells helfen. – Bei Eierstockentzündung: Jeden Abend sollten Sie am besten auf beide Eierstöcke Karneol für 20 Minuten auflegen.

Erkältung Aquamarin tragen, Pyrit auflegen.

Erschöpfung, allgemeine Morgens nüchtern über einige Wochen Diamantwasser trinken und Korallen tragen.

Fieber Bernstein sofort bei einsetzendem Fieber als Kette tragen. Achat, Chrysokoll- oder Jadescheibe auf Herz- und/oder Stirnchakra auflegen.

Flechte Bei akuter Flechte: Bernstein tragen. – Bei chronischer Flechte: Einige Peridote zwei Wochen lang in Olivenöl einlegen und dann die Flechten morgens und abends mit dem Öl betupfen.

Furunkel Bernstein auflegen, solange der Furunkel nicht offen ist; auch über Nacht mit einem Heftpflaster direkt auf den Furunkel aufkleben.

Gallenreizung, -entzündung, -kolik Rotbrauner Jaspis hilft bei diesen Beschwerden; bei Bedarf mehrmals täglich auflegen. Auch Rosenquarz, geschliffen und ungeschliffen, lindert.

Gastritis Pyrit oder rotbraunen Jaspis nach dem Essen eine Viertelstunde auf den Magen auflegen. Ist das nicht möglich, ein Amulett aus einem der beiden Steine an langem Lederband über dem Magen tragen.

Gedächtnis, mangelndes Bei Gedächtnisschwäche trägt man am besten regelmäßig Granatschmuck. Er fordert und fördert das Erinnerungsvermögen.

Gerechtigkeitssinn, fehlender Seit dem Altertum wird Jade als das Mittel angesehen, das den Gerechtigkeitssinn schärft. Oft wurde auch eine Bergkristallkugel eingesetzt. Azurit soll ebenfalls helfen.

Gicht Bernstein und/oder Türkis tragen. Außerdem morgens nüchtern Diamant- oder Topaswasser trinken, wobei der Diamant mindestens zwölf Stunden im Wasser geruht haben muss.

Gleichgewichtsstörungen Gleichgültig, welche Ursache die Gleichgewichtsstörungen haben, der Gleichgewichtssinn wird durch Turmalin, Achat und Smaragd verstärkt.

Gürtelrose Rosenquarz tragen und Bernstein morgens und abends auf die betroffenen Hautstellen auflegen.

Halsbeschwerden Bei Heiserkeit: Mit Chalzedonwasser gurgeln. – Bei einer Entzündung: Kette aus Türkis, Lapislazuli oder Chrysokoll tragen.

Hämorrhoiden Dreimal täglich Hämatitwasser trinken, wenn Hämorrhoiden quälen und jucken.

Hass Ist die Seele verdüstert und voller Hass, greift man zum Chrysokoll. Er lindert, beruhigt und löst Hass langsam auf.

Hauterkrankungen Specksteinpaste reinigt; Moosachatwasser entspannt; Aventurin und Rhodochrosit durchbluten und regenerieren die Haut. Onyx macht sie weich und geschmeidig – er muss allerdings sehr lange getragen werden. Siehe auch »Akne«.

Heimweh Wer unter Heimweh leidet oder bei einer Trennung Angst vor dem damit verbundenen Leiden hat, soll Beryll ständig bei sich tragen.

Hemiplegie Bei der halbseitigen Lähmung – meist nach einem Schlaganfall – sollte neben der schulmedizinischen Behandlung sofort und für längere Zeit eine Turmalinkette direkt auf der Haut getragen werden. Sie kann zur Nacht von einer Bernsteinkette abgelöst werden; beide Ketten müssen kurz, klein und flach sein, so dass sie nicht stören.

Hepatitis Rotbrauner Jaspis und Pyrit heilen Hepatitis; beide sind sowohl als Handschmeichler als auch zum Auflegen zu nutzen.

Herzbeschwerden Bei beginnenden und ausstrahlenden Schmerzen: Heliotrop und Malachit. – Bei Infarkt: Olivinoder grüne Turmalinkette tragen, Rosenquarzstück neben dem Bett nachts auf den Boden legen – einmal wöchentlich unbedingt unter fließendem Wasser entladen. – Bei Herzrhythmusstörungen: Opal tragen. – Bei Herzschwäche: Amazonit, Bernstein, Chrysopras, Dioptas, Granat oder Olivin anwenden.

Heuschnupfen Ab Januar bis Ende Juli eine Bernsteinkette tragen. Sonstige Heilsteine siehe unter »Allergie«.

Hexenschuss Ein Stück flachen Bernstein mit Heftpflaster auf den unteren Rücken im Schmerzzentrum aufkleben und bis zum Abklingen der Schmerzen tragen.

Hörstörung Onyx oder schwarzen Turmalin morgens und abends eine Viertelstunde auf das Scheitelchakra legen.

Husten Siehe »Bronchitis«.

Impotenz Regelmäßig jeden Abend 20 Minuten einen Naturrubin, roten Jaspis, Granat oder Rhodonit auf das Wurzelchakra auflegen.

Inspirationsmangel, künstlerischer Fehlt die notwendige Inspiration und Phantasie, helfen Sodalith und blauer Topas. Sie beflügeln die Phantasie des Trägers und verhelfen zu neuen Ideen.

Ischias Wie bei Hexenschuss kleine Bernsteinstücke mit Heftpflaster an der Stelle aufkleben, wo der Ischiasnerv aus der Wirbelsäule tritt und der Schmerz massiv einschießt.

Kinderwunsch, unerfüllter Wenn keine organische Erkrankung vorliegt, hilft der Frau eine Kette – gemischt aus Jade, rotem Jaspis, Mondstein, Rauchquarz und Rosenquarz. Diese Kette kann außerdem über Nacht in ein Wasserglas gelegt werden; auf diese Weise hergestelltes Edelsteinwasser sollte von beiden Partnern morgens nüchtern getrunken werden.

Knochenbeschwerden Zum Aufbau für Kinder im Wachstum: Chrysokoll. – Gegen Osteoporose im Alter: Korallen. – Gegen Schmerzen: Labradorit. – Zur allgemeinen Stabilisierung der Knochen: Apatit, Rauchquarz, Bernstein. Im Allgemeinen sollten die Heilsteine eine halbe Stunde aufgelegt werden; bei stärkeren Beschwerden und chronischen Erkrankungen kann ein Stein über Nacht angeklebt bleiben.

Kopfschmerzen Ausgezeichnete Erfolge sind mit einer Bernsteinkette zu erzielen, auch bei Migräne! Lindernd wirken: Amazonit, Amethyst, Falkenauge, Lapislazuli, Perlen, Rosenquarz, Smaragd und Tigerauge.

Krämpfe Zoisitwasser trinken und Zoisit auflegen oder als Handschmeichler bei sich tragen.

Krampfadern Ein nicht zu eng anliegendes Beinband aus flachem Bernstein, Hämatit und Chalzedon tragen. – Hämatitwasser regelmäßig trinken und bei Schmerzen Hämatit auflegen; dabei die Beine hochlegen.

Kreativität, fehlende Eine Nephritkette, täglich getragen, hat in allen Lebensbereichen positiven Einfluss auf die schöpferischen Fähigkeiten und die Entwicklungsmöglichkeiten.

Krebs Bei Krankheiten wie Aids oder Krebs dürfen wir von den Steinen keine Wunder erwarten. Allerdings sollte man die Selbstheilungskräfte des Körpers unterstützen. Dafür empfiehlt es sich, eine Kette aus kleinen schwarzen oder gemischten Turmalinen zu tragen und stets einen Handschmeichler aus Sugilith bei sich zu haben. Lapislazuli bereits im Frühstadium tragen!

Kreislaufschwäche Stabilisierend auf den Kreislauf wirken: Karneol, Hämatit, Rhodochrosit.

Kummer Wenn die täglichen Sorgen an den Nerven zehren oder wenn ein besonderer Anlass Grund zum Kummer ist, verschafft der Apatit Linderung. Kleine Sorgen des Alltags, Liebeskummer, Eifersucht und ähnlich belastende dunkle Gedanken können die Lebensfreude völlig verjagen. Lassen Sie das nicht zu, und schützen Sie sich mit Heilsteinen. So bleibt das Leben lebenswert.

Lebensfreude, fehlende Die Fähigkeit, die schönen Dinge des Lebens zu entdecken und zu genießen, wecken Bernstein und Hämatit. Die Steine helfen vor allem, wenn man sie als Handschmeichler einsetzt, wieder Freude zu empfinden.

Leberleiden Rotbrauner Jaspis und Rosenquarz eignen sich als Handschmeichler. Zum Auflegen: Edeltopas, Citrin, Tigerauge, Moosopal, Unakit und Bernstein.

Liebeskummer Wer droht, im Liebeskummer zu versinken, oder wem der Trennungsschmerz stark zusetzt, dem helfen Rosenquarz und Malachit.

Lungenbeschwerden Stärkend für die Lungen: Olivin, Pyrit und Rhodonit. – Gegen akute Lungenentzündung: Türkis tragen, auflegen oder Türkiswasser trinken.

Lymphsystemerkrankungen Sowohl gegen Lymphknotenschwellung als auch zur Anregung des Lymphsystems sollte Aquamarin getragen oder aufgelegt werden.

Magen-Darm-Beschwerden Zur Funktionsregulierung: Beryll. – Gegen Entzündung: Pyrit oder rotbraunen Jaspis auflegen und tragen, Moosopal- oder Karneolwasser trinken – am besten ein Glas über den Tag verteilt. – Gegen Geschwüre: Rotbrauner Jaspis hilft in jeder Form; Sie können auch einen Edeltopas tragen.

Mandelentzündung Bernstein tragen oder/und auflegen. Bei chronisch wiederkehrender Mandelentzündung eine Kette aus kleinen Steinen Chalzedon, Türkis, Sodalith, Aquamarin und blauem Topas über eine längere Zeit tragen.

Menstruationsbeschwerden Mehrmals täglich Pyrit ungefähr 20 Minuten lang auf den Unterbauch auflegen. Zur ausgleichenden Stabilisierung des weiblichen Hormonhaushalts am besten Perlen und Mondstein tragen. Sehr gut bewährt hat sich ein flaches Malachitstück, das man während der Menstruation eine Handbreit unter dem Nabel aufklebt.

Migräne Der bewährteste Stein gegen chronisch wiederkehrende Migräne ist Bernstein, den man länger tragen sollte – am besten eine flache, kurze Kette, die auch nachts nicht stört, direkt auf der Haut. Bei stressbedingter Migräne in Ruhe mit Rhodochrosit oder Tigerauge die Schläfen leicht kreisend sanft massieren. Zum Auflegen eignen sich Bergkristall, Amethyst und Sugilith.

Missgunst und Neid Die Neigung, missgünstig und neidisch zu reagieren, wird gelindert, wenn man eine Kette kleiner Olivinsteinchen direkt auf der Haut trägt.

Multiple Sklerose Schwerwiegende Erkrankungen wie Aids, multiple Sklerose oder Krebs sollten immer fachärztlich behandelt werden; Heilsteine unterstützen lediglich die Therapie und fördern vor allem auch die seelische Genesung des Patienten. Es wurde mehrfach bestätigt, dass das Tragen einer Turmalinkette – wie bei Krebs und Aids – das Fortschreiten der Krankheit deutlich verlangsamt oder zum Stillstand bringt.

Muskelbeschwerden Bei Muskelschwäche: Rauchquarz und schwarzer Turmalin. – Bei Entzündungen: Bernstein, Obsidian – eventuell mit Heftpflaster auf die betroffene Stelle aufkleben. – Bei Rheuma: Bernsteinkette tragen.

Myome Karneol und/oder schwarzen Turmalin auf den Bauch auflegen, außerdem einen Sarder über längere Zeit auf den Bauch kleben – die Myome trocknen dann langsam ein.

Negatives Denken Wer alles immer zuerst negativ sieht, dem kann mit Chrysoberyll geholfen werden.

Nervenprobleme Bei Nervosität: Citrin, Pyrit und Pyritscheibe, Saphir, alle Topase, Moosachat und Moosopal; Iolith am besten als Handschmeichler. – Bei Nervenentzündung: Bernsteinkette mit einigen Turmalinen dazwischen tragen; Sodalith hilft als Handschmeichler.

Nierenerkrankung Bei allen Nierenproblemen sollte viel Jade getragen werden. Über Nacht die Jadekette zusammen mit Hämatitsteinen in Wasser legen und dieses am nächsten Morgen nüchtern trinken. Alternativ: Nephrit tragen.

Ohrenbeschwerden Bei beginnender Schwerhörigkeit morgens und abends Onyx je eine Viertelstunde auflegen. Bei Ohrensausen schwarzen Turmalin einen halben Tag hinter dem Ohr mit Heftpflaster befestigen; wenn nach zehn Tagen keine Besserung eintritt, ist mit Steinen keine Heilung möglich. Gehen Sie zum Arzt.

Parkinsonsche Krankheit Eine Turmalinkette ständig zu tragen ist zumindest einen Versuch neben der schulmedizinischen Behandlung wert.

Phobien Egal, ob es die panische Angst vor Spinnen ist oder die Furcht vor der Fahrt im Aufzug: Rhodonit lindert Phobien und lässt Panik nicht so leicht zu.

Prellungen Die betroffene Stelle mit einem Amethyst bestreichen oder eine Amethystscheibe aufkleben.

Reisefieber Schon zwei Tage vor der Abreise sollte stets ein Beryll zur Hand sein, während auf der Reise am besten ein Kyanit als Handschmeichler hilft.

Reizbarkeit Gereiztes Verhalten im Allgemeinen und die Neigung, beim geringsten Anlass unbeherrscht aus der Haut zu fahren, besänftigt Goldtopas.

Rheuma Man sollte zweimal wöchentlich, jeweils eine Viertelstunde lang, heiß in Saphirwasser baden. Außerdem empfiehlt es sich, Bernstein- und Türkisschmuck als Kette oder als Armband zu tragen. Labradorit und Sarder eignen sich gut zum Auflegen.

Rückenschmerzen Pyrit eignet sich zum Auflegen; Bernstein und/oder Obsidian sollten Sie z. B. als Schmuck tragen. Siehe auch »Hexenschuss« und »Ischias«. Ein Facharzt muss die Ursache abklären, denn hinter Rückenschmerzen können schwere Erkrankungen stehen!

Schilddrüsenstörungen Alle hellblauen Steine wirken ausgleichend auf die Schilddrüse, vor allem anregend, aber auch beruhigend: Chalzedon, Aquamarin, heller Lapislazuli, Sodalith, blauer Topas.

Schlafstörungen Beste Erfolge – vor allem bei unruhigen Kindern – hat ein mindestens faustgroßer ungeschliffener Rosenquarz von etwa acht Zentimetern Durchmesser, der neben dem Bett auf dem Boden aufgestellt wird; er muss jede Woche einmal entladen werden. Eine kleine, eng am Hals anliegende Hämatitkette, über Nacht getragen, entspannt und lässt ruhig durchschlafen. Auch ein Amethyst wirkt schlaffördernd.

Schmerzen Schmerzlösend wirken Aventurin, Dioptas und Kunzit; Rosenquarz hilft gegen Schmerzen, die durch Strahlung entstanden sind – beispielsweise nach einem langen Arbeitstag am Computer.

Schuppenflechte Zwei Wochen lang einige kleine Olivine in Olivenöl einlegen und die befallenen Stellen regelmäßig morgens und abends damit betupfen; außerdem Bernstein tragen.

Schwangerschaftsbeschwerden Malachit und Karneol sollten während der ganzen Schwangerschaft getragen werden. Achat und Heliotrop eignen sich besonders bei tageweisem Unwohlsein.

Schwindel Grünen, rosa und roten Turmalin, eventuell mit Smaragd gemischt, sollte jeder bei Schwindelanfällen als feine Kette tragen; Achatwasser trinken.

Selbstvertrauen, fehlendes Wer mehr Selbstvertrauen haben möchte, sollte Chalzedon tragen. Auch Gold hilft. Die ideale Lösung: Chalzedon in Gold gefasst.

Sexualität, gestörte Granat und Rubin können Männer wie Frauen bei sexuellen Problemen tragen; Rhodonit und roten Jaspis kann man auflegen oder unterhalb des Nabels zum Massieren benutzen.

Sodbrennen Silberschmuck und/oder Türkiskette tragen, Pyrit auf den Magen auflegen; Türkiswasser eignet sich zum Trinken.

Stillen Chalzedon, regelmäßig während der Stillphase getragen, regt die Milchproduktion bei jungen Müttern an.

Stimmbänder, angegriffene; Sprachstörungen Chalzedon tragen oder auch blauen Topas oder Aquamarin.

Stoffwechselstörungen Der Stoffwechsel wird stabilisiert durch Bernstein, angeregt wird er durch Citrin; bewährt haben sich auch Rhodochrosit, Pyrit, Topas, Zoisit, Moosachat und Opal.

Stottern Über einen langen Zeitraum sollten alle Kinder, die stottern, stets einen Handschmeichler aus Pyrit bei sich tragen.

Stresssymptome Eine kleine Bergkristallkette direkt auf der Haut tragen. Bei einer Neigung zu Stresssymptomen infolge von Überforderung entspannt Chrysokollschmuck. – In akuten Stresssituationen sollte eine rote Jaspis- oder Pyritscheibe 20 Minuten auf das dritte Chakra gelegt werden. – Wer übertrieben auf Stress reagiert, dem ist mit Rauchquarz zu helfen.

Suizidgefährdung Wer Selbstmordgedanken hat oder von solchen Gedanken spricht, sollte eine qualifizierte Gesprächstherapie suchen und sich unter den Edelsteinen Citrine aussuchen; am besten als kleines Kettchen direkt auf der Haut tragen.

Tod und Trauer Zirkon und Amazonit helfen, nach dem Tod eines nahestehenden Menschen mit der Trauer richtig umzugehen und nicht an ihr zu zerbrechen.

Treue, mangelnde Stets treu zu sein und der Versuchung eines Seitensprungs zu widerstehen erleichtert ein Spinell.

Tumor Ein direkt über dem Tumor aufgeklebter Sarder soll – zumindest im Anfangsstadium – das Wachstum zum Stillstand bringen können.

Übergewicht Jeden Morgen nüchtern ein Glas Edelsteinwasser trinken, in dem über Nacht brauner Jaspis geruht hat, der dann den Tag über am besten in Sonnenlicht liegt, um seine Energie wieder aufzuladen.

Unordentlichkeit Aquamarin fördert das Bedürfnis, im Leben, Denken und Fühlen Ordnung zu bekommen – auch auf dem Schreibtisch.

Unruhe Amethyst und Aquamarin bei Unruhe tragen. Pyrit sollte man auf das dritte Chakra auflegen. Amazonit sollte bei innerer Unruhe getragen werden. Prasem eignet sich als Amulett zum Auflegen. Labradorit eignet sich als Handschmeichler. Saphirschmuck gilt allgemein als beruhigend.

Verbrennungen Sofort nach der Verbrennung Chrysokoll oder Bergkristall auflegen.

Verkrampfung Seelische Verkrampfungen, hervorgerufen durch Angst, Misstrauen oder Zorn, schwinden durch die lösende Kraft des Topas.

Verstand, geforderter Wer stets auf seinen klaren Kopf angewiesen ist und ihn dauernd fordert, der sollte den Heliodor (Varietät des Beryll) nutzen.

Verstopfung Bei akuter Verstopfung jeden Morgen nüchtern ein Glas Edelsteinwasser trinken, in dem über Nacht brauner Jaspis – als Trommelstein oder Kette – lag. Beryll, Opal oder Topas tragen. Karneol auf den Unterbauch legen.

Wechseljahrebeschwerden Jeden Morgen Edelsteinwasser aus gelbem Jaspis trinken; Koralle oder Mondstein mit blauem Turmalin tragen; Pyrit vor dem Einschlafen – mindestens eine halbe Stunde – auf dem dritten Chakra auflegen.

Zahnfleischentzündung Bei Neigung zu Entzündungen regelmäßig mit Bernsteinwasser spülen und den Bernstein dann in der Sonne wieder aufladen.

Zorn und Jähzorn Menschen, die wegen ihrer Zeitgenossen oder wegen bestimmter Dinge, die nicht so verlaufen, wie sie es persönlich gern hätten, zornig oder gar jähzornig werden, beruhigt Silber. Zorn oder Jähzorn wird im Keim erstickt.

Zuckerkrankheit Jeden Abend eine Citrin- oder Pyritscheibe eine halbe Stunde auf das dritte Chakra legen, zugleich – direkt daneben – eine Moosachat- oder Moosopalscheibe auf die Bauchspeicheldrüse legen.

Zufriedenheit, mangelnde Wenn die Zufriedenheit – vor allem im Alter – und die Fähigkeit, aus den Situationen des Lebens das jeweils Beste zu machen, fehlen, schaffen Perlen Abhilfe.

Zysten Einen schwarzen Turmalin auf die Zysten legen und/oder einen Karneol über Nacht mit einem Heftpflaster auf dem Bauch über den Zysten aufkleben.

Ein Stein kann viele Namen haben

Manche Heilsteine sind unter verschiedenen Namen bekannt. Die folgende Tabelle hilft Ihnen dabei, den Stein zu finden, den Sie gerade suchen. Sie finden links die verschiedenen Bezeichnungen, die es für Ihren Stein geben kann, in der rechten Spalte steht der Hauptname, unter dem er in diesem Buch beschrieben ist.

Sie suchen...	...Sie finden
Achates Echiten	Achat
Adlerstein	Achat
Alabaster	Gipskristalle
Almandin	Granat
Amazonenstein	Amazonit
Amber	Bernstein
Aqua-Aura	Coelestin
Armenischer Stein	Azurit
Armenium	Azurit
Arsenblende	Auripigment
Atlantisstein	Larimar
Augstein	Bernstein
Augustit	Apatit
Baldisserit	Magnesit
Baltisches Gold	Bernstein
Baudisserit	Magnesit
Bergblau	Azurit
Berg-Eis	Bergkristall
Bitterkalk	Magnesit
Bitterspat	Dolomit und Zuckerdolomit
Bitterspat	Magnesit

Sie suchen...	...Sie finden
Bixbit	Beryll
Blauer Aventurin	Blauquarz
Blaustein	Azurit
Blutjaspis (fälschlich)	Heliotrop
Blutstein	Hämatit
Boronatrocalit	Ulexit
Borsaurer Kalk	Ulexit
Caeruleum	Azurit
Calcit-Rhomboeder	Doppelspat
Chessylith	Azurit
Chiastolith	Andalusit
Chinagelb	Auripigment
Chrysoelektrum	Bernstein
Chrysolith	Olivin
Copal	Bernstein
Cordierit	Iolith
Crystallos	Bergkristall
Cyanit	Kyanit
Cyanos	Azurit
Davisonit	Apatit
Dendriten-Chalzedon	Moosopal

Sie suchen...	...Sie finden
Deutsches Gold	Bernstein
Dichroit	Iolith
Disten	Kyanit
Elektron	Bernstein
Epidot	Unakit
Epiphosphorit	Apatit
Feldspat	Fluorit
Feuerstein	Flintstein
Fischaugenstein	Apophyllit
Geisterquarz	Phantomquarz
Gelbspat	Magnesit
Gesteinsglas	Obsidian
Giobertit	Magnesit
Glaesaria	Bernstein
Glaesum	Bernstein
Glessum	Bernstein
Goldberyll	Beryll
Goshenit	Beryll
Grauspieß	Antimonit
Halit	Steinsalz
Hayesin	Ulexit
Heliodor	Beryll

Sie suchen...	...Sie finden	Sie suchen...	...Sie finden	Sie suchen...	...Sie finden
Hessonit	Grossular	Operment	Auripigment	Schwefelarsen	Auripigment
Hyazinth	Zirkon	Orpiment	Auripigment	Schwerspat	Baryt
Hydroborocalcit	Ulexit	Peridot	Olivin	Schwindelstein	Bergkristall
Idokras	Vesuvian	Persischgelb	Auripigment	Selenit	Gipskristalle
Indigolith	Turmalin, blau	Pignolienspat	Magnesit	Smaragdid	Aktinolith
Inkarose	Rhodochrosit	Pinolith	Magnesit	Sonnenstein	Bernstein
Islandspat	Doppelspat	Pipe-Stone	Speckstein	Spargelstein	Apatit
Jadeit	Jade	Pop-Rocks	Boji-Stein	Speerkies	Markasit
Jett	Gagat	Pyritachat	Apachengold	Spektrolith	Labradorit
Kahrabâ	Bernstein	Pyrop	Granat	Spessartin	Granat
Kalifeldspat	Amazonit	Raphit	Ulexit	Sphalerit	Zinkblende
Kalkspat	Calcit	Rauschgelb	Auripigment	Sprudelstein	Aragonit
Karfunkel	Rubin	Regenwaldjaspis	Rhyolith	Staffelit	Apatit
Kesselstein	Aragonit	reine Talkerde	Magnesit	Stechapfelstein	Amethyst
Kietyöit	Apatit	Reuschgeel	Auripigment	Stein des Bacchus	Amethyst
Königsgelb	Auripigment	Rhodolith	Granat	Stein des Nordens	Bernstein
Kreuzstein	Andalusit	Rieszgelb	Auripigment	Strahlstein	Aktinolith
Kugelpyrit	Boji-Stein	Rosa Beryll	Morganit	Succinum	Bernstein
Kupferblau	Azurit	Roszgelb	Auripigment	Talk	Speckstein
Kupferlasur	Azurit	Roubschit	Magnesit	Talkspat	Magnesit
Lasurit	Lapislazuli	Rubelith	rosa, roter Turmalin	Talspat	Magnesit
Liparit	Rhyolith	Sacrium	Bernstein	Tansanit	blauer Zoisit
Magnesitspat	Magnesit	Saftstein	Bernstein	Tinkalcit	Ulexit
Mesitinspat	Magnesit	Sandaraca	Auripigment	Tiza	Ulexit
Morpholith	Magnesit	Saphirquarz	Blauquarz	TV-Rock	Ulexit
Mückenstein	Moosopal	Säuferstein	Amethyst	vulkanisches Glas	Obsidian
Natroborocalcit	Ulexit	Schneequarz	Milchquarz	Wassersaphir	Iolith
New Age Stone	Sugilith	Schörl	schwarzer Turmalin	Wiluit	Vesuvian

Chemische Abkürzungen

So enträtseln Sie die Symbole und Abkürzungen, die die verschiedenen Elemente, aus denen ein Stein bestehen kann, bezeichnen. Links finden Sie das Symbol, rechts das entsprechende chemische Element. In der zweiten Tabelle sind die häufigsten chemischen Formeln und ihre Namen zusammengestellt.

Ag	Silber	**F**	Fluor	**Na**	Natrium	**Sm**	Samarium
Al	Aluminium	**Fe**	Eisen	**Nb**	Niob	**Sn**	Zinn
Ar	Argon	**Ga**	Gallium	**Nd**	Neodym	**Sr**	Strontium
As	Arsen	**Gd**	Gadolinium	**Ne**	Neon	**Ta**	Tantal
Au	Gold	**Ge**	Germanium	**Ni**	Nickel	**Tb**	Terbium
B	Bor	**H**	Wasserstoff	**O**	Sauerstoff	**Tc**	Technetium
Ba	Barium	**He**	Helium	**Os**	Osmium	**Te**	Tellur
Be	Beryllium	**Hf**	Hafnium	**P**	Phosphor	**Th**	Thorium
Bi	Wismut	**Hg**	Quecksilber	**Pb**	Blei	**Ti**	Titan
Br	Brom	**Ho**	Holmium	**Pd**	Palladium	**Tl**	Thallium
C	Kohlenstoff	**I**	Iod	**Pm**	Promethium	**Tm**	Thulium
Ca	Kalzium	**In**	Indium	**Pr**	Praseodym	**U**	Uran
Cd	Kadmium	**Ir**	Iridium	**Pt**	Platin	**V**	Vanadium
Ce	Cer	**K**	Kalium	**Rb**	Rubidium	**W**	Wolfram
Cl	Chlor	**Kr**	Krypton	**Re**	Rhenium	**Xe**	Xenon
Co	Kobalt	**La**	Lanthan	**Rh**	Rhodium	**Y**	Yttrium
Cr	Chrom	**Li**	Lithium	**Ru**	Ruthenium	**Yb**	Ytterbium
Cs	Cäsium	**Lu**	Lutetium	**S**	Schwefel	**Zn**	Zink
Cu	Kupfer	**Mg**	Magnesium	**Sb**	Antimon	**Zr**	Zirkonium
Dy	Dysprosium	**Mn**	Mangan	**Sc**	Scandium		
Er	Erbium	**Mo**	Molybdän	**Se**	Selen		
Eu	Europium	**N**	Stickstoff	**Si**	Silizium		

Chemische Formeln und ihre Namen

Formel	Name	Formel	Name	Formel	Name
Al_2O_3	Aluminiumoxid	**CuS**	Kupfersulfid	O, O_2, O_3	Oxide
Be_3Al_2	Berylliumlegierung	**F, Cl, Br, J**	Halogenide	PO_4	Phosphate
$CaCO_3$	Kalziumkarbonat (Kalk)	Fe_2O_3	Eisenoxid	SiO_2	Siliziumdioxid
$CaSO_4$	Kalziumsulfat	FeS_2	Eisensulfid	Si_xO_y	Silikate
CO_3	Karbonate	H_2O	Wasser	SO_4	Sulfate
Cu_2O	Kupferoxid	H_2SO_4	Schwefelsäure		
		NaCl	Natriumchlorid (Salz)		

Register

Achat · Aktinolith · Alexandrit · Amazonit · Amethyst · Ametrin · Andalusit · Andenopal Antimonit · Apachengold/Markasit · Apachenträne · Apatit · Apophyllit · Aquamarin Aragonit · Auripigment · Australischer Amulettstein · Aventurin · Aventurin-Sonnenstein (Roter Aventurin) · Azurit · Azurit-Malachit · Baryt · Baumachat (dendritischer Achat) Baumquarz (versteinertes Holz) · Bergkristall · Bernstein · Beryll · Biotit · Blauquarz Boji-Stein · Brasilianit · Breckzienjaspis · Bronzit · Buntkupfer · Calcit · Chalcedon · Charoit Chrysoberyll · Chrysokoll · Chrysopras · Citrin · Coelestin · Dendritenquarz · Diamant Diopsid · Dioptas · Dolomit und Zuckerdolomit · Doppelspat · Dumortierit · Falkenauge Feueropal · Flintstein · Fluorit · Gagat · Gipskristall · Glimmer · Gold · Granat · Grossular Hämatit · Heliodor · Heliotrop · Herkimer Diamant · Hiddenit · Howlith · Iolith · Jadeit Jaspis · Karneol · Katzenauge · Koralle · Kunzit · Kupfer · Kyanit · Labradorit · Lapis lazuli Larimar · Lavendelquarz · Leoparden-Jaspis · Lepidolith · Magnesit · Magnetit Mahagoni-Obsidian · Malachit · Milchquarz · Moldavit · Mondstein · Mookait Moosachat · Moosopal (Mückenstein) · Moqui Marbles · Morganit · Nephrit · Obsidian Olivin · Onyx · Opal · Opalit · Orthoklas · Perle · Petalit · Phantomquarz · Pietersit Prasem · Prehnit · Pyrit · Pyritsonne · Rauchquarz · Regenbogen-Jaspis · Regenbogen-Obsidian · Rhodochrosit · Rhodonit · Rhyolith · Rosenquarz · Rubin · Rutilquarz · Saphir Sarder · Sardonyx · Schlangen-Jaspis · Schneeflocken-Obsidian · Septarien · Serpentin Silber · Silicium · Smaragd · Sodalith · Sonnenstein · Speckstein · Spinell · Staurolith Steinsalz · Sugilith · Tigerauge · Tigereisen · Topas · Türkis · Turmalin · Turmalinquarz Ulexit · Unakit (Epidot-Zoisit) · Versteinertes Holz · Vesuvian · Wulfenit · Zinkblende Zinnober · Zirkon · Zoisit und viele weitere wunderschöne Mineralien und Edelsteine

Auswahl: groß
Echtheit: gesichert
Qualität: optimal
Preise: reell
Der Grund: 30 Jahre
Erfahrung mit Steinen

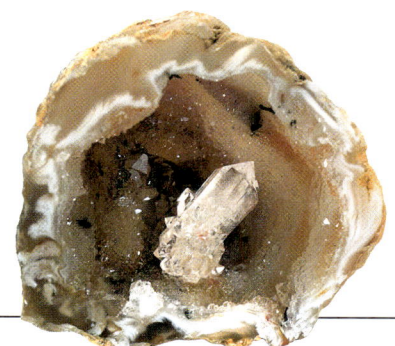

Kristalldruse 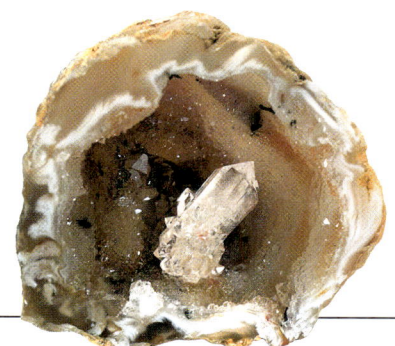 München

Mineralien · Edelsteine · Trommelsteine · Edelstein-Objekte · Unikatschmuck
Edelsteinketten · Esoterik-Edelsteinfachbücher · Sammlerbedarf
Mitten im Herzen Münchens, nur wenige Gehminuten vom Marienplatz
Oberanger 6, Eingang Dultstraße, Telefon 089-260 40 18 · Fax 089-260 34 99
Montag – Freitag 9.30 – 18.30 Uhr, Samstag 9.30 – 13.30 Uhr

Impressum

© 2012 by Irisiana Verlag, einem Unternehmen der Verlagsgruppe Random House GmbH, 81673 München

Alle Rechte vorbehalten

Nachdruck – auch auszugsweise – nur mit Genehmigung des Verlags.

Konzept und Realisation Livingston Mediaservice, Gazellenkamp 70, 22529 Hamburg

Projektleitung Karin Stuhldreier

Bildredaktion Sabine Weber

Umschlag Geviert – Büro für Kommunikationsdesign, München

Layout / DTP/Satz Veronika Moga

Druck und Bindung Těšínská Tiskárna a.s., Česky Těšín

Printed in the Czech Republic

ISBN 978-3-424-15174-9

Über die Autorinnen

Dr. Flora Peschek-Böhmer hat über 30 Jahre als Heilprakterin in Hamburg ein Naturheilzentrum geleitet. Stets hat die Anwendung der von ihr auf vielen Gebieten weiterentwickelten Edelsteintherapie in ihrer Arbeit einen herausragenden Platz eingenommen.

Gisela Schreiber ist Medizinjournalistin und lebt in Hamburg. Ihr besonderes Interesse gilt der Kombination von klassischen Behandlungsmöglichkeiten der Schulmedizin mit sanften, natürlichen Therapien. Sie hat zahlreiche Bücher geschrieben und ist außerdem regelmäßig für große Illustrierte und Zeitungen tätig.

Hinweis

Das vorliegende Buch ist sorgfältig erarbeitet worden. Dennoch erfolgen alle Angaben ohne Gewähr. Weder die Autorinnen noch der Verlag können für eventuelle Schäden, die aus den im Buch gemachten Hinweisen resultieren, eine Haftung übernehmen.

Bildnachweis

Alle Fotos stammen von Irmin Eitel, München mit Ausnahme von: AKG, Berlin: 6, 7; Bildarchiv Steffens, Mainz: 9, 17, 20 (Bridgeman Art Library); Christian Weiss, München: Titelbild; Look, München: 10 (Jürgen Richter), 11 (Bernhard Edmaier); Südwest-Verlag, München: 46 (Ingolf Hatz)
Die Illustrationen stammen von Roger Kausch, München

Danksagung

Wir danken dem Fachgeschäft für Gesteine und Mineralien »Kristalldruse« in München für die freundliche Bereitstellung der Objekte, die in diesem Buch abgebildet sind.

FSC
www.fsc.org

MIX
Papier aus verantwortungsvollen Quellen
FSC® C005833

Das für dieses Buch verwendete FSC®-zertifizierte Papier *LuxoArt samt* liefert Papyrus, Deutschland.

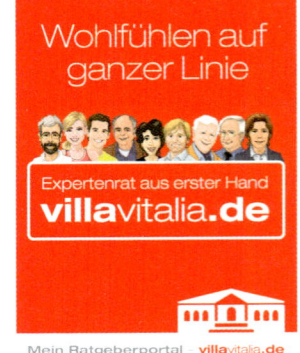
579/068370611X817 2635 4453 6271